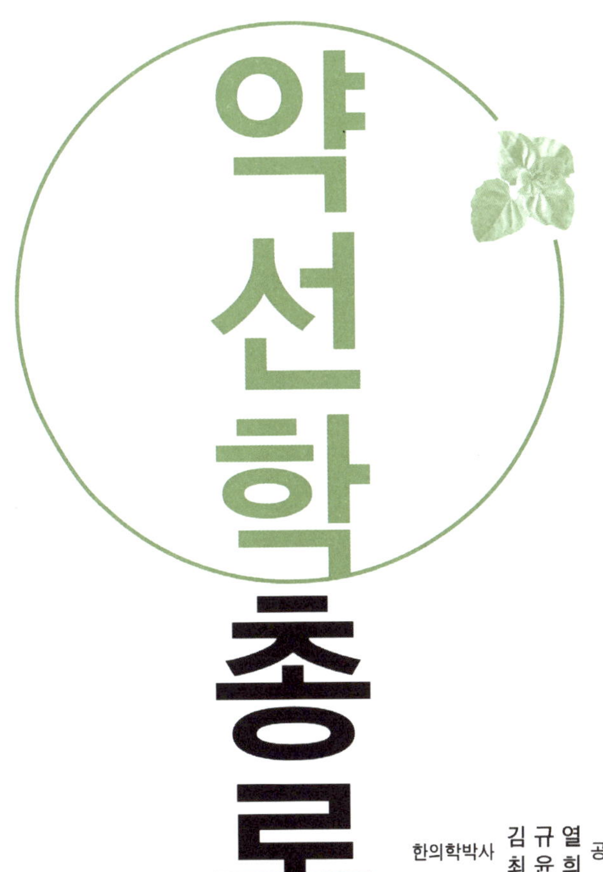

약선학 총론

한의학박사 김규열 · 최윤희 공편저

머리말

우리나라는 2018년을 기점으로 고령사회로 진입하였다. 65세 이상의 1인당 연평균진료비가 2017년 기준 420만원을 넘어섰다. 건강에 대한 요구는 이제 개인의 문제가 아니라 국가적 문제로 인식되고 있고, 때문에 의학의 패러다임도 질병의 치료보다는 예방에 집중하는 것으로 변화한지 오래다.

음식은 인간이 생명을 유지하기 위한 필수 요소이면서 동시에 건강한 생활을 영위하기 위한 중요한 요소로서 사람들의 관심을 받고 있다. 때문에 생존을 위해 필연적으로 행해지는 섭식행위를 통해 건강을 유지, 증진하고 질병을 예방하려는 욕구는 어떤 면에서 볼 때 매우 자연스럽다고 볼 수 있다. 일찍이 중국의 손사막(孫思邈)은 그의 저서에서 "무릇 의사 된 자는 마땅히 먼저 병의 근원을 밝게 알아서 그 침범한 바를 알아 음식으로 치료하고 음식치료로 낫지 않은 뒤에야 약을 써야 한다."고 하여 질병의 치료에 있어 먼저 음식으로 다스릴 것을 주장했다. 또한 ≪주례(周禮)≫에서는 질병을 음식으로 치료하는 것을 전담으로 한 "식의(食醫)"가 있었다고 기록하고 있으며, 우리나라에서도 고려시대에 "식의(食醫)"를 정식관직으로 두고 있었음을 볼 때 음식을 이용한 질병의 예방과 치료는 그 역사가 매우 깊다고 할 수 있다. 최근에는 이것이 "약선(藥膳)"이라는 이름으로 차츰 대중들에게 알려지기 시작하면서 관심을 받게 되었다.

≪약선학총론≫은 이러한 약선의 전반적인 내용에 대한 개괄적인 소개이다. 이에 전체 내용을 개념정리와 역사, 기초이론, 재료의 이해, 처방의 이해, 조리의 이해 6개 장으로 정리하여 약선의 전체적인 내용을 이해할 수 있도록 편찬하였다. 저서의 명칭은 그간 원광디지털대학교 한방건강학과에서 '약선학총론'이라는 과목으로 강의되어오던 것을 고려 과목명칭과 동일하게 변경하여 발간하게 되었다.

이러한 노력에도 불구하고 아직도 많은 내용이 부족하고 미흡한 점이 많아 세상에 널리 유통시키기에는 매우 부끄럽지만 교육목적상 미루고 있을 수 없어

부득이하게 출간하게 되니 독자제현의 격려와 질정을 부탁드린다. 또한 약선 관련 교재 출간에 의지를 가지고 어려운 여건에도 본서의 출판을 맡아주신 의성당과 고 김택수 회장님께 깊은 감사를 전한다.

2019년 9월

편 저 자 일동

CONTENTS

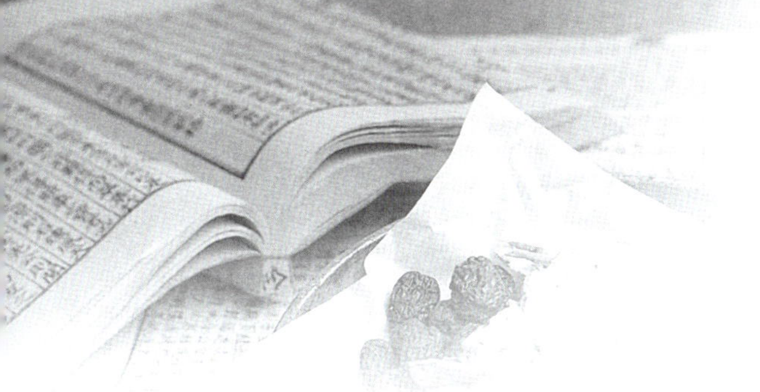

Chapter

01 약선식이요법의 이해

01 약선식이요법의 개념

약선식료학(藥膳食療學)이란 약선(藥膳)과 식이요법이 결합된 용어로, 한의학이론을 바탕으로 음식을 이용해 건강을 증진하고 질병을 예방, 치료하며 노화를 억제하고 장수하는 방법을 연구하는 학문이다. 본래 한의학의 한 분야로서 발전되어 왔으나 최근 들어서는 현대의 식품학과 영양학, 조리학 및 위생학 등의 학문성과를 결합하여 점차 독자적인 영역을 구축해나가고 있다.

1) 약선용어의 출현과 대중적 사용

우리나라에서 약선(藥膳)이란 명칭이 대중적으로 사용되기 시작한 것은 2000년대 초반이다.

약(藥)은 일반적으로 이해가 어렵지 않으나 선(膳)은 대중에게 익숙한 단어는 아니어서 약선이라는 용어를 낯설게 느끼는 사람도 많다. 여기서 선(膳)은 '반찬'이라는 뜻으로 '선(饍)'과 동자(同字)이고, 또 다른 뜻으로는 선물이라는 의미도 가지고 있다. '선(膳)'의 글자 구성을 보면 '육(肉)'과 '선(善)'으로 구성된 형성자로 일반적으로는 육식을 가리킨다. 우리나라에서는 호박선이나 어선처럼 주재료에 고명속을 넣어 찌거나 하는 좋은 음식의 명칭에 쓰이고, 병원에서 병원식을 나누는 곳인 '배선실(配膳室)'에 '선(膳)'자가 쓰이고 있다. 선(膳)은 ≪설문해자(說文解字)≫에서는 '膳, 具食也'라고 해서 진설해놓은 음식을 뜻한다고 기록하고 있고 ≪주례(周禮)≫[1]를 비롯해 많은 문헌에서 쓰여 왔다. 우리나라의 경우 고려시대에 왕의 음식을 담당하는 사선서(司膳署)를 설치하고 식의(食醫)를 두었다는 기록[2]에서 선(膳)이라는 글자가 담고 있는 의미를 추측할 수 있다. 약선(藥膳) 용어의 출현은 ≪후한서·열녀전≫[3]에 처음 쓰였고, ≪북사(北史)≫[4]에서도 쓰였다고 하지만, 현재는 문맥의 진행상 의미를

1) ≪주례(周禮)·선부(膳夫)≫ '掌王之食飮膳羞'. 注: 膳, 牲肉也.
2) 김호. 조선의 식치(食治) 전통과 왕실의 식치(食治) 음식. 조선시대사학보. 2008.
3) ≪후한서(後漢書)·열녀전(列女傳)≫ "漢中程文矩繼妻二子, 前妻四子孝, 而後母慈愛, 溫仁..... 及前妻長子遇疾悃 篤, 母惻隱自然, 親調藥膳, 思情篤密...."

보면 약선이라는 고유명칭으로 쓰였다기 보다는 약과 음식이라는 의미의 병렬 구조로 파악하는 것이 더 타당하고, 그 이후 문헌에서 약선(藥膳)이라는 용어가 많이 사용되지 않았기 때문에 약선(藥膳)이라는 용어가 지금과 같이 약이 되는 음식으로 인식되고 사용되었다고 보기는 어렵다고 하는 것이 일반적인 견해이다. 그럼 이 용어가 언제 쓰였을까? 약선의 대중적 사용은 1982년 옹유건(翁維健)의 <약선식보집금(藥膳食譜集錦)>을 시작으로 <대중약선(大衆藥膳)>, <중국약선학(中國藥膳學)>, <중국약선대전(中國藥膳大典)> 등 관련 서적들이 약선이라는 용어를 사용하면서 시작되었음을 알 수 있다. 1980년대 중국의 개혁개방정책에 따라 외국과의 교류가 활발해지기 시작했고, 이 과정 중에 일본과의 문화교류에 음식을 통해 질병을 예방, 치료하는 중의학의 약선 개념이 일본에 전해진 것으로 보인다. 중국과 일본에 약선식당들도 개업을 하면서 대중적인 용어로 자리매김했고 이러한 흐름을 따라 한국에도 전해졌을 것으로 보인다. 현대에 새롭게 발생한 용어이기는 하나 한·중·일 삼국에서 건강한 음식으로서 부흥과 쇠락을 반복하면서 현재는 약선이라는 분야에 대한 대중적 인식이 자리매김한 상태이다.

2) 약선과 식료, 식치의 개념

약선(藥膳)이란 "약(藥)"이 되는 "음식(膳)", 즉 명사적 개념을 말하는 것이고, 식치(食治), 식료(食療)란 이런 음식을 사용하여 질병을 예방하고 치료한다는 동사적 개념이다. 약선은 음식에 중심이 있다면, 식치나 식료는 약선을 이용한 식이요법에 중심이 있다고 볼 수 있다. 때문에 약선식료학(藥膳食療學)이란 매우 광범위한 의미를 포함하고 있다.

약선식료학은 약선으로 영양을 공급하여 건강을 증진하고 병후의 회복을 촉진하며 노화를 억제하여 수명을 연장하거나 질병을 예방·치료하는 방법을 전문 연구하는 학문 분야를 말하며, 줄여서 식료학(食療學)이라고도 칭한다. 또는 전자를 한방식품영양학, 후자를 한방식품치료학, 이를 합해서 한방식이요법

4) ≪北史卷八十·列傳第六十八·外戚·胡國珍≫ "國珍年雖篤老, 而雅敬佛法, 時事潔齊, 自禮拜..... 勞熱增甚, 因遂寢疾, 靈太後親侍藥膳."

학이라 칭하기도 하며[5], 또는 음식요법학이라고도 부른다.

마땅히 음식으로서 갖춰야하는 영양공급의 기능(영양성)과 맛·향·색·형태 등 관능적인 기능(기호성) 및 건강을 증진하고 질병을 예방·치료하는 기능(기능성)을 수행하는 음식(飮食)에 관하여 그 재료의 기원(基源), 성미(性味), 귀경(歸經), 효능주치(效能主治), 배합(配合), 의기(宜忌), 주의사항, 포제가공(炮製加工), 성분, 재료의 감별 및 그것들을 응용한 약선의 조리·제조·가공법 및 임상응용, 유관자료 등을 연구하는 학문 분야 전체를 일컫는다고 볼 수 있다.

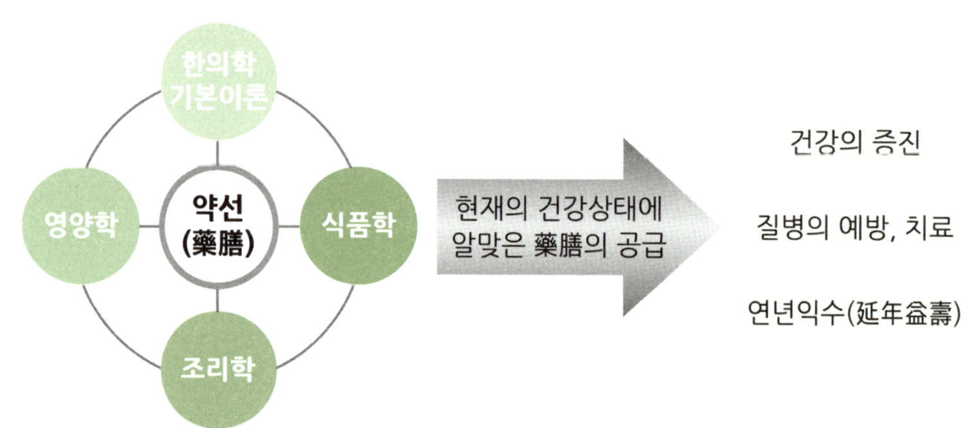

(1) 약선(藥膳)

약선(藥膳)이란 광의(廣義)로는 건강증진 내지 질병의 예방·치료와 연년익수(延年益壽)를 위해서 먹는 일체의 음식을 포괄하는 개념이며, 협의(俠義)로는 그 중에서 한의학이론에 근거하여 飮用 또는 食用되는 음식을 가리킨다. 따라서 건강 유지와 증진을 위한 양생(養生) 음식은 물론, 건강기능식품도 일종의 양생음식에 속하므로 약선의 범주에 포함되지만, 엄밀하게 보면 협의의 약선개념에서는 제외된다. 중국의 법령[6]에 정해진 약선의 개념은 '질병의 치료

5) ≪한방식이요법학≫, 김호철, 경희대학교출판국, 2003. 16쪽.

를 보조하기 위해 변증시치의 원칙에 근거하여 중약(中藥)을 첨가해 만들어진 비전형적인 포장음식'이라고 되어 있다. 물론 약선은 일반적으로 일반 식재료를 주재료로 하고 약재료를 부가하거나 약재료를 주재료로 하고 일반 식재료를 부가하는 형식으로 이루어지지만, 일반 식재료나 약재료로만 만들어질 수도 있기 때문에 이 법령에서 정해진 개념으로 약선을 한정짓기에는 한계가 있다. 실제 중국에서는 이 법령기준으로 인해 약선의 발전이 저해되고 있다고 전문가들은 이야기 하고 있다[7]. 예컨대 대추, 녹두, 생강, 후추, 겨자 등은 흔히 쓰이는 식재료임과 동시에 약재료이다. 대체로 기호성에 큰 문제가 없으며 기능성에서 어느 체질 또는 병증에 국한된 것만 아니라면 약재료가 다소 많이 들어간 약선이라도 일반 음식처럼 널리 식용될 수도 있다. 또, 배나 딸기처럼 일반 식재료라도 性味가 많이 치우친 것이라면 누구든지 많이 먹거나 장복할 수 있는 안전한 음식은 아니다.

그러므로 약선과 일반 음식을 구분하는 기준은 약재료의 사용여부나 기호성의 높고 낮음이 아니며, 오직 그것이 어떠한 체질·병증을 목표로 만들어졌느냐? 또는 건강증진이나 노화억제 및 장수를 위해서 어떠한 작용을 하느냐? 그 기전을 한의학적으로나 영양학적으로 최소한 경험적으로라도 설명할 수 있는 근거가 있느냐? 하는 점이 그 기준이 된다고 보아야 한다. 그리고 그 처방의 이론적 근거와 기능성이 높아져서 효능주치가 분명해질수록 약선의 의미가 더욱 강해진다고 본다.

때로는 그 음식을 먹는 목적이 어디에 있느냐에 따라서 상대적으로 결정되기도 한다. 즉, 똑같은 음식이라도 그 음식을 먹는 목적이 단순한 영양섭취나 기호(嗜好)를 위한 것이라면 약선이라고 하기 어려우며, 어떤 기능성을 목적으로 하면서 거기에 합당한 이론적인 근거나 경험적인 근거가 있다면 분명히 약선이라고 할 수 있는 경우가 있다. 예컨대 녹두죽의 경우 그냥 맛을 즐기기 위해서나 영양섭취를 위해서 먹는 것이라면 일반 음식이라고 할 수 있으나 청열해독(淸熱解毒)의 목적으로 먹는다면 분명히 약선이라고 할 수 있다.

---

6) "药膳为补 助治疗 某些疾病, 根据辩证 施治的原则 加入中药 配制而成的非典型包装 菜肴" - 中国卫 生部 1987 卫防字57号 文件
7) 翁維健. 中国 上海国际药 膳养 生产业 高峰论坛. 2010

그러므로 어떤 음식이 약선인지 아닌지의 판단 기준은 그것이 약재료를 얼마나 사용했느냐에 달려있는 것이 아니고, 그것이 단순한 영양성이나 기호성을 넘어서는 어떠한 기능성을 가지고 있으며 그에 합당한 근거가 있는지의 여부에 따라서, 더 나아가서는 그러한 기능성에 맞게 섭취되었느냐에 따라서 결정되어야 하는 것이다. 한편 약선 처방의 배오구성과 사용방법이나 병증에 관한 이론적 근거에 대해서는 일반적으로 한의학적인 것을 요구하지만 앞으로 글로벌시대를 생각한다면 반드시 한의학적인 것만을 요구할 수는 없다고 본다. 가령 아유르베다 의학에 근거해서 인도에서 나는 약재와 식재를 적절히 배합해서 약선을 만들었다고 한다면 그 효능이 분명하고 응용 대상이 분명할 경우 과연 약선이 아니라고 부정할 수 있겠는가? 아직 본초학적 성능은 잘 모르지만 어떤 식원료를 넣고 음식을 만들어 먹였더니 혈당강하나 혈압강하에 분명히 효과가 있었다고 한다면 이것을 무조건 약선이 아니라고 주장할 수 있겠는가? 또한 깊이 생각해 볼 일이다.

따라서 어떤 사람의 질병 치료를 위해 약재료를 많이 배합해서 어떤 음식을 만들었다고 해도 그것이 그 사람의 체질이나 병증에 합당하지 않아 오히려 병세를 악화시켰다면 그것은 해독을 끼친 독선(毒膳)이지 약선이라고 보기 어렵다. 왜냐하면 毒膳을 먹느니 차라리 일반 음식을 먹는 것이 훨씬 낫기 때문이다. 약선을 하고자 하는 분들은 이 점을 분명히 인식해서 약선을 만든다는 것이 毒膳을 만드는 일은 없어야 할 것이다. 아울러 아무리 좋은 약선이라도 변증 진단을 잘못해서 잘못 사용하게 되면 오히려 毒膳이 될 수도 있다는 점을 또한 각별히 명심해야 한다.

(2) 식치(食治), 식료(食療)

약선으로 영양을 공급하여 건강을 증진하고 병후의 회복을 촉진하며 노화를 억제하여 수명을 연장하거나 질병을 예방·치료하는 음식요법(飮食療法) 또는 음식치료를 말하며, 한방식이요법, 한방음식요법[8]이라고도 칭하고, 줄여서 "식

8) ≪한방음식요법≫, 전재우 저, 여강출판사, 1997.

치(食治)” 또는 “식료(食療)”라고 칭하며 그 안에는 “식양(食養)”과 “식보(食補)”의 개념을 포괄하고 있다.

“식양(食養)”이란 “음식양생(飮食養生)”·“식이양생(食餌養生)”, 또는 “선식양생(膳食養生)”을 줄인 말로 음식으로 영양을 공급하여 양생(養生)[9] 또는 섭생(攝生)하는 것을 말한다. 약선식이요법의 궁극적인 목적이 음식섭생을 통해 무병장수하는 것이므로 어찌 보면 가장 근본적인 식치의 개념이기도 하다. 약선식료학은 한의학이론을 바탕으로 하는 식이요법의 개념으로 양생학의 한 분야로 인식되어 연구되어왔다.

“식보(食補)”는 인체에 대한 음식의 보익작용을 가리킨 말로, 허약한 사람이나 특수한 성장·발달 단계에 있는 소아 및 질병에서 회복된 후 허약한 상태에 있는 사람에게 필요한데 대부분 한의학의 식품영양학의 범주에 속한다[10].

3) 관련분야 유사개념과의 차이

약선식료학은 한의학이론을 기반으로 하고 있지만 다양한 영역의 학문분야와 접목되어 있어 관련되어 있는 분야의 개념들을 이해한다면 약선식료학의 정체성과 나아가야 할 방향을 정하는데 도움이 될 것으로 생각한다. 이에 아래 관련 개념들에 대해 간략하게 소개하고자 한다.

(1) 약선의 재료 _식품, 농수산물, 임산물, 한약, 생약, 본초

한의학에서 음식과 약은 약식동원(藥食同源) 즉, 자연이라는 동일한 근원을 가지고 있는 산물로, 각각의 특성과 효능이 같은 이론범주 안에서 취급되었기 때문에 약이면서 음식인 재료들이 많이 있어왔다. 그러나 현대의 거대하고 복잡한 사회를 운영하기 위해 학문을 비롯해 많은 것들이 세분화되고 조직화되면서 동일한 재료가 다양한 이론과 법체계 안에서 연구되고 관리되어지고 있

9) 養生[攝生] : ① 병에 걸리지 아니하도록 건강관리를 잘하여 오래 살기를 꾀함. ≒섭생(攝生)·섭양(攝養)·양수(養壽), ② 병의 조리를 잘하여 회복을 꾀함.

10) ≪한방식이요법학≫, 김호철 편저, 경희대학교출판국, 2003. 16쪽.

다. 우리가 흔히 먹는 도라지나물을 예로 들면 '의약품으로 사용되는 것을 제외한 모든 음식물'이라는 식품위생법의 기준과 '사람이 직접 먹거나 마실 수 있는 농수산물, 농수산물을 원료로 하는 모든 음식'이라는 개념으로 보면 '식품'에 속하고, 실제 식품공전에 식품으로 수재되어 있다. 이 개념에 의거해 도라지와 관련된 것들은 농업, 농촌 및 식품산업 기본법과 식품위생법에 의해 관리되고 있다. 도라지를 재배하여 '농업활동으로 생산되는 산물'이 되면 이는 '농산물'이 되고, 산림에서 채취하거나 생산하게 되면 '임산물'이 된다. 임산물이 되면 '산림자원 조성 및 관리에 관한 법률'에 의해 관리된다. 도라지가 '길경(桔梗)'이라는 본초명으로 재배 혹은 채취되고 세척, 절단, 건조, 포장되어 한약으로 혹은 한약제제의 생산에 이용되면 이것은 '동물, 식물 또는 광물에서 채취한 것으로서 주로 원형대로 건조 절단 또는 정제된 생약'으로 '한약'이라고 하고, 약사법에 의해 관리된다. 이렇게 다양한 개념으로 정의되고, 다양한 법률에 의해 관리되고 있는 재료들은 비단 도라지만 있는 것은 아니다. 때문에 약선은 어찌 보면 제약이 많은 분야이기도 하지만 또 다른 면에서 보면 운신의 폭이 넓은 분야이기도 하다.

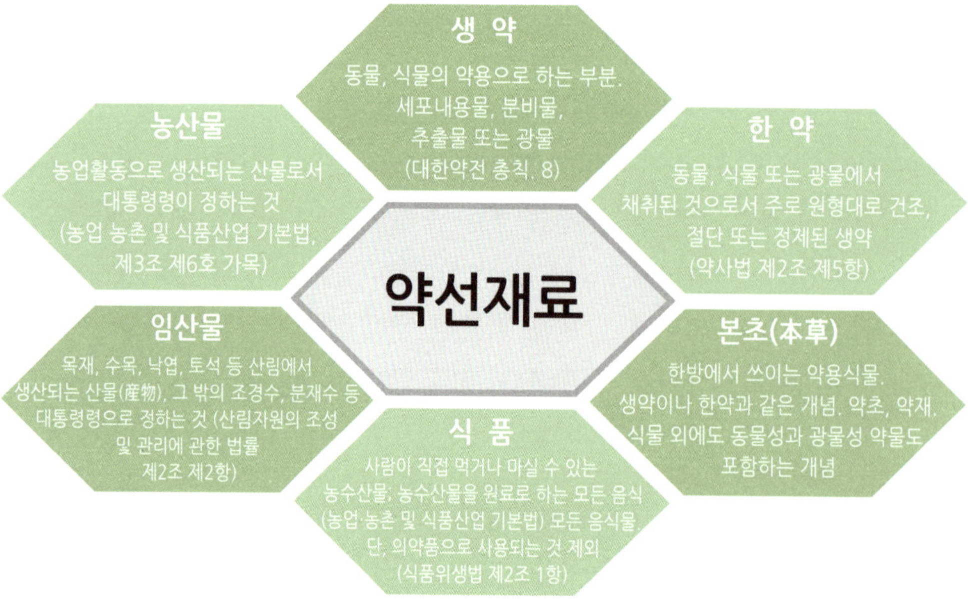

생 약
동물, 식물의 약용으로 하는 부분.
세포내용물, 분비물,
추출물 또는 광물
(대한약전 총칙. 8)

농산물
농업활동으로 생산되는 산물로서
대통령령이 정하는 것
(농업 농촌 및 식품산업 기본법,
제3조 제6호 가목)

한 약
동물, 식물 또는 광물에서
채취된 것으로서 주로 원형대로 건조,
절단 또는 정제된 생약
(약사법 제2조 제5항)

약선재료

임산물
목재, 수목, 낙엽, 토석 등 산림에서
생산되는 산물(産物), 그 밖의 조경수, 분재수 등
대통령령으로 정하는 것 (산림자원의 조성
및 관리에 관한 법률
제2조 제2항)

본초(本草)
한방에서 쓰이는 약용식물.
생약이나 한약과 같은 개념. 약초, 약재.
식물 외에도 동물성과 광물성 약물도
포함하는 개념

식 품
사람이 직접 먹거나 마실 수 있는
농수산물; 농수산물을 원료로 하는 모든 음식
(농업·농촌 및 식품산업 기본법) 모든 음식물.
단, 의약품으로 사용되는 것 제외
(식품위생법 제2조 1항)

(2) 약선식품 _ 가공식품, 건강기능식품, 한약제재

① 가공식품

가공식품이란 ① 식품원료(농, 임, 축, 수산물 등)에 식품 또는 식품첨가물을 가하거나, ② 그 원형을 알아볼 수 없을 정도로 변형(분쇄, 절단 등)시키거나, ③ 이와 같이 변형시킨 것을 서로 혼합 또는 이 혼합물에 식품 또는 식품첨가물을 사용하여 제조, 가공, 포장한 식품을 말한다(식품의 기준 및 규격. 식품의약품안전처 고시 제2019-31호).

약선 또한 식품의 범주안에 들어가므로 즉석조리하는 것을 제외하고 다양한 형태로 가공되고 있는 것들은 모두 이 가공식품에 포함된다고 볼 수 있다. 그러나 가공식품은 건강의 증진이나 질병의 예방, 치료를 목적으로 하는 것이 아닌 영양섭취를 위한 일반 식품이기 때문에 그 목적에 있어서는 약선과 서로 다른 길을 가고 있음을 알 수 있다.

② 건강기능식품

건강기능식품이란 일상 식사에서 결핍되기 쉬운 영양소 또는 인체에 유용한 기능을 가진 원료나 성분을 사용하여 제조한 식품으로 건강을 유지하는데 도움을 주는 식품을 말한다. 건강기능식품에 관한 법률[11]에 의해 건강기능식품 개념이 정립되면서 건강보조식품 또는 특수영양식품 등에 대한 개념을 대체하고 있지만 여전히 건강보조식품과 건강기능식품에 대한 이해가 혼동되는 경우도 많다. 건강기능식품은 독성시험을 통한 안전성, 효능시험을 통한 기능성이 과학적으로 증명되어야 하며, 인체적용시험 또는 역학조사 결과를 인용하여 섭취량, 섭취방법, 과량복용시 주의사항, 기능 등을 표시해야 한다는 점에서 건강보조식품과 엄격히 구분된다.

건강기능식품의 식품소재는 크게 두 가지로 나뉘는데 식품의약품안전처의

---

11) 건강기능식품에 관한 법률 : 건강기능식품의 안정성을 확보하고 품질향상과 건전한 유통·판매를 꾀함으로써 국민건강을 증진시키고 소비자보호에 이바지하기 위하여 제정된 법률(2002. 8. 26, 법률 제6727호)로서 2008년 3월 21일에 건강기능식품에 대한 규정을 개정하였다.

심사를 거쳐 인증을 해주는 '개별인정형'과 건강기능식품 공전에서 정한 기준, 규격에만 맞추면 누구나 사용할 수 있는 '고시형' 두 가지가 있다. 또한 건강기능식품 소재의 특성에 따라서는 기능성 원료, 영양소, 기타원료로 구분되고, 최근에는 사용불가원료를 식품안전나라[12] 건강기능식품 원료별 정보에 공시해 두고 있다. 기능성 원료는 동물, 식물, 미생물 기원의 원재료를 그대로 가공하거나 이들의 추출물, 정제물, 정제물과 동일한 합성품 또는 이들의 복합물을 말한다. 영양소는 영양성분 중 건강기능 식품공전에 수록된 것으로서 식품에서 추출하거나 합성한 것을 포함한다. 기타원료는 기능성을 표시하지 않고 사용되는 원료로서 식품첨가물, 식품원료, 기능이 나타나는 섭취량보다 작은 양의 기능성 원료를 사용할 경우를 칭한다.

건강기능식품은 기능별로 장 건강, 혈당조절, 관절・뼈 건강, 콜레스테롤 개선, 체지방 감소, 면역기능, 항산화, 피부건강, 혈압조절, 혈중 중성지방 개선, 혈행 개선, 기억력 개선, 간 건강, 눈 건강, 긴장완화, 인지능력 개선, 전립선 건강, 칼슘흡수 도움, 운동수행능력 개선, 요로감염, 치아 건강, 피로 개선, 갱년기 남성, 갱년기 여성, 아토피피부, 배뇨기능, 위소화기능 개선, 정자 운동성, 난소기능, 월경상태 개선, 어린이 성장, 수면질 개선 등 32가지로 분류되어 있다.

약선과 건강기능식품은 기능별로 볼 때는 약선이 다루고 있는 건강개선 분야와 겹치기 때문에 그 목적은 같지만, 영양학을 기반으로 하는 건강기능식품과 달리 약선은 한의학 이론을 기본으로 한다는 점에 있어 차이가 있고, 약선은 현장에서 즉석조리해서 먹기도 하고 다양한 제제로 가공되기도 하지만, 건강기능식품은 엄격한 기준에 의거해 제조, 가공되는 식품이라는 점에 있어서도 약선과 차이가 있다.

③ 한약제제

'한약제제'란 한약을 한방원리에 따라 배합하여 제조한 의약품을 말한다. 한약제제와는 약간 차이가 있는 개념이 '생약제제'인데 이는 서양의학적 입장에서 본 천연물제제로서 한의학적 치료목적으로는 사용되지 않는 제제를 말한다.

---

12) 식품안전정보포탈. 식품안전나라. https://www.foodsafetykorea.go.kr/portal/board/boardDetail.do

'한약(생약) 제제 복합체'란 2종 이상의 주성분을 함유하는 한약(생약)제제를 말하며, 2종 이상의 식물에서 추출한 추출물과 동일 동물 2종 이상의 장기에서 추출한 추출물 등을 포함한다. 이들 한약제제는 한방원리에 따라 배합하고 제조했다는 의미에 있어서는 한의학이론에 근거해 재료들을 배합, 조리한 식품인 약선과 그 원리가 같다는 공통점이 있으나 약선은 치료의 목적 외에 건강한 사람들의 건강증진을 위해서 혹은 불건강인의 질병예방의 목적으로도 쓰인다는 점에서 차이가 있고, 또 한약제제는 약으로 식사와 별도로 복용하게 되어있지만, 약선의 경우는 한약제제와 마찬가지로 별도 복용하는 경우도 있지만, 대개의 경우 식사대용, 혹은 식사겸용으로 이용된다는 점이 다르다고 할 수 있다.

(3) 식치(食治), 식료(食療)_식사요법, 영양요법

식치(食治), 식료(食療)는 앞에서 언급했던 바와 같이 한의학이론을 바탕으로 조리, 가공된 약선으로 영양을 공급하여 건강을 증진하고 병후의 회복을 촉진하며, 노화를 억제하여 수명을 연장하거나, 질병을 예방·치료하는 것을 목적으로 하고 있다. 식품영양학 분야에서의 식사요법과 영양요법은 기본이 되는 이론체계는 서로 다르지만 도달하려고 하는 목적에 있어서는 공통점을 가지고 있다.

① 식사요법

식사요법(diet therapy)이란 질병이나 상해를 치료하거나 예방하고 건강을 유지 또는 증진시키기 위한 목적으로 대상자의 질병이나 신체 상태에 맞도록 식사를 조절하는 것 즉, 영양치료를 의미한다[13]. 이러한 식사요법은 환자의 치료에 있어 의료 및 간호와 동등한 중요성을 가지며, 세 가지 진료분야의 상호 협조가 반드시 필요하다. 식사요법의 실천을 위해서는 질병에 따른 생리적 변화와 이에 따른 영양소 대사변화에 대한 영양원리의 이해와 함께 이를 응용할

---

13) ≪식사요법≫, 모수미 외 7인 공저, 교문사, 2006. 3쪽.

수 있는 능력이 필요하다. 즉, 각종 질병상태와 특이적 대사상태를 이해하고, 영양섭취와 적합도를 평가하여 적절하게 식이조절을 실시해야 하며, 영양지도와 상담을 통해 전반적으로 식생활이 개선되도록 하는 등 보다 세심한 관리가 요구된다. 특히 식사조절이 질병을 치료하는 주요부분을 차지할 때에는 환자의 개인차, 기호, 식욕상태 등을 고려하여 변화 있는 치료식을 제공해야 한다. 그러므로 영양사는 의사, 간호사와 같은 의료 종사자로 환자 및 그 가족의 영양지도를 담당할 수 있는 능력이 있어야 한다. 또한, 영양사는 영양사로서의 책임과 역할을 이해하고 영양학은 물론 의학적 기초지식도 익혀서 의사의 처방에 부합하는 환자식, 즉 치료식을 만들 수 있는 기술이 있어야 한다. 식사요법의 목적은 질병치료를 위하여 치료식을 공급받는 환자, 영양결핍 상태이거나 영양결핍의 위험요인을 갖고 있어 질병회복이 지연되는 환자, 경관영양이나 정맥영양 등의 영양지원을 공급받는 환자 등이 질병이나 상해를 치료하거나 예방하고 건강을 유지 또는 증진시키기 위한 목적으로 실시된다. 식사요법을 실시함으로써 질병의 치료와 더불어 합병증과 사망률을 감소시키며, 재원(在院) 일수의 감소를 통한 의료비 절감의 효과를 얻을 수 있다. 또한 질병의 예방을 통한 건강유지로 보다 나은 삶을 제공한다[14]. 여기서 식사요법의 목적도 약선의 목적과 크게 다르지 않으며, 다만 기본 이론과 원료의 사용에 차이가 있음을 알 수 있다.

② 영양요법

대체요법의 하나인 영양요법은 질병이 주로 잘못된 음식과 잘못된 식습관으로 인한 영양소의 편중(영양불균형)이나 부족·결핍에서 온다고 보아 이러한 영양불균형이나 식습관의 원인을 분석하여, 음식 조절과 건강보조식품의 처방으로 건강을 유지하고 질병을 치료하는 방법이다. 영양요법에서는 첨가제(인공감미료인 아스파탐과 사카린, 글루타민산나트륨, 아질산염, 인공색소 적색6번 등), 정제된 식품(설탕, 백미, 백면, 정제염), 트랜스지방(포화지방산 및 수

14) ≪식사요법 이론 및 실습≫, 승정자 외 공저, 광문각, 2007. 12-13쪽.

소화기름) 함유 식품 등 건강에 나쁜 음식은 피하고 항산화제, 카로티노이드, 식물성 에스트로겐(이소플라본), 플라보노이드, 폴리페롤 등이 함유된 좋은 음식을 섭취하면 건강을 유지하고 질병을 치료할 수 있다고 주장한다. 또한 활성산소를 많이 유발하는 음식·영양물은 몸에 해롭고 항산화제가 많은 음식·영양물은 몸을 이롭게 한다고 주장한다. 치료법으로는 질병의 종류에 따라서 분자교정요법, 영양보충제 요법, 주스요법, 효소요법, 암의 영양요법, 프리티킨 영양요법, 오니쉬영양요법, 거슨요법 등을 사용하고 있다[15].

02 약선식이요법의 특징

약선식료학(藥膳食療學)은 한의학의 다른 임상 각 과와 마찬가지로 장기간에 걸친 실천 과정 중 시종일관 본연의 이론체계를 견지해오면서 점차 지금의 완선(完善)한 약선식료학의 특징을 형성해 왔다. 즉, 한의학기초이론을 핵심으로 하여 정체관념(整體觀念)과 변증론치(辨證論治)[16] 사상, 식약동원(食藥同源) 또는 약식동원(藥食同源)의 관점에 따른 氣味論의 통일된 적용, 약식의기(藥食宜忌)와 비위(脾胃)의 보호를 중시하여 약물과 식물(食物)의 흡수와 이용을 최대한도로 증진시킬 수 있게 해왔다. 바꿔 말하면 약선식료학의 특징은 한의학이론과 밀접한 상관관계를 가지고 함께 연계(聯系)해 발전해오면서 사람들의 섭생과 방병(防病), 치병(治病)에 중요한 역할을 해왔다는 것이다. 그러면서도 현대의 영양학적인 관점을 배제하지 않고 함께 조화, 통일시켜 왔다. 그 특징은 이하 다음과 같다.

15) ≪대체의학의 이론과 실제≫, 강길전 외 2인 공저, 가본의학, 2008. 72-83쪽 참조.

16) 약선식료학에서는 질병의 치료보다는 예방과 건강증진 및 강복(康復)과 연년익수(延年益壽)를 주된 목적으로 하므로 변증시치(辨證施治)라는 말 대신 변증시선(辨證施膳) 또는 변증용선(辨證用膳), 심인용선(審因用膳)이나 변증식치(辨證食治)라는 말을 주로 사용한다.

1) 정체관(整體觀)_모든 것은 유기적으로 연계되어 있다.

정체(整體)란 각 부분과 부분이 상호 독립적 개별적으로 존재, 연속되는 것이 아니라 상호 의존적, 협조적으로 존속되는 유기적인 관계로서 완정성(完整性)과 통일성을 갖추고 있는 전체 그대로 한 몸이란 뜻이다. 따라서 정체관(整體觀)이란 어떤 사물이 전체와 부분, 또는 전체 속의 어느 한 부분과 다른 부분이 서로 유기적인 밀접한 상관관계를 가지고 있어서 전체적으로 하나로 통합(統合)되어 있다고 보는 관점을 말하며, 이를 전일관념(全一觀念)이라고도 한다.

한의학의 가장 기본 특징 중의 하나인 정체관은 항동평형관(恒動平衡觀)과 천인상응관(天人相應觀) 및 인신정체관(人身整體觀)으로 구분해서 설명할 수 있다.

(1) 항동평형관(恒動平衡觀)

항동평형관이란 천지만물이 음양대립으로 잠시도 쉬지 않고 끊임없이 소장변화(消長變化)하는 가운데 전체적으로 조화와 상대적인 평형상태를 이루어 무궁한 생명을 이어간다고 보는 것이다. 인체 역시 변화 가운데 전체적으로 조화와 상대적인 평형을 이루며 생명활동을 영위해 간다고 보는 것이다[17]. 따라서 어떤 원인에 의해 이 소장(消長) 평형의 상태가 깨지면 곧 질병이 발생하고 극에 도달하면 죽음에 이른다고 보므로 항상 정신과 육체, 각 장부・조직・기관과 기혈 상호간의 전체적인 조화를 중시한다.

(2) 천인상응관(天人相應觀)

천인상응관(天人相應觀)은 사람 역시 만물의 하나인 만큼 천지자연의 모든 변화 – 주야・계절기후・풍토지리 등의 변화가 인체의 생리・병리에 직접 간접으로 영향을 미치기 때문에 이에 상응하여 반응하고 적응할 수밖에 없으며

---

17) 항동관(恒動觀)은 기화론(氣化論)의 기본 내용이라고 볼 수 있으며, 평형관(平衡觀) 또는 전체적인 조화의 상태를 추구하는 중화관(中和觀)은 기본적으로 정체관에 바탕하고 있는 것이라 할 수 있다.

(天人相應), 따라서 천지자연과 인체의 변화규율이 같을 뿐만 아니라 인체의 구조 역시 천지자연의 구조를 본뜨고 있어서(天人合一) 서로 간에 매우 밀접한 상관관계가 있는 하나의 유기적인 정체(整體)를 이루고 있다고 보는 관점이다. 그러므로 인체의 양생치병(養生治病)을 함에 있어서도 되도록 천지자연의 변화원리에 순응하고 또한 이를 적극적으로 활용해야 된다는 것이다. 이러한 天人相應 내지 天人合一 사상은 ≪내경(內經)≫ 전체를 통해서 일관되어 있으며, 인체의 생리・병리・변증・치료・양생 등의 각 방면을 꿰뚫고 있는 한의학의 주된 특징이라고 할 수 있다.

(3) 인신정체관(人身整體觀), 형신일체관(形神一體觀)

한의학에서는 인체를 구성하고 있는 각 장부・조직・기관들도 구조상 서로 불가분의 관계에 있으며, 생리기능상 서로 협조하고, 물질대사상 서로 연계(聯系)되며, 병리변화상 서로 영향하여 구조와 기능, 물질과 대사, 부분과 전체가 통일적인 정체(整體)를 이룬다고 본다. 이것이 인신정체관(人身整體觀)이며 장상학(藏象學)의 기본적 관점이다.

장상학에서는 우리의 육체(形)와 정신(神)의 관계 역시 서로 뗄 수 없는 하나의 정체(整體)로 파악한다[18]. 이것이 형신일체관(形神一體觀)인데 우리의 정신작용이 뇌에 전속되어 있다고 보지 않고 심장을 중심으로 오장에 분속되어 있다고 본다. 이는 현대의학적 관점에서는 선뜻 이해하기에 어려울 수도 있지만 우리가 실제에서 보면 감정은 주로 심장에서 느끼지 뇌에서 느끼는 것이 아니라는 것을 잘 알 수 있다. 예컨대, 심장을 나타내는 하트로 사랑을 표시하는 것을 비롯해서 근심걱정이 많이 될 때에 "가슴이 졸아들다"고 말하고, 사랑

---

18) 한의학에서 신(神)의 개념은 크게 3가지로 이해할 수 있는데 이 3가지의 관점 역시 서로 불가분의 관계에 있다. 첫째는 자연변화의 내재 규율을 나타내며, 우주만물 삼라만상을 통해 발현된다. 둘째는 인체의 생명력을 가리키며, 내적으로 생명의 근원이 되고 외적으로 일체의 생명활동을 통해 발현된다. 셋째는 신(神)・혼(魂)・의(意)・백(魄)・지(志)를 모두 포괄하는 정신을 가리키며, 일체의 정신의식, 사유(思惟)활동, 심리작용과 감정변화를 통해 발현된다. 첫째와 두 번째 개념의 신(神)은 신명(神明)이라고도 말하며, 세 번째 개념의 신은 신지(神志)라고도 말한다. 그리고 정서적인 감정은 정지(情志)라는 말로 표현한다.

하는 사람이 죽었다든지 해서 몹시 슬플 때는 "가슴이 찢어지는 것처럼 아프다"고 말하며, 몹시 기쁘면 "가슴이 벅차오른다"고 말하고 매우 분노하면 "가슴이(피가) 끓어오른다"고 말하며, 깜짝 놀랐을 때는 "가슴이 철렁했다"고 말하고 긴장·초조·불안 등이 심하면 "가슴이 탄다"고 말하며, 무서울 때는 가슴이 두근거리고 사랑하는 사람을 처음 만날 때 가슴이 설레거나 뛴다고 하는 것 등을 보면 이를 쉽게 알 수 있다. 또, 모든 생명활동은 뇌사(腦死)가 아닌 심장사(心臟死)로 종지한다고 보는 현대의학의 관점에서 보더라도 한의학에서 모든 생명활동을 주관하는 신(神)이 심장에 존재한다고 하는 것이 결코 불합리한 것이 아님을 알 수 있다. 뇌는 하나의 신호정보처리 기관일 뿐 생명활동 또는 정신사유활동을 주관하는 것은 아니다. 우리가 생각을 많이 할 경우 "머리가 쥐가 난다"고 말하거나 "골치가 아프다"고 말하는 것은 뇌에서 처리할 신호정보량이 너무 많아서 과부하가 걸리기 때문이다.

한의학은 인체의 장부(臟腑), 경락(經絡)이 유기체의 핵심이라고 보며, 인간과 자연계의 일체 사물은 음양(陰陽)의 대립통일이라는 모순된 쌍방을 가지고 있다고 본다. 때문에 질병의 발생과 발전은 정체(整體)의 음양실조(陰陽失調)와 사정상쟁(邪正相爭)의 과정이라고 인식하고 이로 인해 "국부(局部)"의 질병을 치료함에 있어서도 전신의 전체적인 상황을 고려하여 구체적인 처치를 해야 한다고 본다. 임상치료가 이와 같으므로 약선(藥膳)에 있어서도 동일하게 적용된다. 예를 들면 출산 후 젖이 나오지 않거나 젖이 적을 때 이를 약선(藥膳)으로 치료하기 위해서는 먼저 "산후(産後)"라는 특정 상황을 고려한다. 비록 간기울체(肝氣鬱滯)에 의한 락맥(絡脈)의 운행저해가 젖이 잘 나오지 않게 되는 원인인 경우가 대부분이지만 출산을 한 임부의 경우 출산으로 인한 기혈(氣血)의 허손(虛損)이 유즙(乳汁)을 생화(生化)하는 근원을 부족하게 하는 것과도 밀접한 상관관계를 가지고 있다. 따라서 식료방(食療方)을 결정함에 있어서 반드시 보익기혈(補益氣血)을 먼저 고려하여 자보(滋補)하는 여러 식재를 사용하는 동시에 인삼(人蔘), 황기(黃芪)와 같은 보기(補氣) 약제들을 적당하게 가미한 사물탕류(四物湯類)의 보혈작용을 통해 소기의 효과를 거둘 수 있다. 만일 단지 간기울결(肝氣鬱結)이 주요한 문제로 작용하여 일어난 경우라면 청피(靑皮), 왕불유행(王不留行) 등의 약물을 배합하여 소간이기(疏肝理氣), 활혈통락(活血通絡)하여 목적을 이룰 수 있다. 물론 상술한 두 가지의 경우가 병용(倂用)될 가능성도 있지만 어쨌든 약선(藥膳)을 쓰는데 있어서는 반드시 환자에 대한 종합적인 상황에 근거하여 식치(食治) 방안을 수립해야 한다[19].

2) 음양조화(陰陽調和)_ 건강은 조화와 균형에 있다.

역대 식양(食養)과 식료(食療)의 저작(著作)들을 분석해 보면 어렵지 않게 발견할 수 있는 것이 약선의 기본적인 방제 원리가 음양(陰陽) 변화의 규율을 파악하여 생체 기능의 陰陽을 조화롭게 함으로써 인체가 "음평양비(陰平陽秘)"의 상태를 유지할 수 있도록 도와주려 한다는 것이다. ≪소문(素問)·지진요대론(至眞要大論)≫에서 말하는 "陰陽의 所在를 조심스럽게 살펴 평형의 조화를 이루도록 하는 것을 목표로 삼아야 한다."[20]고 한 것이 바로 그것이다. 이는 앞서 말한 항동평형관(恒動平衡觀)을 질병의 예방·치료에 구현하는 것이라 할 수 있다.

한의학에서는 몸이 건강을 잃거나 질병을 앓게 되는 원인을 陰陽의 편성(偏盛)이 아니면 편쇠(偏衰)로 인한 음양실조(陰陽失調)로 보았다. 따라서 음식(飮食)에 있어서도 陰陽의 조화와 균형을 그 원칙으로 삼았다. 전통적인 음식양생(飮食養生)과 치료(治療)는 보허(補虛)와 사실(瀉實)로 크게 개괄할 수 있다.

익기(益氣), 양혈(養血), 자음(滋陰), 조양(助陽), 전정(塡精), 생진(生津) 등의 방면은 보허(補虛)라고 할 수 있고, 해표(解表), 청열(淸熱), 이수(利水), 사하(瀉下), 거한(祛寒), 거풍(祛風), 조습(燥濕) 등의 방면은 사실(瀉實)이라고 할 수 있다. 보(補)하든 사(瀉)하든 음양(陰陽)을 조정하여 균형을 이루게 하는 것을 기준으로 삼는다. 음식의 의기(宜忌)에 있어서도 陰陽의 조화와 균형을 근간으로 하여 음평양비(陰平陽秘)할 수 있으면 의(宜)가 되고 그에 반

19) ≪중화임상약선식료학≫, 냉방남(冷方南) 외 2인 주편, 인민위생출판사. 12쪽.
20) ≪素問·至眞要大論≫ : "謹察陰陽之所在, 以平爲期."

하면 기(忌)가 된다고 보았다. 건강한 사람이나 질병을 가진 환자나 모두 "허칙보지(虛則補之)", "실칙사지(實則瀉之)", "한자열지(寒者熱之)", "열자한지(熱者寒之)"의 원칙을 지킬 때 ≪소문(素問)·상고천진론(上古天眞論)≫에서 "그 양생의 道를 아는 사람들은 음양을 따르고 양생술을 잘 익혀서 음식(飮食)에 절도가 있었다."[21]고 한 말을 실현하게 된다.

그 외 음식물의 배합과 음식의 조리 방면에서도 陰陽의 조화를 중시하여 편한(偏寒), 편열(偏熱), 편승(偏升), 편강(偏降)의 결함이 없게 하였다. 그 예로 생선이나 게 등 한성(寒性) 식품들을 조리할 때는 항상 생강·파·술·식초 등 온성(溫性) 조미료 등을 사용하여 요리전체가 한량(寒凉)해져 식후에 비위(脾胃)를 손상하지 않도록 주의하였다. 또 부추와 같이 조양(助陽)하는 재료들은 항상 달걀류 등의 자음(滋陰) 식품과 함께 조리하여 陰陽을 함께 보(補)할 수 있게 하였다.

3) 식약동원(食藥同源)_음식과 약은 그 뿌리가 같다.

식약동원(食藥同源)이란 문자 그대로 식물(食物)과 약물(藥物)의 기원 또는 근원이 같다는 말이며 약식동원(藥食同源)이라고도 말하고, 약물이 의료의 주된 수단이 되기 때문에 의식동원(醫食同源)이라는 말을 쓰기도 한다. 왜냐하면 인류는 음식물을 찾아 구하는 과정에서 산천에 자라는 풀, 열매, 잎사귀, 뿌리 등을 먹어보고, 그 과정에서 구토, 설사, 마비, 의식혼미 등의 불쾌한 체험과 몸이 편안해지는 체험 등을 통해 일상적으로 먹을 수 있는 식재료와 질병을 예방·치료할 수 있는 일반 약물 및 독극물을 구분하는 지식을 경험하게 되었을 것이며, 이와 같은 경험을 반복하고 심화하는 과정에서 간단한 약물요법을 형성하여 왔을 것으로 쉽게 추측할 수 있기 때문이다.

식재(食材)와 약재(藥材)는 그 근원이 같은 천연물이며 형(形)·색(色)·기(氣)·미(味)·질(質) 등의 동일한 특성을 가지고 있다. 때문에 많은 본초서(本草書)들이 초(草)·근(根)·목(木)·피(皮) 등에 해당하는 약재(藥材)와

21) "其知道者, 法于陰陽, 和于術數, 飮食有節"

곡(穀)·채(菜)·과(果)·금(禽)·수(獸) 등의 식재(食材)를 모두 본초(本草)의 범주에 넣고 다루었다. 이는 양자(兩者)가 동일한 근원을 가지고 있는 것 외에도 동일한 이론체계를 가지고 있기 때문이기도 하다. 즉, 약식동리(藥食同理)로 이것이 약선식료학(藥膳食療學)의 커다란 특징 중 하나이다. 이에 대해 ≪양로봉친서(養老奉親書)≫에서는 "水陸에서 나는 물건 중에 飮食이 되는 것은 1,100가지도 넘지만 그 五氣·五味·冷熱·補瀉의 성질은 또한 모두 陰陽五行을 품수하고 있으니 藥이 됨에 다름이 없다. ...... 사람이 만약 그 음식의 성질을 알아서 조절하여 쓴다면 약보다도 곱절은 나을 것이다. ...... 약을 잘 다스리는 자는 음식을 잘 다스리는 것만 같지 못하다."[22]라고 기록하고 있다.

그래서 약선식료학에서는 원료를 선택할 때에 본초학 이론을 매우 중시한다.

변증론치(辨證論治)의 전 과정을 마친 뒤에는 그에 따른 변증배찬(辨證配餐)의 원칙을 확립하고 식재와 약재의 선택과 배오(配伍)를 진행해야 한다. 따라서 어떻게 이 과정을 효과적으로 완성하느냐가 약선식료학의 중요한 문제가 된다. 약선(藥膳)에서 식재(食材)의 선택은 본초학 이론 즉, 사기(四氣), 오미(五味), 귀경(歸經), 승강부침(升降浮沈) 등에 의거해 이루어져야 함을 지금까지의 임상실천경험이 증명하고 있다.

사기(四氣)는 "사성(四性)"이라고도 하는데 한(寒), 열(熱), 온(溫), 량(凉)의 네 가지의 서로 다른 약성(藥性)을 지칭하는 것이며 일부 한(寒)하지도 열(熱)하지도 않은 "평성(平性)"도 이 사기(四氣)의 범주 안에 들어있다. 단, 평성(平性)에서도 편한(偏寒), 편열(偏熱)의 구분이 있기 때문에 습관상 사기(四氣) 혹은 사성(四性)이라고 한다. 이는 약재가 인체에 대해 일으키는 서로 다른 작용을 제시하는 이론으로 일찍이 ≪신농본초경(神農本草經)≫에서 "寒證은 더운 성질의 약으로 치료하고 熱證은 찬 성질의 약으로 치료한다"는 치료원칙을 제시하여 약성(藥性)의 구별이 처방구성에 중요한 의의가 있음을 강조하였다.

오미(五味)는 산(酸)·고(苦)·감(甘)·신(辛)·함(鹹)의 다섯 가지 맛으로

22) ≪養老奉親書≫ : "水陸之物爲飮食者不管千百品, 其五氣五味冷熱補瀉之性, 亦皆禀于陰陽五行, 爲藥無殊…. 人若知其食性, 調而用之, 則倍勝于藥也…善治藥者不如善治食."

맛이 다르면 치료 작용에도 차이가 있다. 신미(辛味)는 능산(能散)하여 행기혈(行氣血)하며, 감미(甘味)는 보익화중(補益和中)하고 완급지통(緩急止痛)하며, 산미(酸味)는 수렴(收斂), 지한(止汗), 지사(止瀉)하고, 고미(苦味)는 능설(能泄), 능조(能燥), 견음(堅陰)하며, 함미(鹹味)는 연견산결(軟堅散結)하고, 담미(淡味)는 대개 삼리(滲利)한다. 사기(四氣)와 오미(五味)는 한의학의 임상용약(用藥)에 있어 일관되게 지켜지는 기본 원칙으로 약선식료(藥膳食療)의 제방(制方)과 배찬(配餐)에도 동일하게 적용된다.

어떠한 약재(藥材)나 식재(食材)든 모두 각기 고유의 성미(性味)를 가지고 있고 이러한 성미는 그들이 나타내는 약리적 작용과 서로 밀접하게 관계되기 때문에 약식(藥食)의 성(性)과 미(味)의 작용이 서로 결합되었을 때에 비로소 치료에 있어서 약재와 식재가 가지고 있는 전부의 효능을 비교적 확실하게 구현시킬 수 있게 된다. 약재와 식재의 기미(氣味)의 상이함은 그 치료 작용의 다양성을 반영한다. 따라서 약재와 식제의 성미(性味) 차이를 정확히 판별하는 기초가 되어 있어야만 비로소 효과적으로 약선(藥膳)의 치료원칙을 운용할 수 있다.

예컨대 해수(咳嗽)를 치료하는 식료방(食療方)은 대개 산약(山藥), 속미(粟米), 갱미(粳米), 의이인(薏苡仁), 복령(茯苓), 맥문동(麥門冬), 행인(杏仁), 배(梨), 봉밀(蜂蜜), 백합(百合), 패모(貝母) 등으로 조성되는데, 이들 약재와 식재들이 가지고 있는 비교적 좋은 임상치료 효과는 이들이 가진 성미(性味)가 서로 동일하거나 혹은 유사하고, 약성(藥性)에 있어서 대개 온(溫)하거나 량(凉)하여 대한(大寒), 대열(大熱)하지 않고, 약미(藥味)에 있어서 대개 감(甘)하거나 미고(微苦)하여 용설(涌泄)하거나 염사(斂邪)하는 폐단이 없으며, 모두 비(脾)·폐(肺)·신(腎) 經으로 귀경(歸經)하기 때문이다. 이렇게 기본적으로 공통되는 藥性들을 구비한 상태에서 단방(單方) 혹은 복방(複方)으로 사용할 것인지, 폐(肺)의 치료에 치중할 것인지 비(脾)의 치료에 치중할 것인지 혹은 폐비신(肺脾腎)을 동치(同治)할 것인지 다시 임상(臨床)의 변증(辨證)에 근거해 결정한 뒤 여러 형태의 약선(藥膳)으로 분별 제조되어 거담(祛痰), 지해(止咳), 평천(平喘), 윤폐(潤肺) 등의 치료효과를 각각 나타내게 된다. 이는 약선(藥膳) 식료(食療)의 응용효과가 약식(藥食)의 성미(性味)와 임상에서의 변증(辨證) 치칙(治則)과의 조화일치에 의해 상당 부분 결정된다는 것을 설명하고 있다.

약재의 귀경(歸經)은 장부(臟腑)·경락(經絡) 학설(學說)을 이론기초로 하여 약재가 유기체에 대해 가지는 선택적 작용 범위를 대표하는 개념으로 임상용약(臨床用藥)의 지도의의를 가진다. 장부병변(臟腑病變)은 전변(轉變)과 상호영향으로 인해 치료에 있어서 왕왕 여러 장부 경맥에 작용하도록 배방(配方)을 해야만 비로소 임상 실제와 상응하게 된다. 이러한 원칙은 약선식료학에서도 동일하게 적용된다. 그 예로 노인들의 습관성 변비 치료에 상용되는 ≪태평성혜방(太平聖惠方)≫의 욱이인죽(郁李仁粥)은 욱이인(郁李仁), 맵쌀(粳米), 봉밀(蜂蜜) 세 가지로 구성되는데 이들의 공통된 성미(性味)는 감평(甘平)이지만 각각 비(脾), 위(胃), 폐(肺), 대장(大腸), 소장(小腸)경으로 귀경(歸經)하여 복용 후에 만족할 만한 효과를 나타낸다. 마찬가지로, 상심자(桑椹子), 찹쌀(糯米), 빙당(氷糖)으로 만들어진 ≪죽보(粥譜)≫의 상인죽(桑仁粥)도 두훈(頭暈), 목현(目眩), 실면(失眠), 건망(健忘) 等症의 치료에 일정한 효과를 나타내는 식료방(食療方)으로 상심은 간(肝)·신경(腎經)으로 귀경하고, 찹쌀은 비경(脾經)으로 귀경하여 자보간신(滋補肝腎)과 보중익기(補中益氣) 등 다경용약(多經用藥)의 방법을 통해 효과를 나타내게 된다. 때문에 약물의 귀경(歸經) 이론 또한 약선식료학에서 반드시 필요로 하는 이론이다.

약물의 승강부침(升降浮沈)은 약물 치료작용의 방향성을 나타내는 것이다. 승부(升浮)하는 약물은 위로 향하고 바깥으로 향하는 것을 주관하여 발산해표(發散解表), 산한거사(散寒祛邪), 승양최토(升陽催吐) 등의 작용을 하고, 침강(沈降)하는 약물은 아래로 향하고 안으로 향하는 것을 주관하여 강기(降氣), 잠양(潛陽), 렴한(斂汗), 사하(瀉下), 지구(止嘔) 등의 작용을 하게 된다. 이러한 이론은 약물의 성미(性味)나 귀경(歸經) 이론만큼 중요하거나 보편적인 의미를 가지고 있지는 않다. 그러나 탈항(脫肛), 위하수(胃下垂), 자궁하수(子宮下垂) 등 기허(氣虛)로 인한 "함증(陷證)"을 치료하는 식료방(食療方)은 인삼(人蔘), 황기(黃芪), 승마(升麻) 등 익기승양(益氣升陽)하는 약물을 보익건비

(補益健脾)등의 경로를 통해 사용하면서 치료의 목적을 이룰 수 있으며, 하초(下焦) 질병의 경우에는 대개 침강(沈降)하는 성질을 약물을 조방(組方)해서 이용하게 된다.

결론적으로, 약식(藥食)의 사기(四氣), 오미(五味), 귀경(歸經), 승강부침(升降浮沈) 등의 이론은 역대 의가(醫家)들의 임상실천과정 중의 결정체로 약선식료학(藥膳食療學)의 조방(組方)에 있어서도 중요한 지침으로 중시되고 있다. 그러나 어떤 사물이든 그 발전에 있어서는 "양분법(兩分法)"의 관점으로 바라볼 필요가 있다. 때문에 임상의 처방구성에 있어서 상술한 이론에 근거하되 너무 전통적 이론에 속박되어서는 발전할 수 없다. 왜냐하면 상당수의 약선식료방(藥膳食療方)은 아직 임상실천이 진행 중에 있으며 일부 식료방(食療方)의 경우 좋은 효과를 나타내고는 있으나 본초학이론에서는 그 근거를 완벽하게 찾아내지 못한 것도 있으므로, 이들 食療方들의 발굴과 정리를 위해서는 약선식료를 진행하는 과정 중 영양사의 경험과 잠재력을 충분히 발휘할 수 있도록 하고, 식치(食治) 문헌에 관한 광범위하고 심도 있는 연구를 통해 약선(藥膳)의 미래비전을 세우고 食療方을 부단히 개발하는 것이 매우 필요하다고 할 수 있다[23].

그리고 현대의 약선에서는 이상의 본초학 이론 외에 식품학과 영양학, 조리학 등의 이론도 적극적으로 활용하여야 한다. 일반적으로 식품에 대한 과학적인 연구로 영양성분의 정밀한 분석과 생리기능이나 구체적인 조리방법 등에 대해서는 한의학이 미치지 못할 바가 많기 때문이다.

4) 변증용선(辨證用膳), 변증식치(辨證食治)_개인별 맞춤식이

한의학에서 말하는 변증(辨證)이란 망문문절(望聞問切)의 사진(四診)을 통하여 각종의 임상 현상과 체징(體徵)을 수집하여 한의학의 기초이론에 근거하여 환자의 체질과 질병의 원인, 성질, 부위 및 정사(正邪 : 正氣와 邪氣)의 관계 등을 분석, 종합, 개괄하여 병증(病證)[24]을 변별하는 과정을 말한다. 변증

23) ≪중화임상약선식료학≫, 냉방남(冷方南) 외 2인 주편, 인민위생출판사, 1993. 13-14쪽.

용선(辨證用膳) 또는 변증시선(辨證施膳)이란 이러한 辨證의 결과에 의해 약선(藥膳)을 사용한다는 것이고, 심인용선(審因用膳) 또한 원인을 살펴 藥膳을 사용한다는 의미이다. 또, 이러한 변증에 근거하여 질병을 예방·치료하되 약물이 아닌 약선을 활용한다는 점에서 변증식치(辨證食治)라고도 말한다.

건강에 대한 관심이 늘어나면서 식품으로 질병을 예방하고 치료하려는 노력과 정보가 넘쳐나고 있다. 이러한 정보들의 가장 취약점이 당면한 사람의 상태를 살피지 않고 획일적으로 적용된다는 데 있다. 동일한 음식이라도 표리(表裏), 한열(寒熱), 허실(虛實), 음양(陰陽)과 장부(臟腑)에 의(宜)가 되기도 기(忌)가 되기도 한다는 것을 위에서도 밝힌 바 있다. 각각의 체질, 성별, 연령, 지리적 환경, 계절 기후, 직업 등을 고려하여 병증과 원인에 따라 응용을 달리하는 약선은 사람의 여러 유형과 정황에 따라서 제공되는 가장 알맞은 형태의 음식이라는 점에서 일반 음식과 다른 큰 특징이라고 볼 수 있다.

변증론치(辨證論治)는 한의학의 또 다른 중요한 기본특징으로 변증(辨證)과 논치(論治)라는 두 가지의 상호 연관된 내용으로 구성된다. 한의학에서 말하는 辨證이란 각종 증상의 간단한 나열이 아니라 증상과 설태(舌苔), 맥상(脈象)의 종합적인 분석을 통해 내재된 연관성을 찾아낸 후 질병의 병인(病因), 병기(病機), 병위(病位), 병리변화 등을 판단함으로써 도출된 증후(證候) 개념이다. 또한 이것이 입법(立法)과 처방(處方)의 주요한 근거가 된다. 辨證은 치료를 결정하기 전의 전제와 근거이고, 論治는 치병(治病)의 수단과 목적이면서 동시에 辨證의 정확성에 대한 임상검증으로 여기에는 "동병이치(同病異治)", "이병동치(異病同治)"의 치료사상을 포함하고 있다. 이러한 변증론치(辨證論治)는 식치(食治)의 立法과 處方에도 동일하게 적용된다. 그 예로 신염(腎炎)의 辨證은 모두 수종(水腫)을 주증(主證)으로 삼고 이를 양수(陽水) 혹

---

24) 病證 또는 증(證)이란 인체의 질병발전 과정 중의 어떤 단계에서의 병리를 개괄하는 것으로 병변의 부위, 원인, 성질 및 정사(正邪)의 관계를 포함하기 때문에 당시의 질병 단계의 병리적 본질을 반영하는 것이다. 따라서, "證"은 "症" 개념과 다르다. "症"(또는 病症)은 두통, 해수, 구토 등과 같이 질병이 표현해내는 구체적인 증상과 體徵을 가리킨다. 그런데, "證"은 질병의 어떤 단계에서의 병리를 개괄하는 것이므로 "症"보다 더 전면적이고 더 깊으며, 질병의 본질을 더욱 정확하게 반영한다.

은 음수(陰水)로 구별한다. 양수(陽水)는 대개 실증(實證)이므로 치료는 거사(祛邪)를 우선으로 하여 발한(發汗), 이뇨(利尿), 축수법(逐水法)을 사용하고, 사기(邪氣)가 제거되고 난 후에는 반드시 부정(扶正)해야 한다. 음수(陰水)는 대개 본허표실(本虛表實)로 거사(祛邪)와 부정(扶正)을 동시에 진행해야 하므로 항상 비위(脾胃)를 먼저 고려해야 한다. 때문에 약선식료(藥膳食療)에 있어서도 반드시 상술한 치법(治法)에 따라 변증배선(辨證配膳)한다. 풍사범폐(風邪犯肺), 폐실선화(肺失宣化)에 속하는 양수(陽水)일 경우 藥膳食療는 ≪음식변록(飮食辨錄)≫의 총백죽(蔥白粥), ≪중장경(中藏經)≫의 오피음(五皮飮), ≪태평성혜방(太平聖惠方)≫의 견우자죽(牽牛子粥), ≪주후비급방(肘後備急方)≫의 상륙죽(商陸粥) 등을 사용하되 "중병즉지(中病卽止 : 즉, 병이 나으면 복용을 멈춘다)"하고 이어서 보익비신(補益脾腎)한다. 만약 비허수범증(脾虛水泛證)일 경우에는 먼저 비위(脾胃)를 다스려 의이인(薏苡仁), 산약(山藥), 복령(茯苓), 대추(大棗), 황기(黃芪) 등과 같은 약물을 우선으로 사용하고, 습열이 옹성(壅盛)한 경우에는 적소두(赤小豆)를 위주로 사용하되 많은 양을 써야 한다. 만약 음수(陰水)에 속하는 증후로 하원허한(下元虛寒) 증이 동반된 경우에는 치료의 중점을 온양이수(溫陽利水)에 두어야 하므로 육계(肉桂), 부자(附子), 흑두(黑豆), 흑지마(黑芝麻) 등으로 만들어진 식료방(食療方)을 사용하고, ≪음선정요(飮膳正要)≫에서의 이어탕(鯉魚湯), 즉어탕(鯽魚湯) 같은 것을 이용한다. 수종(水腫)을 치료하는 전 과정 중에는 염분의 섭취량을 제한하는 것이 매우 중요하다. 이는 비단 서양의학에서만 주장했던 것이 아니라 한의학에 있어서도 진대(晉代)의 의가(醫家) 갈홍(葛洪)은 ≪주후비급방(肘後備急方)≫ 권사(卷四) 중에서 "瘥後節飮及鹹物(병이 나은 뒤에는 마시는 것과 짠 음식을 절제한다)", "節飮好自養(마시는 것을 절제하면 저절로 좋아진다)", "勿食鹽, 常以小豆飯, 小豆汁, 鯉魚肴(소금을 먹지 말고 항상 小豆밥에 소두즙과 잉어요리를 먹는다)" 등 소금과 수분의 섭취를 제한하는 것의 중요성을 강조하였으며, 이외 "瘥後食牛羊肉自補(병이 나은 뒤에 소고기나 양고기를 먹으면 저절로 보양이 된다)" 및 "水隨小便去, 卽飮糜粥養之(물이 소변을 따라 빠져나가면 바로 미음을 마셔 진액을 자양한다)" 등 여러 식치(食治) 원칙을 제시하고 있다.

여기서 강조해야할 것은 변증배찬(辨證配餐)과 임상용약(臨床用藥)은 치료방면에 있어서 동일한 원칙을 공유하고 있기 때문에 의사와 약선사(藥膳師) 사이에 서로 긴밀한 연계를 가지고 병의 상태를 파악하여 그때그때 상황에 맞는 약선(藥膳)을 배방(配方) 함으로써 변증배찬(辨證配餐)의 목적을 이뤄낼 수 있어야 한다는 것이다[25].

5) 위기(胃氣) _ 건강한 소화기능은 식치(食治)의 기본 전제조건이다.

식료(食療)에 있어서는 반드시 위기(胃氣)의 보호를 중시해야 한다. 한의학에서는 비위(脾胃)가 인체 장부(臟腑) 중의 중요한 기관으로 음식물을 받아들여 소화·흡수하는 운화(運化) 기능을 수행한다고 본다. 위(胃)는 "수곡지해(水穀之海)"라 위(胃)로 들어간 수곡(水穀)은 위(胃)의 부숙(腐熟)과 소마(消磨) 과정을 거쳐 소장(小腸)으로 넘어간 뒤에 그 중 정미(精微)로운 물질이 비(脾)의 운화(運化) 과정을 통해 전신에 산포(散布)되면서 인체에 필요한 영양을 공급한다고 보았다. 때문에 "위납비운(胃納脾運 : 위는 음식물을 받아들이고 脾는 운화한다)"이라는 말이 생겨나게 되었고 이고(李杲)는 "비위는 생화의 근원이 된다(脾胃爲生化之源)"고 주장하여 胃納脾運의 생리기능에 대한 이론 근거를 제시하였다. 비위(脾胃)의 또 다른 생리기능 특징은 "위강비승(胃降脾升)"이다. 이는 비위(脾胃)의 "분별청탁(分別淸濁)"과 "주승주청(主升主淸)" 두 작용의 상호 대립통일된 작용으로 인체에 영양을 공급하는 기능방면에 있어서의 비(脾)와 위(胃)의 불가분의 협동작용을 말한다. 한의학에서는 특히, 약선식료학(藥膳食療學)에서는 위기(胃氣)를 매우 중시한다. 胃氣의 강약은 비(脾)의 운화(運化) 작용에 직접적으로 영향을 미칠 뿐 아니라 기타 장부(臟腑)의 기능활동에도 중요한 영향을 미친다. ≪중장경(中藏經)≫에서 "胃氣가 씩씩하면 五臟六腑가 모두 씩씩하다(胃氣壯五, 臟六腑皆壯)."고 말했는데 역대의 의가(醫家)들은 胃氣 및 胃氣가 기타 장부에 미치는 영향을 매우 중시했다. 때문에 약선식료(藥膳食療)를 수행하는 전 과정 중에 어떻게 하면 胃氣

25) ≪중화임상약선식료학≫, 냉방남(冷方南) 외 2인 주편, 인민위생출판사. 12-13쪽.

를 잘 보호하여 "위납비운(胃納脾運)"의 효율을 제고시켜 필요한 영양을 최대한도로 체내에 공급할 것인지는 식치(食治)의 성공여부의 관건이라 할 수 있으며, 고금의 또한 국내외 영양학자들의 공통된 관심 주제라고 할 수 있다. 만약 食治과정 중 胃氣의 보호에 소홀히 하거나 혹은 胃氣를 손상시키게 되면 임상의 변증(辨證)이 아무리 정확하고 배찬(配餐)이 아무리 합리적이어도 "위납비운(胃納脾運)"의 무력으로 음식의 정미(精微)로운 성분을 산포(散布)시킬 수 없어 치료의 최종목적을 완수하기 어렵게 된다. 食治에서 어떻게 胃氣의 보호를 완수할 것인지에 대한 역대 醫家들의 누적된 경험들을 살펴보면 "위납(胃納)"이 정상적으로 유지되어야만 비(脾)가 수곡(水穀)을 운화(運化)할 수 있는 물질적 기초를 제공할 수 있고, 또한 반대로 "비운(脾運)"이 왕성해야지만 비로소 장정(藏精)하고 "불사(不瀉)"할 수 있게 됨으로써 확실하게 오장의 지도리(樞)가 되어 전신의 각 장부(臟腑)의 승수(承受)관계 및 정상적인 운행이 가능해진다고 인식하였다. ≪비위론(脾胃論)≫의 "위(胃) 중의 원기가 왕성하면 능히 먹을 수 있으므로 몸을 상(傷)하지 않고, 잘 먹어 배를 곯지 않으면 비위의 기능이 왕성하여 잘 먹으니 살이 찐다."[26] 등의 논술은 비위기(脾胃氣)의 성쇠(盛衰)와 영양상태 간의 인과관계를 명백히 밝힌 것이라 볼 수 있다. 그러므로 식료(食療)에서는 반드시 "사계절 모두 胃氣를 근본으로 한다"는 뜻에 주의해야 한다. 약재가 脾胃에 끼칠 수 있는 손해(損害)를 감소시키기 위해서 병을 치료할 때는 먼저 음식치료부터 할 것을 제창하여 "음식으로 치료하여 낫지 않은 연후에 약을 먹이라(食療不愈, 然後命藥)"고 한 말은 바로 脾胃를 보호(保護)하기 위한 전형적인 사상이라고 할 수 있다.

구체적인 실행방면에 있어서는 사계절의 한열온량(寒熱溫凉)에 순응하고 부드럽고 익힌 음식을 섭취하며, 기름지고 단단한 음식과 날 것은 금하라고 주장하였으며, 또한 자주 소량을 먹을 것과, 한 끼에 갑자기 배부르게 먹는 것, 폭음폭식을 금하였다. 이러한 주장들은 현대에 와서도 과학적 가치가 있다고 볼 수 있다. 또한 주의할 만한 내용으로 고방(古方)의 식치(食治)는 승양익위(升陽益胃)와 명문화(命門火)를 온보하는 사상을 이용해 脾胃의 기능을 제고

26) ≪비위론(脾胃論)≫ : "胃中元氣盛, 則能食而不傷, 過食而不飢, 脾胃俱旺, 則能食而肥...."

(提高)시키는 방법의 하나로 삼았다는 것이다. 그 외 脾胃를 보호하기 위한 방법으로 식료방(食療方)에는 소도(消導), 온중(溫中), 이기(理氣), 방향화탁(芳香化濁) 작용의 약물을 더하여 사용하였다. 원대(元代)의 ≪음선정요(飮膳正要)≫에 기재된 거의 모든 食療方에는 보편적으로 초과(草果), 생강(生薑), 필발(蓽撥), 양강(良薑), 나복(蘿葍) 류의 약물을 사용하고 있는데 이는 온중(溫中), 이기(理氣), 방향익위(芳香益胃) 사상을 잘 드러내는 것으로 이를 통해 식욕을 늘리고 운화(運化)기능을 제고(提高)시켰다. 다만, 방향성(芳香性)의 약재들은 비위기능을 활성화시키는 효능이 있기는 하지만 기미(氣味)가 신향(辛香)한 것은 용량이 적당하면 이로우나 과용하면 모기(耗氣), 조화(助火)의 폐단이 있으므로 허약한 사람에게는 신중하게 사용해야 한다. 다음으로, 적절한 음식의 형태나 좋은 맛과 향, 색 등은 환자에게 식욕을 돋구어 즐겁게 식사에 임하게 할 뿐 아니라 脾胃의 기능을 보호하는 작용도 수행할 수 있다. 때문에 약선의 효과만을 중시하여 약미(藥味)가 강한 한약재를 지나치게 많이 사용하거나, 조리형태나 식재료의 특성을 고려하지 않고 일부 처방을 통째로 넣어 조리하는 등의 방법으로 약선을 활용할 경우 음식을 먹는 것이 아니라 한약을 먹는 것 같다는 인식을 하게 되고 전체 음식을 다 먹지 않고 남겨지거나 지속적으로 먹지 않음으로써 약선의 효과를 충분히 볼 수 없는 상태가 될 수 있다. 약선식료(藥膳食療)의 제형(製型)에 있어서도 음식의 수분량과 단단하거나 무른 정도를 적절히 조절하고 때에 맞는 음식의 종류와 製型을 채택하며, 너무 간단하거나 빈약하지 않도록 주의해야 한다. 만성허약환자나 일부 노약자의 경우 비위(脾胃)의 보호 이외에도 신기(腎氣)와 폐기(肺氣)를 보호, 조절하는 데에도 주의를 기울여야 한다. 이는 폐(肺)·비(脾)·신(腎) 이 세 장(臟)이 인체의 생명을 유지하는 삼대요소라는 이론에 근거한 것으로 이러한 이론에 근거한 식료방(食療方)은 문헌 중에서도 쉽게 찾을 수 있다. ≪죽보(粥譜)≫의 산수육죽(山茱肉粥), 토사자죽(菟絲子粥)과 ≪음선정요(飮膳正要)≫의 구기양신죽(枸杞羊腎粥), ≪음식변록(飮食辨錄)≫)의 천문동죽(天門冬粥) 등이 그것으로 노인의 허손(虛損)을 치료하는 전형적인 방제이다[27].

27) ≪중화임상약선식료학≫, 냉방남(冷方南) 외 2인 주편, 인민위생출판사. 14-15쪽.

6) 약식의기(藥食宜忌)_음식도 궁합이 중요하다.

약선식료학(藥膳食療學)에서의 음식의 의기(宜忌)는 포괄하는 범위가 매우 광범위하다. 일반적으로 병이 있을 때 먹으면 안 된다고 하는 금기(忌口)와 食材와 食材 또는 식재와 약재간의 배오금기 및 약재와 약재간의 배오금기 등을 모두 포함한다. ≪내경(內經)≫에 기록된 "오미(五味)가 각각 그 좋아하는 곳으로 달려간다"[28]는 것과 "오장병(五臟病)에 각각 적합한 것과 꺼리는 것이 있다"[29]는 등의 학설은 음식의기(飮食宜忌)의 기본사상으로 고대 의가(醫家)들이 당시의 철학사상과 임상경험을 토대로 총결한 일반적 지식이며 지금까지도 참고 의미가 되고 있다. 물론 이상에서 언급한 것은 일반적인 상태에서의 금기에 대한 내용이고, 그 외 영양섭취가 부당하거나 과다할 경우 예상된 효과를 보지 못할 뿐 아니라 병태(病態) 반응을 일으키기도 한다. 그러므로 문헌 중에 "신맛은 근(筋)으로 달려가니 많이 먹으면 융폐증(癃閉症)이 생기고, 짠맛은 혈분(血分)으로 달려가니 많이 먹으면 갈증이 생기며, 매운맛은 기분(氣分)으로 달려가니 많이 먹으면 심장이 공허한 듯하고, 쓴맛은 뼈로 달려가니 많이 먹으면 구역질이 나며, 단맛은 살로 달려가니 많이 먹으면 마음이 기쁘게 된다."[30] 등의 논술이 있다. 이러한 이론들이 어쩌면 우연적인 경험에 의해서 나왔을 수도 있으나 아직 과학적 실험방법으로 증명되기 전에는 이러한 내용들을 함부로 부정해서는 안 될 것이다. 역대 본초서에 기재되어있는 이러한 禁忌에 대한 여러 내용들은 특히 신중하게 연구하는 태도를 가지고 대해야 할 것이다.

藥膳食療學의 사상은 잘 아는 바와 같이 양생학(養生學)의 기초위에 발전해 왔기 때문에 음식의기(飮食宜忌)에 있어서도 養生學의 관점을 보지(保持)하고

28) 五味走其所喜 : "穀味酸, 先走肝; 穀味苦, 先走心; 穀味甘, 先走脾; 穀味辛, 先走肺; 穀味鹹, 先走腎."

29) 五臟病所宜 : "脾病者, 宜食粳米飯, 牛肉, 棗, 葵; 心病者, 宜食麥, 羊肉, 杏, 薤; 肺病者, 宜食黃黍, 鷄肉, 桃, 蔥; 肝病者, 宜食麻, 犬肉, 李, 韭; 腎病者, 宜食大豆黃卷, 猪肉, 栗, 藿."
五臟病所忌 : "心病禁鹹, 肝病禁辛, 脾病禁酸, 肺病禁苦, 腎病禁甘."

30) 酸走筋, 多食之令人癃; 鹹走血, 多食之令人渴; 辛走氣, 多食之令人洞心; 苦走骨, 多食之令人變嘔; 甘走肉, 多食之令人悅心

있다. 즉, 자연에 순응하고 정지(情志)를 조섭(調攝)하며, 정기(正氣)를 보양(保養)하고 합리적인 기거(起居)와 음식(飮食), 적당한 외부활동 등을 강조하여 체력을 증강하고 건강수준을 제고하여 연년익수(延年益壽)의 목적에 도달하고자 하였다. 때문에 광의(廣義)의 음식의기(飮食宜忌)는 진식(進食)의 방식과 식사량의 제한을 포함하고 있다. 이에 대해 선인(先人)들은 "양성(養性)을 잘하는 이는 먼저 배가 고프면 밥을 먹되 먹어도 배부르게는 먹지 말며, 목이 마르면 물을 마시되 너무 지나치게는 마시지 말라!(善養性者, 先飢而食, 食勿令飽; 先渴而飮, 飮勿令過)" 혹은 "음식은 자주 적게 먹는 것이 좋고 자주 많이 먹어서는 안된다(食欲數而少, 不欲數而多)", "하루의 금기는 저녁에 너무 과식하지 말라는 것이다(一日之忌, 暮勿飽食)", "저녁은 배부르게 먹지 말고 아침은 고프게 먹지 말라!(暮不可實, 朝不可虛)" 등등을 주장하였다.

藥膳食療學의 임상응용에 있어서 늘 맞닥뜨리게 되는 문제는 식재(食材)와 식재(食材), 식재(食材)와 약재(藥材)사이의 금기이다. 돼지간(豬肝)은 교맥(蕎麥), 두장(豆醬)과 함께 먹으면 고질(痼疾)을 일으킨다고 하였고, 어육(魚肉)과 같이 먹으면 옹저(癰疽)가 쉽게 생긴다고 하였다. 봉밀(蜂蜜)은 생파나 상추[와거(萵苣)]와 함께 먹으면 복사(腹瀉)하기 쉽다고 하였고, 자라고기(鱉肉)는 비름나물(莧菜), 돼지고기(豬肉), 달걀(鷄蛋), 오리고기(鴨肉), 토끼고기(兎肉) 등과 함께 먹는 것이 좋지 않다고 하였다. 오리고기(鴨肉)는 목이(木耳), 호도(胡桃), 두시(豆豉)와 맞지 않고, 선모(仙茅)는 소고기(牛肉), 우유(牛乳)와 맞지 않다 등등 그 예가 수도 없다. 역대 문헌 중에 나타나는 이러한 식재(食材)와 약재(藥材)간의 금기가 과연 정확한 것인지에 대해서는 역대의 식치(食治) 전문가들 사이에서도 의견의 일치를 보지는 못하였고, 심한 경우 그것을 쟁론하기도 하였다. 그러나 현대에 약선(藥膳)을 임상에 응용할 경우에는 이러한 내용을 참고하여 부작용의 발생을 감소시키도록 해야 할 것이다. 이중 청대(淸代) 왕사웅(王士雄, 字, 孟英; 號, 隨食居士)의 ≪수식거음식보(隨食居飮食譜)≫중에서 언급한 약식(藥食) 금기 문제를 어떤 관점에서 보아야 하는 지에 대한 논거는 참고로 할 만하다고 할 수 있다. 그는 식재(食材)가 환자에게 금기(禁忌)가 되는지의 여부를 먹고 난 뒤 환자의 "팔강변증

(八綱辨證)"에 이상 반응이 있는가를 중시하여 결정하였다. 즉, 음허내열(陰虛內熱), 담화내성(痰火內盛), 진액모상(津液耗傷)한 환자는 강(薑), 초(椒), 양육(羊肉) 등 온조발열(溫燥發熱)하는 음식을 금하게 했고, 외감미제(外感未除)와 후질(喉疾), 목질(目疾), 창양사두(瘡瘍痧痘) 후에는 개(芥), 산(蒜), 해(蟹), 계란 등 발풍동기(發風動氣)하는 음식을 금하였으며, 습열내성(濕熱內盛)한 자에게는 이(飴), 밀(蜜), 저육(豬肉), 당(糖), 낙수(酪酥) 등 조습생열(助濕生熱)하는 음식을 금했다. 중한비허(中寒脾虛)나 대병(大病), 산후(産後)에는 서과(西瓜), 이(李), 전라(田螺), 해(蟹), 방(蚌) 등 적냉손중(積冷損中)하는 음식을 금했으며, 모든 실혈(失血)과 치질(痔疾), 임부(妊婦)에게는 자고(慈姑), 호초(胡椒) 등 동혈(動血)하는 음식을 금하였다. 이러한 그의 관점은 쉽게 받아들일 수 있고 이해하기 쉬운 이론으로 한의학의 임상변증과도 부합하여 일부 음식금기에 대한 모호한 인식을 확실하게 밝혀줌으로써 현대의 약선식료(藥膳食療) 배찬(配餐)에 있어서도 의미가 있다.

병을 앓고 있는 중의 음식금기(飮食禁忌)인 "기구(忌口)"는 음식금기에 속하긴 하지만 엄격하게 말하면 藥膳食療의 음식금기와 완전 동일한 개념은 아니다. 이른바 병환중의 금기인 忌口는 통상 질병을 앓는 과정 중에 먹으면 불량반응을 일으킬 수 있는 음식물을 먹지 말라는 것이다. 표면상으로는 藥膳食療學에서 말하는 음식금기와 차이가 없어 보이지만 좀 더 깊이 관찰하면 이 둘 사이에는 분명한 차이가 있음을 어렵지 않게 발견할 수 있다. 즉, 동일한 종류의 질병에 있어서도 금기(禁忌)하는 바에 차이가 있고 禁忌를 해석하는 데에도 차이가 있어 본초학에 근거한 금기도 아닐 뿐 아니라 심지어 달리 해석할 근거가 없는 경우도 있다. 그 예로 창양사두(瘡瘍痧痘)에는 무조건 발물(發物)을 금기하는 기구(忌口)의 경우 온열기(蘊熱期)에는 일체 발풍동기(發風動氣)하는 음식과 조습생열(助濕生熱)하는 음식을 금하는 것이 매우 필요하지만, 창양(瘡瘍)이 일단 터져 대량의 농이 배출되었거나 혹은 사두(痧痘)가 회복기에 들어서면 소위 "발성(發性)"하는 작용이 있다고 알려진 자보(滋補) 식품이라도 먹어서 회복하는 것이 실질적으로 필요하다. 이처럼 藥膳食療學에서의 飮食禁忌는 忌口와 달리 본초학 이론을 기준으로 삼아야 한다. 무릇 사기

(四氣)・오미(五味)・귀경(歸經) 및 오미(五味)가 각각 좋아하는 바(所喜)와 금하는 바(所忌) 등의 이론에 서로 저촉이 되는 약식(藥食)의 배오(配伍)는 모두 禁忌의 예에 속한다. 따라서 본초학(本草學)에서의 藥食 배오금기(配伍禁忌)를 확실하게 파악하는 것이 무엇보다도 중요하다고 할 수 있다. 다시 말해 약선식료학(藥膳食療學)의 음식금기는 변증론치(辨證論治)와 본초학(本草學) 이론의 유기적인 결합에 의해서만이 잘 수행될 수 있다는 뜻이다. 이외, 문헌 중에 언급된 "식복(食復)"은 질병의 회복기에 기구(忌口)에 주의하지 않고 먹고 싶은 대로 "고량후미(膏粱厚味)"를 즐기게 되면 병이 다시 재발된다는 것을 말한다. 때문에 질병의 회복기에도 忌口에 주의할 필요가 있다.

지금까지의 경험은 질병회복기의 선식원칙(膳食原則)은 임상용약(臨床用藥)의 치료원칙과 협조관계를 가지고 양자가 보조를 같이 맞추어야만 임상 치료효과의 목적을 온전히 달성할 수 있으며, 藥膳食療가 진정으로 "먹는 것으로 앓는 것에 도움을 주기(所食之味, 與病相宜)" 위해서는 "몸에 해가되는(與身爲害)" 일체의 약물과 음식을 금해야 한다는 것을 말하고 있다. 결론적으로 말하면, 약물과 식물의 금기(禁忌)는 식료(食療)에 있어서 주의를 기울여야할 가치가 있으며, 약물과 식물의 소의(所宜)만 알고 소기(所忌)를 알지 못한다면 방병(防病), 치병(治病), 연년익수(延年益壽)의 효과를 거둘 수 없을 뿐만 아니라 의외의 상황이 발생할 수도 있으므로 신중히 다뤄야 한다[31].

03 약선식이요법의 내용

약선식료학(藥膳食療學)의 내용은 음식양생(飮食養生), 음식치료(飮食治療), 음식절제(飮食節制)와 음식의기(飮食宜忌) 네 가지 방면으로 나누어 볼 수 있다.

31) ≪중화임상약선식료학≫, 냉방남(冷方南) 외 2인 주편, 인민위생출판사. 16-17쪽.

1) 음식양생(飮食養生)

음식양생(飮食養生)이란 음식으로 병에 걸리지 아니하도록 건강관리를 잘하여 오래 살기를 꾀하는 것을 말하는데 이를 줄여서 흔히 "식양(食養)"이라고 한다. 또, 음식으로 몸을 보양(補養)하는 것을 "식보(食補)"라고 하는데 食養의 범주에 속한다. 따라서 食養은 음식을 이용해 인체에 영양을 공급하고 건강을 유지하거나 건강을 증진시키는 활동을 광범위하게 지칭한다. ≪소문(素問)·오상정대론(五常政大論)≫에서 "곡류·육류·과일류·채소류만 있으면 음식으로 양생을 다할 수 있다."[32]라고 기재한 것이 "식양(食養)"에 대한 비교적 초기 개념이라고 할 수 있다. 이러한 食養의 내용을 관련 문헌에 의거해 살펴보면 총이(總耳), 명목(明目), 오발(烏髮), 생발(生髮), 증력(增力), 익지(益智), 안신(安神), 건부(健膚), 미용(美容), 경신(輕身), 고치(固齒), 비인(肥人), 강근(强筋), 장양(壯陽), 종자(種子, 助孕), 익수(益壽) 등 약선의 보익양생(補益養生) 효능을 발하는 것으로 건강의 증진과 질병의 예방 방면에 매우 중요한 의의를 가진 양생학(養生學)의 중요 구성부문이 된다.

약선은 또한 환자가 질병이 치료되어 회복기에 있을 때에 건강을 빨리 회복하고 재발을 방지할 수 있도록 도와준다는 측면에서도 매우 중요하다.

2) 음식치료(飮食治療)

음식치료(飮食治療)는 "식료(食療)", "식치(食治)"라고도 하며 음식을 이용해 질병을 치료하거나 혹은 질병 치료에 보조적으로 사용되는 모든 활동을 말한다. 음식치료의 이론과 실제 응용방법은 그 내용이 매우 풍부한 자연치료요법의 중요한 부문으로 기본적으로 거사(祛邪)와 부정(扶正)의 두 가지 방법으로 나누어 이루어진다는 점에서 약물요법과 그 공통점을 찾아볼 수 있다. 당대(唐代)에 쓰여진 ≪천금요방(千金要方)≫에는 "식치편(食治篇)"을 따로 두어 이에 대해 다루었고 그 후에도 ≪식료본초(食療本草)≫ 등 음식요법 전문서적이 계속 세상에 소개되었다. 특히, ≪천금요방(千金要方)·식치편(食治篇)≫

32) "穀肉果菜, 食養盡之."

에 "무릇 의사 된 자는 마땅히 먼저 병의 근원을 밝게 알아서 그 침범한 바를 알아 음식으로 치료하고 음식치료로 낫지 않은 뒤에야 약을 써야 한다.", "무릇 병을 치료하고자 하면 먼저 음식으로 치료하고 음식치료를 했는데도 낫지 않은 뒤에야 비로소 약을 써야 한다."[33], "만약 능히 음식으로 질병을 고치고 성질을 조절하여 질병을 멀리 보낼 수 있는 사람이라면 훌륭한 의사라고 말할 만하다."라고 한 말은 食治의 중요성을 강조한 것이라고 볼 수 있다.

3) 음식절제(飮食節制)

음식절제(飮食節制)는 "식절(食節)" 또는 "節食"이라고도 한다. 이는 식사 방법과 방식에 관한 내용으로 합리적인 식습관 및 음식위생 등을 포괄하는 개념이다. 일찍이 ≪황제내경(黃帝內經)≫에서도 "음식에 절도가 있어야 하며", "오미를 고루 먹어야 한다"[34]고 하여 "食節"에 대해 기재하고 있으며 이러한 食節 내용은 음식문화와 고대의 위생학 수준을 잘 반영하고 있다. 편식하지 않는 조화로운 식사, 폭식폭음을 금하고 식사량을 조절하는 것, 식품의 위생과 청결을 중시하는 것, 식전과 식후의 양호한 생활습관, 차와 음주량을 적절히 조절하고, 술과 차를 마시는 행위를 음식문화 중의 일부로 포함, 그로 인해 정신을 수양하는 효과를 얻을 수 있도록 하는 것 등이 食節의 내용에 들어간다.

≪동의보감(東醫寶鑑)≫을 보면 손진인의 『양생명(養生銘)』에는 "사람이 몸을 단련하면 모든 병이 생기지 않으며 술을 마실지라도 지나치게 취하지 않게 마신다면 모든 병이 자연히 생기지 않는다. …… 너무 배불리 먹는 것은 결국 이로울 것이 없고, …… 신맛을 좋아하면 힘줄이 상하고 쓴맛을 좋아하면 뼈를 상하며 단맛을 좋아하면 몸에 이롭지 않으며 매운 것을 많이 먹으면 정기가

---

33) "夫爲醫者, 當須先曉病源, 知其所犯, 以食治之, 食療不愈, 然後用藥", "凡欲治病, 先以食療, 旣食療不愈, 後乃用藥耳", "若能用食平疴, 適性遣疾者, 可謂良工"

34) ≪素問・生氣通天論≫ : "上古之人, 其知道者, 法於陰陽, 和於術數, 食飮有節, 起居有常, 不妄作勞, 故能形與神俱, 而盡終其天年, 度百歲乃去."
≪素問・生氣通天論≫ : "陰之所生, 本在五味, 陰之五宮, 傷在五味, 是故, 味過於酸, 肝氣以津, 脾氣乃絶. 味過於鹹, 大骨氣勞, 短肌, 心氣抑. 味過於甘, 心氣喘滿, 色黑, 腎氣不衡. 味過於苦, 脾氣不濡, 胃氣乃厚. 味過於辛, 筋脈沮弛, 精神乃央. 是故, 謹和五味, 骨正筋柔, 氣血以流, 腠理以密, 如是, 則骨氣以精, 謹道如法, 長有天命."

소모되고 짠 것을 많이 먹으면 수명을 단축한다. 그렇다고 해서 한 가지에만 치우쳐 먹지 말 것이다."라고 쓰여 있고, 손진인의 『침상기(枕上記)』에는 "새벽에 한 그릇의 죽을 먹고 저녁밥은 지나치게 먹지 말 것이다."라고 쓰여 있으며, 손진인의 『양생명(養生銘)』에는 "… 음식은 늘 적당히 먹고 밤에 취하지 않게 해야 한다."고 쓰여 있으며, 상진자(常眞子)의 『양생문』에는 "술을 많이 마시면 혈기가 모두 문란해지며, 기름기 없는 음식을 먹으면 정신이 자연히 안정된다. 밤에 양치하는 것은 오히려 아침에 양치하는 것보다 나으며 밤참을 먹는 것은 새벽밥을 먹는 것만 못하다."고 쓰여 있으며, 주단계(朱丹溪)의 『음식잠(飮食箴)』에는 "사람의 몸이 귀중한 것은 부모에게서 물려받은 몸이기 때문이다. 음식 때문에 몸을 상하는 사람이 세상에 가득하다. 사람은 목이 마르고 배고플 때 음식을 먹음으로써 살아 나간다. 어리석은 사람은 입에서 당기는 대로 음식을 지나치게 먹는 데서 병이 계속 생기게 된다. 병이 처음 생길 때에는 그 증상이 똑똑하지 않아서 음식을 먹고 싶은 대로 먹어 병이 생기는 것을 소홀히 하다가 병이 심하게 되면 음식을 전혀 먹지 못한다. 그리하여 부모에게 근심을 끼치고 의사를 찾으며 기도를 드리는 등 온갖 짓을 다 한다. 일하는 사람은 기름기 없는 음식을 먹고 산이나 들에서 살면서 부지런히 일하므로 몸이 편하다. 다 같은 기온과 체격을 타고나서 나 혼자만 왜 병이 많은가? 하고 한번 뉘우칠 때에 정신이 번쩍 들게 된다. 그러므로 ≪주역≫의 상사(象辭)에는 음식을 조절하라 하였고 맹자는 조그마한 음식을 탐내 먹고 큰 것을 잃지 말라고 하였다. 입은 병을 생기게 할 뿐 아니라 사람의 위신까지 손상시킨다. 입을 조심하여 음식을 함부로 먹지 말라고 하였다"[35]고 씌어 있다.

---

35) ≪東醫寶鑑・內景篇・身形≫ 先賢格言: 眞人養生銘曰 :"人欲勞於形, 百病不能成, 飮酒勿大醉, 諸疾自不生, … 飽食終無益, … 樂酸味傷於筋, 苦味傷於骨, 甘卽不益肉, 辛多敗正氣, 鹹多促人壽, 不得偏耽嗜, …….” 孫眞人枕上記曰 :"侵晨一椀粥, 晩飯莫敎足.” 孫眞人養生銘曰 :"… 常令飮食匀, 再三防夜醉, ….” 常眞子養生文曰 :"酒多血氣皆亂, 味薄神魂自安, 夜漱却勝朝漱, 暮食不若晨食, …節飮自然脾健, ….” 丹溪飮食箴曰 :"人身之貴, 父母遺體, 爲口傷身滔滔皆是. 人有此身, 飢渴洊興, 乃作飮食, 以遂其生, 睠彼昧者因縱口味, 五味之過疾病蜂起, 病之生也, 其機甚微, 饞涎所牽, 忽而不思病之成也. 飮食俱廢, 憂貽父母, 醫禱百計, 山野貧賤, 淡薄是諳, 動作不襄, 此身亦安, 均氣同體, 我獨多病, 悔悟一萌, 塵開鏡淨, 曰節飮食, 易之象辭, 養小失大, 孟子所譏, 口能致病, 亦敗爾德, 守口如甁, 服之無斁.”

이러한 節食과 소음주(少飮酒)가 건강양생과 노화 억제에 도움이 된다는 것은 현대의학에서도 이미 과학적으로 입증된 사실이다.

4) 음식의기(飮食宜忌)

음식의기(飮食宜忌) 내용에는 “의(宜)” 보다는 “기(忌)”가 더 많은데 이러한 음식의 금기들을 “식기(食忌)”, “기구(忌口)” 또는 “식금(食禁)”이라고도 한다.

한의학에서 말하는 食忌는 약선원료 간의 배합금기와 같이 일반적으로 지켜야 되는 것 외에 환병(患病)기간이나 복약기간, 임신기간, 산후 등의 宜忌 사항처럼 변증시선의 원칙에 따라서 사람마다(因人), 지역마다(因地), 계절이나 시기마다(因時), 질병마다(因病) 조금씩 다르다. 음식의 의(宜)와 기(忌)는 사실 음식을 섭취하는 대상에 대한 개별성을 강조하는 것이다. 이 음식이 이 사람에게, 혹은 이 지역에, 이 시기에, 이 질병에 적합하다면 “宜”가 되고, 적합하지 않다면 “忌”가 된다. 때문에 일상생활에서건 임상에서건 변증시선(辨證施膳) 또는 심인용선(審因用膳)의 원칙이 잘 지켜져야 한다.

한의학의 양생이론에서는 생활과 임상에서 음식의 영양 가치는 그것이 식보(食補)든 식료(食療)이든 간에 그 음식이 진귀하다거나 희귀하다든지, 유명하다거나 비싼 것으로 판단되는 것이 아니라 그 사람에게 혹은 그 병증에 얼마나 적당한가 적당하지 않은가에 달려있다고 본다. 때문에 음식의 宜忌는 약선식료학(藥膳食療學)에서 매우 중요한 의미를 가진다.

약선식료학 중에서 음식의 금기 내용은 생활과 임상의 응용에서 계절, 체질, 지역에 따라 다른 금기, 음식과 음식, 음식과 약물 사이의 배오(配伍) 금기, 음식배합과 조리・제조상의 금기 및 환병(患病) 기간의 음식 금기 등 매우 구체적으로 제시되고 있다. 이런 것들은 약선식료학의 내용을 풍부하게 하고 과학적인 의미도 가지고 있다.

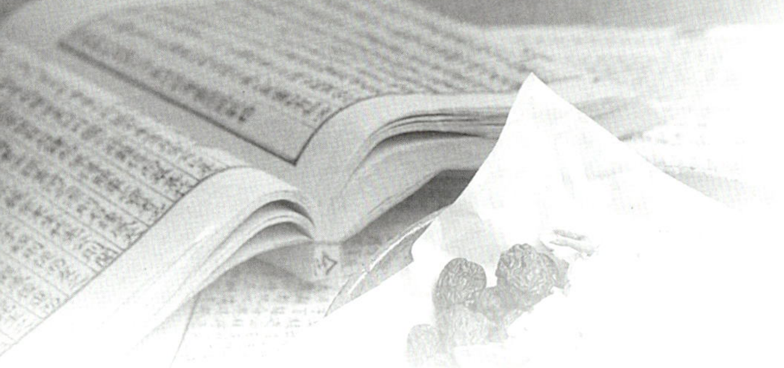

Chapter

02 약선식이요법의 역사

약선식료학(藥膳食療學)은 전체 의학의 일부분이라고 할 수 있다. "의식동원(醫食同源)"이라는 말에서 알 수 있듯이 식료(食療)와 의약(醫藥)의 기원이 일치한다는 인식은 그 역사가 매우 오래되었다고 할 수 있다. 그러나 실질적으로 생존을 위해 필연적으로 행해진 섭식행위는 오히려 의약의 기원보다 오래되었다고 볼 수 있다.

원시시대에 익히지 않은 날 음식(生食)을 불을 이용해 익혀먹게(熟食) 되었던 사건은 식료의 맹아가 형성되는 중요한 요인이 된다. 농업과 목축업이 발전과 더불어 불의 사용으로 음식을 익혀먹으면서 요리기술이 발전하기 시작했고 이는 식료의 발전과 밀접한 관계를 가지고 있다. 숙식(熟食)은 생식으로 인한 위장병들을 피해갈 수 있게 해주었고 식품 중에 함유된 단백질의 흡수를 용이하게 해주었다. 또 부락간의 전쟁과 연맹은 사람들 간의 교류 확대를 가져와 인간이 이용할 수 있는 식품의 종류를 날로 풍부하게 했고 요리기술 또한 중시하게 되었다. 원시인류로부터 약선식료학의 유래를 찾는다면 중국이나 우리나라 모두 그 과정이 유사하겠으나 봉건제도국가 성립 후의 그 발전상황은 각각 차이가 있으며 한의학을 바탕에 둔 약선식료학에 있어서 중국에의 영향력을 논하지 않을 수 없는바 먼저 중국의 역사적 유래에 대해 살펴보고 우리나라의 것을 살펴보기로 한다.

01 중국의 역사

1) 맹아시기(선사시기 - 夏・殷・周)_음식과 약이 달라요?

이 시기는 인간이 건강과 질병의 예방, 치료에 적당한 음식을 발견하기 시작했다는데 의미가 있다. 수렵, 채취의 생활에서 농업을 통해 식량을 얻기 시작하면서, 조리기술과 저장음식이 점차 발달했다. 때문에 음식과 약이 명확한 경계와 구분을 가지고 활용되었다고 보기는 어렵고 음식문화의 발달에 따라 건강과 질병치료에 도움이 되는 음식에 대한 발견도 점차 늘어났을 것으로 본다.

(1) 불의 사용과 식생활의 변화

불의 사용은 비단 중국 뿐 아니라 인류의 식생활에 커다란 변화를 가져왔다. 인간이 불을 사용하면서 곡물의 전분은 호화되어 소화되기 쉽게 변하였고, 단백질과 지방도 열을 가함으로써 소화흡수가 용이해졌다. 음식물의 소화흡수가 용이해지고 위생적인 면에서도 개선이 되면서 인간은 그전보다 질병은 줄어든 대신 에너지발생률이 높아지고 더 많은 동력(動力)을 사용할 수 있게 되었다. 이러한 동력의 증가는 인간의 활동범위를 넓히고, 환경의 제어능력을 높였으며, 불을 잘 사용하는 자는 집단에서 정치적 지위를 가질 수 있었다. 수인(燧人)[36]씨는 불을 만든 인물로 중국의 삼황오제(三皇五帝) 중의 하나로 보기도 하고, 삼황오제에 속하는 복희(伏羲)가 그의 아들이라고 본다.

(2) 농업의 발달과 조리, 가공의 발달

이 시기는 농업의 발달로 식재(食材)의 종류와 양이 증대되고 이에 따라 곡식을 이용한 식품의 가공이 이미 일정 수준에 이르렀던 것으로 보인다. ≪전국책(戰國策)≫에는 하(夏)나라 우왕(禹王, 기원전 2205~2198년)때 술을 빚었다는 기록이 있고, ≪서경(書經)≫에는 상(商)나라 사람들이 술을 지나치게 좋아했다고 기록하고 있다. 은허(殷墟)에서 출토된 청동기의 대부분이 주기(酒器)라는 것은 이미 양주업(釀酒業)이 매우 성행했음을 짐작케 한다.

술은 일상생활에서 음료로서, 제사에 사용되는 제물로서, 질병을 예방하고 치료하는 약물로서도 쓰였다. 이는 질병의 치료행위에 대한 한자인 "의(醫)"에 술(酉=酒)이 들어가 있는 데서도 추정할 수 있다. 술을 빚는데 쓰는 누룩이 치료에 쓰인 기록은 노(魯)나라 선공(宣公) 12년 (기원전 50년)으로 맥곡(麥曲)을 이용해 위병(胃病)치료한 것이다. 이것이 뒤에 소화불량에 신묘한 효과

---

36) ≪한비자(韓非子)·오두(五蠹)≫ "民食果蔬蚌蛤, 腥臊惡臭而傷害腹胃, 民多疾病. 有聖人作, 鑽燧取火以化腥臊, 而民悅之, 使王天下, 呼之曰燧人氏"

가 있다고 하여 신곡(神曲)이라는 명칭으로 불리게 된다. 술과 누룩은 약물로도 식품으로도 사용되던 재료로 식약동원(食藥同源)의 한 예이다.

중국의 의학에서 식료(食療)에 관한 최초의 내용은 상대(商代) 탕왕(湯王) 때의 제상인 이윤(伊尹)이 탕액(湯液)을 제조했다는 기록이다. 탕제(湯劑)의 출현은 조리의 형태로도 중요한 의미일 뿐 아니라 약물학의 역사에서도 매우 중요한 의미를 가진다. 탕제의 발명으로부터 생약(生藥)을 익혀서(熟藥) 사용하면서 독성을 감소시키고, 약물의 효능을 증강시켰으며, 단미(單味)의 사용이 복미(復味)로 변환되면서 방제학의 탄생을 촉진시키는 계기가 되었다.

≪여씨춘추(呂氏春秋)·本味篇≫에 "陽朴之薑, 招搖之桂"라는 생강과 계피에 대한 언급은 음식을 만드는 양념재료로도 널리 쓰이지만 발한해표(發汗解表)에도 상용(常用)되는 약재로서 이윤(伊尹)이 조리과정 중에 사용한 생강과 계피를 이용해 치료에 사용했을 가능성에 대한 것으로 음식이면서도 탕약(湯藥)으로도 사용하는 약선식료의 틀이 형성되었음을 짐작할 수 있다. 역사적인 근거는 부족하지만 ≪한서(漢書)·예문지(藝文志)≫에 "湯液經法三十二卷"라 기록된 이윤(伊尹)이 썼다고 전해지는 ≪탕액경(湯液經)≫은 소실되지 않았다면 최초의 가장 오래된 식료 저작이 되었을 것이다.

(3) 봉건시대의 시작

중국은 주대(周代)에 이르러 본격적인 봉건제가 시작되었다고 본다. 주나라는 왕족과 공신을 중심으로 제후가 책봉되고 정치, 사회 제도가 정비되다. 이전 하(夏), 은(殷) 시대에도 하늘에 제사를 올리고 하늘의 명을 듣고 그것을 정치에 반영하는 것이 통치자의 중요한 역할이자 능력으로 인정되었지만, 혈족을 바탕으로 봉건제도가 정비된 주나라에서는 종묘와 사직에 제사 올리는 일이 더욱 중시되었고, 음식과 관련한 제도와 관직을 두는 단계까지 이르렀다. 이는 주대에서 음식이 발전한 것 이외에도 중요한 의미를 가진다. ≪주례(周禮)·천관(天官)≫에는 다음과 같은 기록들이 있다. "醫師上士二人, 下士二人, 府二人, 史二人, 徒二人, 掌醫之政令, 聚毒藥以供醫事", "食醫中士二人, 掌和王之六食, 六飮, 六膳, 六羞 百醬 八珍之齊" 여기서 말하는 당시의 식의(食醫)는 음식의 맛을 조화롭게 하고 영양에 주의를 기울여 질병을 방지하고 사시(四時)의 음식을 확정하는 일을 담당하는 왕가(王家)의 전담 관리로 당시 식치(食治)를 매우 높은 지위로 끌어 올려 점차 전문화시켰다는 것을 알 수 있다. 그 외에 선부(膳夫), 포인(庖人), 주정(酒正), 변인(籩人) 등 음식을 관장하는 다양하게 분업화된 직위가 존재하였다. 또한 ≪주례(周禮)·천관(天官)≫에 있는 "凡和, 春多酸, 夏多苦, 秋多辛, 冬多鹹, 調以滑甘"이라는 기록은 후세의 의학이론형성에 일정한 영향을 미쳤다고 할 수 있다. ≪주례(周禮)·천관(天官)·질의(疾醫)≫의 내용인 "以五味, 五谷, 五藥養其病"이라는 구절 또한 食治를 중시함을 볼 수 있다. 이때의 오미(五味), 오곡(五穀)은 음식요법을 말하는 것이고 오약(五藥)이란 초(草), 목(木), 충(蟲), 석(石), 곡(谷)을 말하는 것으로 병을 다스림에 있어 五味, 五穀, 五藥을 쓴다는 의미이기 때문이다.

2) 기초성립시기(戰國~東漢)_백가생명 의학을 말하다.

이 시기는 춘추전국시대를 거쳐 진(秦), 한(漢)이라는 통일국가가 성립되는 시기이다. 춘추전국시대는 계속되는 정벌전쟁과 군웅들의 병립이 특징인 시대로, 이 시기에 국가의 담당자로 성장한 새로운 계급이 사(士)이고, 그 계급의 지적 지도자 겸 스승으로 등장한 것이 제자백가(諸子百家)라 불린 사상가들이다. 사상가, 지식인, 기술자 집단인 제자백가의 편력은 중국의 철학사상 뿐 아니라 다양한 학문의 토대를 세우는 역할을 하게 된다. 이러한 학문의 발전에 따라 장기간에 걸친 의학적 실천과 경험의 누적은 지식을 점차 이론형성단계로 발전시키게 되었다. 또한 이 시기는 야철기술이 발전하면서 병기 뿐 아니라 농기구에도의 철기 사용이 보편화되었고 소를 이용한 경작이 발명되면서 농업 생산이 매우 발달하고 농산품의 종류가 급증하게 된다. 수산자원의 개발에 주의하여 남방에서는 생선, 새우, 거북, 조개류 식품이 중요한 식재료가 되게 된다. 황하를 중심으로 하는 북쪽 음식과 그 외 지역인 남쪽 음식의 구분이 나타나기 시작하는 것도 특징이다. 식습관에 있어서는 전국시대에 이르러 등불이 발달하면서 이전에 1일 2식하던 것이 1일 3식으로 점차 바뀌면서 이런 풍습은 전국, 진(秦)나라에서 시작해 한나라에 이르러 정착되게 된다.

전국(戰國)시기에 출연한 전면적이고 통일된 한의학이론체계의 고전거작인 ≪황제내경(黃帝內經)≫으로 인해 약선은 그 이론적 체계를 갖추게 되었다.

≪소문・육절장상론≫에 "하늘은 사람에게 오기(五氣)를 공급하고 땅은 사람에게 오미(五味)를 공급한다. 오기는 코로 들어가 심폐에 저장되고, 위로는 얼굴빛이 맑고 깨끗하게(修明)하며, 음성이 낭랑하게 한다. 오미는 입으로 들어가 장위에 저장되는데 오미에 들어있는 영양소는 오기를 자양한다. 오기가 조화함에 생기가 돌고 진액이 서로 형성되어 생명력(神)이 이에 저절로 왕성해진다."[37]고 하였고, ≪영추・영위생회≫에서는 "인체는 곡식으로부터 기를 받는데 곡식이 위에 들어가면 (소화흡수된 정기가) 폐로 전해져서 오장육부가 다 기를 받게 된다."고 하였으며, ≪소문・평인기상론≫에서는 "사람은 음식물로 근본을 삼으므로 사람이 음식물을 끊으면 죽고, 맥에 위기가 없어도 또한 죽는다."[38] 등의 구절을 통해 음식이 인체에서 소화(消化), 흡수(吸收), 수포(輸布) 과정을 거쳐 정기(精氣)로 변화되고 이것이 각 장부(臟腑)에 영양을 공급하고 건강을 유지한다는 것을 강조하고 있다. 또한 ≪소문(素問)・선명오기편(宣明五氣篇)≫, ≪素問・지진요대론(至眞要大論)≫, ≪영추(靈樞)・五味≫ 등의 각 篇에서 오미(五味)가 오장(五臟)에 각각 미치는 특수한 작용에 대해 기술하였으며, ≪素問・장기법시론(藏氣法時論)≫에서는 五味와 五臟의 생화(生化), 극제(克制) 관계에 대해서도 상세히 기술하였으며, 이외의 여러 篇에서도 음식과 인체의 유기적인 상관관계에 대해 체계적으로 기술함으로써 약선식료 이론의 기본 틀을 확립하였다.

진, 한시기는 중국이라는 거대한 땅덩어리가 최초로 통일국가를 이루게 되는 시기이다. 통일제국의 출현은 통치기간이 길지 않았음에도 불구하고, 같은 문자를 쓰고 같은 도량형에 의한 세금을 걷고, 같은 수레바퀴 폭을 가진 도로망을 공유하면서 정치, 행정, 경제가 정비되고 이에 따라 천문, 역법, 지리, 수학, 공예, 의학, 문학, 사학 등의 학문도 비약적인 발전을 이루게 된다.

---

37) 天食人以五氣，地食人以五味，五氣入鼻，藏于心肺，上使五色修明，音聲能彰. 五味入口，藏于腸胃，味有所藏，以養五氣，氣和而生，津液相成，神乃自生.

38) ≪靈樞・營衛生會≫："人受氣于谷，谷入于胃，以傳于肺，五臟六腑皆以受氣"
≪素問・平人氣象論≫："人以水穀爲本，故人絶水穀則死，脈無胃氣亦死."

의학의 발전과 함께 본초학(本草學)도 함께 발전하여 서한(西漢)시기에는 본초학에 수록되는 약재가 나날이 증가되었는데 이는 한 무제(武帝, 기원전 140~87년)의 남정북토(南征北討)로 인해 남방의 열대식물약재와 북방의 한대 식물약재가 전쟁 중에 활발하게 교류되면서 이루어졌다. 기원전 122년 전후, 장건(張騫)은 서역에 사신으로 갔다가 석류, 호도, 수박, 무화과, 오이, 거여목[목숙(苜蓿)], 마늘, 고수(胡荽) 등 여러 가지의 종자를 가지고 들어왔고 후한(後漢)의 마원(馬援)은 의이인(薏苡仁, 율무)의 종자를 가져왔다.

호남성(湖南省)의 마왕퇴(馬王堆)에서 출토된 ≪오십이병방(五十二病方)≫에는 대량의 식물(食物)이 약용되고 있다. 총 수록된 247종의 약재 중에 곡류(穀類)가 15종, 채류(菜類) 10종, 과류(果類) 5종, 금류(禽類) 6종, 수류(獸類) 22종, 어류(魚類) 3종 총 61종이 식물(食物)로 전체약재의 1/4에 해당한다. 게다가 그 중 절대다수가 일상적으로 먹는 식품이다. 기타 광물약재 중의 식염과, 인부약류(人部藥類) 중의 유즙(乳汁), 기물(器物), 물품류(物品類) 중의 꿀, 저지(猪脂, 돼지기름), 우지(牛脂) 등도 모두 食物이다. 그리고 수록된 50여종이 질병 중 절반가량은 식치(食治)하거나 식양(食養)하여 다스릴 수 있다고 하였다.

감숙성(甘肅省) 무위현(武威懸)에서 출토된 의간(醫簡)에는 치료시의 음식의기(飮食宜忌)와 음식으로 인경(引經)하는 것과 부형제(賦形劑)에 대해 기재하고 있으며 복약(服藥) 시의 인약(引藥) 방법으로 주음(酒飮) 미즙음(米汁飮), 초장음(酢漿飮), 시즙음(豉汁飮), 함인즙(含咽汁), 순주화음(醇酒和飮) 등에 대해서도 기술하고 있다.

동한(東漢)시기에 편찬되어진 것으로 추정하고 있는 최초의 약물학 전문서적인 ≪신농본초경(神農本草經)≫은 총 365종의 약재를 수록하고 있다. 신농(神農)은 삼황오제 중의 하나로 ≪회남자(淮南子)≫에서는 처음으로 사람들에게 오곡의 씨앗을 뿌리게 하고 초목을 맛보고 하루에 70회나 독에 맞닥뜨리게 되었다고 기록하고[39] 황보밀(皇甫謐)은 ≪제왕세기(帝王世紀)≫에서 이로부터

39) ≪회남자(淮南子)·수무훈(修務訓)≫ "于是神農乃始敎民播種五穀, 相土地宜, 燥濕肥墝高下, 嘗百草之滋味, 水泉之甘苦, 令民知所辟就. 當此之時, 一日而遇七十毒. ...."

의약(醫藥)이 시작되었고, 본초 4권을 썼다라고 했다[40]. 중국 고대 의학사를 연구한 야마다 게이지 교수에 의하면 본초(本草)라는 말이 처음 기록에 나타난 것은 전한(前漢) 말 시기로 이 시기에 본초가 하나의 학문으로 인정되었다고 한다. ≪신농본초경≫은 이러한 환경에서 황제내경과 마찬가지로 신농이라는 전설의 인물에 의탁해 당시 내려오던 본초이론을 정리한 서적이라고 볼 수 있다. ≪신농본초경≫ 전체 365종의 약재를 상품, 중품, 하품으로 나누어 분류하고, 조방원리인 군신좌사(君臣佐使)와 사기오미(四氣五味) 등 약물학이론과 용약원칙에 대해 기록하고 있다. 이 중 다수의 약재(藥材)는 식용 가능한 식재(食材)로 약물(藥物)과 식물(食物)이 융합되어 식치(食治)의 응용범위를 확대함으로써 약선(藥膳)의 선방용약(選方用藥)의 기초를 마련하게 된다.

동한(東漢) 시기에 저술된 ≪상한잡병론(傷寒雜病論)≫은 실존인물인 의가(醫家) 장중경(張仲景)이 ≪내경(內經)≫의 학술사상을 계승하여 저술한 의서로 이(理)・법(法)・방(方)・약(藥)을 포괄하는 변증론치(辨證論治)의 기본원칙을 제시하면서 식료(食療)의 이론과 임상응용에 대해 지대한 공헌을 하게 된다. 또한 ≪상한론(傷寒論)≫과 ≪금궤요략(金匱要略)≫에서 언급하고 있는 "계지탕(桂枝湯)", "저부탕(猪膚湯)", "당귀생강양육탕(當歸生薑羊肉湯)" 등의 전형적인 식료(食療) 처방을 수록하고 있으며 ≪금궤요략(金匱要略)≫은 "禽獸魚蟲禁忌", "果實菜谷禁忌" 등의 편에서 식금(食禁)의 구체적인 예에 대해서도 언급하고 있다.

이외, 삼국(三國)시기의 위(魏)나라 무제(武帝)인 조조(曹操)가 "식료(食療)"에 대해 깊이 연구하여 직접 ≪사시어식제(四時御食制)≫라는 책을 쓰기도 하였으나 유실되었다. 당시 저명한 신의(神醫)인 화타(華陀)가 마늘 빻은 것에 식초를 넣어 회충으로 인한 심각한 구토(嘔吐) 질환을 치유한 것은 식료(食療)를 급성증상에 사용한 선례(先例)가 되고 있다.

40) 중국의학은 어떻게 시작되었는가. 야마다 게이지. 사이언스북스. 서울. p. 17, 141.

CHECK 장중경(張仲景)의 〈상한잡병론(傷寒雜病論)〉

장중경(張仲景)은 동한(東漢) 말엽의 뛰어난 의가로 명(名)은 기(機)다. 전해지는 바에 의하면 일찍이 장사(長沙)의 태수(太守)를 맡은 적이 있어 “장장사(張長沙)”라고도 불렸다. 남양군(南陽郡, 지금의 하남성(河南省) 남양(南陽)) 사람으로 의학을 남양군(南陽郡)의 장백조(張伯祖)에게 모두 전수받았다.

건안(建安, AD. 196-220년) 시기에 역병(疫病)이 돌아 사망자가 속출했으며 장씨(張氏) 집안의 사람도 삼분의 이가 사망하였는데 열중의 일곱이 상한(傷寒)에 의한 것이었다.

장중경은 이를 개탄하여 옛 문헌과 많은 처방들을 모아 살피고, 〈소문(素問)〉, 〈구권(九卷)〉, 〈팔십일난(八十一難)〉, 〈음양대론(陰陽大論)〉, 〈태려약록(胎臚藥錄)〉 등을 깊이 연구한 후 자신의 임상경험과 결합하여 〈상한잡병론(傷寒雜病論)〉 16권을 편찬하였다. 이는 의경(醫經)과 의방(醫方)을 하나로 녹여낸 명저(名著)로 누구든 병을 보면 원인을 알 수 있을 정도였다. 그 외 〈금궤옥함경(金匱玉函經)〉의 본래 3권(卷)과 잡병(雜病) 부분 2권(卷)을 더해 그 후 송대(宋代) 사람이 정리한 〈금궤요략(金匱要略)〉도 세상에 알려지게 되었다. 이 두 저서의 엄격하고 주도면밀한 법도로 인해 후세사람들에게 “중방지조(衆方之祖)”로 추종 받게 된다.

그는 상한(傷寒)을 변증(辨證)함에 있어 육경전변(六經轉變)과 분경변증(分經辨證), 심인입법(審因立法), 의법정방(依法定方)을 고안해냈고 후세의 의가(醫家)들은 이를 시초로 발전시켜 한의학의 변증시치(辨證施治) 이론체계를 완성하게 된다. 장중경의 의서(醫書)에 대한 주석과 해석을 내놓은 후세의 의가(醫家)는 500이 넘고 장중경의 학설은 한의학 임상의학의 토대가 되었다. 그는 침구(針灸)에도 정통하였고, 관장법(灌腸法), 훈법(熏法), 수지(水漬) 등을 잘 이용해 병을 치료하였다. 후세에 그는 “의성(醫聖)”으로 추앙받으며 국내외에 천년이 넘도록 영향을 끼치고 있다.

〈상한잡병론(傷寒雜病論)〉은 〈상한졸병론(傷寒卒病論)〉이라고도 한다. 총 16권(卷)으로 약 3세기 초에 편찬된 상한(傷寒)과 잡병(雜病)에 대한 전문 저서이다. 이는 진대(晋代)의 왕숙화(王淑和)에 이해 정리되었다가 후에 상한(傷寒) 부분과 잡병(雜病) 부분 둘로 나뉘게 된다.

잡병(雜病)부분은 잡병(雜病)의 치료위주이나 이외에도 부인(婦人)의 임산

(妊産), 잡료(雜療), 음식금기 등에 대한 것도 수록되어 그 내용이 매우 풍부하다. 잡병(雜病) 부분에 수록된 처방은 총 262수(首)로 고대 의가(醫家)의 임상경험의 축적이며 약선식료학(藥膳食療學)에 있어서도 약선배방(藥膳配方)의 "변증시선(辨證施膳)"의 원칙을 세운 시조라고 할 수 있다. 또한 제형(製型)에 있어서도 당귀생강양육탕, 부자갱미탕방, 과루해백백주탕(瓜蔞薤白白酒湯) 등 탕(湯)이나 죽(粥), 주(酒) 등 약선(藥膳) 제형(製型)이 많이 수록되어 있다.

3) 형성시기 _ 先以食療 旣食療不愈 後乃用藥耳

(1) 위진남북조(魏晉南北朝)

이 시기에는 전대의 식료학(食療學) 이론체계 형성의 기초 위에 그간의 임상경험과 실천을 결합해 점차 독립된 학문을 형성하게 된다. 서진(西晉) 말년에는 수도를 남쪽(지금의 남경(南京))으로 천도하면서 이 시기의 문화중심이 황하에서 양자강 유역으로 이동하게 되었고 문화와 의약(醫藥)도 이를 따라 발전하게 되었다.

동진(東晋)시기의 의가(醫家)인 갈홍(葛洪)은 자호(自號)인 포박자(抱朴子)를 제목으로 하는 도교저서로 인해 도교사상가로도 알려져 있다. 동란의 시기에 불로장생의 의술을 펴고자 했기에 식료(食療)에 대한 저작이나 문장을 따로 쓰지는 않았으나 그의 의학사상이 간편하고 저렴한, 대중화가 가능한 치료방안을 강조하였다는 점에서 약선식료학(藥膳食療學)과의 접점을 찾을 수 있다. 그의 저서인 ≪주후방(肘後方)≫은 ≪포박자(抱朴子)≫에는 ≪구졸(救卒)≫이라고 칭하고 있어 ≪주후구졸방(肘後救卒方)≫이라고도 한다. 여기에는 총 86수(首)를 수록하고 있는데 적지 않은 식료방(食療方)을 사용하였다. 각기병(脚氣病)에 대해 처음 기록한 사람이 바로 갈홍(葛洪)으로 그는 각기병의 치료에 두시(豆豉)를 사용한 처방을 사용하였고, 그 외, 배즙(梨汁)으로 기침(嗽)을 치료하고, 해조주(海藻酒)로 영병(癭病, 지금의 갑상선종)을 치료하며 돼지 이자로 소갈(消渴, 당뇨병)을 치료하는 등 다량의 식료방(食療方)을 수록하고 있다.

남북조(南北朝)시기 도홍경(陶弘景)의 ≪본초경집주(本草經集註)≫는 동물과 식물을 포함, 100여종 이상의 약재(藥材)와 식재(食材)를 기록하였으며, “자라눈이 들어가 있으면 먹지말라”, “생선눈이 붉으면 날로 먹지 말라” 등과 같은 음식위생에 관한 내용과 음식금기에 관한 내용을 언급하였다.

위진남북조(魏晉南北朝)시기에는 식료(食療)의 효능에 대하여 체계적으로 서술한 서적들이 나오게 된다. 식료 발전에 공헌을 한 ≪식경(食經)≫은 ≪수서(隨書)・경적지(經籍志)≫에 그 내용을 기술하고 있다. ≪수서(隨書)≫에서는 ≪식방(食方)≫ 1권, ≪태관식경(太官食經)≫ 5권, ≪태관식법(太官食法)≫ 12권, ≪황제잡음식기(黃帝雜飮食忌)≫ 2권, ≪최씨식법(崔氏食法)≫ 4권, ≪선수양료(膳羞養療)≫ 20권, ≪마완식경(馬琬食經)≫3권 등 40여종의 ≪식경(食經)≫ 구성을 수록하고 있으나 현재는 모두 소실되었다.

CHECK 가사협(賈思勰)의 〈제민요술(齊民要術)〉

가사협은 산동의 익도(益都) 지금의 수광(壽光) 사람이다. 북위의 고양군(高陽郡) 지금의 산동성 임치(臨淄)의 태수를 지냈다. 북위(北魏)사람으로 생몰연대는 명확하지 않으나 ≪제민요술(齊民要術)≫의 성서(成書) 연대가 533-544년으로 추정하고 있으므로 대략 북위 말에서 동위(東魏) 시기에 활동했을 것으로 본다. 이 시기는 북위(北魏)의 개혁정책이 균전제 실시 등 농업에도 매우 적극적이었던 시기로 ≪제민요술(齊民要術)≫의 출현은 이러한 영향을 받았을 것을 판단된다.

≪제민요술(齊民要術)≫은 중국의 현존하는 종합적 농서(農書)로는 가장 오래된 것으로 전체 10권 92편으로 구성되어 있다. 6세기 이전의 황하중하유역의 농업, 원예, 조림, 양잠, 목축 경험과 식품의 가공저장, 양조, 조리, 야생식물의 이용 및 구황방법 등을 종합하여 기술하고 있으며, 계절, 기후, 토양과 농작물의 관계 등을 자세히 소개하고 있다. 이후 우리나라 농서에도 많은 영향을 끼치고 있다.

음식에 관해서는 한과 위진남북조 시대의 음식문헌이 대부분 유실된 상황에서 술, 소금, 간장, 식초, 메주, 젓갈, 육포 제조와 요리 등 300여종을 기록하고 있고, 이민족의 음식풍속과 열대 아열대식물 100여종, 야생의 먹을 수 있는 식물 60여종 등을 수록하고 있어 식품학적으로 매우 가치가 있다. 또한 동한(東漢)시기에 전파된 불교가 위진남북조 시기에 사회혼란과 잦은 전쟁으로 민간에 크게 흥성하면서 음식에도 영향을 끼치게 되는데 ≪제민요술(齊民要術)≫에는 이러한 불교 음식인 소식(素食)에 대해 기록하고 있다. 또한 국수의 원형이라고 알려진 수인(水引)의 제조법도 수록되어 있다.

(2) 당(唐)

식료(食療)가 진정한 하나의 독립된 학문으로 자리잡은 것은 수당(隋唐)시기이며 당대(唐代)에 와서 대성하게 된다. 당나라 건립이후 균전제와 부병제, 과거제가 실시되면서 경제가 발전하고 국고가 충실해지면서 문화분야도 크게 발달하게 된다. 인쇄술의 발전과 천문, 역법에서의 성취는 의학발전을 이끄는 바탕이 되었고, 의서의 유통과 의료기구의 정비, 의학교육제도의 정비 등으로 의학은 크게 발전하게 된다. 수나라의 의료기구인 상약국(尙藥局)은 황제의 진찰과 시약을 관장하는 기구인데 이것을 정비하여 그 아래 의사와 약제사 84명을 두고, 의료행정과 관료의 진찰 및 의학연구를 담당하는 태의서(太醫署)에는 의사와 약제사 등 222명을 두고 학생이 119명이 있었다. 교육은 의(醫), 침(鍼), 안마, 주금(呪禁) 등 각 과로 나뉘어 교육받았다. 이는 우리나라에도 영향을 끼쳐 신라는 '의학(醫學)'이라는 교육기관을 설치하고 갑을경(甲乙經), 소문(素問), 맥경(脈經), 명당경(明堂經), 난경(難經) 등을 교육시켰다고 한다. 국가차원의 의서 편찬도 이루어져 ≪신수본초(新修本草)≫ 54권이 완성되었다.

음식문화에 있어서는 당나라의 외교활동이 활발하게 이루어지면서 육로와 해로, 실크로드 등을 통해 서역과 동남아의 다양한 식재료가 수입되고, 근해 어업이 발달하면서 해산물의 종류와 식용빈도수가 높아져 약선에 사용하는 재료의 종류가 매우 다양하게 된다. 인도로부터 설탕제조기술을 들여와 설탕을 가공하게 되고, 각국 사신의 방문으로 음식관련 시장이 번성하게 된다. 이 시기에 비로서 음식과 약에 대한 차이를 명확하게 인식하고 식료(食療), 식치(食治)를 하나의 전문과목으로 크게 형성, 발전시키게 된다.

당대의 명실상부한 의서(醫書)인 손사막(孫思邈)의 ≪천금방(千金方)≫에는 식치(食治) 전문항목을 두어 제 26권에 기제하고 있다. 서론 외에 각각을 "과실(果實), 채소(菜蔬), 곡미(谷米), 조수충어(鳥獸蟲魚)" 네 가지 항목으로 나누어 서술한 현존하는 가장 오래된 영양요법 전문서가 된다. 그는 여기서 ≪내경(內經)≫에서 언급한 오장선오의기(五臟善惡宜忌)와 식물기미(食物氣味), 생극(生剋), 귀경(歸經) 등의 문제를 식료(食療)와 함께 설명함으로써 의학(醫學)에서의 식료(食療)의 지위와 중요성을 부각시켰다. 이러한 관점은 그가 "夫爲醫者, 當須先曉病源, 知其所犯, 以食治之, 食療不愈, 然後用藥" "凡欲治病, 先以食療, 旣食療不愈, 後乃用藥耳"라고 주장한데서도 알 수 있다. 당대(唐代)의 또 다른 저작인 ≪외대비요(外臺秘要)≫ 또한 수록된 총 6천여 수(首)의 방(方) 중에 적지 않은 식료방들이 포함되어 있다.

당나라 현경(顯慶, 서기 659년)때 맹선(孟詵)이 저술한 ≪식료본초(食療本草)≫는 민간에 전해져 내려오는 자료를 수집하여 의가(醫家)에 의하여 만들어진 최초의 "식물요법(食物療法)" 전문서적이다. 이는 원래 맹선(孟詵)이 전대의 식료(食療)경험을 종합해 편찬한 ≪보양방(補養方)≫ 3권에 장정(張鼎)이 원래의 138종의 식물(食物)에 89종을 추가해 증보한 것으로 식물(食物)의 영양, 치료 작용과 임신, 산후 음식금기, 소아의 필요음식 및 이들 食物의 과식과 남용에 따른 부작용 등에 대해 전면적으로 기술하고 있다. ≪식료본초(食療本草)≫ 이후 무은(昝殷)이 저술한 ≪식의심감(食醫心鑒)≫은 서기 853년경에 쓰여진 것으로 이미 소실되었으나 조선(朝鮮)의 ≪의방유취(醫方類聚)≫에 식료이론과 식치(食治) 방제(方劑)에 대한 내용이 수록되어 이후 복원되었다. 남당(南唐)시기의 진사량(陳士良)의 ≪식성본초(食性本草)≫는 ≪신농본초경(神農本草經)≫, ≪본초경집주(本草經集註)≫, ≪신수본초(新修本草)≫, ≪식료본초(食療本草)≫, ≪본초습유(本草拾遺)≫ 등에 근거해 식료와 관련된 내용을 모두 모아 편찬, 식의(食醫)관련된 제방(諸方)과 오시조양장부술(五時調養臟腑術)과 같은 내용을 수록하였으며 식료로 백병(百病)을 고칠 수 있다고 보았다. 그 외 양화찬(楊曄撰) ≪선부경수록(膳夫經手錄)≫ 등의 서적이 있다.

이렇게 "식료(食療)"가 하나의 전문 과목으로 형성되면서 약선식료학(藥膳食療學)의 이론과 실천에 관련된 많은 의서들의 간행으로 약선식료학의 전면적인 발전을 위한 견실한 기초를 다질 수 있었다.

CHECK 손사막(孫思邈)의 〈천금요방・식치(千金要方・食治)〉

손사막(孫思邈, 581-682년)은 당대(唐代)의 걸출한 의가(醫家)로 뭇사람들은 그를 손진인(孫眞人) 혹은 손처사(孫處士)라고 불렀다. 경조화원(京兆華原, 지금의 섬서성)사람으로 젊어서부터 마을 어른들과 말하길 즐겼고, 백가(百家)의 학설에 능통했으며 불교경전을 좋아하였다. 어려서 풍질(風疾)을 앓은 후에 의학에 뜻을 두고 절맥진후(切脈診候)이든 채약화합(採藥和合)이든 하나에 능통한 자가 있다하면 천리를 마다않고 가르침을 받기위해 찾아다녔다.

의덕(醫德)이 높아 환자의 빈부귀천을 따지지 않고 정성으로 치료하였기 때문에 고향과 고향인근의 사람들까지 구제하였으며 본인의 병도 스스로 고쳐 낫게 했다. 당(唐) 태종(太宗)과 고종(高宗) 때 여러 차례 관직의 부름을 받았으나 모두 고사하고 나아가지 않았다. 당시의 송영문(宋令文), 노조린(盧照隣), 맹선(孟詵) 등이 모두 제자로 그에게 스승의 예를 다하였다.

고대(古代) 여러 의가(醫家)들의 방대한 의방(醫方)이 산란하여 쉽게 찾아 이용할 수 없음을 알고 여러 의경(醫經)들을 모아 고금(古今)의 것을 연구하고 번잡한 것을 정리한 후 자신의 경험방을 부가하여 AD. 652년에 〈비급천금요방(備急千金要方)〉(〈천금방(千金方)〉이라고도 한다) 30권(卷)을 편찬하였고 30년 후에는 다시 〈천금익방(千金翼方)〉 30권을 편찬했다.

80여 년간 머리에 담아 두었던 의약학에 관한 연구와 몸으로 실천했던 임상내용은 한의학을 계승, 발전시키는데(承前啓後) 중대한 공헌을 하게 된다. 그는 이전까지의 본초(本草) 저술들을 종합하였고, "도지(道地)" 약물(지역본토의 약물, 향약)을 중시하고, 약재의 재배와 채집, 포제, 보관, 저장방법을 강조했다.

또한 부녀자와 소아의 보건(保健)을 중시하여 이에 대한 체계적인 이론을 상세히 논하고, 방치(防治) 경험을 총결하여 당대(唐代)이전의 방서(方書)를 집대성하였으며, 중경(仲景)의 상한(傷寒)학설을 발전시켜 육경변증(六經辨證)을 방(方)과 증(證)을 함께 분류, 비교하여 장부(臟腑)의 허실(虛實) 한열(寒熱)을 변증(辨證)의 강령으로 하는 방법을 제창(提倡)하였다. 침구(針灸)에서의 혈위(穴位)를 다시 재정립하여 "공혈주대법(孔穴主對法)"과 "아시(阿是)"혈법을 개발하여 사용하였다.

소갈병(消渴病, 당뇨)은 옹저(癰疽, 종기, 부스럼)를 예방하는 것이 중요하다는 것을 강조하였고, 부골저(附骨疽, 급성화농성골막염), 각기(脚氣), 야맹증(夜盲症), 영(癭), 종(腫) 등에 대한 묘사와 진단, 방치(防治)에 대한 내용을 전대에 비해 매우 정확하게 서술하였다. 총관(蔥管, 파 대롱)을 이용한 도뇨(導尿)방법을 사용하고, 하악관절 탈구 정복술을 시행하였으며, 양생(養生)학설을 발전시켜 토고신납(吐故新納)의 "정공(靜功)"과 웅경치인(熊頸鴟引)의 "동공(動功)"을 결합한 양생단련법을 제창(提倡), 노인병의 방치(防治)와 결합시켜 양생학(養生學)을 이론과 경험이 공존하는 하나의 학문으로 발전시켰다.

특히 귀신이 곽란(霍亂)을 일으킨다는 세간의 인식과 장생(長生)을 위해 복석(服石)하는 것 등을 비판적으로 보고 곽란(霍亂)의 정확한 병인(病因)을 논술하고, 올바른 養生의 방법을 주장한 것은 매우 의미 있는 것이라 볼 수 있다.

그의 이러한 의학 방면에의 성과를 높이 사 후대인들을 그를 일컬어 "약왕(藥王)"이라고 하였다. 또 다른 저서에는 〈복록론(福祿論)〉 3권(卷), 〈섭생진록(攝生眞錄)〉, 〈침중소서(枕中素書)〉, 〈회삼교론(會三敎論)〉 각 1권(卷), 〈천금수방(千金髓方)〉 20권(卷) 등이 있으나 모두 망실(亡失)되었다. 전해오는 〈은해정미(銀海精微)〉 2권(卷)과 〈해상방(海上方)〉1권은 탁명(托名) 저작인 것으로 밝혀졌다.

〈천금식치(千金食治)〉는 〈비급천금요방(備急千金要方)〉의 제 26권의 "식치(食治)"를 따로 떼어낸 것으로 최초로 식치(食治)에 대해 전문분야를 논술한 의서(醫書)라고 볼 수 있다. 전체를 서론과 과실(果實), 채소(菜蔬), 곡미(穀米), 조수(鳥獸), 충어(蟲魚) 부분 등으로 나누어 각각의 성미(性味)와 공용(功用), 주치(主治) 및 배오(配伍)에 대해 소개하였다.

그는 서론에서 "무릇 의사 된 자는 마땅히 먼저 병의 근원을 밝게 알아서 그 침범한 바를 알아 음식으로 치료하고 음식치료로 낫지 않은 뒤에야 약을 써야 한다.", "무릇 병을 치료하고자 하면 먼저 음식으로 치료하고 음식치료를 했는데도 낫지 않은 뒤에야 비로소 약을 써야 한다."[41]라고 주장하였다. <천금요방(千金要方)>에는 석곡주(石斛酒), 오마주(烏麻酒), 구기창포주(枸杞菖蒲酒) 등 식료주(食療酒)가 특히 많이 수록되어 있다.

CHECK 맹선(孟詵)의 <식료본초(食療本草)>

맹선(孟詵, AD. 621-713년)은 여주량(汝州梁, 지금의 하남성(河南省) 임여(臨汝))사람으로 당대(唐代)의 의가(醫家)이다. 어려서 의학과 연단술(煉丹術)을 좋아해 손사막(孫思邈)에게서 음양(陰陽)과 추보(推步), 의학(醫學)에 대한 가르침을 받았다. 진사(進士)에 합격해 예종(睿宗)때 번(藩), 소(召)에서 시독(侍讀)을 담당하였고, 후에 광록대부(光祿大夫)를 지냈다. 장안(長安, AD. 701-704)년간에 동주(同州) 자사(刺史)를 지내 맹동주(孟同州)라고도 불렸다. 관직에서 물러난 후에 이양(伊陽)으로 돌아와 산에서 은거(隱居)하였으나 약이(藥餌)에 관한 일은 계속하였다. 예종(睿宗)이 경사(京師)로 임명했으나 나이를 이유로 고사하고 나가지 않았으며 93세에 임종했다. 맹선(孟詵)은 황달(黃疸) 환자의 소변에 흰 비단을 담갔다 말린 것을 날짜별로 비교해 황달의 치료효과를 관찰하는 방법을 개발해 내었다. 늘 "보신양성하려는 자는 늘 좋은 말을 입에서 놓지 말아야 하고, 식약(食藥)을 손에서 놓지 말아야 한다."[42]고 주장하였다. <주례(周禮)>의 식의(食醫)에 대한 생각을 가지고 음식을 이용한 질병 치료를 전문적으로 논한 <보양방(補養方)> 3권을 편찬했다. 이것을 당대(唐代)의 장정(張鼎, 호(號)는 어현자(䏲玄子)로 아마도 개원(開元) 연간의 사람으로 도사(道士)이면서 의학에 능통한 자였던 것으로 보임)이 증보(增補)하여 <식료본초(食療本草)>라고 개명하였다. 그 외 <필효방(必效方)> 3권, <가제례(家祭禮)> 1권, <상복정요(喪服正要)> 1권, <금대서(錦帶書)> 등

41) "夫爲醫者, 當須先曉病源, 知其所犯, 以食治之, 食療不愈, 然後用藥." "凡欲治病, 先以食療, 旣食療不愈, 後乃用藥耳."

42) "若能補身養性者, 常須善言莫離口, 食藥莫離手."

이 있다.

〈식료본초(食療本草)〉는 당대(唐代)에 편찬된 현존하는 최초의 식료(食療) 전문서적으로 당대 이전의 식료(食療)성과를 총결하여 본초학(本草學) 역사상에서도 일정한 지위를 차지하고 있다. 원서(原書)는 유실되었으나 1907년 돈황(敦煌) 막고굴(莫高屈)에서 唐代에 필사한, 수미(首尾)가 유실된 잔권본(殘卷本)이 발견되었다. 대영박물관에 소장되었던 원본(原本)을 사해주(謝海洲) 등의 학자들이 잔권본(殘卷本)과 〈외대비요(外臺秘要)〉, 〈의심방(醫心方)〉, 〈증류본초(證類本草)〉 등에서 인용된 내용들을 근거로 관련문헌을 참고로 해서 총 260조(條)를 편집한 것이 현재의 〈食療本草〉다. 〈가우본초(嘉祐本草)〉에는 "〈食療本草〉는 당(唐)의 동주(同州) 자사(刺史)인 맹선(孟詵)이 편찬한 것에 장정(張鼎)이 부족한 89종을 보충해 총 227조(條), 3권(卷)이다."[43] 라고 기록하고 있다. 〈食療本草〉에 수록된 내용들은 당대(唐代) 이전의 식료(食療)관련 저작(著作)들을 참고했을 뿐 아니라 〈신농본초(神農本草)〉, 〈명의별록(名醫別錄)〉, 〈신수본초(新修本草)〉 등의 논술과 〈영보오부경(靈寶五符經)〉, 〈회남방술(淮南方術)〉 등의 도가(道家) 著作들도 참고하였다. 또한 〈食療本草〉에 수록된 것 중엔 唐代이전의 本草서적에는 없었던 궐어(鱖魚), 노어(鱸魚), 석수어(石首魚), 공심채(空心菜), 파릉(菠薐), 군달(莙薘), 백거(白苣), 호유(胡荽), 녹두(綠豆), 백두(白豆), 교맥(蕎麥) 등 새로운 약재나 식재들을 많이 수록하고 있다. 또한 동물의 장기(臟器) 요법에 대한 내용과 조류(藻類), 균류(菌類)식품의 의학적 효용에 관한 내용들을 비교적 많이 수록하고 있으며, 석류(石榴)를 많이 먹으면 "치아를 상해 검게 된다(損齒令黑)", 술을 오래 마시면 "정신을 다치게 하고 수명을 줄인다(傷神損壽)", 하돈(河豚, 복어)은 "독이 있어 먹으면 안 되며 그 肝毒은 사람을 죽게 한다(有毒, 不可食之, 其肝毒殺人)" 등 일부 음식의 금기에 대해서도 기록하고 있다.

또한 어느 지역의 것이 품질이 좋은지, 또 남방과 북방에서의 각기 다른 식습관과 동일 식품에 대한 다른 효능의 비교 등에서 식료(食療) 방법의 지역적 특성에 대해서도 주의를 기울인 것을 알 수 있다. 빈랑(檳榔)에 대해서 "남방 사람들은 날 것으로 먹지만(南人生食), 북방 사람들은 자숙(煮熟)하거나 훈건(熏乾)해서 먹는다"[44]고 했고; 식초(醋)에 대해서도 강외인(江外人. 강

---

43) 〈食療本草〉, 唐同州刺史孟詵選. 張鼎又補其不足者八十九種, 併舊爲二百二十七條,凡三卷.

남지방사람)은 미초(米醋)를 만들어 먹고, 북인(北人)은 조초(糟醋)를 먹는다 했으며, 곤포(昆布)의 경우 "남인(南人)은 오래먹어도 병이 생기지 않지만, 북인(北人)은 오래 먹으면 모두 병이 난다. 이는 수토(水土, 환경)가 다르기 때문이다"[45]라고 했다.

CHECK 잠은(昝殷)의 <식의심감(食醫心鑑)>

잠은(昝殷)은 AD 9세기경의 촉(蜀, 지금의 사천성(四川省)) 사람으로 당대(唐代)의 유명한 산부인과 의사이다. 의학박사(醫學博士)를 지냈고 산부인과와 약물학(藥物學)에 조예가 깊었다. 선종(宣宗) 대중(大中) 초(初)부터(AD 847년) 경폐(經閉), 대하(帶下), 임신(姙娠), 좌월(坐月), 난산(難産), 산후(産後) 제증(諸症) 등에 효험 있는 방(方) 378수(首)와 산과(産科)와 관련된 문헌을 수집하여 <산보(産寶)>를 편찬하였다. 소종(昭宗) 건녕(乾寧) 4년(897년)에 주정(周頲)이 증보하여 최초의 부인과 전문서적이라 할 수 있는 <경효산보(經效産寶)> 3권(卷)을 편찬한다. <증류본초(證類本草)>와 <부인대전양방(婦人大全良方)>에 원서(原書)의 일부 내용이 남아있고 <의방유취(醫方類聚)>에도 편집본이 실려 있다. 이외 음식요법 전문서적인 <식의심감(食醫心鑑)> 3권(卷)이 있으나 망실되었고 현재 집일본(輯佚本)이 남아있다.

<식의심감(食醫心鑑)>은 식료(食療) 전문서적으로 9세기 중엽에 편찬된 것으로 보인다. 원서(原書)는 송대(宋代)까지는 존재하여 <송사(宋史)·예문지(藝文志)>에는 2권(卷)이라고 되있고, <통지(通志)·예문지(藝文志)>에는 3권이라고 했으나 그 후 유실되었다. 지금의 것은 일본학자가 한국의 <의방유취(醫方類聚)> 중에 있는 기록을 편집해 1권(卷)으로 묶은 것이다. 비록 내용이 원본(原本) 그대로 복원되지는 못했으나 내용의 태반은 알 수 있게 되었다. 지금의 것은 1924년 동방학회(東方學會)에서 출판한 것이다.

<식의심감(食醫心鑑)>에는 내과(內科), 부인과(婦人科), 소아과(小兒科) 등 각과(各科) 질병의 식료(食療) 방법에 대해 기재하고 있으며, 총 15항목 즉,

---

44) 所來北者, 煮熟, 熏乾.
45) 南人服久, 病亦不生. 北人食之, 病皆生, 是水土不宜爾.

중풍(中風), 제기(諸氣), 심복냉통(心腹冷痛), 각기(脚氣), 비위기약(脾胃氣弱), 열병(噎病), 소갈(消渴), 수종(水腫), 임병(淋病), 소변삭(小便數), 이질(痢疾), 부인임신(婦人姙娠) 제병(諸病), 산후(産後), 소아(小兒) 제병(諸病)으로 분류하였다. 또 침주차약(浸酒茶藥) 제방(諸方)에 211수(首)의 방(方)을 수록하고 있다. 매 병증(病證) 뒤에는 병인병기(病因病機)와 분형(分型), 증상(症狀) 등을 설명한 후 식료(食療)방법과 적응증(適應症)을 소개하고 있다. 또한 식료방(食療方)마다 제작가공방법을 실었다. 기록된 食療方 제형에는 병방(餠方), 죽방(粥方), 차방(茶方), 주방(酒方), 갱방(羹方), 탕방(湯方), 환방(丸方) 등이 있으며 粥方이 46수(首)로 가장 많다.

4) 발전시기 _ 食治의 춘추전국시대

(1) 송(宋)

당의 몰락 이후 5대 16국을 거쳐 중국을 통일하게 된 송나라는 중국 역사상 경제, 학술, 문화 방면에서 가장 많은 발전을 이루었던 시기로 보여진다. 수나라부터 시작되었던 과거제가 송대에 이르러 본격적으로 활성화되면서 유학이 융성하게 되고, 주자학이라고 불리는 신유학이 학문적 체계를 완성하게 된다. 전국적으로 구축된 운하망을 통해 수운(水運)이 발달하고 상업무역이 발달하였다. 철의 주조가 발달해 생산도구의 발전이 일어나고 이모작이 가능해서 농산물의 소출은 많아졌다. 철의 주조가 발달은 조리기구에도 영향을 미쳤고 북송때는 석탄의 채굴로 가정의 조리용 연료가 석탄이 되면서 고화력에 조리하는 방법이 일반화된다. 경제의 발전과 상업의 발달로 대도시가 출현하고 인구가 팽창하면서 외식업이 흥성하게 되면서 대형음식점들이 출현하고 민간에서 경영하는 약선식품의 상업활동도 발달했을 것으로 보인다. 북송(北宋)왕조의 건립이후 일정기간 동안 안정적으로 사회가 유지되고 일부 통치자들의 의학에 대한 관심으로 의학저술정리기관인 "교정의서국(校正醫書局)"이나 의학전문기관인 "태평혜민화제국(太平惠民和劑局)" 등을 두는 등 적극적으로 의학발전 사업을 펼치면서 식료(食療) 또한 의료보건 방면의 실용학문으로 체계화, 전문화, 관습화된다. 송대(宋代)에 국가기관에서 편찬한 대규모 방서(方書)인 ≪태평성혜방(太平聖惠方)≫과 ≪성제총록(聖濟總錄)≫은 모두 식치문(食治門)을 따로 두어 식료(食療)에 대해 광범위하게 받아들이고 있다.

≪태평성혜방(太平聖惠方)≫에 수록된 식료방(食療方)은 160수(首)로 38종의 질병의 치료에 사용되었으며 죽(粥), 갱(羹), 병(餠), 차(茶) 등의 제형(劑型)이 출현하고 있다. 그 중에서 시죽(豉粥), 갱미도인죽(粳米桃仁粥), 행인죽(杏仁粥), 흑두죽(黑豆粥), 잉어죽(鯉魚粥), 의이인죽(薏苡仁粥) 등의 죽품(粥品)이 가장 많았다.

당시 민간과 의가들 사이에 사용되던 방제들과 역대 처방들을 모아 편찬한 ≪성제총록(聖濟總錄)≫도 종용양신죽(蓯蓉羊腎粥), 상륙죽(商陸粥), 생강죽(生薑粥), 고련피죽(苦楝根粥) 등 총 113首의 죽방(粥方)을 분류, 수록하였다. 이는 송대(宋代) 이후 약선(藥膳) 중에서 죽방(粥方)이 주요한 위치를 차지하고 있음을 짐작케 한다.

진달수(陳達叟)의 저서 ≪본심재소식보(本心斋蔬食譜)≫에는 20가지의 소식(蔬食)이 수록되어 있고, 임홍(林洪)의 ≪산가청공(山家清供)≫에는 육류와 채소류, 음료, 떡과 과자, 밥과 죽 등등 각종 식품 102가지가 수록되어 있다. 모두 식물(食物)위주로 치병(治病)과 양신(養身) 방법을 서술한 진정한 식료학 저서이다.

신종(神宗, 1085년)때 진직(陳直)의 ≪양로봉친서(養老奉親書)≫는 노인질병의 보건치료학 서적으로 "食者生民之天, 活人之本"이라는 본인의 주관에 따라 수록된 231首의 방제 중 162首가 식료 방제이며, 죽(粥), 갱(羹), 확(臛), 혼돈(餛飩), 박탁(餺飥), 색병(索餠), 탕(湯), 음(飮), 주(酒), 유(乳), 차(茶), 장(漿) 등 그 형태도 매우 다양하게 수록하고 있는 노인의 식치(食治)에 공헌이 큰 서적이다.

결과적으로 보면 송대(宋代)에는 약선식료학이 매우 광범위하고 영향력 있게 받아들여졌던 것으로 보이며 식료방(食療方) 또한 대량으로 출현해 질병의 예방과 치료는 물론 질병 후의 조리(調理)와 건강증진 등의 목적으로 이용되었음을 알 수 있다.

CHECK 왕회은(王懷隱)의 〈태평성혜방(太平聖惠方)〉

왕회은(王懷隱)은 송주(宋州) 휴양(睢陽, 지금의 하남성(河南省), 상구(商丘)) 사람으로 송대(宋代)의 의가(醫家)다. 처음엔 도사(道士)였으나 의학(醫學)에 정통하였다. 태평흥국(太平興國) 초년(약 977년)에 천자의 명으로 환속(還俗)한 후 상약봉어(尙藥奉御)가 되었고 후에 한림의관(翰林醫官)에 올랐다. 태평흥국 3년(978년)에 천자의 명을 받아 부사(副使) 왕우(王祐), 정기(鄭奇), 의관(醫官) 진소우(陳昭遇)와 함께 〈태평성혜방(太平聖惠方)〉을 편찬하기 시작해 태평흥국 7년에 완성하였다. 완성 후 수년이 지나 사망하였다.

〈태평성혜방〉은 〈성혜방(聖惠方)〉이라고도 불리며 총 100권(卷)에 달한다. 송(宋)의 태종(太宗) 조광의(趙光義)가 소장(所藏)된 명방(名方) 천수(千首)를 내놓고, 한림의관원(翰林醫官院)에서 각가(各家)의 경험방(經驗方) 만여(萬餘) 수(首)를 징집하라 이른 후 한림의관(翰林醫官) 왕회은(王懷隱)과 부사(副使) 왕우(王祐), 정기(鄭奇), 의관(醫官) 진소우(陳昭遇) 4인에게 편집하라 명하여 982년에 완성됐으며 돈화(敦化) 3년(992년)에 간행되었다. 본서(書)는 장부(臟腑) 병증(病證)에 따라 1670문(門)으로 분류하였으며 수록된 방만 16,834수(首)가 된다. 먼저 진단맥법(診斷脈法), 용약법칙(用藥法則)을 수록한 후 각 과(科) 질병의 병원(病源)·증상(症狀)에 대해 논하였으며, 끝에 각 과(科)의 방제(方劑)와 기타 의료방법을 수록하였다. 식료(食療) 및 보익방(補益方)은 권96에서 권98까지로 96권은 "식치론(食治論)" 한 편(編)으로 병원(病源) 14문(門), 식료방(食療方) 160수(首)가 수록되어 있고, 97권에는 병원(病源) 14문(門)과 양로(養老) 및 약차(藥茶) 두 문(門)과 식료방(食療方) 160수(首)가, 98권에는 "보익방서(補益方序)" 한편과 식료방(食療方) 135수(首)가 각각 수록되었다. 〈태평성혜방(太平聖惠方)〉은 〈천금요방(千金要方)〉, 〈천금익방(千金翼方)〉, 〈외대비요(外臺秘要)〉를 저본(底本)으로 하여 한당(漢唐) 이전의 각가(各家) 방서(方書) 및 민간(民間) 의료경험을 총망라하여 북송(北宋) 이전의 유실된 많은 고전들이 본서(本書)로 인해 보존될 수 있었다. 풍부한 내용으로 송대(宋代) 의방(醫方)의 거작으로 역사적 의미가 있을 뿐 아니라 지금까지도 임상 연구의 참고가치를 가지고 있다.

CHECK 진직(陳直)의 <양로봉친서(養老奉親書)>

진직(陳直)은 송대(宋代) 원풍(元豊, 1078-1085년) 때 사람으로 일찍이 승봉랑(承奉郎)과 태주(泰州) 흥화(興化, 지금의 강소성(江蘇省) 소속)의 현령(縣令)을 지냈다. 생애에 대해서는 고증내용이 없다.

<양로봉친서(養老奉親書)>는 노년병(老年病)의 방치(防治) 이론과 방법(方法) 및 노년병의 식물(食物) 요법 및 사계(四季)의 섭생 처치 등에 대해 논술한 책으로 현존하는 가장 오래된 노인병학(老人病學) 전문서적이다. 전서(全書)는 1권본으로 상・하 두 책으로 나뉘어 있다. 상책(上冊)에 수록된 식치방(食治方)은 16편이고 주로 노인잡병(老人雜病)의 음식요법(飮食療法)에 대해 논했으며 수록된 방(方)은 비록 <태평성혜방(太平聖惠方)>, <식의심감(食醫心鑑)> 등에서 채록했지만 심득(心得)과 발명(發明)이 매우 깊다. 하책(下冊) 14편(篇)은 주로 노인(老人)의 형상맥후(形狀脈候), 성기호숙기(性氣好孰嗜), 안처기거(晏處起居), 계기보호(戒忌保護), 사시섭양(四時攝養) 및 비급방약(備急方藥) 등에 대해 논하고 있다.

본서(本書)는 식료(食療) 이론과 방법 면에서 독창적이고 뛰어난 가치가 있다. 본서의 기본 견해는 노인의 보건치법(保健治法)에 있어서는 음식에 주의하고, 생활기거에 주의하고, 정신활동을 조절하는데 주의하는 것에 먼저 중점을 두어야 한다는 것이다. 때문에 노인의 치병(治病)에 있어서는 먼저 간호와 식료를 먼저 수행하여 식료로 효과를 보면서 약료(藥療)를 진행했다.

본서에 수록된 식료방(食療方)은 약미(藥味)가 간단하고 부작용이 없으며 복식(服食) 방법이 다양하고 맛이 노인들의 입맛에 맞는다. 수록된 제형(製型)은 대략 넷으로 나눌 수 있는데 첫째는 연식류(軟食類)로 죽(粥), 갱(羹), 노(臑), 혼돈(餛飩), 박탁(餺飥) 6가지가 있고, 둘째는 경식류(硬食類)로 색병(索餠)이 있다. 색병(索餠)은 소병(素餠)을 말하는 것으로 송대(宋代)까지는 보통의 전병을 지칭한다. 색병(索餠)은 밀가루에 채소나 육류, 약재 분말을 넣고 섞어 만든 전병을 말한다. 셋째는 음료류(飮料類)로 탕(湯), 음(飮), 주(酒), 장(漿), 유(乳), 차(茶) 6가지가 있고, 넷째는 채효류(菜肴類)로 전(煎), 자(炙), 회(膾), 엄(腌) 4가지가 있다. 이렇게 수록된 식료방(食療方)이 162수(首)로 전체 232수(首), 방(方)의 70%를 차지, 저자가 비위(脾胃)의 조리(調理)를 매우 중시했음을 짐작할 수 있다.

<양로봉친서(養老奉親書)>의 성서(成書) 연도는 원풍(元豊) 8년(1085년) 이전으로 서양의 노인전문서적의 출판보다 600여년을 앞선다고 볼 수 있다. 원대(元代)의 태녕(泰寧) 총관(總管) 추현(鄒鉉, 호(號)는 빙학(冰壑)이고 경직노인(敬直老人)이라고도 불림)은 대덕(大德) 11년(1308년)에 본서(本書)를 정리하고 2, 3, 4권을 증보하여 <수친양로신서(壽親養老新書)>로 이름을 바꿨다. 이는 원대(元代), 명대(明代), 청대(淸代)에 걸쳐 간행됐으며 우리나라와 일본에도 전해졌다.

(2) 금원(金元)

금원(金元)시기는 의학에 있어서 백가쟁명(百家爭鳴)의 시기로 각각의 특색을 지닌 여러 의학유파들이 출현하기 시작한다. 그 중에서 이고(李杲)는 만년의 호가 동원노인(東垣老人)으로 유년시절 용의(庸醫)의 오치(誤治)로 모친이 임종 때까지 정확한 병증을 알지 못하고 돌아가신데 통한(痛恨)하여 의학(醫學)에 정진하였다. 장부변증(臟腑辨證)을 중시하고 인체의 생명활동에서 비위(脾胃)의 중요성을 강조하여 "비위론(脾胃論)"을 주창한 의가(醫家)로 후대에 "보토파(補土派)"로 알려졌다. 脾胃를 보양하고 원기(元氣)를 배양하는 감온보익법(甘溫補益法)을 주장하였다.

원(元)의 음선태의(飮膳太醫)인 홀사혜(忽思慧, 몽고인)가 1331년경에 펴낸 ≪음선정요(飮膳正要)≫는 건강한 사람들의 음식방면에 대해 논하기 시작한 중국 최초의 영양학 전문서적이라고 할 수 있다. 전체 3권으로 230종의 단미(單味) 식재(食材)와 168폭의 부도(附圖), 238수(首)의 음선방(飮膳方)이 수록되어 있고 수록된 각종 식품들에 대해 제작방법과 조리원칙을 상세히 서술하고 있다. 또 원나라는 몽고인이 유럽과 아시아를 통치하던 시기로 세계 각 민족과의 문화교류가 가능해져 타민족의 우수한 점은 빠르게 흡수하게 되었다. 이 서적에는 그러한 상황들을 반영, 서역과 소수 민족의 음식과 내용에 대해서도 기재하고 있다. 이외 원대(元代) 오서(吳瑞)의 ≪일용본초(日用本草)≫

나, 루거중(婁居中)의 ≪식치통설(食治通說)≫, 정초(鄭樵)의 ≪식감(食鑒)≫ 등의 약선식료학 전문서적이 있다.

CHECK 홀사혜(忽思慧)의 〈음선정요(飮膳正要)〉

홀사혜(忽思慧)는 화사휘(和斯輝)로도 불린다. 몽고족으로 원대(元代)의 영양학자이다. 원(元) 인종(仁宗) 연우(延祐)에서 문종(文宗)의 천력(天歷) 연간(1314-1329년)에 음선태의(飮膳太醫)를 지내 궁중의 음선(飮膳)과 조리, 약물의 보익(補益) 등 모든 일을 관장했다. 그는 몽한(蒙漢)의학에 정통했고 풍부한 영양학 지식을 가지고 있었다. 10여 년간의 경험을 모아 궁중에서 일상에 사용되는 요리와 반찬, 탕고(湯膏)의 만드는 법 및 제가(諸家)의 본초(本草)와 명의(名醫) 방술(方術)에 쓰이는 식약(食藥)에서 보익(補益)하는 것들을 모아 천력(天歷) 3년(1330년)에 〈음선정요(飮膳正要)〉 3권(卷)을 편찬함으로써 영양학의 발전에 상당한 공헌을 하게 된다. 홀사혜(忽思慧)는 본서(本書)에서 "안락지도(安樂之道)는 보양(保養)에 있고 보양지도(保養之道)는 수중(守中 : 중초를 지키는 것)에 있으며 守中은 곧 과(過)와 불급(不及)의 병을 없게 하는 것이다"[46]라고 강조하고 있다.

〈음선정요(飮膳正要)〉는 총 3권(卷)으로 원(元) 이전의 궁중과 민간의 식료경험을 총결한 영양학 전문서적이다. 본서(本書)의 제 1권에는 먼저 삼황성기(三皇聖忌), 양생피기(養生避忌), 임신식기(姙娠食忌), 유모식기(乳母食忌), 음주피기(飮酒避忌)를 수록하고 이어서 원대(元代) 황실귀족의 음식보(飮食譜)를 상술(詳述)하여 "취진이찬(聚珍異饌)"이라 명하고 총 94종의 효능과 조성, 만드는 방법을 수록하고 있다. 제2권에는 장탕(漿湯) 56종, 음용수(飮用水) 3종, 연년익수(延年益壽) 복이방(服餌方) 24수(首)와 식료제병방(食療諸病方) 65수(首)를 수록해 일일이 그 보익(補益)과 치료(治療)작용을 소개하였다. 또한 "사시소의(四時所宜)", "오시편정(五時偏定)" 등 양생전론(養生專論) 7편(篇)이 있으며 그중 "식물중독(食物中毒)"편(篇)은 중국의학계에서 최초로 식중독이라는 용어가 사용된 것이기도 하다. 제 3권에는 43종의 미곡품(米穀品), 31종

46) 安樂之道在于保養, 保養之道在于守中, 守中則無過與不及之病.

수품(獸品), 19종 금품(禽品), 22종 어품(魚品), 39종의 과품(果品), 46종의 채품(菜品), 28종의 물료(物料) 등 230여 종을 수록해 각각 성미(性味)와 독성(毒性), 공용(功用), 과식(過食)의 위해(危害), 조리방법과 부도(附圖)를 수록하고 있다. 또한 이외 50여종의 복약금기(服藥禁忌), 18종의 식중독 해독방법, 26종의 형태(形態)의 변이(變異)로 먹으면 안 되는 금수(禽獸) 등에 대해 수록하고 있다.

본서는 각종 영양식품과 보익식방(補益食方) 및 음식위생, 식중독 등에 대해 심도 있게 연구한 내용이 풍부하다. 몽고족의 음식사료들이 특히 풍부하고 유실된 영양서적자료들을 볼 수 있어 문헌가치가 있을 뿐 아니라 식후에 입을 헹구는 것, 아침저녁으로 양치하는 것, 저녁에 발을 씻고 자고, 기름진 음식을 적게 먹고 화를 크게 내는 것을 금하는 등 개인위생에 관한 내용들도 수록하고 있어 위생보건 방면에의 공헌도 적지 않다.

CHECK 가명(賈銘)의 〈음식수지(飮食須知)〉

가명(賈銘, 1268~1370년)의 자(字)는 문정(文鼎)이고 호(號)는 화산노인(華山老人)이다. 해창(海昌, 지금의 절강성(浙江省) 해녕(海寧))사람으로 원대(元代)의 양생가(養生家)이다. 가세가 부유하고 빈객(賓客)을 좋아하며 급한 사람을 잘 구제하였다. 만호(萬戶)를 지냈으며 양생(養生)에 능해 백세가 넘도록 장수했다. 명(明)의 태조(太祖)인 주원장(朱元璋)이 이양(頤養)에 대해 묻자 "요재신음식(要在愼飮食. 요점은 음식을 주의하는데 있다)"이라고 답하였다. 이로 인해 자신의 저술인 〈음식수지(飮食須知)〉 8권(卷)을 진람(進覽)하여 태조가 크게 기뻐하였다고 한다. 103세라는 천수를 누렸으니 "수명을 연장하여 백살을 넘겼고(延年歷百), 수명이 그 이수를 넘었다(壽越其頤)"라고 만하다.

〈음식수지(飮食須知)〉는 8권(卷)으로 된 식료(食療) 저작(著作)으로 연대는 미상(未詳)이다. 360 종의 음식물을 수화(水火), 곡(穀), 채(菜), 과(果), 미(味), 어(魚), 금(禽), 수(獸) 8류(類)로 나누어 성미(性味)와 의기(宜忌)를 간략하게 논술하였다.

(3) 명(明)

1368년 주원장이 명나라를 건립한 후 중앙집권이 강화되고, 영락(永樂) 황제 때 국력이 크게 신장한다. 특히, 정화(鄭和)의 남해원정은 동남아시아에서 아프리카에 이르는 외국과의 교류 영향으로 다양하고 새로운 식재료가 대폭으로 증가하게 된다. 의학에 있어서는 유의(儒醫)들의 의론에 대한 논쟁이 극렬하게 일어나면서 의학이론의 발전과 종합, 체계화에 긍정적인 영향을 끼치게 되었다. 이시진(李時珍)의 저서인 ≪본초강목(本草綱目)≫은 기존의 본초서(本草書)들과 식료(食療)관련 문헌들을 정리해 이전의 식료방이나 민간의 식이요법, 수많은 명의들과 시인, 승려 등이 사용했던 식료 경험들을 수집해 기록하여 약선식료학(藥膳食療學)에 커다란 공헌을 했을 뿐 아니라 총 수록된 1892종의 약재 중 새로 수록된 347종의 약재의 적지 않은 부분이 식품으로 약선식료학 재료의 범위를 크게 확장할 수 있게 되었다. 이들 재료에 있어서는 별명(別名)과 형태, 영양가치, 성미(性味), 귀경(歸經), 효능(效能), 응용처방 뿐 아니라 금기와 각각의 산지(産地)에 따른 효능은 차이점등까지도 수록하였다.

주숙(朱橚)의 ≪구황본초(救荒本草)≫에는 414종의 식물약재를 수록하고 있는데 이전에는 기록되지 않은 먹을 수 있는 식물(植物)에 대해 기록함으로써 사용할 수 있는 식물(食物)의 범위를 직접적으로 확대했으며 이들 식물들의 그림과 조립방법 까지도 수록하였다. 동시대의 ≪식물본초(食物本草)≫, ≪식감본초(食鑒本草)≫, ≪음찬복식보(飮饌服食譜)≫, ≪여초편(茹草編)≫, ≪야채박록(野菜博錄)≫, ≪식품집(食品集)≫, ≪준생팔전(遵生八箋)≫ 등도 식료에 중요한 공헌을 한 저서들이다.

CHECK 서춘보(徐春甫)의 〈고금의통대전(古今醫統大全)〉

서춘보(徐春甫, 1520~1596년)의 자(字)는 여원(汝元 혹은 여원(汝源)이고 호(號)는 사학(思鶴) 또는 동고(東皋)라고 한다. 신안(新安, 지금의 안휘성(安徽省) 기문(祁門)) 사람으로 명대(明代)의 의가(醫家)이다. 집안이 유교(儒教)

집안으로 어려서부터 유교의 가르침을 공부하였으나 후에 몸이 약해 병에 자주 걸리자 명의(名醫) 왕환(汪宦)에게 의학을 배우게 된다. 의서(醫書)를 두루 섭렵하고 내과(內科), 부인과(婦人科), 소아과(小兒科) 등 모든 과(科)에 능통했고 후에 태의원(太醫院)의 관직을 맡았다. 융경(隆慶) 초(初, 1568년)에 의학학술단체인 “일체당택인의회(一體堂宅仁醫會)”의 조직에 참여해 그 구성과 취지, 회관(會款, 회규)에 근거해 “일체당택인의회록(一體堂宅仁醫會錄)”을 편찬하였다. 그 중 회관(會款)에는 성의(誠意), 명리(明理), 격치(格致), 심증(審證), 강학(講學), 변맥(辨脈), 처방(處方), 체인(體仁), 망리(忘利), 휼빈(恤貧) 등 21항을 두고 있어 의덕(醫德)과 치료(治療)의 대요(大要)를 밝혀두었다.

서춘보(徐春甫)는 이동원(李東垣)의 학설을 추종하여 양의(良醫)는 침구(針灸)와 약학(藥學)에 모두 통달해야 한다고 생각했으며, 용약(用藥)에 있어서는 고방(古方)에 얽매이지 말고 병증(病證)의 상황에 근거해 약미(藥味)를 변화시켜야 한다고 했다. 이는 후세의 학술관점에도 일정한 영향을 주었다. 저술(著述) 또한 방대해 〈고금의통대전(古今醫統大全)〉 100권, 〈내경요지(內經要旨)〉 2권, 〈부과심경(婦科心境)〉 3권, 〈종사광육(螽斯廣育)〉 1권, 〈의학미연금감(醫學未然金鑑)〉 등이 있다.

〈고금의통대전〉은 〈고금의통(古今醫統)〉이라고도 불린다. 성서(成書) 연도는 가정(嘉靖) 35년(1556년)으로 총100권의 항목별로 분류한 백과사전격의 저작(著作)이다. 그 내용에는 역대 의가(醫家)의 전략(傳略)과 〈내경(內經)〉 요지(要旨), 각가(各家) 의론(醫論), 맥후(脈候), 운기(運氣), 경혈(經穴), 침구(針灸), 임상(臨床) 각과(各科) 증치(證治), 의안(醫案), 험방(驗方), 본초(本草), 구황본초(救荒本草), 제약(製藥), 통용제방(通用諸方) 및 양생(養生) 등 이전의 고설(古說)을 인용해 수록한 외에도 의리(醫理)에 대한 본인의 견해를 피력한 것도 많다. 그중 제 86권 “노노여편(老老餘編) 상(上)”에서는 주로 노인의 음식(飮食)양생(養生)에 대해 논술하고 있고, 87권 “노노여편(老老餘編) 하(下)”에서는 탕(湯), 갱(羹), 죽(粥), 음(飮), 주(酒), 병(餠), 혼돈(餛飩), 박탁(餺飥) 등 각종 식품의 제작방법과 치료작용을 수록하고 있다. 98권 “통용제방(通用諸方)” 식물류(食物類) 제오(第五)에는 금탕(金湯), 주초(酒醋), 채소(菜蔬), 포선(脯鮮), 낙소(酪酥), 식물상반(食物相反), 과전(果煎) 등에 대해 소개하고 있고, 100권의 “양생여록(養生餘祿)(下)”에서는 “사람 원래의 수명은 음식에 절도가 있어야 얻을 수 있다."[47]라고 했고 "오미(五味)"편(篇)에서는 "사시(四時)에 따르지 않고 오미(五味)를 알지 못하면 병이 생기는 것이다. 이를 경계하면 원수(元壽)를 누릴 수 있다."[48]고 했다. 그 후 "음식(飮食)" 편(篇)에서는 전대(前代) 성현(聖賢)들의 음식과 관련한 관점들을 인용하고 "과실(果實)", "미곡(米穀)", "채소(菜蔬)" 등의 편에 각종 사물의 의기(宜忌)를 기술하였다. 이런 등등은 모두 식료(食療)의 연구에 좋은 참고자료가 되고 있다.

CHECK 고렴(高濂)의 〈준생팔전(遵生八箋)〉

고렴(高濂)의 자(字)은 심보(深甫)이고 호(號)는 서남도인(瑞南道人), 호상도화어(湖上桃花漁)이다. 전당(錢塘, 지금의 절강성(浙江省) 항주(杭州))사람으로 만력(萬曆 1535~1620년) 전후(前後)에 살았으며 명대(明代)의 문학가(文學家)이다. 일찍이 홍려사(鴻臚寺)의 관직을 지냈었고 시문(詩文)과 곡(曲)을 썼다. 〈옥잠기(玉簪記)〉나 〈절효기(節孝記)〉의 저작은 지금까지 내려오고 있고, 산곡(散曲) 작품 또한 여러 편이 지금까지 보존되어 내려온다. 그 외 시문집(詩文集)에는 〈아상재시초(雅尙齋詩草)〉, 〈방지루문(芳芷樓問)〉 등이 있다. 의리(醫理)와 양생(養生)에 능통해 〈준생팔전(遵生八箋)〉을 편찬했다. 고렴(高濂)은 음식조리에 대해 깊게 연구했다. 많은 서적들을 편람하여 박학다식했으며, 전대(前代) 유명인사와 관련된 음식에 관한 특이한 이야기나 고사, 재미있는 이야기와 논술 및 귀와 눈으로 본, 친히 먹어보거나 경험한 맛있는 요리와 일상 음식에 대해 줄줄 꿰뚫고 있을 뿐 아니라 그들에 대해 일일이 기술하였다. 때문에 그의 〈준생팔전〉 중의 "음찬복식전(飮饌服食箋)"은 중국의 음식문화와 식료의학에 대해 독자적이고 실용적인 확실한 가치를 가지고 있다.

〈준생팔전〉은 19권으로 만력(萬曆) 19년(1591년)에 완성됐다. 팔전(八箋)에는 양생 격언(格言)을 논술한 청수묘론전(淸修妙論箋), 사시(四時)에 따른

47) 人元之壽 飮食有度者得之.
48) 不順四時, 不知五味, 以疾生焉. 戒乎此, 則人元之壽可得矣.

수양지결(修養之訣)에 대한 사시조섭전(四時調攝箋), 양생 방법에 대한 연년각병전(延年却病箋), 음식의 명목(名目)이외의 복이제물(服餌諸物)을 부연한 음찬복식전(飮饌服食箋), 청완지사(淸玩之事)에 대한 감상과 화과(花果)의 종식법(種植法)에 대해 논한 연간청상전(燕間淸賞箋), 경험방약(經驗方藥)을 모아둔 영비단약전(靈秘丹藥箋), 역대의 은둔자 100인의 사적(事迹)을 기록한 진외하거전(塵外遐擧箋)이 있다.

본서(本書)는 정서, 계절, 음식, 기거(起居), 기공(氣功), 숨겨진 일화에 대한 감상 등 양생보건과 관련된 이론과 방법의 내용이 매우 풍부하게 수록되어 있다. 그 중 "음찬복식전(飮饌服食箋)"의 상편(上編) 머리에는 "서고제론(序古諸論)"에는 고금의 음식과 관련된 일화에 대해 기록하였고 그 뒤로 차천류(茶泉類)에 "논차품(論茶品)" 등 14편(篇)과, 탕품류(湯品類)에 31종, 숙수류(熟水類)에 11종, 죽미류(粥糜類)에 39종, 과실분면류(果實粉面類) 18종, 포찬류(脯饌類) 44종을 수록하고 있고 그 말미에는 "치식유법조례(治食有法條例)" 한 편(篇)을 수록했다. 중편(中編)에는 가소류(家蔬類) 50종, 야속류(野蔌類) 88종, 온조류(醞造類) 17종, 곡류(曲類) 8종을 수록했으며, 하편(下編)에는 첨식류(甛食類) 54종, 법제약품류(法製藥品類) 21종, 신비복식류(神秘服食類) 47종과 말미에 "고자론방중약물지위해(高子論房中藥物之危害)" 일편(一篇)을 수록하고 있다.

그 후 명대(明代)의 종성(鐘惺)이 본서(本書)에 약간의 보충(補充)을 하여 20권(卷)으로 편찬해 〈증보준생팔전(增補遵生八箋)〉을 출간했다. 청(淸) 광서(光緖) 10년(1889년)에는 현설거(弦雪居)가 중정본(重訂本)을 냈고, 상해(上海) 천경당서국(千傾堂書局)에서 〈증보준생팔전〉 중의 "음찬복식전(飮饌服食箋)" 3권 만을 따로 한권으로 인쇄해 〈음찬복식보(飮饌服食譜)〉라는 서명(書名)으로 출간했다. 또 영국인인 J. Dadgeon이 1895년 〈공부(功夫) : 도가건생술(道家健生術)〉이라는 서명(書名)으로 영역(英譯)하여 출판하였다.

(4) 청(淸)

청대(淸代)는 중국역사에서 이민족이 통치한 기간이 가장 긴 왕조이다. 특히, 초기 순치(順治), 강희(康熙), 옹정(雍正), 건륭(乾隆) 네 황제의 장기간에 걸친 안정적인 통치는 농업, 수공업, 상업 등 경제발전에 큰 영향을 미치게 되었고, 이에 따라 식문화도 크게 발전하게 된다. 학문적으로는 <강희자전(康熙字典)>, <고금도서집성(古今圖書集成)>, <사고전서(四庫全書)> 등 대편찬 사업이 일어났고, 이 시기에는 식료(食療)저서도 매우 많아 식료가 그만큼 의가(醫家)에게 보편적으로 중요하게 여겨졌다는 것을 알 수 있다. 강희(康熙) 대제(1691년)때의 항주사람인 심이용(沈李龍)의 저서인 ≪식물본초회찬(食物本草會纂)≫은 전체 12권으로 이전의 식료 저작들을 수집하여 편찬한 저서로 그림까지 삽입하였다. 왕사웅(王士雄, 맹영)의 ≪수식거음식보(隨息居飮食譜)≫는 함풍십일년(1861년)의 저서로 총 340여종의 식품이 수록되어 그 각각의 성미(性味)와 주치(主治), 조리 방법에 대해 상세히 기록하고 있다. 그 외에도 송공옥(宋公玉)의 ≪음식서(飮食書)≫, 원매(袁枚)의 ≪수원식단(隨園食單)≫, 조자산(曹慈山)의 ≪노노항언(老老恒言)≫ 등이 있다.

CHECK 심이룡(沈李龍)의 〈식물본초회찬(食物本草會纂)〉

심이룡(沈李龍)의 자(字)는 운장(雲將)이고 청대(淸代)의 추리(檇李)(지금의 절강성(浙江省) 가흥(嘉興)) 사람이다. 만년(晩年)에 병이 잦아 입으로부터 오는 병(病)에 대해 깊게 알게 된 후 일상의 음식에 주의하게 되었다. 〈본초강목(本草綱目)〉에 수록된 식료(食療) 품종이 너무 많고 민간에 식료 관련 서적들은 너무 간단하다고 생각해 명말(明末) 시영도(施永圖)가 편찬한 〈산공의지식물류(山公醫旨食物類)〉(일명 〈본초의지식물류(本草醫旨食物類)〉)에 첨삭을 가하고 분류하여 강희(康熙) 30년(1691년)에 〈식물본초회찬(食物本草會纂)〉을 편찬하게 된다.

〈식물본초회찬〉총 8권(12권인 판본도 있으나 내용은 동일하다)으로 〈본초강목(本草綱目)〉과 식료 관련 본초서적에서 관련 조항들을 취해 총 621종의 식약(食藥)을 수(水), 화(火), 곡(穀), 채(菜), 과(果), 린(鱗), 개(介), 금(禽), 수(獸) 10부(部)로 분류해 성미(性味), 주치(主治) 및 부방(附方)을 저술하고 부도(附圖) 367폭(幅)을 수록하였다. 또한 구황벽곡(救荒辟穀)과 식물의기(食物宜忌), 유독(有毒)과 해독(解毒), 식물조섭(食物調攝), 병기부(病機賦), 약성부(藥性賦), 식물방(食物方) 등의 내용을 담은 <일용가초(日用家鈔)>와 간단하게 맥법(脈法) 상식을 소개한 <맥학비전(脈學秘傳)> 각 1권을 더하였다.

CHECK 원매(袁枚)의 <수원식단(隨園食單)>

원매(袁枚, 1716-1793년)의 자(字)는 자재(子才)고 호(號)는 간재(簡齋), 수원노인(隨園老人)이라고 한다. 절강성(浙江省) 전당(錢塘, 항주(杭州))사람으로 청대(淸代)의 저명한 시인이다. 어려서 뜻을 세워 건륭(乾隆) 4년 24세에 신사(進士)로 한림(翰林)에 들어갔고, 율수(溧水), 강포(江浦), 강녕(江寧) 등지에서 지현(知县)을 지냈다. 33세 부친상으로 관직을 고사하고 난 후에는 강녕(江寧)에 소창산(小倉山) 원림(園林)을 짓고 호(號)를 수원(隨園)이라 했다. 그 후 글을 짓고 유유자적하는 안빈낙도의 생활로 반세기를 지냈다.

<수원식단(隨園食單)>은 총 4권으로 서문(序文)과 함께 수지단(須知單), 계단(戒單), 해선단(海鮮單), 강선단(江鮮單), 특성단(特性單), 잡성단(雜性單), 우족단(羽族單), 수족유린단(水族有鱗單), 수족무린단(水族無鱗單), 잡소채단(雜素菜單), 소채단(小菜單), 점심단(点心單), 반죽단(飯粥單), 채주단(菜酒單) 등을 수록하였다. 이는 역대의 조리경험을 총결한 조리전문서적으로 이론과 실제 조리방법에 이르기까지 열람내용이 풍부하고 독자적인 견해를 피력하며 문장이 명확하고 상세하여 당시 뿐 아니라 후세에도 식료(食療)조리에 있어 큰 영향을 끼쳤다.

CHECK 장목(章穆)의 〈조질음식변(調疾飮食辯)〉

장목(章穆)의 자(字)는 심원(深遠)이고 만호(晩號)는 행운노인(杏云老人)이다. 강서성(江西省) 파양(鄱陽, 지금의 파양(波陽)) 사람으로 청대(淸代)의 의가(醫家)이며 생졸(生卒)연대는 확실하지 않다. 그의 저작인 〈조질음식변(調疾飮食辯)〉이 가경(嘉慶) 18년(1813년)에 쓰여졌고 그의 기타 저서에 쓰여진 것을 근거로 할 때 대략 건륭(乾隆) 초 (1743년)에 태어나 1813년에 사망한 것으로 추측할 수 있다. 장목(章穆)은 장서량(藏書量)이 대단하고 책읽기를 즐겨했으며 역산(曆算)과 기황(歧黃) 이가(二家)의 학문연구를 즐겨했다. 그는 여러 저술에 박식하고 의리(醫理)에도 정통해 희귀질환을 많이 치료했으나 금전적인 이득은 따지지 않아 사람들이 그를 생불(生佛)이라고 칭했다고 〈조질음식변〉에 있는 조건(曹建)의 서문(序文)에 기록하고 있다. 그의 저술에는 〈조질음식변〉이외에도 사진(四診)을 강령으로 고금(古今)의 진단(診斷) 요점을 정리한 〈사진술고(四診述古)〉와 〈상한칙례(傷寒則例)〉, 〈의가삼법(醫家三法)〉 등의 의서와 역법(曆法), 수학(數學) 저작인 〈삼각호현서론(三角弧弦緖論)〉이 있으나 모두 전해지지 않고 있다.

〈조질음식변〉은 〈음식변록(飮食辨錄)〉이라고도 하고 〈음식변(飮食辯)〉, 〈식물변(食物辯)〉이라고 약칭(略稱)하기도 한다. 저자의 만년(晩年) 저작으로 그의 일생에 얻은 풍부한 임상경험과 광범위한 문헌지식의 총결이라고 할 수 있다. 그는 음식과 인체의 건강, 질병치료와의 관계를 중시하여 "음식이 적합하면 약으로 치료하는 것을 충분히 보조할 수 있지만, 음식이 적합하지 않으면 오히려 약으로 치료하는 것에 해를 줄 수 있다."[49]고 하였다. 그는 50여 년에 걸친 행의(行醫) 경험에서 "약이(藥餌)로 인한 오치(誤治)가 10에 5라면 음식으로 인한 오치(誤治)도 10에 5이다."[50]라고 하며 음식으로 인한 오치(誤治)가 비록 환자에게 그 책임이 있다 해도 의사 또한 그 책임에서 피할 말이 없다라고 하였다. 이러한 점에 통감(痛感)하여 〈조질음식변〉을 편찬하게 된다. 본서(本書)는 총 6권으로 권(卷)1과 권(卷)6은 다시 상하(上下)로 나누었다. 내용은 총류(總類, 수(水), 화(火), 유(油), 대차(代茶) 포함)와 곡류(穀類, 반(飯), 죽(粥), 주(酒) 포함), 채류(菜類), 과류(果類), 조수류(鳥獸類),

49) 飮食得宜, 足爲藥餌之助, 失宜則反與藥餌爲讎

50) 見誤于藥餌者十五, 誤于飮食者亦十五.

어충류(魚蟲類) 등 6부류로 크게 나누었고 수재(收載)된 약물(藥物)과 식물(食物)은 653종이다. 본서(本書)는 〈본초강목(本草綱目)〉을 저본(底本)으로 평술(評述)을 축약편집하는 방식을 택했다. 매 약용식물(藥用食物)의 명칭에 대한 훈고(訓詁)와 산지(産地), 성미(性味), 공용(功用), 의기(宜忌)를 기록했고 그중에서도 평술(評述)에 대한 교정에 있어서는 새로운 견해가 매우 많다.

CHECK 왕사웅(王士雄)의 〈수식거음식보(隨食居飮食譜)〉

왕사웅(王士雄)의 자(字)는 맹영(孟英)이고 자호(自號)는 반치산인(半痴山人), 수식거사(隨息居士), 수향산인(睡鄕散人), 귀연(歸硯) 등이 있다. 만호(晩號)는 몽은(夢隱) 또는 잠재(潛齋)다. 염관(鹽官, 절강성(浙江省)의 해녕(海寧)) 사람으로 항주(杭州)와 상해(上海)에 거주하였으며 청대(淸代) 가경(嘉慶) 13년(1808년)에 태어나 광서(光緖) 16년(1890년)에 사망했다. 어려서 가정이 빈곤하였으나 그 증조부(曾祖父) 왕숙권(王叔權)이 의학(醫學)에 정통하여 그것을 이어받아 각고의 연구와 실천 끝에 온병(溫病)의 증치(證治)와 이론(理論)에 대해 독자적인 견해를 얻게 되어 청대(淸代)의 저명한 온병학가(溫病學家)로 공헌하게 된다. 그의 주요 저작인 〈온열경위(溫熱經緯)〉 5권은 내용이 풍부하고 각가(各家)의 장점을 뽑아 기록하였으며 "신감(新感)", "복사(伏邪)"를 양대 변증(辨證) 강령(綱領)으로 삼은 온병학(溫病學) 중의 대표적인 저작(著作)이다. 그 외 〈곽란론(霍亂論)〉, 〈귀연록(歸硯錄)〉, 〈왕씨의안(王氏醫案)〉 등의 저술이 있으며, 주(注)를 단 의서(醫書)에는 〈여과집요(女科輯要)〉, 〈사과간효방(四科簡效方)〉 등이 있다.

〈수식거음식보(隨食居飮食譜)〉는 왕사웅(王士雄)이 음식조양(飮食調養)을 중시하여 편찬한 것으로 331종의 식물(食物)을 수음(水飮), 곡식(穀食), 조화(調和), 소식(蔬食), 과실(果實), 모우(毛羽), 인개(鱗介) 등 7류(類)로 분류하여 수록하였다. 그는 음수(飮水)를 중시해 수원(水源)을 개발하여 물을 구해야 한다고 주장했으며, 음식위생과 해독(解毒) 방법을 중시했다.

CHECK 비백웅(費伯雄)의 〈식감본초(食鑑本草)〉

비백웅(費伯雄)의 자(字)는 진경(晋卿)으로 청대(淸代)의 의가(醫家)다. 선대(先代)가 명말(明末)에 무진(武進, 지금의 강소성(江蘇省)) 맹하(孟河)로 거처를 옮겼다. 오대(五代)에 걸쳐 의업에 종사하였으며 고조(高祖)인 운암(云庵)은 진강(鎭江)의 명의 왕구봉(王九峰)에게 학문을 전수받았다. 비백웅(費伯雄)은 약관(弱冠)에 문명(文名)을 얻었으나 후에 유가(儒家)를 포기하고 의업(醫業)에 종사하게 된다. 〈영추(靈樞)〉, 〈소문(素問)〉과 중경(仲景) 이하의 여러 명의의 저술(著述)을 깊이 연구하였고, 잡증(雜證)의 치료에 능해 수 십년간 그 이름을 날렸다. 함풍(咸豊), 동치(同治) 연간(年間)(1851~1874년)에 강남(江南)에 명성을 날려 원근(遠近)에서 진료를 받고자 하는 사람들이 많았으며 학문을 배우고자 하는 자가 줄을 이었다. 그는 “화치(和治)”와 “완치(緩治)”를 주장하여 특이하고 기이함을 자랑하는 것보다는 평범한 치법(治法)을 이용해 신묘한 효과를 얻는 것을 중시했다. 늘 이동원(李東垣)의 보비위(補脾胃)와 주단계(朱丹溪)의 장수양음(壯水養陰)의 치법(治法)을 따랐으나 승마(升麻), 시호(柴胡), 지모(知母), 황백(黃柏)의 네가지 약재는 잘 쓰지 않았다. 자제(自製)한 평이한 방제(方劑)들이 매우 많았으며 식료(食療)를 중시했고, 도광(道光, 1821~1850년) 연간(年間)에는 두 차례 궁에 들어가 진찰하기도 했다. 일찍이 〈의순(醫醇)〉 24권을 저술하였으나 아쉽게도 함풍(咸豊)시기에 화재로 훼손되었다. 동치(同治) 4년에 〈의방집해(醫方集解)〉의 각 방(方)에 평론(評論)을 추가하여 〈의방론(醫方論)〉을 편찬하였고, 〈비씨식양삼종(費氏食養三種)〉(〈식감본초(食鑑本草)〉, 〈본초음식보(本草飮食譜)〉, 〈식양요법(食養療法)〉)과 〈괴질기방(怪疾奇方)〉 등을 편집하였고, 〈의학심오(醫學心悟)〉에 비주(批注)를 달았다.

〈식감본초〉는 〈비씨식양삼종〉 중의 하나로 1권(卷)으로 되어있다. 각각의 식물(食物)을 곡류(穀類), 채류(菜類), 과류(果類), 과류(瓜類), 미류(味類), 조류(鳥類), 수류(獸類), 인류(鱗類), 갑류(甲類), 충류(蟲類), 풍류(風類), 한류(寒類), 서류(暑類), 습류(濕類), 조류(燥類), 기류(氣類), 혈류(血類), 질류(疾類), 허류(虛類), 실류(實類) 등 20류로 분류하였다. 본서(本書)의 머리에는 食物의 공용(功用), 주치(主治), 의기(宜忌)에 대해 논술하고, 다음에는 풍(風), 한(寒), 서(暑), 습(濕), 조(燥), 기(氣), 혈(血), 허(虛), 실(實) 등 10가지로 분류하여 병인(病因)에 소용되는 식품과 치법(治法)을 각각 논술하였다.

02 우리나라의 역사

중국의 약선식료학의 역사에서 언급했던 바와 같이 우리나라의 역사에 있어서도 원시시대에 익히지 않은 날 음식(生食)을 불을 이용해 익혀먹게(熟食) 되었던 사건은 식료(食療)의 맹아가 형성되는 중요한 요인이 된다. 농업과 목축업이 발전과 더불어 불의 사용으로 음식을 익혀먹으면서 요리기술이 발전하기 시작했고 이는 식료(食療)의 발전과 밀접한 관계를 가지고 있다. 중국의 역사발전 상황과 마찬가지로 우리나라도 국가 성립 후 음식과 의학과의 연계관계와 발전의 양상은 유사할 것으로 예상되나 삼국시대나 고려시대의 관련자료들이 현존하는 것이 많지 않아 그 내용을 자세히 살펴볼 수 없음은 매우 안타까운 현실이다. 다행스러운 것은 조선시대의 경우는 약선관련 문헌이 의서와 고조리서, 농서, 인문서 등 다양한 분야에서 출간되었고, 이 방면의 연구 또한 많은 연구자들에 의해 상당수 진행이 되어있다는 것이다. 더욱이, 그 자료들도 한의학연구원이나 농진청, 한국학중앙연구원, 한식진흥원 등등 기관의 아카이브 기록들로 쉽게 누구나 찾아 볼 수 있게 되었다. 이에 본장에서는 상고시대와 삼국시대, 고려시대 등의 내용은 의학발전사 중심으로 간략하게 살펴보고, 조선시대의 경우는 시대별로 각 분야의 문헌을 중심으로 살펴보기로 한다.

1) 상고시대

우리나라에서 약선식료학(藥膳食療學)의 시초라 볼 수 있는 최초의 기록은 ≪삼국유사(三國遺事)≫에 인용된 古記에서 환웅천왕(桓雄天王)이 곰과 호랑이를 人身으로 화하게 하기 위해 사용한 "靈艾 一炷"와 "蒜 二十枚"에서 찾아볼 수 있다. 단군시대부터 이미 사용되어 오던 쑥과 마늘은 ≪신농본초경(神農本草經)≫에는 수록(收錄)되어 있지 않고 후한(後漢)으로부터 위진(魏晉)시대에 이르러 차차 이용되어 왔으며 도홍경(陶弘景)의 ≪명의별록(名醫別錄)≫에 처음 기재되어 있다. 후한(後漢)시대는 단군건국(檀君建國)(B.C. 2000년경, 중국의 상(商)나라 시기)으로부터 이미 오랫동안 뒤떨어진 시대이므로 출전만으로 약제의 시용연대를 속단할 수 없으나 이들의 사용은 독자적 전통에서 발전되어 온 것이 아닌가 하는 추측이 가능하다고 ≪한국의학사≫[51]에서는 밝히고 있다.

중국에서 상(商)왕조를 세울 당시 한반도는 고조선의 시기로 고조선은 한반도 이북을 점유하고 있는, 상(商)왕조와 함께 청동기를 소유한 고대 국가였다. 이 시기의 고조선이나 부여(扶餘), 옥저(沃沮), 읍루(挹婁), 예맥(濊貊) 및 위만조선(衛滿朝鮮)과 한사군(漢四郡)시기의 풍습과 생활 등을 기록한 ≪한서(漢書)・지리지(地理志)≫, ≪삼국지(三國志)・위지동이전(魏志東夷傳)≫, ≪진서(晉書)・사이전(四夷傳)≫ 등에 의하면 고조선을 비롯한 우리나라의 고대국가에서는 오곡(五穀)을 재배하고 육축(六畜)을 사양(飼養)하였으며 어염(魚鹽) 등 해산물이 중요한 음식이었다는 것, 논농사를 통하여 벼를 수확하였고 과일로는 잣(松柏)과 조율(棗栗)이 있었다는 것을 알 수 있다. 또한 음식용기는 작(爵), 조(俎), 두(豆)를 사용하였고 제천행사 때에는 작(爵)을 사용하여 음주(飮酒)하고 유교의 예법에 따랐다는 것을 알 수 있다.

2) 삼국시대

삼국시대는 기원전 1세기부터 기원후 7세기 통일신라가 건국하기 이전까지 고구려, 백제, 신라 세 나라가 정립하였던 시대를 가리킨다. 대략 중국의 한(漢)나라에서 위진남북조(魏晉南北朝)를 거쳐 수(隋), 당(唐)나라에 이르는 시기에 걸쳐있다. 이때는 중국의 많은 의서(醫書)들이 수입되고 인도의 불교가 중국 본토를 지나 한반도로 유입되었으며 이들이 다시 일본으로 전해진 시기로 의학이나 약선(藥膳)에 관한 사료들은 ≪三國史記≫나 ≪三國遺事≫ 및 중국이나 일본의 기록에 의존해서 살펴볼 수 있다. 고구려 평원왕 3년(AD 561년)에 중국 오(吳)나라의 지총(知聰)에 의해 전해진 내외전(內外典)・약서(藥書)・명당도(明堂圖) 등 164권에는 황제내경(黃帝內經)을 비롯한 의경(醫經)을 포함하여 왕숙화(王淑和)의 맥경(脈經), 신농본초(神農本草), 오보본초(吳普本草), 도홍경(陶弘景)의 신농본초경(神農本草經) 3권 및 집주(集註) 7권, 명의별록(名醫別錄) 3권 등이 포함된 것으로 추정하고 있다.

---

51) 김두종. ≪한국의학사≫. 탐구당. 1981. 서울

이들은 약선식료학의 이론적 체계를 형성하는데 중요한 역할을 한 의서(醫書)들로서 이들의 수입으로 삼국시대에도 약선(藥膳)의 근간이 되는 이론에 대한 인식이 이미 형성되었을 것으로 판단된다. 또한 당시의 고구려 및 백제에서 산출된 많은 약재의 왕래로써 본초에 관한 지식의 교류가 상당하였을 것으로 보이며 도홍경(陶弘景)의 ≪본초경집주(本草經集註)≫나 ≪신수본초(新修本草)≫ 등에서 품질의 우수성이나 우리나라가 유일한 산지로 지목된 약재들에는 인삼(人蔘)과 세신(細辛), 오미자(五味子), 곤포(昆布), 무이(蕪荑), 관동화(款冬花) 등이 있으며 이들은 지금까지도 藥膳의 재료로 빈용(頻用)되는 것들이다. 그 외 이들 본초서(本草書)에 수록된 식재(食材)에 대한 성미(性味)와 효능(效能)에 대한 정보도 전달되었을 것으로 추정된다. 삼국시대의 주요한 방서로는 ≪고려노사방(高麗老師方)≫과 ≪백제신집방(百濟新集方)≫이 있으나 藥膳과의 관계를 논하기에는 무리가 있다.

3) 통일신라시대

통일신라시대는 당(唐)의 학문과 제도를 연구하기 위해 많은 유학생을 당(唐)으로 파견하였고 의학에 있어서도 당(唐)의 교육체계와 제도를 많이 따랐던 것으로 보인다. 약선(藥膳)이 중국에서 하나의 독립된 학문으로 자리를 잡아 대성하게 되는 때가 바로 이때로 당시 간행되었던 ≪천금방(千金方)≫, ≪외대비요(外臺秘要)≫, ≪식료본초(食療本草)≫, ≪식의심감(食醫心鑒)≫ 등의 내용도 신라에 전해졌을 것으로 판단된다.

통일신라시기에 편찬된 방서(方書)에는 ≪신라법사유관비밀요술방(新羅法師流觀秘密要術方)≫, ≪신라법사비밀방(新羅法師秘密方)≫ 등이 있었는데 현재 전해져 있지 않기에 자세히 알 수 없으나 일본의 단파강뢰(丹波康賴)가 편술한 ≪의심방(醫心方)≫에 일부가 인용되고 있다. 음식에 있어서는 ≪삼국사기(三國史記)≫와 ≪삼국유사(三國遺事)≫의 기록에 의하면 통일신라때 저장식품으로서 주(酒), 유(油), 밀(蜜), 장(醬), 시(豉), 포(脯), 갑(醢)을 기록하고 있고, 대렴(大廉)이 당(唐)에서 차(茶)의 종자를 가져와 지리산에 심은 후 음차(飮茶) 풍습이 성행하였다고 기록하고 있다.

4) 고려시대

고려는 우리나라 사회가 고대사회에서 중세사회로 이행하는 단계로 통일신라 시대의 문화를 계승하기는 하였으나, 골품위주의 계급사회였던 신라보다 개방적이었다. 통일 당시 중국은 후진(後晋)이었으나 A.D. 960년 송(宋)나라가 들어서게 된다. 송나라는 앞의 중국의 역사에서도 언급한바와 같이 과거제도가 적극적으로 시행되고, 주자에 의해서 유교의 철학체계가 확고히 되는 시기이다. 고려는 이러한 유교를 정치이념을 수용하여 받아들이고 과거제를 시행하였으며, 외세의 도움 없이 통일을 이루었기에 태조, 광종 등은 연호를 세워 대외적으로 황제를 칭했다. 농업이 발달하고 도시 상업이 발달하였으며, 특히 벽란도에는 중국, 일본, 아라비아, 페르시아 등 상인들의 활발한 무역활동으로 다양한 문물이 수입되고 또 수출되었다. 이런 영향으로 이 시기의 의학은 당(唐), 송(宋) 의학의 토대에 인도의학 또는 아라비아 의학 등의 지식을 받아들였고, 이론서적보다는 방서(方書)와 같은 임상의학에 중점을 둔 것이 특징이라고 볼 수 있다.

송대(宋代)에 국가기관에서 편찬한 대규모 방서(方書)인 ≪태평성혜방(太平聖惠方)≫도 두 차례에 걸쳐 수입되었고 말기에는 원(元)의 의학과 접촉하게 되었다. 또한 수입 약재인 당약(唐藥)의 상대개념이라 할 수 있는 국산약재 즉, 향약(鄕藥)이 발달하면서 이에 관한 방서(方書)가 나타나기 시작한다. ≪제중입효방(濟衆立效方)≫, ≪신집어의촬요방(新集御醫撮要方)≫ 등과 우리나라 최고(最古)의 의서(醫書)라고 생각되고 있는 민간구급방(民間救急方)인 ≪향약구급방(鄕藥救急方)≫, 그 외 ≪삼화자향약방(三和子鄕藥方)≫, ≪향약고방(鄕藥故方)≫, ≪동인경험방(東人經驗方)≫, ≪향약혜민경험방(鄕藥惠民經驗方)≫, ≪향약간역방(鄕藥簡易方)≫과 같은 많은 향약(鄕藥) 방서(方書)들이 간행되었으나 망실(亡失)되어 전해지지 않고 그 일부내용들이 ≪향약집성방(鄕藥集成方)≫에 인용되어 있다.

또한 고려시대에는 목판인쇄술이 발달하면서 기존의 의서들이 필사본의 형식으로 소량만 보급된 것과는 달리 수입된 의서를 국가에서 간행하여 쉽게 여러 사람들에게 보급될 수 있게 되었다. 음식에 있어서는 연등회, 팔관회와 같은 국가지정 연회와 송(宋)과 기타 국가와의 빈번한 사신왕래 등으로 인해 연회음식이 발달하였을 것으로 보인다. 다만, 국교가 살생을 금지하는 불교였기에 육류를 이용한 음식은 고려말 원나라와의 관계가 밀접해지면서 비로소 다양화되기 시작했다고 볼 수 있다.

약선식료학(藥膳食療學)에 있어서 고려시대의학의 가장 큰 의미는 의사제도(醫事制度)이다. 고려시대에는 궁중에서 어약(御藥)을 관장하는 상약국(尙藥局,(奉醫署) 외에 어찬(御餐)을 담당하는 사선서(司膳署)가 있었고 여기에 식의(食醫)를 따로 두었다. 고려의 정치조직이 여러 차례 변혁을 겪으면서 의사제도 또한 예외가 아니었으나 사선사(司膳司), 식의(食醫)는 공민왕 때 까지도 계속해서 정식관직으로 두었다. 이는 약선식료에 대한 인식이 정치적인 변화에 영향 받지 않을 정도로 의료행위로서 매우 중요한 지위를 차지하고 있음을 시사하는 것이라 볼 수 있다.

5) 조선시대

조선시대는 임진왜란을 중심으로 크게 조선전기과 조선후기로 나누어 살펴볼 수 있는데, 조선전기의 경우 明의 영향을 받긴 하였으나 자주적이고, 진취적이고, 민족적인 성향이 강했다. 이러한 특성은 의학에 있어서도 ≪향약집성방(鄕藥集成方)≫, ≪의방류취(醫方類聚)≫, ≪동의보감(東醫寶鑑)≫과 같이 우리나라의 자주적 특성을 반영한 괄목할 만한 의서들이 간행되었고, 한글의 창제로 인해 수입된 의서들의 언해(諺解)가 간행되면서 여성을 포함한 다수에의 정보공유가 가능하게 되었다. 조선 후기의 경우는 두 번에 걸친 커다란 전란을 거치면서 붕당정치 등 정치적으로는 혼란했으나 실사구시(實事求是) 정신을 바탕으로 하는 실학사상이 크게 일어나면서 농서를 비롯한 다양한 실용서적과 여러 학문 분야를 포괄하는 총서류 및 여러 조리서가 대량으로 간행되면서 우리나라 약선 관련 연구 내용을 풍성하게 하였다.

(1) 조선전기(1392~1592)

조선전기는 개국의 혼란기를 거친 후 이루어진 강력한 왕권강화 정책과 이를 통한 정치안정이 일어나면서 학문과 문화 분야의 융성이 일어나는 시기이다.

명나라의 문물을 받아들이고, 유교를 정치, 교육의 근본이념으로 삼았다. 천문, 기상학이 발달하고 권농정책이 시행되면서 토지제도를 정비하고, 개간사업을 장려하며 영농기술개발과 국가차원의 농서 간행이 이루어진다. 의학에 있어서도 의학제도의 정비와 새로운 방서의 편찬이 추진되게 된다. 식생활에 있어서는 밥상차림의 균형, 가공식품의 정비 등 식생활에 대한 과학적 의식이 제고되고 온돌설비의 보급으로 식사양식이 좌식으로 일원화되는 시기이기도 하다.

이 시기에 가장 위대한 인물인 세종대왕은 의학에 있어서도 그 공이 지대하다. 세종은 자주적인 민족문화건설의 일환으로 우리나라에서 나는 약재인 향약(鄕藥)의 연구를 집대성하였다. 향약의 이용을 권장하기 위하여 향약과 당약(唐藥)과의 약효를 비교검토하고, 약성이 당약과 일치하는 것은 향약으로 대체하여 이용을 장려하였다. 또한 향약과 당약의 비교연구를 위해 형태, 분류, 약성의 상동을 상세히 검색하고 그 분야의 전문의를 명나라에 파견하여 태의원의사에게 감별하게도 하였다. 또한 ≪향약채취월령(鄕藥採取月令)≫을 간행하여 각 약재들의 채취에 적합한 월령과 지역을 표기하였다. 이것이 가능했던 것은 각 도읍의 고금연혁과 지리현황, 풍속, 토산 등을 조사한 ≪세종실록지리지(世宗實錄地理志)≫가 있었기 때문이다. ≪세종실록지리지≫에는 각 道에서 산출되는 토산품과 중앙에 공납하는 약재(藥材)들을 기입하여 당시의 식재(食材)와 약재(藥材)의 종류와 분포 및 재배여부를 파악할 수 있다. 또한 그간 우리나라에 전해 온 한방의학을 분류, 정리하여 ≪향약집성방(鄕藥集成方)≫을 세종15년(1433년)에 완성한다. 본 서는 향약본초(鄕藥本草)의 목차를 석부(石部), 초부(草部), 목부(木部), 인부(人部), 수부(獸部), 금부(禽部), 충어부(蟲魚部), 과부(果部), 미곡부(米穀部), 채부(菜部)로 나누어 703종을 수록하고 있다.

세종은 향약집성방을 완성한 후 다시 한의방서에 대한 독자적인 연구를 위해 우리나라에 전해 온 모든 한의방서들을 모아 분류하여 ≪의방유취(醫方類聚)≫ 365권을 편성케 한다. 이는 세종(世宗)의 명으로 많은 집현전(集賢殿) 학자들이 편찬에 착수한지 3년만인 1445년에 완성되었다. 인용된 방서(方書)들은 한(漢), 당(唐)으로부터 명(明) 초(初)에 이르는 대표적인 중요한 방서(方書)들을 모두 망라하였으며 그 방서(方書) 중에는 중국에서 망실(亡失)된 당(唐)의 식료(食療)서적인 ≪식의심감(食醫心鑑)≫을 비롯한 40여종이 수록되어 있어 옛 방서(方書)들을 고증하는데 대단히 중요한 자료로 인정받고 있다. ≪食醫心鑑≫ 외에도 ≪醫方類聚≫에는 ≪식료본초(食療本草)≫, ≪태평성혜방(太平聖惠方)≫, ≪식치제법(食治諸法)≫ 등이 인용하였고, 각 병문의 하부에 식치(食治) 조항을 설치하거나 식치 조항을 두지 않을 경우 인용의서 하단에 식치 처방을 수록하는 등 식치를 중시하고 있다. 이외 세종대왕이 창제한 한글은 이후 의서 뿐 아니라 각종 농서와 관련 여러 서적들이 언해본을 통해 상류층 남성 뿐 아니라 일반 평민과 여성들에게까지 전달되면서 정보의 공유와 보급에 지대한 영향을 미치게 된다.

이 시기에 간행된 중요한 약선식료학(藥膳食療學) 서적에는 어의 전순의(全循義)의 저술인 ≪식료찬요(食療纂要)≫와 ≪산가요록(山家要錄)≫이 있다. 전순의는 생몰연대는 정확하지 않으나 세종에게 발탁되어 세조까지 활동했던 의가(醫家)로 ≪醫方類聚≫의 편찬에도 참여를 했다. ≪食療纂要≫는 2003년 발굴되어 알려진 현존하는 우리나라 최고(最古)의 식이요법서라 할 수 있다. 세조 6년(1460년)에 완성된 것으로 전체 45문(門)으로 정리하여 각각의 식료방을 수록하고 있다. 제풍(諸風)으로부터 시작한 내용은 일반적인 내과질환에서 외과, 부인과, 소아과 질환까지의 총 45가지 병증에 대해 주변에서 구하기 쉬운 재료를 이용한 식료방들을 수록하고 있어 의미가 크다. 2001년에 세상에 알려진 ≪山家要錄≫은 채소, 수목, 약초 등의 재배법, 가축, 물고기, 벌 등의 생육법 등을 수록하고 있고, 각종 음식을 만드는 조리법 등을 소개, 설명하고 있는 저서로 현존하는 가장 오래된 농서이면서 식품서중 가장 최초의 식품고전으로 인정받고 있다. 1450년대 편찬된 것으로 추정되고 있으나 앞뒤 부분이 떨어져 나가있고, 중간 부분이 상당히 훼손된 상태로 발견되었다. 우리나라의 약선식료학에 있어 매우 중요한 저술이라고 할 수 있다. 특히 ≪山家要錄≫의 전반부의 농업관련 내용은 원나라 때 편찬된 ≪농상집요(農桑輯要)≫의 서술 내용을 순서에 따라 발췌, 인용한 방식으로 구성되어 있으나, 뒷부분 주방(酒方) 이후의 장담그는법, 식초만들기, 김치담그기 등 조리관련 내용은 독창적인 부분으로 식품서로서의 의미가 매우 크다.

≪구황촬요(救荒撮要)≫은 명종 9년(1554년)에 발간된 것으로 세종이 지은 ≪구황벽곡방(救荒辟穀方)≫ 속에서 요긴한 것을 가려 한글로 번역하여 원문

과 함께 살은 것이다. 흉년이 들었을 때 대비책으로 먹을 수 있는 재료들에 대한 내용으로 소나무껍질, 참깨, 대추, 밤 등 잡물을 먹어 연명하는 방법과 굶주려 부종이 생겼을 경우의 치료법 등이 기술되어 있다.

임진왜란과 정유재란, 병자호란 등 주변국과의 전쟁으로 인해 국토가 황폐해지고, 국가 재정이 흔들리는 과정을 거치게 된다. 이러한 환경은 오히려 ≪동의보감(東醫寶鑑)≫을 근거로 하여 임상의학이 비약적으로 발전하게 되는 계기가 되었다. 또한 이 시기는 우리 역사에 전무하던 식품서와 조리서가 쓰여지기 시작한 시기로 구전되어 오던 음식문화의 여러 면모를 서적을 통해 확인할 수 있는 중요한 시기이다. 조선 중기 이후 직계중심의 대가족제도가 엄격하게 유지되면서 상비식품의 가공과 저장, 절기음식, 의례음식이 발달한다.

≪동의보감(東醫寶鑑)≫은 16세기 동아시아 중요의서 120여 종을 집대성하고 조선의 전통향약 의서들을 집약한 전통의약 백과사전이다. 허준이 선조의 명을 받아 1596년부터 편찬하여 광해3년(1610년)에 완성되었다. 편찬원칙이 수양(修養)을 우선으로 하고, 요점을 가려서, 백성들이 쉽게 알도록 하라는데 있어 예방중심, 인간중심 공중보건 의약서로서의 가치가 높다. 특히, 편찬 후 중국, 일본 뿐 아니라 아시가 각국으로 퍼져나가 동아시아 전통의학 교육서로 가치가 있다. 기존의 중국 의서들과 달리 총론, 내경편, 외형편, 잡병편, 탕액편, 침구편 5편으로 구성된, 동양문화권의 유불선 사상이 융합된 독특한 편집체계를 갖추고 있고, 검색편의성을 고려한 편집체계로 매우 실용적인 의서이다. 내경편이나 외형편의 각 병증별 처방이나 단방 외에 탕액편에 수록된 다양한 식재와 약재의 기록은 약선에 있어서도 매우 중요한 가치를 가지고 있고, 현대까지 식품에 관한 한 가장 많이 인용되는 의서이다.

≪의림촬요≫는 정경선이 편찬하고 양예수(楊禮壽)가 교정하여 만든 임상진료서로 의서로 총 13권 13책으로 구성되어 있다. 초간본은 8권이라고도 하는데 1권은 역대의학자들의 전기를 수록하고, 나머지는 병문(病門)으로 구성되었다. 오랜 치료경험과 당시까지의 우리나라 한의학 발전성과를 종합하여 ≪동의보감≫편찬의 철학적, 의학적 토대를 제공했다고 보고 있다. 약선에서의 가치는 식이요법의 중요성을 강조해 전체 67문에 121개 병증에 대한 처방과 식이요법을 서술하고 있다는데 있다.

≪수운잡방(需雲雜方)≫은 1540년경 안동의 사림 중 한사람인 김유(金綏)가 저술한 조리서이다. ≪수운잡방≫의 수운(需雲)은 격조를 지닌 음식문화를 뜻하는 말로 연회, 화락 등 음식과 관련된 행사를 상징하기도 하는데 ≪주역≫의 다섯 번째 괘로 음식의 도를 뜻하는 수괘(需卦)에서 기원한다. 상권 86항, 하권 35항 총 2권에 121가지 음식의 조리법을 담고 있는데, 그 중 술이 50항으로 가장 많다. 빈객을 접대하는 것을 중시했던 안동지역 사림의 현황을 반영한 것으로 보고 있다. 그 외 장류, 김치, 식초, 채소저장법 등이 있고, 전약법, 장육법, 조과, 탕 및 기타 조리법이 수록되어 있어 16세기 중반 안동지역 사림계층의 식생활을 반영하고 있다고 볼 수 있다.

≪도문대작(屠門大爵)≫은 홍길동전의 저자인 허균(1569-1618)이 귀양지인 전라북도 함열에서 엮은 ≪성소부부고(惺所覆瓿藁)≫(1611년) 26권 중 제26권으로 우리나라 최초의 음식평론서로 평가받고 있다. '도문대작'이란 푸줏간 앞을 지나면서 크게 입맛을 다진다는 뜻으로 허균이 40평생 먹어보았던 조선 최고의 음식을 기록하고 있다. 병이류(餠餌類) 11종, 과실류 30종, 비주류(飛走類) 6종, 해수족류(海水族類) 40종, 소채류 25종, 미분류 5종 등 총 117종의 식품에 대한 분류와 명칭, 특산지, 재배기원, 생산시기, 가공법, 모양, 맛 등의 내용이 기록되어 있다. 16-17세기 저술된 식품관련 저서인 수운잡방, 주방문, 음식디미방, 요록, 치생요람, 산림경제 등에 비해 식품과 음식의 지역별 산출을 기록함으로써 지역특산음식을 연구하는데 요긴한 저서이다.

의사제도에서는 고려시대부터 왕의 태조때 사선서에는 정9품 식의(食醫) 2명을 두었고, 조선초기의 실록에는 식의의 활동에 대한 기사내용이 수록되어 있다. 이러한 식의의 업무는 세조 12년(1466년) 의사제도(醫事制度)에 있어는 고려시대에 이어 조선 초기 태조(太祖) 때까지도 어선(御膳)을 담당하던 상식국(尙食局) 사선서(司膳署)의 食醫제도가 그대로 이어져 食醫가 사선서(司膳署)에 정구품(正九品)의 관직에 봉해졌으나 그 이후 세조 때 사선서가 사옹원(司饔院)으로 변화되면서 食醫의 관직이 보이지 않게 되었고 세조(世祖)의 ≪의약론(醫藥論)≫에 언급된 팔종의(八種醫) 중에 食醫가 언급된 기록이 있으나 관직은 아니었다.

(2) 조선후기(1592-1897)

조선후기는 임진왜란과 병자호란을 거친 후 정치지도이념으로의 주자학에 대한 비판과 청나라를 통해 들어온 서양문명의 영향을 받으며 사실을 추구해 실생활에 이용할 수 있는 실사구시(實事求是)를 추구하는 실학파가 등장해 크게 성장하게 된다. 당쟁의 격심으로 임야에 들어간 유학자들은 국가의 재건을 위해 역사, 정치, 경제에 걸쳐 폭넓게 연구하고 특히, 조선시대 경제의 중심인 농업에 대한 연구가 다양하게 이루어지게 된다. 실학의 발달은 백과사전성격의 총서의 편찬 증가로 이어져 농업과 식품조리학, 의학이 다양하게 융합되어 기술되는 특성을 띄게 된다. 때문에 약선관련 문헌은 의서 뿐 아니라 농업을 주제로 한 총서 등으로 다양하게 나타나게 된다. 식생활에 있어서는 주식과 부식을 분리하고 신분과 형편에 따라 3첩에서 12첩의 반상차림을 갖추게 된다. 식품을 거래하는 상업이 발달하면서 국가에서 통제하던 육의전 등 시전에게 주어졌던 금난전권(禁亂廛權)이 18세기 후반부터 흔들리고, 인구가 늘어나면서 곳곳에 싸전, 잡곡전, 생선전, 유기전, 염전, 육전, 좌반전 등등 다양한 난전이 생겨나게 된다.

≪음식디미방(飮食知味方)≫은 경북 북부의 안동과 영양 일대에서 살았던 정부인 안동 장씨 장계향선생이 말년(1670년경)에 저술한 음식조리서로 17세기 중엽의 식생활을 알 수 있는 문헌이다. 이전까지의 조리서는 전순의나 김유와 같은 남성들이 한문으로 쓴 조리서이나 ≪음식디미방≫은 사대부가의 여성이 한글로 쓴 조리서로 우리나라 뿐 아니라 동아시아 최초로 여성이 쓴 조리서로서의 가치가 있다. 전체는 크게 면병류(18가지), 어육류(74가지), 주국방문(54가지), 식초 담그는 법으로 나뉘어져 총 146가지 조리법이 설명되어 있는데 ≪수운잡방≫과 같이 남성이 쓴 조리서의 경우 조리법이 대채로 간결한 반면 ≪음식디미방≫은 음식의 종류도 훨씬 다양하고 많으면서도 조리법이 상당히 자세하고 다양하게 소개되어 있다.

≪산림경제(山林經濟)≫는 조선후기 문신이자 실학자인 홍만선의 저작으로 성서연대는 정확하지 않으나 숙종44년(1718년)에 서문이 쓰여진 것으로 기록되어 있다. 홍만선이 여러 곳의 지방관을 역임하면서 향촌사회의 경제생활 지

침서의 성격으로 저술한 것으로 총4권, 16개 조문으로 구성되어 있다. 조선 후기 농업생산력의 혁신과 상업적 농업발달에 영향을 끼친 대표적인 농서로의 의미가 크지만 각 권마다 의학, 약선과 관련된 부분이 수록되어 있어 약선에서도 그 의미가 있다. 특히, 제 2권의 치선(治膳)의 항목에는 과실, 소채, 어육, 양주(釀酒), 식기(食忌) 등의 내용이 수록되어 있고, 제 3권 구급(救急)에는 중풍(中風), 중서(中暑), 곽란(癨亂), 식궐(食厥) 등 일상생활에서 볼 수 있는 구급질환 138종을 수록하고, 제 4권 치약(治藥) 항목에는 일상의 병증에 필요한 176종 약재와 복약법, 약성상반(藥性相反) 등 향촌에서 사용할 수 있는 실용적인 의학의 내용도 상당수 수록하고 있다. 1766년에는 유중림에 의해 ≪증보산림경제≫가 쓰여 지기도 했다. ≪증보산림경제≫는 수사본(手寫本)으로 내려오던 홍만선의 ≪산림경제≫를 영조 때 대폭 증보하여 ≪임원경제지(林園經濟志)≫의 발간에 영향을 미치게 된다.

≪소문사설(謏聞事說)≫은 숙종 때 의관을 지낸 이시필(李時弼. 1658-1722)의 저술이라고 알려져 있지만 이표(李杓)의 저술이라고도 하여 성서연대는 분명치 않다. 내의원에서 근무하는 의관이 식치를 비롯한 여러 가지 일용지식을 적어 남긴 것으로 온돌 만드는 법, 각종 기계 및 기구 등 생활도구 제작법, 음식으로 몸을 다스리는 식치방(食治方), 다양한 과학적 지식의 활용법(諸法) 등 다양한 실용지식을 수록한 생활문화 백과서전이다. 식치방(食治方)에는 숙수 박이돌(朴二乭)의 토란떡(芋餠)이나 숙수 돌이와 학득의 황자계혼동 등과 같이 당시 솜씨 있는 여러 조리사의 비법이나 특이한 조리법, 순창고추장, 송도식혜 등 지방의 명산물, 또 중국의 계단탕(鷄蛋湯)이나 일본의 가마보곶(可麻甫串) 같이 실제 경험한 외국의 조리법까지를 기록하고 있어 조리서로서도 의미가 있다.

≪고사신서(攷事新書)≫는 명종 9년(1554년) 어숙권(魚叔權)이 저술한 것을 영조47년(1771년)에 서명응이 증보하여 편술한 것으로 총15권으로 구성되어 있다. 본서는 관리를 위한 업무 지침서의 성격을 지니고 있지만 사대부로부터 일반 선비들에 이르기까지 일상생활에서 알아야 하는 상식을 천도(天道), 지리, 기년(紀年), 전장(典章), 의례(儀禮), 행인(行人), 문예(文藝), 무비(武備), 농포(籠浦), 목양(牧養), 일용(日用), 의약(醫藥) 총 12문(門)으로 나누어 기록하

고 있다. ≪산림경제(山林經濟)≫나 ≪증보산림경제≫의 내용을 그대로 도입하거나 재인용하여 정리하였는데, 본초학이나 의학의 당시 발전정도를 알 수 있고, 일반인에게도 의학지식이 보편화되었음을 알 수 있다는데 의미가 있다.

≪제중신편(濟衆新編)≫은 정조 23년(1799) 내의원 의원인 강명길(康命吉)이 왕명을 받들어 편술한 의방서이다. ≪동의보감≫ 총 105개 항목 중에서 39개 항목을 삭제하고 새롭게 두진(痘疹). 마진(痲疹), 양로(養老), 약성가(藥性歌) 4개 항목을 추가하여 총 8권 5책으로 편술하였다. 이 중 양로편은 크게 노인혈쇠(老人血衰), 노인보양(老人保養)으로 나뉘고 전체적인 노인보양에 대한 내용과 함께 총 22수의 처방을 수록하고 있다. 22개 처방중 11개가 죽(粥)이고 그 외 오과다(五果茶), 설리고(雪梨膏) 등과 같은 약선처방이 수록되어 있다.

≪임원경제지(林園經濟志)≫는 조선후기 실학자이자 농정가(農政家)로 알려진 서유구가 약 36년에 걸쳐(1806-1842년) 저술한 농업총서이다. 서유구는 ≪고사신서≫를 저술한 서명응의 손자이며, ≪해동농서≫를 저술한 서호수의 아들이기도 하다. 전원생활을 하는 선비에게 필요한 지식과 기술, 기예와 취미를 기르는 백과전서 형식의 생활과학서로 총 113권 52책으로 이루어져 있다. 전체 내용이 본리지, 관휴지, 만학지, 전공지, 위선지, 전어지, 정조지, 섬용지, 보양지, 인제지, 향례지, 유예지, 이운지, 상택지, 예규지 총 16지(志)로 분류되어 있어 ≪임원경십육지≫ ≪임원경제십육지≫로도 불린다. 관휴지(灌畦志)에 식용식물과 약용식물의 명칭고증과 파종시기, 종류, 재배법 등을 다루고 있고, 만학지(晩學志)에 과실류와 과류, 목류, 초목잡류에 이르는 품종과 재배법을, 정조지(鼎俎志)에 각종 식품에 대한 의약학적인 논저와 음식, 조리법 등을 수록하고 있다. 보양지(葆養志)에는 총론을 비롯해 기거음식, 복식(服食), 수친양로(壽親養老), 양생월령표 등 양생관련 내용을, 인제지(仁濟志)에는 내인, 외인, 내외겸인, 부과, 유과, 외과, 비급, 부여 등 조항으로 구분하여 의약관련 내용을 수록하였고 끝부분에 260종의 구황식품을 열거하고 있다.

≪규합총서(閨閤叢書)≫는 빙허각(憑虛閣) 이씨(李氏)의 저술로 조선후기 사대부가의 여성이 일상생활에서 활용할 수 있는 제반 사항을 체계적으로 기록한 총서이다. 빙허각 이씨 자신이 증조부부터 부친까지 당대 고관요직을 두루 거

친 명망있는 사대부가문이기도 하지만, 남편인 서유본(徐有本)은 임원경제지의 저자인 서유구의 형으로 서유본 집안은 실학의 학풍을 가학의 전통으로 세우고 ≪고사신서≫, ≪식목실총≫, ≪해동농서≫, ≪임원경제지≫ 등의 총서류를 제작해낸 집안이기도 하다. 전체 내용은 주사의(酒食議), 봉임측(縫紝則), 산가락(山家樂), 청낭결(靑囊訣), 술수략(術數略) 등으로 나뉘어 서술되어 있다. '주사의'에는 장담그기, 술빚기, 밥・떡・과줄・반찬만들기가 수록되어 있다. '봉임측'에는 옷 만드는 법, 물들이는 법, 길쌈, 수놓기, 누에치기 등과 그릇 때우는 법, 불 켜는 등의 모든 잡방이 수록되어 있다. '산가락'에는 밭을 갈고 가꾸는 법에서부터 말・소・닭을 기르는 법 등의 농가 생활에 필요한 모든 내용이 수록되어 있다. '청낭결'에는 태교 및 아기 기르는 요령과 구급방・약물금기 등이 적혀 있다. '술수략'에는 진택・정거(淨居 : 거처를 깨끗이 함)하는 법과 부적과 주술로 마귀를 쫓는 일체의 속방이 적혀 있다. 각 내용은 인용한 서명을 명기하고, 자신이 의견과 실행해본 경험을 부가하여 문헌고증에 철저하고 실천적 경험을 중시하는 학문적 태도를 일관하고 있다. 필사본으로 전해오는 조리 종류의 책 중에서 가장 많이 읽혀진 것으로 평가받고 있다.

≪동의수세보원(東醫壽世保元)≫ 조선 후기 동무 이제마(李濟馬)가 저술한 것으로 전체 4권 2책으로 구성되어 있다. 1894년 편찬된 후 1900년에 다시 보충한 것을 함흥군에서 제자들이 1901년 출판했다. 전체는 성명론(性命論), 사단론(四端論), 확충론(擴充論), 장부론(臟腑論), 의원론(醫源論) 등 총 17론 및 사상방약(四象方藥) 등 전 4권으로 구성되어 있다. 심장을 중앙의 태극과 결부시켜 체질을 크게 4가지(태양, 소양, 태음, 소음)로 나누고 체질별로 나눈 사상에 근거해 치료한다는 사상의학을 확립했다. 이 사상의학은 우리나라에서 성립된 독창적인 의론(醫論)으로 ≪동의수세보원(東醫壽世保元)≫ 자체에 음식치료방법이 기술된 것은 아니지만 각 체질별로 장부의 강약이 달라 체질에 맞는 음식과 맞지 않는 음식이 있음을 주장하면서 약선식이요법의 또 다른 변증체계인 체질별 음식치료의 장을 열었다. 최근에는 체질에 따른 식이요법이 다양한 형태로 분화되어 활용되고 있고, 그에 대한 대중들의 인식도 보편화되어 우리나라의 독특한 식이요법으로 자리매김하고 있다.

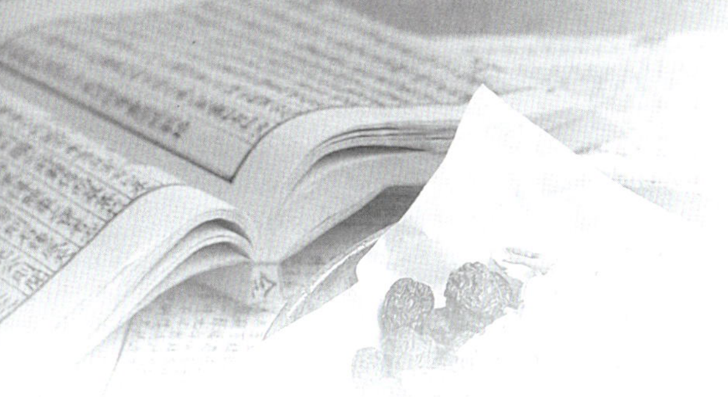

Chapter

03 약선 기초이론(한의학)의 이해

음양(陰陽) 학설과 오행(五行) 학설은 중국을 비롯한 동양의 고대철학사상 중의 하나로 자연현상을 인식하고 이러한 인식을 바탕으로 세상을 해석하는 자연철학적 세계관이다. 해가 뜨고 지는 자연현상을 관찰하는 것으로 시작하여 밤과 낮의 변화, 계절의 변화가 인간 세상에 미치는 영향을 사유하고 그것을 종합적으로 귀납하여 형성된 이론이다. 이것이 자연을 해석하는 것에 그치지 않고 생명현상을 이해하는 것으로 확장, 세분화되면 그것이 의학이 되고, 그것이 사회현상을 이해하고 해석하게 되면 정치학이 되고 행정학이 되고 사회학이 된다. 동양의 철학은 그렇게 생활에 스며들어 있다.

약이 되는 음식, 약선(藥膳)은 이처럼 자연현상에 대한 이해를 사람에게도 확장시켜 종합적으로 접근하는 한의학을 기본 이론으로 삼고 있기 때문에 여기에서는 음양오행을 기반으로 장상론과 기혈진액, 병인, 발병 등 한의학의 기본이론에 대해 전반적으로 살펴보기로 한다.

01 음 양 론

1) 음양의 기본개념

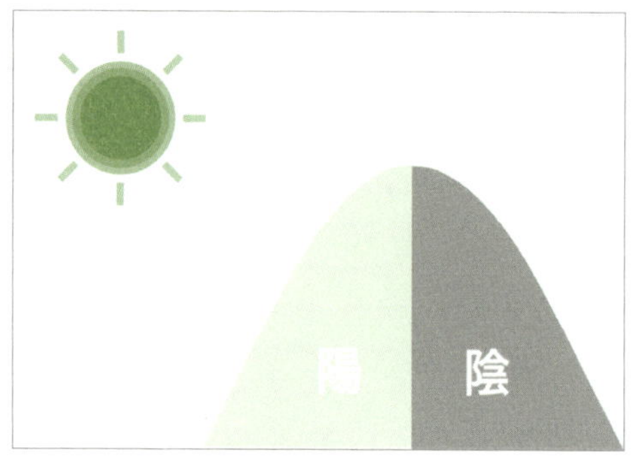

음양(陰陽)의 최초의 함의(含意)는 매우 소박한 것으로 태양(太陽)을 등지고 섰을 때 태양을 향하고 있는 것을 양(陽), 태양을 등지고 있는 것을 음(陰)이라 하였다. 이것이 후에 기후(氣候)의 한온(寒溫), 방위(方位)의 상하(上下), 좌우(左右), 내외(內外), 운동형태(運動形態)의 동정(動靜) 등등으로 확대되어 갔다. 이는 점차 자연계(自然界)의 모든 현상을 해석하는 가장 기본적 규율이 되어 ≪역전(易傳)≫에서는 "일음일양지위도(一陰一陽之謂道)"라 하여 陰陽의 대립(對立)과 소장(消長)이 우주의 기본규율임을 명시하고 있다.

陰陽이란 자연계에서 상호관련이 있는 모종의 사물과 현상의 대립된 두 속성을 개괄(槪括)한 것으로 대립통일(對立統一)의 개념을 함축하고 있다. 음과 양은 상호대립되는 사물을 대표하기도 하지만, 하나의 사물내부에 존재하고 있는 상호대립하고 있는 양방면이라고도 할 수 있다. 때문에 "陰陽者, 有名而無形"(≪靈樞·陰陽系日月≫), "陰陽者, 一分爲二也"(≪類經·陰陽類≫)라고 하는 것이다. 陰陽학설에서 세계는 물질로 이루어진 하나의 통일된 정체(整體)로 원래가 음양이기(陰陽二氣)의 대립통일의 결과라고 보며, 우주에 있는 어떠한 사물도 陰陽 상호대립의 양방면을 내포하고 있다고 본다. 낮이 있으면 밤이 있고 맑은 날이 있으면 흐린 날도 있으며, 뜨겁고 차갑고, 운동 상태에 있거나 정지 상태에 있거나 등등 陰과 陽의 대립 통일된 모순된 운동은 우주의 모든 사물들의 발생과 발전, 변화를 일으키는 원인이라고 본다. 때문에 ≪소문·음양응상대론≫에서는 "음양은 천지의 도이고 만물의 벼리이며, 변화의 부모이고 생사의 근본이며 신명이 머무는 곳이다."[52]라고 했다.

일반적으로 격렬히 운동하고 있는, 외향적(外向的)인, 상승(上升)하는, 따뜻한, 밝은 것은 모두 陽에 속하고, 상대적으로 정지(停止)해 있는, 내향(內向)적인, 하강(下降)하는, 차가운, 어두운 것은 모두 음(陰)에 속한다. 하늘과 땅을 볼 때 하늘의 기는 가볍고 맑으니 陽에 속하고 땅의 기는 무겁고 탁하니 陰에 속한다. 물과 불의 경우 물은 성질이 차고 아래로 흐르는 특징이 있으니 陰에 속하고, 불은 뜨겁고 위로 타오르는 성질을 가지고 있으니 陽에 속한다. 陰陽의 상대적인 속성(屬性)은 의학영역에까지 확장되어 인체에 대해서 추동(推動), 온후(溫煦), 흥분(興奮) 등의 작용을 하는 물질과 기능은 모두 陽에 귀속시키고, 인체에 대해 응취(凝聚), 자윤, 억제(抑制) 등의 작용을 하는 물질과 기능은 모두 陰에 귀속시킨다.

52) 陰陽者, 天地之道也. 萬物之綱紀, 變化之父母, 生殺之本始, 神明之府也.

陽	運動	外向	上升	溫熱	明	日	晝	春夏	燥	清	左	東南	天	男	老	火	剛	발산	表	經
陰	停止	內向	下降	寒凉	暗	月	夜	秋冬	濕	濁	右	西北	地	女	少	水	柔	수렴	裏	重

陰陽은 어떤 사물에 대해서도 그 陰陽 속성(屬性)으로 나눌 수 있지만 반드시 지적해야 할 것은 그것이 상호관련이 있는 사물이거나 혹은 한 사물의 서로 상반된 두 방면이어야 비로소 그 실질적인 의의가 있다는 것이다. 만약 양자가 서로 관련이 없는 것이거나 통일된 한 개 개체의 대립된 쌍방이 아니라면 음양으로 그 상대적(相對的)인 속성을 나눌 수 없다는 것이다.

또 陰陽의 屬性은 절대적(絶對的)으로 고정되어 있는 것이 아닌 相對的인 것이다. 相對的이란 말은 크게 두 가지의 뜻이 있는데, '대대(對待)'의 뜻과 '絶對的이 아니다'라는 뜻이다. '對待'란 '(時間의 繼起 속에) 對立相對한다'는 뜻이며, '絶對的이 아니다'란 말은 陰陽을 판단하는 기준이 어느 한가지로 고정되어 있는 것이 아니고 다층적 또는 다차원적이라는 말이다. 예컨대 사람을 가지고 말할 때에 서로 對待의 관계가 있다고 할 수 있는 男女, 左右, 上下, 前後, 表裏, 臟腑, 氣血, 寒熱 등 여러 가지 차원에서 陰陽을 말할 수 있지만(이를 두고 陰陽이 相對的이라고 말한다), 일단 어느 차원이 정해지면, 男이 女가 되기도 하고 女가 男이 되기도 한다거나, 左가 右가 되기도 하고 右가 左가 되기도 하는 것이 아니고, 어디까지나 男은 男이고 女는 女이며, 左는 左이고 右는 右이므로, 陰陽의 어느 쪽에 속하는 지가 거의 절대적으로 정해지게 되는 것이다. 이러한 相對性은 한편으로는 일정한 조건하에 陰과 陽사이에서 陰은 陽으로, 陽은 陰으로 상호전화(相互轉化)할 수 있다는 것을 의미하고, 또 한편으로는 차원을 달리함에 따라 음양으로 다시 무한(無限)히 나뉠 수 있다는 것을 의미한다[53]. 즉, 태극이 음양으로 나뉘고 음양은 다시 나뉘어 사상

53) 음양은 항상 일분위이(一分爲二)의 대립통일(對立統一)을 전제로 하므로 연관된 두 현상사물 사이에서만 음양을 말할 수 있다는 점과, 대립통일의 차원(또는 기준)에 따라 무수한 층차(層次)를 이룰 수 있어서 그 기준이 일정하게 고정되어 있는 것이 아니라는 점에서 음

(四象)이 되고 四象은 다시 나뉘어 팔괘가 되듯이 음양은 논리상으로는 일분위이(一分爲二)의 법칙을 따라 계속해서 나뉘어 갈 수 있으므로 무수한 층차(層次)를 이룰 수가 있다.

시간을 예로 들어 말한다면, 사계의 차원에서는 봄·여름은 양이 되고 가을·겨울은 음이 되며, 주야의 차원에서는 낮이 양이고 밤이 음이며, 낮의 차원에서는 오전이 양이고 오후가 음이다. 이와 같이 차원을 내려감에 따라 양 중에도 다시 음양이 있고 음 중에도 다시 음양이 있게 되는 것이다.

그런데 현실적으로 이것을 무한히 진행시키는 것은 우리 오감각 인식의 한계상 불가능하다. 그러나 이론과 실제에 있어서 컴퓨터의 작동 원리를 생각해 보면 원리상으로는 충분히 수긍할 수 있는 일이다.

2) 음양학설의 기본내용

(1) 음양의 대립제약(對立制約)

음양의 대립제약이라는 말은 음과 양의 속성이 상반되어 상대적으로 대립·제약·견제함을 말한다. 예를 들면 차가움과 뜨거움, 동적인 것과 정적인 것, 건조함과 습함 등이다. 하나의 유기체에서 음과 양이라는 상반되는 속성이 끊임없이 운동·변화하고 있음을 뜻한다. 음양의 속성은 서로 상반되기 때문에 상호제약·상호견제하는 변화의 규율이 있다. 차가움과 뜨거움을 예로 들면 차가움은 반드시 뜨거움을 제약하고, 반대로 뜨거움 역시 반드시 차가움을 제약한다. 음과 양 사이에는 상호 제약하는 작용이 있어야 그 계열의 운동변화가 발생할 수 있다. 이에 관하여 ≪주역·계사≫에서 "음과 양이 서로 작용하여 변화가 발생한다."[54]고 하였다. 따라서 음양의 상대적 제약은 사실상 "상반상성(相反相成 : 서로 반대가 되면서도 서로의 목적을 이루어지도록 하는 것)"하는 작용이다.

일반적으로 정상적인 상황에서 음양의 상대적인 제약은 음양의 상대적인 평

양은 상대적이라고 할 수 있다. 그러나 일단 차원(또는 기준)이 정해지면 그 차원에서의 음양은 거의 확정적이 된다.

54) 剛柔相推而生變化.

형을 유지하는 데 중요한 요인이 된다. 상대적 평형이란 전체적인 평형에 대한 상대적 개념으로서, 어떤 시기에 양기가 비교적 강해지면 음기는 쇠약해지며, 어떤 때는 이와 상반되는 현상이 나타난다. 그러나 하나의 주기로 보면 이것은 상대적인 평형을 이루고 있다.

예를 들어 1년을 하나의 주기로 보면, 봄・여름・가을・겨울에는 온・열・양(凉)・한의 기후변화가 있다. 봄・여름에는 양기가 성하므로 기후가 온열하고, 가을・겨울은 음기가 성하므로 기후가 한랭하다. 봄・여름 혹은 가을・겨울을 부분적으로 보면 음양이 평형을 이루지 못하지만, 1년이라는 하나의 주기를 살펴보면 음양 역시 상대적인 평형을 이루고 있다. 봄・여름의 기후가 온열한 것은 양기가 상승하여 한랭한 기를 억제하기 때문이며, 가을・겨울의 기후가 한랭한 것은 음기가 상승하여 온열한 기를 억제하기 때문이다. ≪소문・맥요정미론≫에서는 이에 대하여 "동지 이후에는 양기가 점차 상승하고 음기는 하강하며, 하지 이후부터는 반대로 음기가 점점 상승하고 양기는 하강한다."[55]고 하였는데, 이는 동지가 가장 추운 시기로서 이 때에는 양기가 다시 회복되기 시작함을 설명한다. 그러므로 "동지일양생(冬至一陽生)"이라 하였다. 동지부터 입춘까지는 양기가 점차 성하고 음기는 점차 쇠약해진다. 이 때는 양기가 음기를 제약하므로 기후가 따뜻하게 바뀌고, 여름은 양기가 가장 성한 시기이므로 무덥다. 하지부터 입추까지는 음기가 점차 성하고 양기는 쇠약해진다. 이 때는 반대로 음기가 양기를 제약하므로 추워지며, 겨울은 음기가 극에 달하므로 사계절 중에서 가장 춥다.

(2) 음양의 호근호용(互根互用)

음양은 서로 대립하면서도 상대방을 자기 존재의 근거로 삼음과 동시에 쓰임이 되어 상보상성(相補相成)하며 통일을 이루는데 이를 호근호용(互根互用)이라고 한다. 호근호용은 음양의 대립통일을 전제로 하는 것이므로 만약 음양이 대립으로만 치달아 통일되지 못하고 분리되어버리면 호근호용이 되지 못하여 음양의 균형이 깨어져버린다.

---

55) 冬至四十五日, 陽氣微上, 陰氣微下; 夏至四十五日, 陰氣微上, 陽氣微下.

음과 양은 속성이 상반된다고 해서 대립하기만 하는 것이 아니라, 서로 근원이 되고 의존하는 하나의 통일체(整體)이다. 즉 음은 양에 의존하고 양은 음에 의존한다. 그러므로 비록 양자의 속성은 상반되지만 음과 양은 서로 상대방을 자기존재의 전제조건으로 삼고 있으며, 양자의 상반되는 기능 역시 서로 의존하고 돕는 작용을 한다. 예컨대 ≪소문・음양응상대론≫에서 "음은 내부에 있어서 양의 보호를 받고, 양은 외부에 있어서 음의 부림을 받는다."[56]고 하여, 음과 양이 서로 근본이 되고 쓰임이 되는 관계라는 것과 인체물질 구조관계・기능 사이의 관계・물질구조와 기능의 상호관계를 설명하였다.

음양의 호근호용은 음양이 "일분위이(一分爲二)"로 대립통일의 관계에 있기 때문이다. 자연현상을 예로 들어 만약 하늘이 없다면 땅도 없고 땅이 없으면 하늘도 없으며, 낮이 없으면 밤도 없고 밤이 없다면 역시 낮의 개념도 없게 된다. 뜨거움이 없으면 차가움도 없고 차가움이 없으면 뜨거움도 없다. 방위를 예로 들어 위가 없으면 아래도 없고 아래가 없으면 위도 없으며, 왼쪽이 없으면 오른쪽도 없고 오른쪽이 없으면 왼쪽도 없다. 인체에 있어서, 흥분과 억제란 바로 상대적 제약관계에 있는 생리활동이지만, 이들은 또한 서로 근본이 되고 쓰임이 되는 관계이다. 흥분이 없으면 억제도 없고, 반대로 억제가 없으면 흥분도 없다. 흥분은 억제의 전제가 되고 억제 또한 흥분의 전제가 된다. 주야가 서로 대립하는 것 같지만 하루라는 입장에서 보면 전체로서 하나인 것이다. 태극에서 음양이 나왔으므로 음과 양의 측면에서 보면 대립이지만 태극의 입장에서 보면 통일되어 있는 것이다.

(3) 음양의 소장평형(消長平衡)

음(陰)과 양(陽)의 대립제약(對立制約)과 호근호용(互根互用)의 관계는 결코 정지되어 불변하는 상태가 아니라 항상 끊임없이 운동변화하는 중에 있다. 때문에 "소장평형(消長平衡)"이라고 한다. 이 소장평형(消長平衡)이란 陰과 陽 사이의 평형(平衡)은 정지되어 있는 절대적인 평형이 아니라 일정한 한도와 일정한 시간에 따라 "음소양장(陰少陽長)", "양소음장(陽少陰長)"을 유지하는

56) 陰在內, 陽之守也; 陽在外, 陰之使也.

상대적(相對的) 평형이라는 것이다. 사시(四時)의 기후변화를 볼 때 겨울에서 봄, 여름으로 가는 동안 기후는 한랭(寒冷)한 상태에서 점점 따뜻하게 변하다가 더워지게 된다. 이것이 소위 말하는 "陰少陽長"의 과정이다. 반대로 여름에서 가을, 겨울로 가는 과정은 무더운 여름에서 점차 서늘한 가을로, 다시 추운 겨울로 변하게 되는데 이는 "陽少陰長"의 과정이 된다. 四時기후의 변화를 볼 때 추위와 더위가 쉽게 변하는 것 같지만 이처럼 陽이 점차 소멸하고 陰이 자라고 다시 陰이 점차 소멸하고 陽이 자라게 되면서 일 년으로 볼 때는 陰과 陽의 동적(動的) 평형상태를 유지하게 되는 것이다.

(4) 음양의 상호전화(相互轉化)

음양의 相互轉化란 음이나 양의 소장변화가 극에 달하면 상대방으로 전화(轉化)하게 되는 것을 말한다. 이는 물극필반(物極必反 : 사물의 변화가 극에 달하면 반드시 처음으로 돌아감)의 이치로서 음양의 대립제약과 호근호용으로 말미암는 것이다. 음양이 서로 대립제약하되 호근하고 있어서 통일을 이루고 있기 때문에 소장변화가 일정한 극점에 이르면 변하여 전화함으로써 평형을 유지해가는 것이다. 음양의 소장변화가 양의 변화(量變)라고 한다면 상호전화는 양의 변화에 바탕한 일종의 질의 변화(質變)라고 볼 수 있다.

음양의 상호전화는 자연계에서 하루 동안이나 일 년 동안의 음양 한서(寒暑) 변화를 보면 쉽게 알 수 있다.

질병이 발전하는 과정에 있어서 음양변화는 항상 일정한 조건이 되면 표증(表證)과 이증(裏證), 한증과 열증, 허증과 실증, 양증과 음증의 상호전화로 나타난다. 예컨대, 열사(熱邪)가 폐에 울결된 환자는 처음에는 열이 높고 얼굴이 붉어지며, 기침이 나고 숨이 거칠며 번열(煩熱)로 갈증이 나고 맥이 힘차게 뛰는 등 실열에 속하는 양증이 나타나다가 열이 극에 다다르면 인체의 정기가 크게 소모 손상되어 갑자기 얼굴이 창백해지고 수족이 냉해지며 기운이 없어지고 맥이 미약하여 끊어질 듯 하는 등 허한(虛寒)에 속하는 음증이 나타나는데 이는 양증이 음증으로 전화되었기 때문이다.

또, 감기 초기에는 보통 오한이 나고 코가 막히며 기침을 하고 맑은 콧물이 흐르는 등 풍한(風寒)으로 인한 표한증이 나타나지만, 질병이 더 진행되면 열이 심하여 번열과 갈증이 나고 기침 하며 누런 가래를 뱉는 등 열증이 나타나는데 이는 음증이 양증으로 전화되었기 때문이다.

음양의 성질을 상징적으로 가장 잘 나타낸 것이 태극 그림이다. 이 태극 그림을 보면 흰 물고기와 검은 물고기가 서로 꼬리를 물고 있는 모습이다. 흰색은 양을, 검정색은 음을 상징한다. 흰색과 검정색은 서로 대립(對立)하는 성질을 나타내며, 이 둘이 합하여 하나의 원상(圓相)을 이루는 것은 음양의 통일(統一)을 나타낸다. 흰색 물고기의 검은 눈은 양중의 음을, 검은 물고기의 흰 눈은 음중의 양을 나타낸다. 두 물고기가 서로 꼬리를 물고 의지하고 있는 것은 음양의 호근(互根)을 나타낸다. 두 물고기가 서로 꼬리를 물고 시계방향으로 돌아가는 모습은 음은 양으로 양은 음으로 순환함을 나타내는데, 양이 점점 자라나다가 극점에 이르면 음이 자라나기 시작하고 음이 점점 자라나다가 극점에 이르면 다시 양이 자라나기 시작하는 것은 음양의 소장(消長)과 전화(轉化)를 나타낸다. 이와 같이 음양은 서로 상대방에게 뿌리를 두고 대립하면서 소장하고 전화하여 평형 조화의 통일을 이룬다.

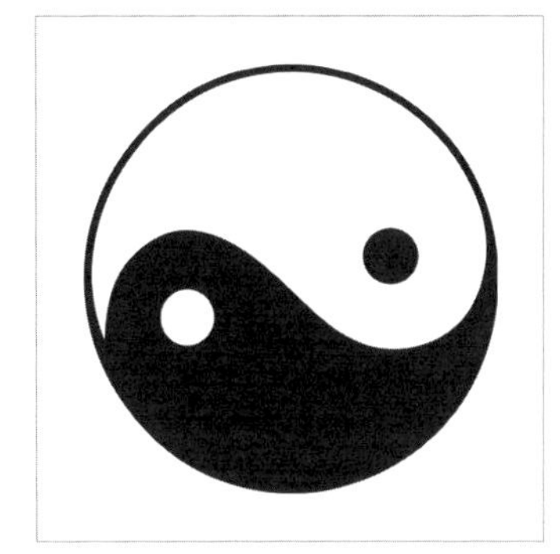

이상을 종합해서 보면, 음양의 대립제약(對立制約), 호근호용(互根互用), 소장평형(消長平衡) 및 상호전화(相互轉化)는 음양 간에 서로 운동하는 상태를 여러 가지 측면에서 설명한 것으로, 음과 양은 서로 독립적으로 운동 변화하는 것이 아니라 상호 연관되어 영향을 미치는 유기적 통일체임을 알 수 있다. 따라서, 음양의 대립제약과 互根互用은 음과 양으로 속성이 서로 반대인 현상 사물이 상대를 제약함과 동시에 하나의 통일체 안에 공존하면서 서로 쓰임이 되고 있음을 말한 것이고, 음양이 때와 더불어 消長하며 극에 이르면 轉化한다는 것은 음양이 끊임없이 운동 변화하는 과정 중에 있으면서 항상 상대적인 동태평형(動態平衡)의 상태를 유지한다는 것을 말한 것이다.

3) 약선식이요법에서의 음양의 응용

(1) 인체의 조직구조를 설명한다.

음양(陰陽)의 대립통일의 관점에서 볼 때 인체는 하나의 유기적(有機的)인 정체(整體)로 인체내부는 陰陽의 대립통일적인 관계로 가득 차 있다. ≪내경(內經)·소문(素問)≫에서 "인생유형(人生有形), 불리음양(不離陰陽)"이라 한 것도 이러한 관계를 일컫는 것이다. 인체조직의 음양(陰陽) 속성은 이외에도 위치상으로는 상부(上部)는 陽, 하부(下部)는 陰, 체표(體表)는 陽, 체내(體內)는 陰으로 배속되고, 배복부(背腹部)와 사지(四肢)를 말할 때도 背部는 陽, 복腹部는 陰, 四肢 외측(外側)은 陽, 내측(內側)은 陰으로 배속(配屬)된다. 장부(臟腑)로 볼 때 간(肝), 심(心), 비(脾), 폐(肺), 신(腎)의 오장(五臟)은 정기(精氣)를 저장하고 있으나 이를 외사(外瀉)하지 않으므로 陰에 配屬되고, 담(膽), 소장(小腸), 위(胃), 대장(大腸), 방광(膀胱), 삼초(三焦)의 육부(六腑)는 물질을 전달을 하지만 안으로 저장하지 않으므로 陽에 配屬된다. 五臟은 다시 上部인 흉강(胸腔)에 위치하고 있는 심장(心臟)과 폐장(肺臟)을 陽으로, 下部인 복강(腹腔)에 위치하고 있는 간(肝)과 비(脾), 신장(腎臟)을 陰으로 配屬한다. 어쨌든 인체조직구조의 上下, 內外, 표리(表裏), 전후(前後) 각 부분 및 내장(內臟) 등 모두 陰陽의 대립통일(對立統一)된 모습을 내포하고 있다.

陽 上部 胸背 胸腔 背腰 四肢 外側 體外 六腑

陰 下部 腰腹 腹腔 胸腹 몸통 內側 體內 五臟

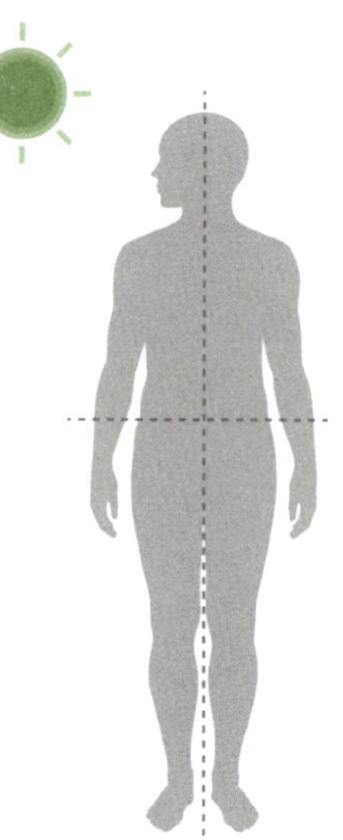

(2) 인체의 생리기능을 설명한다.

인체의 정상적인 생명활동은 음양(陰陽)의 두 방면의 대립통일(對立統一)의 협조적 관계의 결과이다. 물질과 기능으로 볼 때 인체 생리기능은 陽에 물질은 陰에 배속되는데 이런 물질과 기능의 관계가 바로 음양의 對立統一관계의 표출이라고 볼 수 있다. 인체의 생리활동은 물질을 기초로 하기 때문에 이러한 물질이 없으면 생리기능도 일어날 수 없고, 생리활동의 결과는 또한 물질의 신진대사를 부단히 촉진하게 된다. 만일 陰陽이 서로 호용(互用)되지 못하고 분리가 된다면 인체의 생명활동은 정지하게 되며 이를 "음평양비(陰平陽秘), 정신내치(精神乃治), 음양이결(陰陽離决), 정기내절(精氣乃絶)"이라고 ≪내경(內經)≫에서는 말하고 있다.

陽	기능 (신진대사)	추동 (推動)	온후 (溫煦)	흥분 (興奮)	이화 (理化)	분해 (分解)	배출 (排出)
陰	물질 (영양물질)	응축 (凝縮)	자윤 (滋潤)	억제 (抑制)	동화 (同化)	합성 (合成)	섭납 (攝納)

(3) 인체의 병리변화를 설명한다.

인체의 내외, 표리, 상하의 각 부분 및 물질과 기능 사이에는 서로 음양의 평형 조화가 이루어져야만 정상적인 생리활동이 이루어질 수가 있다. 그런데, 음양의 소장 운동이 실조(失調)하게 되면 음양의 편승편쇠(偏勝偏衰)가 이루어져 질병 발생의 원인이나 조건이 된다.

질병의 발생, 발전에는 반드시 인체의 정기(正氣)와 사기(邪氣)가 서로 연계되어 있다. 정기(正氣)는 인체의 질병에 대한 대항 능력과 내외 환경에 대한 적응력 및 자체적인 조절 회복력 등을 모두 포괄하며, 邪氣는 각종의 질병을 일으키는 인체 내외의 모든 요인을 다 포괄한다. 正氣와 邪氣 및 양자간의 상호작용은 모두 음양으로 개괄하여 설명할 수 있다. 정기는 일반적으로 음정

(陰精)과 양기로 나누고, 사기는 음사(陰邪)와 양사(陽邪)로 나눈다. 예컨대, 육음(六淫)의 사기 중에 한습(寒濕)은 음사가 되고, 풍열(風熱)은 양사가 된다. 질병의 과정도 대개가 정기와 사기의 투쟁과정이며, 그 결과로서 인체의 음양의 편승편쇠가 유발된다. 따라서, 질병의 발생, 발전변화가 아무리 복잡하다고 해도 음양의 편승편쇠로써 개괄할 수 있다. 이것이 바로 팔강변증(八綱辨證)의 음양허실(陰陽虛實)로 이어진다.

음양의 편승(陰陽偏勝) 또는 편성(偏盛)은 음양의 어느 한 쪽이 치우치게 왕성해져서 정상적인 수준보다 높아지는 병리 상태를 말한다. 양이 편승하면 실열증(實熱證)이 되고 음이 편승하면 실한증(實寒證)이 되는데, 음양의 동태(動態) 평형의 원리상 어느 한쪽이 항성해지면 다른 한쪽의 편쇠(偏衰)를 유발하게 된다. 예컨대, 온열(溫熱)의 양사(陽邪)가 인체에 침범하면 고열(高熱)이 나면서 땀이 나고 얼굴이 붉어지며 가슴이 번열로 답답해지고 갈증이 나며 맥이 빨라지는 등의 열증이 나타나는데, 이와 같이 양열(陽熱)이 항성(亢盛)하게 되면 반드시 음액(陰液)의 모손(耗損)을 가져오게 되므로 음이 병들게 된다. 이것이 ≪소문 · 음양응상대론≫에 "陽勝則陰病, 陽勝則熱"이라고 말한 것으로 양성상음(陽盛傷陰)의 병기(病機)이다. 또, 음사(陰邪)인 한사(寒邪)가 태음(太陰) 부위에 곧 바로 침입하면 얼굴이 창백하고 몸이 추우며 배가 차고 아프며 묽은 설사를 하고 설질(舌質)이 담백하면서 백태(白苔)가 끼고 가라앉은 맥이 뛰는 등의 한증(寒證)이 나타나는데 이와 같이 음한(陰寒)의 사기가 항성하게 되면 반드시 인체의 양기를 소모시켜 쇠약해지게 하므로 양이 병들게 된다. 이것이 ≪소문 · 음양응상대론≫에서 "陰勝則陽病, …陰勝則寒."이라고 말한 것으로 음성상양(陰盛傷陽)의 병기이다.

음양의 편쇠(偏衰)는 음양의 어느 한 쪽이 치우치게 쇠약해져서 정상적인 수준보다 낮아지는 병리 상태를 말한다. 양이 편쇠하면 허한증(虛寒證)이 되고 음이 편쇠하면 허열증(虛熱證)이 되는데 음양의 동태(動態) 평형의 원리상 어느 한쪽이 쇠약해지면 반드시 다른 한쪽의 편성을 유발하게 된다. 따라서, 인체의 양기가 허약하여 음을 제약하지 못하면 한상(寒象)이 나타나고, 음이 편쇠하면 양을 제약하지 못하므로 상대적으로 양이 편성하게 되어 열상(熱象)

이 나타난다. ≪소문・조경론≫에 "陽虛則外寒, 陰虛則內熱."이라고 한 것이 이것이다.

예컨대, 양기가 부족하면 얼굴색이 창백해지고 추위를 타며 손발이 싸늘하고 몸을 웅크리거나 눕기를 좋아하고 맥이 침미(沈微)한 등의 虛寒證이 나타난다. 또, 음액이 부족하면 광대뼈 부위에 도화(桃花)빛을 띠고 미열이 올랐다 내렸다 하며, 잘 때 도한(盜汗)이 나고 손발바닥과 가슴에 미열이 나고 입술과 혀가 자꾸 마르고 가늘고 약한 맥이 뛰는 등의 虛熱證이 나타난다. 양이 편쇠한 것을 양허증(陽虛證), 음이 편쇠한 것을 음허증(陰虛證)이라고도 한다.

또, 음양은 서로 互根하고 있으므로 음의 손상이 양에 미치고 양의 손상이 음에 미칠 수도 있다. 예컨대, 양기가 없으면 음액도 화생되지 못하므로 양허를 기초로 음허의 현상이 함께 나타날 수도 있는데 이러한 병기를 양손급음(陽損及陰)이라고 한다. 그리고 진액을 대량으로 망실하여 음허가 되면 진액과 함께 양기도 손상되어 양허증이 아울러 나타날 수도 있는데 이러한 병기를 음손급양(陰損及陽)이라고 한다. 그러므로 이 양손급음과 음손급양은 모두 음양양허(陰陽兩虛)에 이르는 과정이라 할 수 있다.

또, 음양은 서로 대립제약하므로 어느 한쪽의 偏盛이 극에 다다르면 다른 한쪽은 偏衰가 극에 다다라 "음성격양(陰盛格陽)"이나 "양성격음(陽盛格陰)"처럼 음양리결(陰陽離決)의 병리 상태가 되는데 진한가열(眞寒假熱)이나 진열가한(眞熱假寒)의 병증이 바로 이것이다.

또, 음양은 서로 전화할 수 있으므로 일정한 조건이 되면 음증이 양증이 될 수도 있고, 양증이 음증이 될 수도 있다. 그러므로 ≪소문・음양응상대론≫ : "추위가 극에 달하면 열을 생하고 열이 극에 달하면 추위가 생긴다. … 음이 편승(偏勝)하면 양이 병들고 양이 편승하면 음이 병든다. 양이 편승하면 열이 나고 음이 편승하면 춥게 되며, 추위(寒)가 극하면 열이 나고 열이 극하면 춥게 된다. …… 음이 극하면 양이 되고 양이 극하면 음이 된다."[57]라고 한 것이다.

57) ≪素問・陰陽應象大論≫ : "寒極生熱, 熱極生寒. …… 陰勝則陽病, 陽勝則陰病. 陽勝則熱, 陰勝則寒. 重寒則熱, 重熱則寒. …… 重陰必陽, 重陽必陰."

(4) 질병의 진단에 응용된다.

질병이 발생, 발전, 변화하는 근본은 인체의 음양실조(陰陽失調)에 기인한다고 볼 수 있으므로 어떤 질병의 증상이 아무리 복잡하고 변화가 심하더라도 모두 음양으로 개괄하여 분석할 수 있다. 그러므로 ≪소문≫ 음양응상대론에 "잘 진찰하는 사람은 색과 맥을 살펴서 먼저 음양을 변별한다."고 하였고, ≪소문・맥요정미론≫에서는 "미묘함이 맥에 있으니 살피지 않으면 안 된다, 살피는 데에 벼리가 있으니 음양을 좇아 시작해야 한다."고 하였고, ≪소문・음양별론≫에서는 "맥에 음양이 있으니, …… 가는 것은 陰이 되고 오는 것은 陽이 되며, 고요한 것은 陰이 되고 움직이는 것은 陽이 되며, 느린 것은 陰이 되고 빠른 것은 陽이 된다."[58]하였다. 즉, ≪내경≫에서는 망문문절(望聞問切)의 사진(四診) 소견을 모두 음양으로 먼저 변별해야 한다는 것을 강조하고 있는데, 이는 후세에 장중경의 상한(傷寒) 육경변증(六經辨證)을 거쳐 한열(寒熱)・허실(虛實)・표리(表裏)・음양의 팔강변증(八綱辨證)으로 완전히 정립이 되었다. 팔강변증에 대해 ≪의학심오≫에서는 "病을 총괄하는 요점이 있으니 寒熱・虛實・表裏・陰陽의 여덟 글자일 따름이다. 病의 陰陽이란 앞의 여섯 글자를 통괄해서 말하는 것이니 포함하는 바가 넓다. 熱과 實과 表에 있는 것은 陽이 되며, 寒과 虛와 裏(속)에 있는 것은 陰이 된다."[59]고 하였다.

사진(四診) 소견을 간략히 음양으로 구분하여 도표로 표시하면 [표 3-1]과 같다.

---

58) ≪素問・陰陽別論≫ : "脈有陰陽, …… 所謂陰陽者, 去者爲陰, 至者爲陽, 靜者爲陰, 動者爲陽, 遲者爲陰, 數者爲陽."

59) ≪醫學心悟≫ : "病有總要, 寒熱虛實表裏陰陽八字而已, 至于病之陰陽, 統上六者而言, 所包者廣, 熱者爲陽, 實者爲陽, 在表者爲陽; 寒者爲陰, 虛者爲陰, 在裏者爲陰."

표 3-1. 임상 증상들에 대한 음양 구분의 실제

	陰盛(陽虛)	陽盛(陰虛)
한열(寒熱)	• 체온이 낮으며 따뜻한 것을 좋아한다. • 추위를 많이 타므로 여름이 좋다. • 손발이 냉하고 배가 차다. • 몸에서 찬바람이 나거나 시리다.	• 체온이 높으며 시원하고 찬 것을 좋아한다. • 더위를 많이 타므로 겨울이 좋다. • 배를 내 놓고 자도 괜찮다. • 겨울에도 내복을 거의 입지 않는다.
색	• 青白黑	• 黃赤
택	• 칙칙하고 어둡다.	• 윤택하고 선명하다.
안색	• 얼굴빛이 창백하거나 어둡다.	• 얼굴빛이 붉은 편이고 밝다.
땀	• 땀이 잘 안 나거나 찬 땀이 난다.	• 땀이 많이 나며, 열나는 땀이 많다.
식성과 식욕	• 갈증이 없고 따뜻한 물을 좋아한다. • 채소류나 향신성 음식을 좋아하고 기름진 음식을 먹으면 느끼하다. • 식욕 부진, 또는 소화 불량	• 갈증이나 번열이 나고 찬 물을 좋아한다. • 육류나 기름진 음식을 좋아한다. • 식욕이 왕성하고 소화가 잘된다.
대소변	• 소변의 색이 맑고 양이 많으며 자주 본다. • 냄새가 별로 없는 설사를 잘한다.	• 소변색이 짙은 편이고 양이 적고 드물게 본다. • 변비가 되기 쉽고, 설사를 하더라도 냄새가 심하거나 붉은 빛을 띤다.
호흡	• 들이쉬는 숨이 강하다. • 호흡이 미약하다.	• 내쉬는 숨이 강하다. • 호흡에 힘이 있고 거칠다.
음성	• 목소리가 낮고 약하며 조용하다. • 말이 적다.	• 목소리가 높고 강하며 또렷하다. • 말이 많다.
맥	• 맥박이 약하고 느리거나 가라앉아 있다.	• 맥박이 빠르고 힘이 있다. 살짝만 대도 느껴진다.
동정(動靜)	• 웅크리고 자거나 몸을 자꾸 오그리며 위축되어 있다. • 해가 뜨면 몸이 가벼워지고 날이 궂거나 밤이 되면 더 힘들어지고 환한 불빛을 좋아하고 이른 새벽에 일어나기가 힘들다.	• 활개치고 눕거나 옷을 벗고 몸을 자꾸 드러내 놓으려 한다. • 해가 지거나 구름이 낀다든지 비가 오면 몸이 더 편해지고 밝은 것을 싫어하며 오후 3시 무렵이 가장 힘들다.
성정(性情)	• 침착하고 얌전하며 차분하고 조용하다. • 기분이 우울하거나 침울하고, 잘 울거나 서러워하며, 공포심이 많고 잘 놀라며, 원한을 잘 품는다. 소극적이고 정적이며 비탄에 빠지기 쉽고 사념적이다.	• 흥분을 잘하고 활달하며 몸을 가만히 두지 못하고 움직이기를 좋아한다. • 고함지르거나 기분 좋아 노래 부르거나 말을 많이 하며, 용감하고 난폭하거나 공격적이다. 적극적이고 동적이며 분노하거나 흥분하기 쉽고 활동적이다.

전체적인 병정(病情)으로부터 자잘한 구체적인 四診 소견에 이르기까지 모두 음양을 변별해서 분명히 해야만 정확한 진단을 하는 데에 집간어번(執簡馭繁)의 작용을 하게 되어 임상에 유리한 것이다.

(5) 질병의 치료에 응용된다.

질병은 음양의 어느 한쪽이 편승하거나 편쇠하여 상호 평형의 조화가 깨진 것이니 음양의 평형을 회복시켜 조화를 이루게 하는 것이 주된 치료 원칙의 하나가 된다. 만일 음양이 편승해서 병이 온 것이면 실증이니 편승한 것을 덜어내야(瀉) 하고, 음양이 편쇠해서 병이 온 것이면 허증이니 편쇠한 것을 보(補)해야 하며, 음양이 모두 허한 것(陰陽俱虛證)은 양쪽을 함께 보해야 한다(陰陽雙補).

편승한 것을 덜어낼 경우에는 예컨대 실열증이면 고한(苦寒)한 약물을 써서 청열을 시키고, 실한증(實寒證)이년 온열(溫熱)한 약물을 써서 한사를 몰아내는 것이니, 이른바 "열자한지(熱者寒之 : 열증 환자는 차게 해야 한다)", "한자열지(寒者熱之 : 한증 환자는 뜨겁게 해야 한다)"라고 한 것이 이것이다. 이는 사실(寫實) · 거사(祛邪)의 원칙에 속한다.

그러나 양성손음(陽盛損陰)이나 음성손양(陰盛損陽)의 경우에는 유여(有餘)한 것은 덜어내고 손상되어 부족한 것은 보해야 하니 부정거사(扶正祛邪)의 치법을 써야 한다. 예컨대 양열(陽熱)이 항성하여 음액이 손상되어 부족해졌다면 청열시키는 약으로 陽熱의 사기를 몰아냄과 동시에 겸하여 자음(滋陰)하는 약으로 음액(陰液)을 보충해 주는 것이다.

편쇠한 것을 보하는 경우에 음이 허(虛)하여 허열이 발생한 경우면 보음(補陰), 滋陰하여 양을 제약해야 하고, 양이 허하여 허한이 발생된 경우면 보양(補陽)하여 음을 제약해야 한다.

또 양손급음이나 음손급양의 경우에는 "양중구음(陽中求陰)"이나 "음중구양(陰中求陽)"의 치법을 써야 한다. "陽中求陰"이란 보음약을 위주로 하되 보양약을 약간 가미하는 것이고, "陰中求陽"이란 보양약을 위주로 하되 보음약을 약간 가미하는 방법이다.

(6) 약물의 성능(性能)을 분석 개괄하는 지침이 된다.

음양은 이상에서 본 바와 같이 질병을 치료하는 지침을 확정해 줄 뿐만 아니라 약물의 성미 효능을 개괄하는 데에도 운용되어 임상 용약(用藥)의 지침이 된다. 질병을 치료할 때에는 정확한 진단과 치법 못지않게 운용할 약물의 성능을 명확히 알지 않으면 안 된다. 그래야만 확정된 치료원칙에 근거하여 적당한 약물을 선택 사용할 수 있기 때문이다.

약물의 성능은 일반적으로 약물의 성미(性味 : 氣味)와 승강부침(升降浮沈)에 근거하여 결정되는데 이 또한 음양을 사용하여 개괄할 수 있는 것이다.

약성(藥性)은 한열(寒熱)·온량(溫凉)의 네 가지로 나눌 수 있는데 이를 사기(四氣)라고 한다. 그 중 온열은 양에 속하고 한량은 음에 속하며, 그 중간에 속하는 것을 평(平)이라고 한다. 보통 한량한 약성을 가진 약물은 열상(熱象)을 해소(解消)하거나 경감시킬 수 있으며, 온열한 약성을 가진 약물은 인체의 한상(寒象)을 해소하거나 경감시킬 수 있다.

오미(五味)는 맵고 달고 시고 쓰고 짠 맛[신(辛)·감(甘)·산(酸)·고(苦)·함미(鹹味)]의 다섯 가지를 말하며, 여기에 담담한 맛[담미(淡味)]을 더하기도 한다. 삽미(澁味 : 떫은 맛)는 酸味에 귀속시킨다. 이 중 맵고 달고 담담한 맛은 양에 속하고 시고 쓰고 짠 맛은 음에 속한다. 辛味는 발산과 온열 작용을 위주로 하고, 甘味는 보익·중화작용을, 酸味는 수렴작용을, 苦味는 청열해독, 사하(瀉下), 진정 등의 작용을, 鹹味는 연화(軟化), 인신경(引腎經) 등의 작용을 위주로 갖는다.

승강부침(升降浮沈)은 약물의 작용방향을 가리키는 것이다. 升은 上升, 浮는 上浮, 降은 下降, 沈은 下沈하는 것이니, 升浮하는 약물은 주로 상승, 발산하는 작용을 하므로 양에 속하고, 침강하는 약물은 주로 내수(內收), 설하(泄下), 중진(重鎭)하는 작용을 하므로 음에 속한다.

CHECK

≪내경≫과 후세의 의가들은 음양론으로 인체의 조직구조를 설명하고 인체의 생명활동을 해석하였으며, 질병의 발생, 발전과 운기변화를 천발(闡發)하였으며, 나아가 임상 진단과 치료 및 양생을 지도하였다. 이로써 음양론이 한의학에 대하여 가지고 있는 이론의의와 임상의 지도작용을 알 수 있다. 그러나 음양론은 한의학 이론의 한 도구로써 그 자체의 국한성 또한 피할 수 없다.

음양의 정의를 "자연계에 서로 연관되어 있는 어떤 사물과 현상에 대하여 대립된 쌍방을 개괄하는 것이다."라고 할 때에 음양의 응용 범위와 필수 구비조건 즉, 첫째 서로 연계되어 있고, 둘째 음양의 속성을 갖추고 있고, 셋째 서로 대립된 쌍방이어야 한다는 것을 명확히 알 수 있다.

한의학 이론에 음양론과 함께 오행론이 있다는 사실 자체가 음양론의 국한성을 잘 말해주고 있으며, 오행론은 이러한 음양론의 부족한 점을 보충해 주고 있다. 음양론과 오행론은 서로 용(用)이 되는 불가분의 관계를 가지고 있지만, 음양론과 오행론만으로 복잡한 인체의 생명현상을 다 설명할 수는 없다. 그러므로 음양론이 한의학의 발전에 적극적인 작용을 했다는 점을 부정할 수는 없으나, 너무 음양론에만 구애되어서는 안 되며, 합리적인 이론 내용은 흡수해서 한의학 이론을 더욱 심화, 발전시켜야만 할 것이다.

02 오 행 론(五行論)

1) 오행의 기본 개념

오행(五行)이란 우주만물을 구성한다는 목(木)·화(火)·토(土)·금(金)·수(水)의 다섯 가지 물질을 말한다. 五行의 "行"은 "유행(流行)한다"는 기본적인 뜻과 "행용(行用)"의 뜻을 아울러 가지고 있다.[60] 즉, 우주만물은 이 오행이 유행, 변화하여 생성된 것이며, 구체적으로 존재하는 나무・불・흙・쇠・물 다섯 가지는 각각 목(木)・화(火)・토(土)・금(金)・수(水) 오행의 특성을 가장 잘 드러내고 있는 구체적인 물질로써 일상생활 가운데 널리 행하여 쓰여 진다는 의미를 가진다.

오행론은 木・火・土・金・水 오행의 특성 및 그 상생・상극의 원리로써 자연을 인식하고 자연현상을 해석하며 자연법칙을 탐구하는 일종의 우주관이자 방법론이라고 할 수 있는 우리 조상들의 철학사상이다. 오행론의 기본 관점은 우주만물이 木・火・土・金・水의 오행이 서로 섞이고 화합하여 화생된다고 보는 것이다. 따라서 우주의 모든 사물은 이 오행의 특성으로 추리, 연역, 귀납할 수 있으며, 오행 사이의 상생상극의 규율은 우주의 각종 사물에 보편적으로 적용할 수 있는 기본법칙이라고 본다.

따라서 오행론은 취상비류(取象比類)와 추리연역(推理演繹)의 방법[61]으로 우주만물을 오행의 기능속성에 따라 오대(五大) 계통으로 분류하여 사물간의 상호관계를 분석하고 오행의 생극제화(生克制化)관계로써 사물 간에 존재하는 복잡한 연계성이나 일부 사회현상과 생명현상을 해석해낸다.(다음에 나오는 "오행의 귀류" 참조)

한의학에서는 ≪내경≫ 시대부터 이미 오행론으로 각 장부조직간의 생리 병리적 특성과 상호관계를 해석할 뿐만 아니라 임상에서 질병을 진찰하고 증후

---

60) ≪尙書正義・疏證≫ : "五行, 言五者, 各有材幹也, 謂之行者, 若在天則爲五氣流行, 在地則世所行用也." [번역] "오행에 '다섯'이라고 말한 것은 각기 재간(기능)이 있기 때문이며, '行'이라고 말한 것은 하늘에서는 다섯 가지 기운이 되어 유행하고 땅에서는 세상에 行하여 쓰이는 바가 되기 때문이다."

61) 취상비류(取象比類)란 취류비상(取類比象), 또는 취상유비(取象類比)라고도 하는데 어떤 事物의 본질을 반영할 만한 두드러진 형상적(形象的) 특징을 잡아내어 그것이 오행 속성상 서로 비슷한 것끼리 분류(分類)하여 귀납(歸納)시키는 것을 말한다. 즉, 유비추리(類比抽理)의 일종이라고 할 수 있다. 예컨대 바람이 불면 나무들이 자꾸 흔들리는 것을 볼 수 있고 바람은 잘 움직이며 변화가 많다는 것을 알 수 있는데, 인체가 경련 발작을 한다든지, 손이나 머리채 또는 근육이 자꾸 떨린다든지 하면 병인(病因)을 풍사(風邪)로 보는 것이다.
추리연역(推理演繹)이란 이미 일반적으로 알고 있는 사실을 미루어서 새로운 사실을 알아내는 방법이며, 연역추리(演繹推理)라고도 한다. 예컨대 肝은 오행속성상 木에 속하는데, 담(膽)과 배합하고 근(筋)을 주관하며 목(目)으로 연결되어 있으므로 膽・筋・目의 오행도 모두 木에 속한다고 추리하는 방법이다.

를 변별, 분석하여 예후를 판단하고 질병을 예방치료 하는 데에 활용되어 오고 있다. 따라서 오행론이 한의학에 미친 영향은 음양론과 함께 실로 지대하다고 아니할 수 없다.

2) 오행 특성과 오행귀류

(1) 오행의 특성

오행의 성질은 ≪상서 · 홍범≫에 실린 내용을 기본으로 하여 사시의 변화와 구체적인 사물로 존재하는 나무 · 불 · 흙 · 쇠 · 물의 특성에 대한 관찰 등을 통해 계속 확장되었는데, 특히 ≪내경≫에서는 운기론(運氣論)을 통해 이를 다각도로 설명하고 있다. 특히 구체적인 사물로 존재하는 나무 · 불 · 흙 · 쇠 · 물의 오재(五材)는 오행의 기(氣)와 질(質)을 함께 구비하고 있어서 오행의 성상(性象)을 가장 잘 나타내는 것이라 할 수 있으므로 그 성질속성이 곧 오행의 속성과 상통한다고 할 수 있다. 오행의 주요 성질을 요약 정리하면 대략 다음과 같다.

木은 곡직(曲直), 생장(生長), 발생(發生), 생영(生榮), 승발(升發), 조달(條達), 서창(舒暢), 온화(溫和) 등의 특성을 갖는다.

火는 염상(炎上), 번무(繁茂), 화열(火熱), 소작(燒灼), 분열(分裂), 급변(急變), 외명내암(外明內暗) 등의 특성을 갖는다.

土는 가색(稼穡), 승재(承載), 생화(生化), 수납(受納), 풍만(豊滿), 중화(中和), 통합(統合), 욕증(溽蒸) 등의 특성을 갖는다.

金은 종혁(從革)[62], 변혁(變革), 숙살(肅殺), 침강(沈降), 수렴(收斂), 건조

62) ≪尙書 · 洪範≫에서는 金의 속성을 "금왈종혁(金曰從革)"이라고 하였다. "종(從)"은 순종한다는 뜻이고, "혁(革)"은 변경 · 개혁을 뜻한다. 금의 "종혁(從革)" 속성은 금속물질이 사람의 뜻에 따라 녹고 달구어져서 그릇으로 주조된다는 뜻이다. 그러므로 ≪상서정의≫ "金曰從革"의 소증에서 "쇠붙이는 바뀔 수 있는 것으로서 녹여서 그릇으로 만들 수 있다(金可改更者, 可銷鑄以爲器也).", "금속은 사람의 뜻에 따라 바뀌어질 수 있다. 이른바 '바뀌다'란 사람에게 쓰임이 될 수 있다는 뜻이다(金可以從人改更, 更言其可爲人用之意也)."라고 하였다. 이밖에도 일부의 사람들은 금속이란 광물이 제련을 거쳐 완성된 것으로서, 그 자체는 사람의 뜻에 따라 광물이 변혁되어 나온 것이므로 "종혁(從革)"이라 한다고 본다.

(乾燥), 견강(堅剛), 청절(淸切), 청결(淸潔), 엄정(嚴正) 등의 특성을 갖는다.

水는 윤하(潤下)[63], 자윤(滋潤), 한랭(寒冷), 폐장(閉藏), 침정(沈靜), 응견(凝堅), 외암내명(外暗內明) 등의 특성을 갖는다.

① 목(木)의 특성

木은 일체의 초목(草木)을 가리킨다. 나무는 대체로 곧게 자라지만 가지가 잘 구부러진다. 대부분의 초목은 새싹이 봄에 날씨가 따뜻해지고 적당한 수분이 있으면[64], 씨앗의 껍질을 뚫고, 땅의 껍질을 뚫고, 나무의 껍질을 뚫고 나와서 위로 자란다(上升, 升發). 이 때의 새싹은 지극히 여리고 여려서 땅의 껍질을 도저히 뚫고 나올까 싶지 않지만 자신의 떡잎 보다 훨씬 큰 흙덩어리조차도 거뜬하게 떠들면서 나온다[65]. 이것이 바로 소양생기(少陽[66]生氣)이며 木氣이고[67] 또한 목극토(木克土)의 증거이다[68]. 그러므로, 이러한 대자연의 生氣를 가장 잘 느낄 수 있는 때는 바로 생명의 계절인 봄인 것이며, 이를 가장 쉽게 알 수 있는 것 또한 봄철에 피어나는 산천초목(山川草木)을 통해서이다. 봄은 날씨가 대체로 온화(溫和)하여 전체적으로 만물이 발생(發生), 생장(生長), 생영(生榮)하는 기운을 가장 잘 느끼게 하며 초목이 잘 자라면서(生長) 가지를 쭉쭉 뻗으며[조달(條達)] 서창(舒暢)하는 특성을 또한 잘 알 수 있다.

후에 금속의 추상적인 속성으로부터 변혁·차가움·조절·정결·수렴 등으로 확대 해석하게 되었다.

63) ≪尙書·洪範≫에서는 水의 속성은 “수왈윤하(水曰潤下)”라고 하였다. “윤하(潤下)”란 물이 아래로 흘러가 만물을 적시며 윤택하게 하는 것이다. ≪주역참동계(周易参同契)≫에서 “물은 위로 흐르지 않고, 불은 아래로 타지 않는다(水流不炎上, 火動不潤下).”고 하였고, ≪후한서·오행≫에서 정현(鄭玄)은 “북궁의 땅은 수에 해당하는데, 수의 성질은 아래로 흘러서 촉촉하게 적셔 주는 관개에 쓰인다(北宮于地爲水, 水性浸潤下流, 所用灌漑者也).”고 주석 하였다. 후에는 수의 속성이 자윤(滋潤)·하향(下向)·폐장(閉藏)·한량(寒凉)·침정(沈靜) 등으로 확대 해석하게 되었다.

64) 이것이 水生木이며, 木氣가 따뜻하다는 것이다.

65) 이것이 木克土라고 하는 것이다. 초목의 여린 뿌리가 단단한 땅 속을 뚫고 뻗어가는 것 또한 木克土이다.

66) 陰인 껍질을 뚫고 나오니 少陽이다.

67) 그러므로, 章楠이 人體의 少陽 生氣가 命蒂에서 發源하여 肝膽(木)을 좇아 나온다고 한 것이다.

68) 草木의 여리디 여린 뿌리가 단단한 땅 속을 파고드는 것 또한 木克土의 증거이다.

또한 봄이 되면 아지랑이가 피어오르고(上升) 포유류에서부터 미물곤충(微物昆蟲)에 이르기까지 일체의 동물들이 부지런히 움직이게 되며, 사람의 마음도 따라서 자연히 들뜨게 되고 옷차림과 발걸음이 가벼워지며, 주위를 새롭게 단장하거나 인생의 새로운 출발을 하는 경우가 많아지는 것이다. 바람은 봄의 계절적인 특징의 하나이며, 변덕스럽고 변화가 무쌍(無雙)한데, 그 존재를 나뭇가지의 흔들림을 보고 가장 잘 알 수 있다. 그러므로 풍(風)은 木에 속(屬)하고 '善行而數變(잘 돌아다니며 자주 변한다)'한다고 말하는 것이며, 구급(拘急)·경련(痙攣)하거나 손발이나 머리 등을 흔들어 대는 증상 등은 모두 풍(風)에 속한다고 말하는 것이다. 그리고 봄바람은 흔히 살 속까지 파고든다고들 말한다. 이는 초목의 뿌리가 땅 속을 파고드는 것과도 같다. 그러므로 風은 소설(疏泄)한다고 보는 것이며, 간목(肝木)이 소설(疏泄)을 主한다고 하는 것이다. 나무는 일반적으로 따뜻하고 통풍이 잘 되면 가지를 쭉쭉 뻗어 나가며(이를 조달(條達)이라 한다) 무엇인가에 억눌리어 저애되는 것을 싫어한다[오울(惡鬱)]. 그러므로 우리 인체의 肝木도 억울됨을 싫어하고 조달(條達)·서창(敍暢)함을 좋아한다. 나무가 우거지면 마찰로 불이 일어나며, 나무는 또한 가장 좋은 땔감이 된다. 그러므로 목생화(木生火)라고 말한다. 동방(東方)은 해가 떠오르며 하루의 시작을 알린다. 그리하여 아침에 해가 뜨면 만물이 활동을 시작한다. 이는 곧 일년에 있어서의 봄에 해당한다. 그러므로 東方은 木에 속하는 것이며, 일출시(日出時)는 寅卯(인묘) 목시(木時)에 해당하는 것이다. 또, 만물이 모두 오행(五行)으로 이루어져 있다면, 木 가운데에 있는 火·土·金·水의 성상(性象)은 어떻게 알 수 있는가? 나무속의 수액(樹液)은 水의 性象에 속하며, 나무껍질이 메마르며 단단해지는 것은 金의 性象에 속하고, 마찰하거나 태우면 불이 일어나는 것은 火의 性象에 속(屬)하며, 썩으면 다시 흙으로 돌아가는 것은 土의 性象에 속한다. 또 줄기와 뿌리가 뻗어나가는 것은 木氣의 작용이고, 나무의 체간부(體幹部)가 단단해지고 열매를 맺으며 한없이 자라지 않도록 절제하는 것은 金氣의 작용이며, 나무가 자꾸 가지쳐서 무성해지고 꽃이 피는 것은 火氣의 작용이며, 나무의 뿌리에 양분을 저장하는 것은 水氣의 작용이며, 이러한 모든 작용들이 조화롭게 이루어질 수 있도록 조절하는 것은 바로 土氣의 작용이라고 할 수 있다.

② 화(火)의 특성

火는 뜨겁게 타오르며 만물을 태우는 기운이다. 또, 작은 불씨 하나가 순식간에 온 산을 다 불태우듯이 화는 분열하고, 번성하며 급변하는 기운이다. 불은 외부로는 어둠을 환하게 밝혀주지만 자신은 불투명하므로 외명내암(外明內暗)하다고 말한다.

여름은 날씨가 몹시 뜨겁고 그 중에서도 남쪽이 가장 뜨거우며, 번식이 가장 활발하여 만물이 번성하므로 여름과 남족은 火에 속한다. 심장은 색이 붉고 혈관을 통해 혈액을 전신에 공급하여 몸을 따뜻하게 해주고 더우면 땀을 많이 흘리게 되므로 심장과 혈맥과 땀이 모두 火에 속한다. 열이 나면 가슴에 번열이 생기고 갈증이 나며 얼굴이 붉어지거나 그슬린 것처럼 되는 것은 모두 火가 炎上하기 때문이다. 쇠붙이도 불 속에 들어가면 녹으니 화극금(火克金)이며 무엇이든 태우면 맛이 써지고 긴장·초조·불안 등으로 화가 동하면 입맛이 써지고, 이러할 때 쓴 것을 먹으면 다소 진정이 되는 것으로 보아 고미(苦味)가 화에 속하는 줄을 알며, 무엇이든 태우면 재가 되어 흙이 되므로 화생토(火生土)이다.

③ 토(土)의 특성

땅(흙)은 축축하여(濕) 농사의 터전이 되며(家穡) 만물을 생성 변화시키고(生化) 무엇이든 받아들여 실어준다(受納, 承載, 統合, 融化). 장마철의 찌는 듯한 더위(溽蒸)를 지나 가을로 가므로 장하(長夏)는 土에 속한다. 만물이 결국에는 흙으로 다시 돌아가는 것처럼 인체에서는 모든 음식이 입을 통해 위장으로 들어가고 비위를 통해 소화 흡수되어 전신의 모든 조직 기관에 영양을 공급할 수 있게 되니 비위(脾胃)와 입은 土에 속하며, 잘 먹으면 살이 찌고 살[기육(肌肉)]은 대지위의 흙처럼 몸의 모든 부분을 감싸고 보호하니 역시 土에 속한다. 흙은 큰물이라도 제방으로 막아주니 토극수(土克水)요, 어떠한 금속이라도 땅속에 매장되어 있다가 나오니 토생금(土生金)이다. 8월의 여름은 비가 많이 오며 습도가 높아 무덥고 바야흐로 모든 식물들이 성장을 멈추고 가을의 결실을 준비하는 때이니 土에 속한다. 방위상으로는 중앙이 만물의 중심이 되어 물류가 모이고 나가니 중앙이 토에 속한다.

④ 금(金)의 특성

가을은 싸늘한 날씨에 낙엽이 지고 쭉정이는 도태되는 숙살(肅殺)과 우수(憂愁)의 계절이다. 가을 날씨는 기온이 하강하여 싸늘하고 바람이 세차며 공기가 깨끗해지고 건조하여 만물이 메마르게 되며, 수액(樹液)이 뿌리로 내려가 만물이 시들어 단풍이 지고 낙엽이 지는데 무엇이든 메마르면 단단해지므로 오행으로 金에 속하는 것이다. 그러므로 가을과 싸늘하고 엄정한 숙살(肅殺), 변혁의 기운과 수렴하강(收斂下降)과 청결함과 건조해져서 단단해짐과 우수와 서글픔이 모두 金에 속한다. 폐가 나빠지면 자꾸 우수에 젖게 되고 폐를 통해 공기를 정화하고 폐의 숙강(肅降)작용으로 기기(氣機)가 하강하며 물길이 아래로 터지게 하며, 호흡은 코를 통해서 하게 되고 폐에 이상이 있으면 기침이 나며 감기에 걸리면 피부가 오그라들면서 오슬오슬 춥고 기침·가래·콧물 등이 나오니 모든 호흡기계통과 피부 등이 모두 金에 속한다. 가을에는 모든 초목이 시들거나 낙엽이 지고 나무는 쇠붙이에 의해 잘리고 쪼개지니 금극목(金克木)이 되고 단단한 것도 녹으면 물이 되고 바위틈에 맑은 물이 솟아나니 금생수(金生水)이다.

⑤ 수(水)의 특성

물은 만물을 적시며(滋潤) 흘러내리고(潤下) 뜨거운 열기를 식히며(寒冷) 불을 끄고(水克火), 건드리지 않고 가만 놓아두면 탁한 것이 가라앉으며 저절로 고요해져서(沈靜) 밖으로는 어둡지만 안으로는 투명하여 밝으므로 외암내명(外暗內明)하다고 말한다. 겨울이 되면 날씨가 몹시 추워져서(寒冷) 흐르던 물이 꽁꽁 얼어붙고(凝堅) 만물이 폐장(閉藏)되어 고요하니 水에 속한다. 인체의 콩팥과 방광은 물이 아래로 흘러가 가장 낮은 데에 처하듯이 장부 중에 가장 낮은 데에 처하여 인체의 수액을 주관하며 소변을 걸러내고 저장했다가 내보내는 역할을 함과 동시에 또한 만물이 물에서 생겨나듯이 생식을 신에서 주관하니 腎・방광은 水에 속한다.

이와 같이 계속해서 취상비류(取象比類)하고 미루어 넓혀 나간다면, 오행(五行)이 무엇이라고 단정하여 말하기는 어렵다 하더라도 대강 짐작은 할 수 있을 것이다. 요컨대, 五行을 알기 위해서는 무엇보다도 五行의 성상(性象)을 알아야 하는데, 五行의 性象을 알기 위해서는 오재(五材)인 나무・불・흙・쇠・물과 오계(五季)인 춘(春)・하(夏)・추(秋)・동(冬)・장하(長夏)의 性象을 연구하는 것이 가장 쉽다고 할 수 있을 것이다.

(2) 오행 귀류(歸類)

이는 전술한 취상비류(取象比類)와 추리연역(推理演繹)의 방법을 활용하여 만물과 인체의 각 장부 조직기관을 그 특성에 따라 오행으로 분류한 것을 말한다. 오행 귀류는 ≪소문≫의 각 편에 따라서 다소간 내용에 차이가 있으나 이를 종합하여 대표적인 것을 위주로 도표로 보이면 다음과 같다.

참고로 오행 귀류 중 일부에 대해 약간의 설명을 부가해보겠다.

해가 동쪽에서 떠서 양기가 올라가는 것이 木이 승발(升發)하는 특성과 유사하고, 풍(風)이 동쪽에서 성(盛)하므로 동방과 風이 木에 속하며, 남쪽은 뜨거운 것이 火가 炎上하는 특성과 유사하고, 열(熱)이 남방에서 성하므로 남방과 熱이 火에 속하며, 중앙은 땅이 평평하고 습윤하여 만물의 생장이 많은 것이 土의 생화하는 특성과 유사하므로 중앙과 습이 토에 속하며, 해가 서쪽으로 지는 것이 金이 숙강(肅降)하는 특성과 유사하고 조(燥)가 서방에서 성하므로 서방과 燥가 금에 속하며, 북방은 차고 추운[늠렬(凜冽)] 것이 물의 한랭한 성질과 유사하고, 한(寒)은 북방에서 성하므로 寒은 水에 귀속된다. 肝은 승발을 主하니 木에 속하고, 心은 온후(溫煦)를 主하니 火에 속하고, 脾는 운화(運化)를 주하니 土에 속하고, 肺는 肅降을 주하니 金에 속하고, 腎은 장정(藏精)을 주하니 水에 속한다.

이상은 취상비류의 방법을 활용하여 분류한 것이라고 할 수 있다.

▎표 3-2. 오행귀류표(五行歸類表)

오행(五行)	목(木)	화(火)	토(土)	금(金)	수(水)
특성	곡직(曲直)	염상(炎上)	가색(稼穡)	종혁(從革)	윤하(潤下)
오화(五化)	생(生)	장(長)	화(化)	수(收)	장(藏)
오시(五時)	춘(春)	하(夏)	장하(長夏)	추(秋)	동(冬)
육기(六氣)	풍(風)	火・熱(暑)	습(濕)	조(燥)	한(寒)
오방(五方)	동(東)	남(南)	중(中)	서(西)	북(北)
오색(五色)	청(青)	적(赤)	황(黃)	백(白)	흑(黑)
오장(五臟)	간(肝)	심(心)	비(脾)	폐(肺)	신(腎)
육부(六腑)	담(膽)	소장(小腸) 삼초(三焦)	위(胃)	대장(大腸)	방광(膀胱)
오관(五官)	목(目)	설(舌)	구(口)	비(鼻)	이(耳)
오액(五液)	루(泪)	한(汗)	연(涎)	체(涕)	타(唾)
오체(五體)	근(筋)	맥(脈)	육(肉)	피(皮)	골(骨)
오화(五華)	조(爪)	면(面)	순(脣)	모(毛)	발(髮)
오신(五神)	혼(魂)	신(神)	의(意)	백(魄)	지(志)
오지(五志)	노(怒)	희(喜)	사(思)	비(悲) 우(憂)	공(恐) 경(驚)
오성(五聲)	호(呼)	소(笑)	가(歌)	곡(哭)	신(呻)
오미(五味)	산(酸)	고(苦)	감(甘)	신(辛)	함(鹹)
오곡(五穀)	참깨(麻)	보리(麥)	기장(稷)	벼(稻)	콩(豆)
오과(五果)	자두(李)	살구(杏)	대추(棗)	복숭아(桃)	밤(栗)
오축(五畜)	개(犬)	말(馬)	소(牛)	닭(鷄)	돼지(彘)
오채(五菜)	부추(韭)	염교(薤)	아욱(葵)	파(葱)	콩잎(藿)
오취(五臭)	조(臊)	초(焦)	향(香)	성(腥)	부(腐)
生數・成數	3・8	2・7	5・10	4・9	1・6

추리연역의 방법을 활용한 예를 든다면 다음과 같다.

간은 담과 표리를 이루며 근(筋)을 주관하고 눈과 연결되며 그 정화가 손발톱에 나타나고 정지(情志)에 있어서 분노[노(怒)]를 주관하는데 모두 오행의 木에 귀속되며; 심은 소장과 표리를 이루며 맥(脈)을 주관하고 혀와 연결되며, 정화가 얼굴에 나타나고 정지(情志)에 있어서 기쁨[희(喜)]을 주관하는데 모두 오행의 火에 귀속되며; 비는 위(胃)와 표리를 이루며 육(肉)을 주관하고 입과 연결되며, 그 정화는 입술 주위에 나타나고 情志에 있어서 사려[사(思)]를 주관하는데 모두 오행의 土에 귀속되며; 폐는 대장과 표리를 이루며 피모(皮毛)를 주관하고 코와 연결되며 그 정화는 솜털에 나타나고 情志에 있어서 근심[우(憂)]을 주관하는데 모두 오행의 금(金)에 귀속되며; 신은 방광과 표리를 이루며 골(骨)을 주관하고 귀와 연결되며, 그 정화는 모발에 나타나고 情志에 있어서 두려움[공(恐)]을 주관하는데 모두 수(水)에 귀속된다.

그러나 이것은 취상비류의 방법도 섞여있다고 볼 수 있다. 왜냐하면 예컨대 비장에 속하는 肉은 온 몸을 감싸서 외부의 충격으로부터 몸을 보호하고 음식물의 공급이 원활하지 않을 때 비상식량으로 쓰여 몸의 모든 조직기관을 먹여 살리며, 입은 인체의 에너지 공급원인 모든 음식물이 들어가는 통로가 되기 때문에 이 둘은 모두 대지(土)가 만물을 보호수용하며 먹여 살리는 것과 비슷하므로 오행 귀류로 土에 속한다고 볼 수 있기 때문이다.

이와 같이 취상비류, 추리연역하여 귀류(歸類)하는 방법이 ≪황제내경≫에서는 널리 쓰이고 있는데, ≪소문≫의 금괘진언론, 음양응상대론, 장기법시론, 선명오기, 오운행대론, 오상정대론 등의 편과 ≪영추≫의 오미, 오음오미 등의 편에 근거하여 작성한 것이 바로 위에서 본 오행귀류표(五行歸類表)이다. 오행 귀류는 ≪소문≫의 각 편에 따라서 다소간 내용에 차이가 있으나 이를 종합하여 대표적인 것을 위주로 하여 보인 것이다.

3) 오행의 생극제화(生克制化)

오행의 生克制化란 五行이 상생(相生)과 상극(相克)으로 서로 조화 협조 통일을 이루어 生化가 쉬지 않고 끊임없이 이어지게 되는 오행 상호간의 관계 및 변화의 규율(規律)을 말한다[69].

(1) 오행의 상생(相生)과 상극(相克)

오행의 상생이란 오행이 목생화(木生火), 화생토(火生土), 토생금(土生金), 금생수(金生水), 수생목(水生木)의 순서로 서로 자생(滋生, 資生), 조장(助長), 촉진(促進)의 관계 내지 모자(母子)의 관계에 있는 것을 말하며, 오행의 상극이란 목극토(木克土), 토극수(土克水), 수극화(水克火), 화극금(火克金), 금극목(金克木), 목극토(木克土)의 순서로 억제(抑制), 극제(克制), 제약(制約)하는 관계에 있는 것을 말한다.

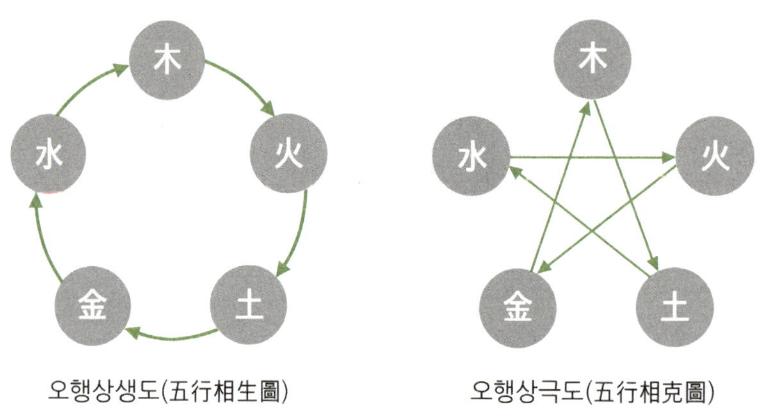

오행상생도(五行相生圖) 오행상극도(五行相克圖)

그런데 이렇게 말하면 우리는 흔히 相生은 살려주고 相克은 죽이는 것 같이 착각을 하기 쉬운데 사실은 相克 역시 큰 틀에서 보면 살리기 위해서 극제하

69) 오행의 "상생"・"상극"과 "제화(制化)"는 목・화・토・금・수가 서로 독립되어 정지 불변하는 것이 아니라, 순서에 따라 "상생"과 "상극"으로 끊임없이 전화하는 것이며, "상생"과 "상극"의 관계에서 반드시 제약이 있어야 생화가 멈추지 않고 평형을 유지한다. 오행론은 이러한 인식에 바탕을 두고, 오행의 "생극제화(生克制化)"로써 자연계의 모든 사물간에 이루어지는 협조평형의 통일성을 연구하고 설명하였다. 오행을 한의학 이론에 흡수하여 안으로는 오장에 배합시키고 밖으로는 자연과 결합시켰으며, 안으로는 오장을 중심으로 인체의 각 조직기관 및 그 생리현상을 연역하여 체내의 장부・기관조직 및 그 생리현상간에 "생극제화"가 이루어지는 관계를 설명하였고, 밖으로는 자연계의 각종 사물의 오행 속성을 인식함으로써 인체의 내외환경간에 "생극제화"로 이루어지는 관계를 설명하였다.

는 것이라고 볼 수 있다. 만약 오행이 서로 相生만 있고 相克이 없게 된다면 너무 항성하여 편승(偏勝)하게 되기 때문이다. 예컨대 우리 몸에서 금극목(金克木)의 작용이 없이 수생목(水生木)의 작용만 계속된다고 한다면, 키만 한량없이 크게 되어 살 수가 없을 것이다. 그래서 목기운의 작용으로 키가 적당히 크면 다시 金기운이 작용해서 지나치게 키만 크는 것을 방지하는 것이다. 또, 火氣만 지나치게 왕성하게 되면 우리 몸이 불덩어리 되어 결국 목숨을 유지하기 어렵게 될 것이다. 따라서, 화기가 너무 왕성해서 편성하려고 하면 水克火해서 물기운의 작용으로 불기운을 억제하게 되는 것이다. 또, 물기운만 너무 항성하게 되면 온 몸이 얼음 덩어리처럼 차지게 되어 모든 장기가 정상적인 생리기능을 할 수가 없게 될 것이므로 土克水해서 그 물기운이 항성하는 것을 방지함과 동시에 불기운으로 덥혀주게 되는 것이다.

그런데 오행의 생극제화는 단순히 두 五行 사이의 관계로만 이루어질 수 있는 것은 아니다. 예컨대, 상생의 경우 木生火가 태과(太過)해서 火가 편성(偏盛, 偏勝)할 경우에 金克木으로 木을 극제해서 원천적으로 火를 억제할 수도 있고, 또는 水克火로 직접 火를 극제할 수도 있고, 또는 火의 子인 土를 사(瀉)함으로써 火生土의 작용으로 火氣가 빠져나가게 해서 간접적으로 火를 억제할 수도 있는 것이다. 또, 상극의 경우 金克木이 太過해서 木이 편쇠(偏衰)할 경우에 火克金으로 金을 억제해서 원천적으로 木을 보호할 수도 있고(이 경우 火가 木의 子이니 자식이 부모의 원수를 갚는 셈임), 또는 水生木으로 木을 직접 생조(生助)할 수도 있고, 또는 金의 子인 水를 瀉해서 金生水의 작용으로 金氣가 빠져나가게 해서 간접적으로 金을 억제할 수도 있는 것이다. 이와 같이 오행이 相生과 相克의 작용을 통해 서로 협조, 견제하는 가운데 조화를 얻어서 전체적인 평형상태가 유지될 수 있도록 되어 있는 것이다.

따라서 오행의 상생이 아니면 사물이 발생, 성장할 수 없고, 오행의 상극이 아니면 정상적인 협조관계를 유지할 수 없다. 상생과 상극이 있어야만 만물의 화생과 소멸이 있게 되어 자연계의 생태평형을 유지할 수 있으며, 인체 내의 장부기능이 서로 협조 조화를 이루어 생명활동을 계속적으로 영위해 갈 수 있다.

그러므로 오행의 상생상극은 사물 간에 서로 조화 평형을 이루게 하는 원리로서 상생은 물론 상극까지도 궁극적으로는 천지에 있어서나 인체에 있어서나 똑같이 전체 생명의 유지 발전을 대전제로 삼고 있는 원리라는 것을 알 수 있다. 다른 四行의 경우도 이와 같이 유추해 볼 수 있는데 만약 이러한 생극제화의 균형이 깨지면 오행의 편승편쇠(偏勝偏衰)를 불러와 가지가지의 재해와 질병이 일어나는 것이다.

(2) 오행의 상승(相乘)과 상모(相侮)

오행의 相乘·相侮는 오행 사이의 생극제화를 통한 정상적인 협조 평형이 파괴됨으로써 발생하는 비정상적인 상극을 말한다. 相乘은 상극이 지나친 경우를 말하고, 相侮는 상극이 반대로 일어나는 경우를 말하는데 반모(反侮) 또는 반극(反克)라고도 부른다. '乘'이란 '올라타서 뭉개다'의 뜻이고 '侮'는 '업신여기다, 깔보다, 얏보다'의 뜻이다.

예컨대 목승토(木乘土)라고 하면 木의 土에 대한 극제(剋制)가 지나쳐서 土가 몹시 쇠약해지는 것을 말한다. 이것은 木이 태과(太過)한 경우에 발생하지만 土가 불급(不及)한 경우에도 발생할 수 있다. 왜냐하면 土가 불급하면 木이 비록 항성하지 않더라도 木의 극제를 감당하기 어렵게 되기 때문이다. 또 목모금(木侮金)이란 木이 태과하여 土를 乘할 뿐만 아니라 본래 자기를 이기는 金도 업신여기고 반극(反克)하게 되는 것을 말한다. 이것 또한 木이 태과하지 않더라도 金이 불급하여 木을 극제하지 못하는 경우에도 일어날 수 있다. 그러므로 어느 한 行이 태과하면 그것이 본래 이기는 行에 대해서는 乘하고 그것이 본래 이기지 못하는 行에 대해서는 侮하게 되는 것이며, 또는 어느 한 行이 불급하게 되면 그것이 본래 이기는 行에게는 侮를 당하고 그것이 본래 이기지 못하는 行에게는 乘을 당하게 되는 것이다. 즉, 金이 태과하면 木을 乘하고 火를 侮하게 되며, 金이 불급하면 火가 金을 乘하고 木이 金을 侮하게 되는 것이다.

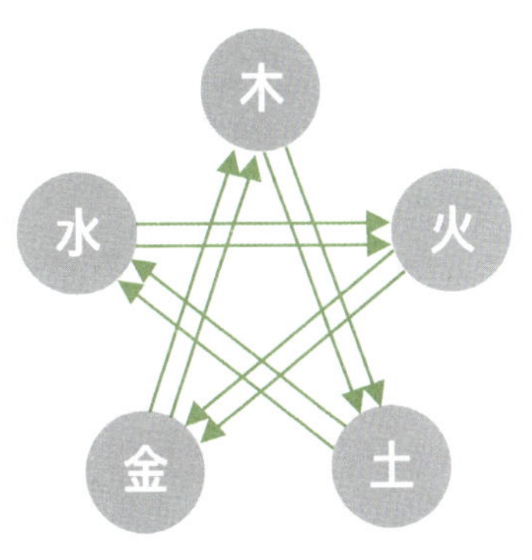

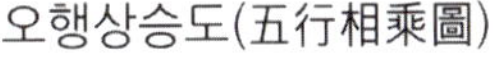
오행상승도(五行相乘圖)

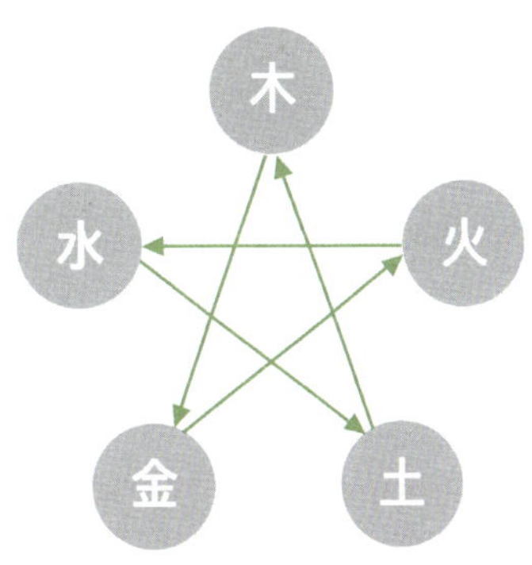

오행상모도(五行相侮圖)

이를 五材로써 이해하면 좀 더 쉽게 알 수 있다. 예컨대 쇠로 만든 도끼나 낫으로 나무를 자르지만 나무가 너무 단단하여 강할 때에는 도끼나 낫의 날이 이지러지는 것을 볼 수 있는데 이것이 木侮金이다. 또 흙이 물을 이기므로 제방을 쌓아서 물을 가둘 수 있지만 홍수가 지면 흙도 다 떠내려가는 것을 볼 수 있는데 이것이 수모토(水侮土)이다.

따라서 상승과 상모는 극해(極害)하는 방향은 서로 반대가 되지만 내용은 모두 오행 사이의 정상적인 생극제화가 이루어지지 못하여 발생하는 비정상적인 "상극(相克)" 현상이라고 할 수 있다.

4) 오행학설의 약선식이요법에서의 응용

오행론(五行論)은 한의학 이론의 거의 모든 부분에서 응용된다. 오장 중심의 인체의 조직구조와 생리기능 및 병리변화, 인체의 기질 유형, 질병의 발생과 전변 규율 등을 설명하고, 인체와 외부환경을 유기적으로 연계시켜 설명하며, 질병의 진단과 약물・약선・침자 등을 이용한 치료의 지침이 되며, 나아가 운기변화를 예측, 분석하고 설명하는 주요 수단이 된다.

(1) 오장의 생리기능과 그 상호관계를 설명한다.

오행학설은 인체의 오장(五臟)을 각각의 오행에 배속해 오행의 특성으로 오장의 생리기능을 설명한다. 목(木)이 서장(舒長), 승발(升發)하는 특징은 간(肝)이 조달(條達)하기를 좋아하고 억울(抑鬱)되는 것을 싫어하여 소설(疏泄)작용으로 나타난다. 화(火)의 온열(溫熱)하고 승등(升騰)하는 특성은 심양(心陽)의 온후(溫煦)기능으로 나타난다. 토(土)의 수납(受納)하고 화생(化生)하는 성질은 비(脾)가 수곡(水穀)을 운화(運化)하여 기혈(氣血)을 化生하는 것과 같고, 금(金)의 숙살(肅殺), 수렴(收斂)하는 성질은 폐(肺)의 숙강(肅降)을 설명한다. 수(水)의 자윤(滋潤)하고 하행(下行)하는 성향은 신(腎)이 물을 주관하고 장정(藏精)하는 기능을 설명해 준다.

五臟의 기능활동은 고립되어 있는 것이 아니라 서로 밀접하게 연계되어 있다. 五臟의 五行 배속은 五臟의 특성을 설명할 뿐 아니라 五行의 생극제화(生克制化) 이론에 따라 장부(臟腑)의 생리기능의 내재(內在)된 관계를 설명한다. 때문에 五臟 사이에는 상호자생(相互資生), 촉진(促進)하는 상생(相生)의 관계 뿐 아니라, 상극(相克)하는 상호제약(相互制約)의 관계도 존재하고 있다.

상생(相生)의 관계에서 보면 간혈(肝血)은 심(心)을 자양(滋養)해주어 목생화(木生火)가 되고, 심양(心陽)은 비(脾)의 운화(運化)를 온후(溫煦)하여 화생토(火生土)가 된다. 비기산정(脾氣散精)은 폐(肺)로 들어가 토생금(土生金)이 되고, 폐기(肺氣)의 숙강(肅降)은 수액(水液)을 신장(腎臟)으로 돌아가게 하니 금생수(金生水)가 된다. 신정(腎精)은 간혈(肝血)을 자양(滋養)하므로 수생목(水生木)이 된다.

상극(相克)의 관계에서 보면 간기(肝氣)의 조달(條達)하는 특성은 비(脾)의 옹체(壅滯)된 氣를 소설(疏泄)시키니 목극토(木克土)가 된다. 비(脾)가 운화(運化)한 수액(水液)은 신수(腎水)의 범람을 막으니 토극수(土克水)가 되며, 신음(腎陰)의 자윤(滋潤)하는 기능은 심화(心火)의 과도한 항성(亢盛)을 제약(制約)하므로 수극화(水克火)가 되고, 심양(心陽)의 온후(溫煦)기능은 폐기(肺氣)의 숙강(肅降)이 태과(太過)하는 것을 막으니 화극금(火克金)이 된다. 폐기(肺氣)의 숙강(肅降)은 간기(肝氣)의 승발(承發)이 태과(太過)하는 것을 제어하므로 금극목(金克木)이 된다.

(2) 오장 병변(病變)의 상호영향력에 대해 설명한다.

五臟 병변의 상호영향이란 여기서는 본장(本臟)의 질병이 타장(他臟)으로 전달되는 것과, 타장(他臟)의 질병이 本臟으로 전달되는 것을 말한다. 이러한 병리상의 상호영향을 "전변(轉變)"이라고 한다. 오행(五行)이론에서 轉變은 상생(相生)관계의 轉變과 상극(相克)관계의 轉變이 있다.

相生관계의 轉變은 "모병급자(母病及子)", "자병급모(子病及母)"의 두 방면으로 나뉘어진다. 母病及子란 모장(母臟)에서 자장(子臟)으로 질병이 轉變되는 것으로 간병(肝病)이 심(心)에 미치는 것, 신장(腎臟)의 병(病)이 간(肝)에 미치는 것 등이 있다. 子病及母란 자병(子病)의 질환이 모병(母病)에 미치는 것으로 간병(肝病)이 신장(腎臟)에 미치고 심병(心病)이 간(肝)에 미치는 것을 말한다.

상극(相克)관계의 轉變은 "상승전변(相乘轉變)"과 "상모전변(相侮轉變)"이 있다. 상승(相乘)이란 相克이 태과(太過)하여 발병(發病)하는 것으로 한 장(臟)의 相克이 너무 太過하든가, 본장(本臟)이 너무 허(虛)하여 상대방의 相克이 太過한 경우 두 가지가 있다. 예컨대 간왕(肝旺)으로 인해 비(脾)를 승(乘)하는 것과, 脾가 허(虛)하여 간극(肝克)이 상대적으로 乘하게 되는 경우이다.

상모(相侮)란 반극(反克)을 말한다. 한 臟의 기운이 너무 太過하거나 혹은 虛하여 정상의 경우라면 克을 당해야 하는 臟이 오히려 반대로 상대방을 克하는 경우를 말한다. 예컨대 肝旺으로 인해 폐(肺)를 反克하는 것이나 肺가 허虛하여 肝에게 克을 당하는 것 등이다.

(3) 인체와 외부 환경을 유기적으로 연계하여 설명한다.

≪내경≫은 자연계를 동방 木 계통, 남방 火 계통, 서방 金 계통, 북방 水 계통, 중앙 土 계통으로 나누고, 인체를 肝木 계통, 心火 계통, 肺金 계통, 腎水 계통, 脾土 계통으로 나누어 음양오행 계통간에 상통(相通), 상응(相應)하면서 유기적으로 긴밀하게 연계되어 있음을 설명하고 있다.

이는 이른바 동기상응(同氣相應) 또는 동기감응(同氣感應) 이론에 의한 것으로 오행속성이 같은 상이한 사물간에 존재하는 同氣相應을 근거로 외부환경이 인체 내부환경에 영향을 미친다는 것을 설명한 것이다.

예컨대 풍기(風氣)・인시(寅時 : 새벽 3시부터 5시까지)・봄・동쪽・청색・신맛・온화한 기후 등은 그 오행 속성이 모두 木이며, 인체의 간과 안팎으로 상응하는 관계에 있으므로 이와 관련된 외부환경의 변화는 간의 생리기능에 영향을 미친다. 기타의 장부도 모두 이와 같이 유추할 수 있다.

(4) 인체의 기질유형(氣質類型)을 설명한다.

≪영추・음양이십오인편≫에 보면 사람을 품부의 차이에 근거하여 오음(五音)・오색(五色) 및 음양론과 결합하여 인체의 기질 유형을 25종 유형으로 개괄하고 각 유형별 피부색, 형체, 성격 및 계절에 대한 적응 차이 등을 설명하였다. 예를 들면 다음과 같다.

"土形의 사람은 … 그 사람됨이 黃色이고 얼굴이 둥글며, 머리가 크고 肩背가 아름다우며, 배(腹)가 크고 정강이가 아름다우며, 손발이 작고 살이 많으며, 上下가 서로 균형이 잡히고 걸음 걸을 때에 땅에 편안히 딛고 발을 드는 것이 뜨며, 安心하고, 남을 利롭게 하기 좋아하며 권세를 좋아하지 않고 사람들에게 잘 기댑니다. …"[70]

(5) 질병의 진단과 병정(病情)의 예후 판단의 지침이 된다.

인체는 하나의 유기적인 정체(整體)로 내장(內臟)에 질병이 생기면 체표(體表)의 상응(相應)되는 부위의 조직기관에 반응이 나타나고 색(色), 맥(脈), 미각(味覺) 등의 이상(異常) 변화가 나타난다. 질병을 진단할 때에는 사진(四診)을 통하여 얻어진 증상(症狀)과 체징(體徵)을 오행(五行) 배속과 생극승모(生克乘侮)의 변화규율에 근거, 분석하여 질병을 진단하고 병세를 예측한다. 예를 들면 안색이 푸른 기가 돌고 신 것을 먹으려 하고 현맥(弦脈)이 나타나

---

70) ≪靈樞・陰陽二十五人≫ : "土形之人, … 其爲人, 黃色, 圓面, 大頭, 美肩背, 大腹, 美股脛, 小手足, 多肉, 上下相稱, 行安地, 擧足浮安, 心好利人, 不喜權勢, 善附人也. 能秋冬, 不能春夏, …."

면 간병(肝病)으로 진단하고, 안색이 붉고 입 안이 쓰며 홍맥(洪脈)이 나타나면 심병(心病)으로 진단한다. 병세에 있어서도 질병이 있는 본장(本臟)의 색(色)과 맥(脈)이 서로 부합하면 평(平)이라 하여 병세가 안정된 것으로 보지만 色과 脈이 서로 부합하지 않으면 역(逆)이라 하여 예후(豫後)가 좋지 못함을 의미하게 된다.

(6) 질병을 치료하는 지침이 된다.

오행(五行)의 상생(相生) 규율에 의한 치법(治法)에는 "보모사자(補母瀉子)"가 있는데 여기서 "보모(補母)"란 "허즉보기모(虛則補其母)"라 하여 어느 장(臟)의 병이 허증(虛證)인 경우 그 모(母)에 해당하는 장(臟)을 보(補)하는 방법으로 치료하는 것을 말한다. 예컨대 간음(肝陰)의 부족(不足)에 신음(腎陰)을 補하는 치법(治法)을 쓰는 경우이다. "사자(瀉子)"란 "실즉사기자(實則瀉其子)"라 하여 어느 臟의 병이 실증(實證)인 경우 그 자(子)에 해당하는 臟을 사(瀉)하는 방법으로 치료하는 것을 말한다. 예컨대 간화(肝火)가 왕성(旺盛)할 경우 심화(心火)를 瀉하는 治法을 쓰는 경우이다.

五行의 상극(相克) 규율에 따른 治法에는 또 "억강부약(抑强扶弱)"이 있다. "억강(抑强)"이란 태과(太過)한 臟의 강성(强盛)을 억제(抑制)함으로써 그로 인한 상승(相乘)과 상모(相侮)를 막는 것이다. 간기(肝氣)의 太過로 비(脾)에 횡역(橫逆)하면 간비부조(肝脾不調)의 병증이 나타나게 되는데, 이를 간목승비토(肝木乘脾土)라 한다. 이럴 경우에는 소간평간(疏肝平肝)을 위주로 한 治法을 쓰게 되고, 반대로 비토(脾土)의 습탁(濕濁)이 옹체(壅滯)되어 간(肝)에까지 이르게 되면 이때도 간비부조(肝脾不調)의 병증이 나타나게 되는데 이는 비토(脾土)가 간목(肝木)을 모(侮)한 경우이다. 이때는 건비화습(健脾化濕)을 위주로 한 治法을 쓰게 된다. "부약(扶弱)"이란 불급(不及)한 臟의 허약함을 도움으로써 그로 인한 상승(相乘)과 상모(相侮)를 막는 것이다. 예컨대 비기(脾氣)가 허(虛)하여 간기(肝氣)가 그 허(虛)한 틈을 타고 승(乘)할 경우 건비익기(健脾益氣) 위주의 治法을, 비기(脾氣)가 허(虛)하여 수(水)를 제어(制御)하지 못해 수습범람(水濕犯濫)의 증상이 나타날 경우에는 水의 臟인 신

(腎)보다 먼저 건비이수(健脾利水) 위주의 治法을 쓰는 것을 말한다.

五行의 생극승모(生克乘侮) 규율은 五臟 질병의 발전경향을 미리 예측할 수 있기 때문에 치료 시 그 太過와 불급(不及)을 조정하여 질병의 전변(轉變)을 制御할 수 있다. 예컨대 간병(肝病)의 경우, 간기(肝氣)가 太過하게 되면 반드시 비(脾)를 승(乘)하게 되므로 먼저 건비(健脾)하는 治法을 써 肝病이 脾로 轉變하는 것을 방지할 수 있게 한다.

또 약을 씀에 있어서도 약의 고유성질인 기미(氣味)를 오행(五行)에 배속시켜 장부(臟腑) 질병의 치료에 참고로 삼을 수 있다. 청색(靑色)에 신맛이 나는 것은 간(肝)으로, 적색(赤色)에 쓴 맛이 나는 것은 심장(心臟)으로, 황색(黃色)에 단 맛이 나는 것은 비장(脾臟)으로, 백색(白色)에 매운 맛이 나는 것은 폐(肺)로, 흑색(黑色)에 짠 맛이 나는 것은 신장(腎臟)으로 들어가게 된다.

03 정(精) · 기(氣) · 혈(血) · 진액론(津液論)

精 · 氣 · 血 · 津液은 인체를 구성하고 생명을 유지하는 기본물질이다. 정 · 기 · 혈 · 진액은 장부 · 경락 등 인체 조직기관의 생리활동을 통해 얻어지는 산물이자, 이들 조직기관이 생리활동을 진행하는데 필요한 물질적 기초이다.

"精"은 선천 부모로부터 물려받고 후천 수곡(水穀) 정기에 의해 충양(充養)되는 생명물질이며, "氣"는 끊임없이 운동 변화하며 활동력이 매우 강한 물질에너지이다. "血"은 경맥 속을 순행하면서 전신을 자양하는 적색의 액체이다. "津液"은 인체에 있는 모든 정상적인 수액을 총칭한다. 정 · 기 · 혈 · 진액의 상대적 속성을 근거로 음양을 나누면 기는 동적이고 추동 · 온후작용을 하므로 양에 속하고, 혈 · 진액은 정적이고 자윤 · 유양작용을 하므로 음에 속하며, 精은 양기가 고도로 응축된 음액(陰液)이므로 형태상으로는 음에 속하고 기능상으로는 양에 속하여 체음용양(體陰用陽)의 특성을 갖는다.

정·기·혈·진액의 생성 및 체내에서 진행되는 그 신진대사는 모두 장부·경락 등 조직기관의 생리활동에 의해 이루어지며, 이들 조직기관들의 생리활동 또한 정기의 추동·온후작용 및 혈과 진액의 자윤·유양에 의해 이루어진다. 그러므로 정·기·혈·진액은 생리적 상황뿐만 아니라 병리적 상황에서도 항상 장부·경락 등의 조직기관과 서로 의존하는 관계를 유지한다.

1) 정(精)

(1) 정(精)의 개념

한의학에서는 精을 원초적 생명 물질로 인식한다. 그러므로 ≪영추·본신≫에 "생명의 근원이 되는 물질을 일러 精이라 한다."[71]고 말하고, ≪영추·결기≫에서는 "두 사람의 신(神)이 서로 합쳐서 육체가 생기는데 항상 육체보다 먼저 생기는 것이 精이다."[72]라고 하였으며, ≪영추·경맥≫에서는 "사람이 처음 생겨날 때에 먼저 精이 이루어지고, 精이 이루어지면 뇌수(腦髓)가 생긴다."[73]고 하였다. 정은 선천의 신기(腎氣)와 수곡정미(水穀精微) 즉, 섭취한 수곡에서 얻어지는 영양물질이 결합하여 생화되며, 이는 인체를 구성하고 생명을 유지시키는 필수적인 기본물질이다. 그러므로 ≪소문·금궤진언론≫에서 "정은 몸의 근본이다(夫精者, 身之本也)"라고 하여 그 중요성을 강조하고 있다.

(2) 정(精)의 생성

精은 그 생성 근원에 따라서 선천지정과 후천지정으로 나뉜다. 선천지정(先天之精)은 부정모혈(父精母血)이 상합하여 형성된 것으로 수태할 때에 품수하며, 이후 모든 생명활동의 기초가 된다. 후천지정(後天之精)은 출생 후 음식물의 섭취를 통해 부단히 공급되는 수곡(水穀)의 정기(精氣)에 의해 생성되고 충양(充養)되는 精을 말한다. 그러므로 精은 가장 협의로는 생식지정(生殖之

71) ≪靈樞·本神≫ : "生之來謂之精, 兩精相搏謂之神."
72) ≪靈樞·決氣≫ : "兩神相搏, 合而成形, 常先身生, 是謂精."
73) ≪靈樞·經脈≫ : "人始生, 先成精, 精成而腦髓生."

精)을 가리키고, 보통은 인체의 모든 호르몬을 가리키며, 가장 넓게는 精氣와 血·津液까지를 모두 포괄한다.

精은 오장에서 생성되어 腎에 저장되며 간장에서 소설(疏泄)을 맡고 심장에서 주재(主宰)하며 상화(相火)를 따라서 동(動)한다. 그리고 腎에 저장된 精은 다시 필요에 따라 오장에 공급되어 전신의 생명활동에 필요한 근본에너지가 된다.

(3) 정(精)의 생리기능

① 생식(生殖)

생식지정(生殖之精)은 생명의 원시(原始) 물질로 생식을 통해 후대(後代)를 번성시키는 작용을 한다. 이렇게 생식 능력을 갖는 精은 신정(腎精)이 일정정도 충양(充養)되면 생산된다. 때문에 腎精이 충족(充足)하면 생식 능력이 강하고, 腎精이 부족하면 생식능력이 떨어진다.

② 성장발육

精은 인체 성장발육의 기초물질이다. 배태(胚胎)의 형성과 태아의 성장발육은 선천지정(先天之精)의 작용이다. 출생 후에는 先天之精의 촉진(促進)에 후천지정(後天之精)의 충양(充養)을 받아야지만 정상적인 성장발육을 할 수 있다. 精氣의 성쇠변화에 따라 인체의 생로병사(生老病死) 등의 생명운동규율이 나타나게 된다.

③ 생수화혈(生髓化血)

신(腎)은 장정(藏精)하고 精은 수(髓)를 생한다. 髓에는 뇌수(腦髓), 척수(脊髓), 골수(骨髓)의 구분이 있으나 모두 신정(腎精)이 그 물질 기초가 된다. 精은 혈액을 생성하는 주요 물질로 腎精이 생수(生髓)하여 화혈(化血)하는 것이다. 때문에 精이 충만하면 혈도 충만하게 된다.

④ 유양(濡養)작용

精은 인체 장부(臟腑), 형체(形體), 관규(管竅) 등의 조직기관을 유윤(濡潤), 자양(滋養)하는 기능을 한다. 선천지정(先天之精)과 후천지정(後天之精)이 충만하게 되면 오장육부(五臟六腑)의 精이 충족되고 腎精 또한 충만하게 되어 전신(全身)의 臟腑 조직기관이 모두 滋養받으니 생리기능이 정상적으로 진행된다. 그렇지 않을 경우 臟腑 조직기관의 기능저하 상태가 나타나게 된다.

2) 기(氣)

(1) 기(氣)의 기본개념

≪설문(說文)≫에는 "기는 운기이다(氣, 雲氣也)."라고 기재되어 있다. 즉, 기의 본래 의의는 구름 기운을 말하는 것으로 자연현상에 대한 인식에서 시작되었으나 이는 후에 철학적인 의미로 확대되어 구체적인 형체를 가진 만물은 모두 기에 의해 형성되고 생명과정 또한 氣의 취산이라고 보았다. 이에 대해 전국시대(戰國時代) 중기의 장주(莊周)는 ≪장자·지북유≫에서 "사람의 생명은 氣가 모인 것이다. 기가 모이면 살고 흩어지면 죽는다. ...... 온 천하가 오직 한 氣일 따름이다."[74]라고 기재하고 있다.

기는 우주에서 두 가지 형태로 존재한다. 그 하나는 사방으로 퍼져 극렬하게 운동하는 것으로서, 아주 미세하고 사방에 퍼져 있으며 끊임없이 움직이기 때문에 육안으로 직접 볼 수 없으므로 이를 "무형(無形)"이라 한다. 다른 하나는 응집된 상태로서 미세하나 흩어져 있는 기가 한 곳에 모여 볼 수도 있고 만질 수도 있는 실체를 이루므로 "유형(有形)"이라 한다. 관습적으로 퍼져 있는 상태를 "氣"라 하고, 형질이 있는 실체를 "형(形)"이라 한다. 그러므로 ≪의문법률≫에서 "기가 모이면 형체를 이루고, 기가 흩어지면 형체가 없어진다."[75]고 하였다.

또한 氣는 만물사이에 발생하는 감응(感應)현상의 중개자로 인식되었다. 악

---

74) 人之生, 氣之聚也. 聚則爲生, 散則爲死, ... 通天下一氣耳 通天下一氣耳.
75) 氣聚則形存, 氣散則形亡.

기의 진동과 공명, 자석이 철을 잡아당기는 것, 달의 인력으로 인한 조수현상, 천체의 상호 작용에 따른 밤낮의 변화, 계절기후의 변화 등 각종 물질 형태의 일체의 상호작용을 感應이라고 하고 이들 사이에서 氣가 끊임없이 승강출입(乘降出入), 응취(凝聚), 발산(發散) 등의 교환활동을 벌이면서 感應할 수 있게 하는 매개자라고 본 것이다. 때문에 이는 점차 인체의 생리·병리과정 등을 해석하는 의학의 범주로 확대되어 氣 개념을 형성하게 된다.

氣는 인체를 구성하는 가장 기본이 되는 물질이다. ≪소문(素問)·보명전형론(寶命全形論)≫에서는 "인간은 천지의 기에 의존하여 태어나며 사시변화의 규율에 순응하면서 생활한다. … 천지의 기를 이어받아 태어나는 것을 사람이라 한다."[76]고 하였는데, 이는 곧 인간은 천지의 기가 결합하여 태어나며, 천지의 기는 인체를 구성하는 가장 기본적인 물질임을 설명한 것이다.

氣는 또한 인체의 생명을 유지하는 가장 기본적인 물질이다.

인간은 반드시 자연계에서 청기(淸氣)를 흡입해야 생명을 유지할 수 있다. 인간의 생명은 실제로는 기의 운동과 변화이다. 이러한 기의 운동과 변화가 정지하면 인간의 생명은 곧 멈추게 된다.

≪소문·육절장상론≫에서 "하늘은 인체에 오기를 공급하고 땅은 오미를 공급한다. 오기는 코를 통해 들어가 심·폐에 저장되는데, 그 기가 상승하여 혈색을 좋게 하고 음성을 크고 낭랑하게 한다. 오미는 입으로 들어가 장·위에 저장되는데, 오미는 (각각 오장에) 저장되는 바가 있어 오장의 기를 자양한다. (오장의) 기가 조화를 이루어 생화작용을 하면 진액이 생성되고 신기(神氣)가 저절로 생긴다."[77]고 하였다. 이는 氣와 味가 인체의 생명을 유지하는 데 없어서는 안 될 물질임을 설명한 것이다. "오기(五氣)"는 물론 氣이며, "미(味)" 역시 기에서 화생되거나 기가 모여서 형성된 것이다.

결론적으로 인체는 끊임없이 자연계의 기를 받아들여야만 생존할 수 있고, 체내의 모든 운동과 변화는 기의 운동·변화작용 하에 발생한다. 따라서 기는

76) 人以天地之氣生, 四時之法成. ……天地合氣, 命之曰人.
77) 天食人以五氣, 地食人以五味. 五氣入鼻, 藏於心肺, 上使五色修明, 音聲能彰; 五味入口, 藏於腸胃, 味有所藏, 以養五氣, 氣和而生, 津液相成, 神乃自生.

인체의 생명을 유지하는 가장 기본적인 물질이다.

(2) 기(氣)의 생성

氣의 생성(生成)은 부모에게서 품부(稟賦)받은 선천(先天)의 정기(精氣)와 음식물 중의 영양물질인 수곡의 정기(水穀之精氣), 그리고 자연계에 존재하는 청기(淸氣)에 의해 생성된다. 수곡의 정기는 비위(脾胃)의 운화(運化)작용에 의해서 생성되고, 대기 중의 청기(淸氣)는 폐(肺)의 호흡작용에 의해서 흡입된다. 이와 같이 기의 생성은 신(腎), 폐(肺), 비(脾) 삼장(三臟)의 종합적인 작용에 의해 완성된다. 따라서 폐(肺), 비(脾), 신(腎)의 생리기능이 정상적으로 잘 이루어지면 氣의 생성도 충만해 지고 반대로 肺, 脾, 腎 어느 한 장이라도 기능실조가 나타나게 되면 氣의 생성에 영향을 끼쳐 기허(氣虛) 등의 병리변화를 일으키게 된다. 단, 그 중에서도 비위(脾胃)의 운화(運化)작용은 특히 더 중시된다.

(3) 기(氣)의 생리기능

氣는 인체 생명활동의 가장 기본이 되는 물질로 인체에서 매우 중요한 생리기능을 수행하고 있다. 주요하게는 아래 다섯 가지로 개괄할 수 있다.

① 추동(推動)작용

氣는 매우 활력이 강한 물질로 인체의 생장(生長), 발육(發育)과 각종 장부(臟腑), 경락(經絡) 등 조직기관의 생리활동, 혈(血)의 생성(生成)과 운행(運行), 진액(津液)의 생성(生成)과 수포(輸布), 배설(排泄) 등에 대해 모두 추동(推動)작용을 가져 운동들을 격발(激發)시키는 작용을 한다. 때문에 氣가 허쇠(虛衰)하게 되면 성장발육에 영향을 끼치게 되거나 조기(早起) 노화를 가져오고, 臟腑, 經絡 등의 조직기관의 생리활동이 쇠약해지거나, 血과 津液의 생성부족과 운행지연 등을 일으켜 혈허(血虛), 혈어(血瘀), 수액(水液), 정체(停滯) 등의 병리변화를 일으키게 된다.

② 온후(溫煦)작용

氣는 인체 열량(熱量)의 근원이다. 인체의 체온은 氣의 온후(溫煦) 작용에 의해 항온(恒溫)을 유지할 수 있다. 각 臟腑, 經絡 등 조직기관 또한 氣의 溫煦 작용 아래에서 정상적인 생리활동을 유지할 수 있게 된다. 血과 津液 등 액상(液狀)의 물질들도 氣의 溫煦 작용에 의해 정상적인 순행을 하게 된다. 만약 氣의 溫煦 작용의 실조(失調)가 오게 되면 외한(畏寒), 사지불온(四肢不溫), 체온(體溫) 저하(低下), 血과 津液의 운행 지연(遲延) 등의 한상(寒象) 증상들이 나타나게 된다. 또 모종의 원인에 의해 氣가 뭉쳐 흩어지지 않게 되면 이것이 울체(鬱滯)되어 열(熱)로 화(化)하게 되다.

③ 방어(防禦)작용

기체(機體)의 防禦 작용은 매우 복잡한 것으로 기(氣), 혈(血), 진액(津液)과 臟腑, 經絡 등의 조직기관과의 다방면에 걸친 종합적인 삭용이다. 하지만 氣가 그 중 상당히 중요한 비중을 차지하고 있음은 의심할 여지가 없다. 氣의 방어작용은 주로 위기(衛氣)에 의해서 전신(全身)의 기표(肌表)를 호위(護衛)하여 외사(外邪)의 침입을 막는 것으로 수행되어진다. 氣의 방어작용의 약해지게 되면 外邪가 쉽게 기체(機體)에 침입해 질병을 일으키게 된다.

④ 고섭(固攝)작용

氣의 固攝작용은 주로 血, 津液 등 액상물질이 이유 없이 유실되는 것을 막는 것으로 재현(再現)된다. 혈액이 맥관(脈管) 안에서 순조롭게 운행하도록 하여 맥외(脈外)로 유출되는 것을 막고, 땀, 소변, 타액(唾液), 위액(胃液), 장액(腸液), 정액(精液) 등을 固攝하여 그들의 분비(分泌) 배설량을 조절함으로써 무고한 유실을 방지한다. 氣의 固攝작용이 약해지게 되면 체내 액상(液狀) 물질들의 대량 유실이라는 위험한 상태를 초래하게 된다. 혈(血)의 固攝이 약해지면 출혈이, 津液에 대한 固攝작용이 약해지면 자한(自汗), 다뇨(多尿), 소변실금(小便失禁), 유연(流涎), 설사(泄瀉), 유정(遺精), 활정(滑精), 조설(早泄) 등등의 증상이 나타나게 된다. 氣의 固攝작용과 추동(推動)작용의 서로 상반된 양 측면으로 이 두 작용의 협조평형이 체내 液狀 물질들의 정상적인 운행(運行), 분비(分泌), 배설(排泄)의 조절과 제어를 수행하게 된다. 이 외에도 固攝 작용은 내장(內臟) 장기(臟器)가 고정된 위치를 유지하게 하는 데에도 작용하여 기허(氣虛)로 固攝 작용이 약해지게 되면 위하수(胃下垂), 자궁하수(子宮下垂), 탈항(脫肛) 등의 병증(病證)이 나타나게 된다.

⑤ 기화(氣化)작용

氣化는 氣의 운동으로 인해 발생하는 변화를 말한다. 곧, 물질의 모든 형태의 운동변화를 말한다. 이는 氣가 형(形)으로 화하는 것, 形이 形을 생하는 것, 形이 氣로 화(化)하는 것 등의 형식을 모두 포괄한다. 무형(無形)의 氣가 취합하여 유형(有形)의 물질(物質)이 되는 것은 氣가 形으로 변화하는 과정이고, 유형의 물질이 흩어져 다시 氣로 돌아가는 것은 形이 氣로 변화하는 과정이다. 유형의 물체가 생성(生成)된 후에는 氣의 추동(推動)과 격발(激發)로 인해 상호간에 전변(轉變)이 일어나게 된다. 인체(人體)내의 진액(津液)이 氣의 작용(作用)을 거쳐 혈(血)로 전화(轉化)하거나 혹은 소변(小便)이나 땀으로 변하는 것과 같은 것이 바로 기화(氣化)이다. 음식물(飮食物)을 섭취(攝取)한 후 氣의 참여아래 인체(人體) 신진대사(新陳代謝)에 필요한 영양(營養)성분(成分)을 만들어 내는 것은 形이 形을 생하는 과정이다. 이처럼, 기화(氣化)과정은 물질(物質)과 에너지의 전화(轉化) 과정으로 생명활동으로 보면 각종 신진대사(新陳代謝) 활동을 개괄하는 것이다.

기의 운동으로 인해 발생하는 변화에는 두 가지 유형이 있다. 첫째, 다른 종류의 기로 변화하는 것이다. 예를 들면 비위의 운화작용에 의해 생성되는 음식물의 정기는 영기(營氣)와 위기(衛氣)로 나뉘어 생성되는데, 영기와 위기는 다시 폐로 흡입된 청기와 결합하여 종기(宗氣)로 변화한다. 또한 신의 선천적인 정기는 음식물에서 화생된 정기의 영양을 받아 원기(元氣)로 화생된다. 둘째, 청기가 탁기로 전화되는 것이다. 기는 활동력이 매우 강하여 인체 조직에서 에너지로 변하여 쓰인 후 탁기로 전화되어 호흡과 피부주리의 땀구멍을 통해 체외로 배출된다.

기의 작용을 통해 체내의 정·혈·진액 등은 신진대사를 하거나 상호 전화한다. 예를 들면 음식물은 위로 들어가 비·위기의 작용을 통해 정미물질과 찌꺼기로 나뉘어지는데, 찌꺼기는 체외로 배설되고 정미물질은 수곡정기를 생성하는 과정에서 흡수되어 기화작용에 의해 기혈로 화생된다. 또한 수액의 정기는 비위에 흡수되어 진액으로 바뀌며, 진액은 기화작용을 통해 땀 또는 소변의 형태로 체외로 배출된다.

(4) 기(氣)의 운동형식

氣의 운동을 기기(氣機)라고 한다. 氣의 운동형식은 승(升)·강(降)·출(出)·입(入) 네 가지 기본적인 형식을 띄고 있다. 이러한 운동형식은 인체의 장부(臟腑), 경락(經絡) 등의 조직기관에서 모두 일어나고 있다. 폐(肺)의 호흡작용에서는 호기(呼氣)는 出, 흡기(吸氣)는 入, 선발(宣發)은 升, 숙강(肅降)은 降의 형식이다. 비위(脾胃)와 장도(腸道)의 소화 작용에서도 비(脾)는 주로 승청(升淸)하고 위(胃)는 강탁(降濁)하는 형태로 그것이 재현되고 있다. 氣의 升과 降, 出과 入은 대립 통일된 모순운동으로 몸 전체의 생리 활동에서는 이 升·降·出·入이 반드시 협조평형을 이루어야 만이 정상적인 생리활동을 유지할 수 있다. 단, 모든 생리활동이 반드시 승강출입 형태가 모두 나타나는 것이 아니고 각각 특정한 운동형식에 치중되는 경우도 있다. 간(肝)과 비(脾)는 주로 升하는 성향을, 폐(肺)와 위(胃)는 주로 降하는 성향을 가지고 있다. 氣의 승강출입 운동 간에 협조평형이 이루어지면 이를 "기기조창(氣機調暢)"이라 하고 평형이 깨지면 기기실조(氣機失調)라고 한다. 기기실조(氣機失調)에는 다양한 형식이 있는데 氣의 승강출입이 장애를 받아 원활히 이루어지지 않으면 기기불창(氣機不暢)이라 하고 국부(局部)에 조체(阻滯)되어 통하지 않으면 기체(氣滯), 상승(上升)이 태과(太過)하여 하강(下降)이 충분히 미치지 못하면 기역(氣逆), 상승이 미치지 못하고 하강이 太過하면 기함(氣陷), 氣가 의지할 곳이 없어 외부로 대량으로 손실되는 것을 기탈(氣脫), 氣가 체표(體表)로 도달되지 않고 안에만 뭉쳐있는 것은 기결(氣結), 기울(氣鬱), 심한 경우 기폐(氣閉)라고 한다.

(5) 기(氣)의 분포와 분류

氣는 주요 조성 성분과 분포, 기능의 특성에 따라 원기(元氣), 종기(宗氣), 위기(衛氣), 영기(榮氣) 등으로 분류할 수 있다.

① 원기(元氣)

"원기(元氣)", "진기(眞氣)"라고도 한다. 인체의 가장 기본이 되는 가장 중요한 氣로 생명활동의 원동력이 된다.

㈎ 조성과 분포

元氣는 신장(腎臟)에 저장되어 있는 정기(精氣)가 화생(化生)된 것으로 부모로부터 받은 선천지정(先天之精)을 기초로 후천(後天)의 수곡지정(水穀之精)에 의해 배육(培育)된다. 때문에 선천적으로 타고난 품부(稟賦)도 중요하지만 비위(脾胃)의 운화(運化) 기능과도 밀접하게 연관된다. 元氣는 주로 삼초(三焦)를 통해 전신을 순행한다.

㈏ 주요기능

인체의 생장(生長)과 발육(發育)을 추동(推動)하고, 각각의 장부(臟腑)·경락(經絡) 등 조직 기관의 생리활동에 대해 온후(溫煦), 격발(激發)의 작용을 갖는다. 때문에 元氣를 생명활동의 원동력이라고 한다. 元氣가 충만하면 각 臟腑, 經絡 등 조직기관의 활력 또한 왕성하여 체질이 강건(剛健)하게 되어 병이 적으나, 선천(先天) 稟賦가 부족하거나 後天의 배육(培育) 실조(失調)로 생성이 부족하거나 오랜 병 등으로 소모(消耗)가 태과(太過)할 경우 元氣가 허쇠(虛衰)해지면서 각종 병증이 나타나게 된다.

② 종기(宗氣)

흉중(胸中)에 쌓여 있는 氣를 말한다. 宗氣가 모여 있는 胸中을 일컬어 "기해(氣海)" 혹은 "단중(檀中)"이라고도 한다.

㈎ 조성과 분포

자연계에서 흡입한 청기(淸氣)와 비위(脾胃)에서 운화(運化)되어 만들어진 수곡정기(水穀精氣)가 주요 조성 성분이 된다. 때문에 폐(肺)의 호흡기능과 비위(脾胃)의 運化 기능은 宗氣의 성쇠(盛衰)와 직접적으로 연관되어 있다. 宗氣는 胸中에 분포(分布)하고 심폐맥(心肺脈)을 관주(貫注)한다.

㈏ 주요기능

크게 두 가지로 하나는 호흡기도를 순행하며 호흡을 관장하는 것으로 언어, 음성, 호흡의 강약(强弱)은 모두 宗氣와 연관이 있다. 또 하나는 심맥(心脈)을 관통하여 기혈(氣血)을 순행시키는 것으로 氣血의 운행(運行)과 지체(肢體)의 한온(寒溫)과 활동력, 시각·청각능력, 심박의 强弱과 리듬 등은 모두 宗氣의 성쇠와 연관이 있다.

③ 영기(榮氣)

혈(血)과 함께 맥관(脈管) 안에서 운행하는 기이다. 영기(榮氣)는 血과 뗄 수 없는 매우 밀접한 관계에 있기 때문에 종종 영혈(營血)이라고도 지칭된다.

㈎ 조성과 분포

주로 비위(脾胃)에서 운화(運化)된 수곡정기(水穀精氣)로 이루어지고 혈맥(血脈) 안에 분포(分布) 하면서 血과 함께 전신(全身)을 순행한다.

㈏ 주요기능

榮氣는 영양(榮養) 기능과 혈액을 생성(生成) 기능을 가지고 있다.

④ 위기(衛氣)

맥관(脈管) 밖을 운행하는 氣로 榮氣와 상대적인 개념으로 양(陽)에 속한다. 때문에 위양(衛陽)이라고도 지칭한다.

㈎ 조성과 분포

주로 비위(脾胃)에서 운화(運化)된 수곡지정기(水穀之精氣)로 이루어지며 활동력이 매우 강하고 유동(流動)이 매우 신속한 특징을 가지고 있다. 때문에 衛氣는 脈管의 속박을 받지 않고 피부(皮膚), 분육(分肉)의 사이에 운행되며 황막(肓膜)을 훈증(薰蒸)하고 흉복부(胸腹部)에 산재(散在)해 있다.

㈏ 주요기능

크게 세 가지로 본다. 하나는 기표(肌表)를 호위하여 외사(外邪)의 침입을 방어하는 기능이고, 하나는 장부(臟腑), 기육(肌肉), 피모(皮毛) 등을 따뜻하게 온양(溫養)하는 기능, 또 하나는 주리(腠理)의 개합(開闔)을 조절하여 땀의 배설을 주관하는 것이다. 이로 인해 체온의 상대적인 항상성을 유지하게 된다.

⑤ 장부의 기와 경락의 기

인체의 기(氣)에는 앞서 설명한 네 가지 외에도 장부의 기와 경락의 기가 있다. 장부의 기와 경락의 기는 실제로는 모두 전신의 기의 일부분으로서, 진기(眞氣)가 어떤 장부나 경락에 산포되면 바로 그 장부와 경락의 기가 되는 것이다. 이렇게 기가 내재되어 있는 장부나 경락이 모두 다르기 때문에 구성 성분과 기능 또한 각각의 특성을 지닌다. 이러한 기는 각 장부와 경락을 구성하는 가장 기본적인 요소이며, 각 장부와 경락의 생리활동을 추진하고 유지하는 데 필요한 작용을 한다.

3) 혈(血)

(1) 혈(血)의 기본개념

붉은 색의 액상 물질로 인체를 구성하고 생명활동을 유지하는 기본이 되는 물질이며 영양(榮養)과 자윤(滋潤) 작용을 가지는 물질을 말한다. 血은 반드시 맥관(脈管) 안에서 운행되어야만 비로소 그 생리작용을 수행할 수 있다. 만약 어떤 원인으로 인해 脈管 밖으로 유출되게 되면 곧 출혈이 되고 이는

"이경지혈(離經之血)"이라고 부른다. 맥(脈)이란 혈액의 일출(溢出)을 억제하는 기능을 가진 기관으로 "혈부(血府)"라고도 한다.

(2) 혈의 생성

주로 영기(榮氣)와 진액(津液)에 의해 조성된다. 榮氣와 津液 모두 음식물이 비위(脾胃)의 소화흡수 작용을 거친 수곡정미(水穀精微)에 의해 생성된다. 때문에 비위(脾胃)를 기혈생화지원(氣血生化之源)이라고도 하는 것이다. 섭취하는 음식물의 영양 가치와 脾胃 운화(運化)기능의 강약은 혈액의 생성에 직접적으로 영향을 미친다. 음식영양의 섭취가 장기적으로 부족하거나 비위(脾胃)의 運化기능이 장기간 실조되면 혈의 생성이 부족해 각종 혈허(血虛) 증상들이 나타나게 된다. 이외 정(精)과 혈(血) 사이에는 상호(相互) 자생(資生)과 전화(轉化)의 관계가 있다. 精은 신장(腎臟)에 저장되고 血은 간(肝)에 저장된다. 腎臟 중의 정기(精氣)가 충만하면 肝 또한 충분한 유양(濡養)을 받아 血이 충만하게 되고, 肝에 저장된 血이 충만하게 되면 신정(腎精) 또한 그 지원을 받게 된다. 때문에 "정혈동원(精血同源)"이라고도 한다.

(4) 혈(血)의 생리기능

① 전신을 영양(營養)하고 자윤(滋潤)하는 기능을 가진다.

血은 맥관(脈管) 안에서 순행하면서 안으로는 장부(臟腑), 밖으로는 피육(皮肉), 근골(筋骨)에 이르기까지 끊임없이 순행을 하면서 전신의 모든 臟腑 조직기관에 충분한 영양(營養)과 자윤(滋潤) 기능을 수행함으로써 정상적인 생리활동을 유지하게 한다. 이는 안색을 밝고 윤기 있게 하고, 기육(肌肉)을 풍만하고 건실하게 하며, 피부와 모발에 윤기와 생기를 주며, 감각과 운동기능이 영민(靈敏)하고 원활하게 하는 등등으로 우리 몸에서 구체화된다. 만약 혈액의 생성이 부족하거나 지속적으로 과도하게 소모하거나 또는 어떤 원인에 의해서 혈의 營養과 滋潤 기능이 저하되게 되면 머리가 어지럽고 눈앞이 어른거리며 안색이 생기가 없고 누렇게 되거나 피부와 모발이 건조하고 푸석해지며, 팔다리나 지체(肢體) 말단(末端)이 저리고 감각이 둔해지는 등의 증상이 나타나게 된다.

② 정신활동의 물질적 기초가 된다.

인간의 정신이 맑고 활력 있으면서 영민한 것은 모두 혈기가 충만하고 혈맥이 조화로우며 매끄럽기 때문이다. 어떤 원인이든 혈허(血虛)나 혈열(血熱), 운행실조(運行失調 혈어(血瘀)) 등이 일어나면 정신이 활기차지 못하고, 건망증과 다몽(多夢), 불면(不眠), 번조(煩燥) 등의 증상이 나타나게 되며 심하면 정신을 차리지 못하고 경계(驚悸) 불안과 섬광(譫狂), 혼미(昏迷) 등의 신지(神志) 이상이 나타나게 된다.

(5) 혈의 운행

血은 음(陰)에 속하는 물질로 정적(靜的)이다. 때문에 혈의 운행은 주로 氣의 추동(推動) 작용에 의해 이루어진다. 그러나 혈액이 맥관(脈管) 밖으로 일출(溢出)되는 것을 방지하는 것은 氣의 고섭(固攝) 작용으로 기의 推動과 固攝의 상대적인 협조평형은 정상적인 혈액의 운행을 유지하게 한다. 심장의 박동은 혈액운행을 推動시키는 주요인이 된다. 그러나 이외에 특정 장부(臟腑)의 생리활동의 협조평형도 혈액의 운행에 중요하게 작용한다. 폐(肺)의 선발(宣發)과 조회백맥(朝會百脈) 기능, 간(肝)의 소설(疏泄) 기능은 혈액의 운행을 추동하고 촉진하는 중요한 요인이 되고, 비(脾)의 통혈(統血)과 肝의 장혈(藏血) 작용 등은 혈액을 固攝하는데 중요한 요인이 된다. 이외에 혈액이 운행하는 脈管의 통리(通利) 여부는 정상적인 혈액운행의 전제조건이 되고, 혈이 한(寒)한지 열(熱)한지는 혈액의 운행속도에 직접적으로 영향을 미치게 된다.

4) 진액(津液)

(1) 진액의 기본 개념

체내(體內)에 있는 일체(一切)의 정상적인 수액(水液)의 총칭이다. 각 장부

조직기관에 내재하고 있는 체액(體液) 및 위액(胃液), 장액(腸液), 콧물, 눈물 등 정상적인 분비물을 포괄하는 개념이다. 진액(津液)은 氣와 血과 마찬가지로 인체를 구성하고 생명활동을 유지하는 가장 기본이 되는 물질이다. 진(津)과 액(液)은 모두 水液에 속하는 것으로 음식이 비위(脾胃)의 운화(運化)과정을 거치면서 생성된다. 津과 液은 그 성상(性狀)이나 기능(技能), 분포(分布) 부위에 따라 구분되는 점이 있다. 일반적으로 性狀이 맑고 묽으며, 유동성이 큰 것은 津으로 피부(皮膚), 기육(肌肉), 공규(孔竅) 등에 분포하고 있고 혈맥(血脈)에도 삼투(滲透)되며, 자윤(滋潤) 작용을 한다. 性狀이 끈끈하고 유동성이 적으며 골절(骨節), 장부(臟腑), 뇌(腦), 수(髓) 등의 조직에 분포되어 유양(濡養)작용을 하는 것을 液이라 한다. 津과 液은 상호(相互) 전화(轉化)하기 때문에 津液이라고 함께 불리지만 "상진(傷津)"과 "탈액(脫液)"의 병리변화에 대해서는 구분할 필요가 있다. 상진(傷津)의 경우는 병세가 경(輕)하지만 脫液은 매우 위중한 상태이다.

(2) 진액의 생성과 수포(輸布) 및 배설(排泄)

津液의 생성(生成)과 輸布, 排泄은 하나의 복잡한 생리 과정으로 여러 개의 장부(臟腑)에 걸친 유기적인 생리작용이다.

① 진액(津液)의 생성(生成)

진액은 수곡(水穀)을 기원으로 비(脾), 위(胃), 소장(小腸), 대장(大腸) 등의 소화흡수기능을 거쳐 생성된다.

胃가 水穀을 수납(受納)하고 부숙(腐熟)시키면 胃에 수액(水液)이 충만해지면서 "유일정기(游溢精氣)"하게 되면 비장(脾臟)으로 수송한다. 脾는 운화(運化)를 주관하는 장(臟)으로 수곡정미(水穀精微)와 水液을 소화, 흡수해 진액(津液)을 생성한다. 小腸은 액(液)을 주관하는 기관으로 청탁(淸濁)을 분별하여 정미(精微)와 水液을 흡수한다. 大腸은 진(津)을 주관하는 기관으로 전도(傳導) 과정 중 잔여물 중의 水液을 흡수한다. 小腸과 大腸이 흡수한 精微와 水液은 모두 비장(脾臟)으로 돌아가게 된다. "비기산정(脾氣散精)"이라는 기능을 통해 수곡정미(水穀精微)와 水液은 심폐(心肺)로 전수(轉輸)되고 난 후 전신에 수포(輸布)된다. 이처럼 津液의 생성은 脾, 胃, 小腸, 大腸의 생리기능을 거쳐 완성된다.

② 진액(津液)의 수포(輸布)

津液의 輸布는 脾, 肺, 腎, 心, 肝, 三焦 등의 臟腑 기능의 종합작용에 의해 완성된다.

- 비의 운화수액(運化水液) : 비기산정(脾氣散精)을 통해 한 편으로는 폐(肺)로 수송되고, 다른 한 편으로는 사지(四肢)를 관주(灌注)하여 전신(全身)으로 분포시킨다.
- 폐의 선발숙강(宣發肅降), 통조수도(通調水道) : 폐기(肺氣)의 선발(宣發)을 통해 진액(津液)은 체표(體表)로 수포(輸布)되고, 숙강(肅降)을 통해 내장(內臟)에 輸布되며, 장부(臟腑) 조직을 거친 후의 수액(水液)은 신장(腎臟)과 방광(膀胱)으로 전수(轉輸)된다.
- 신주수(腎主水) : 腎臟의 水液에 대한 기화(氣化) 작용을 말한다. 하나는 인체 전체의 水液 대사를 주관하는 것이고, 또 하나는 腎臟 자체의 水液에 대한 분청비탁(分淸泌濁) 작용을 하는 것을 말한다. 水液 중의 맑은 것은 다시 흡수되어 체내(體內)로 돌아가고, 탁(濁)한 것은 요액(尿液)이 되어 膀胱으로 들어가 요도를 통해 배출된다.
- 심주혈(心主血) : 심장은 혈액(血液)의 운행(運行)을 추동(推動)한다. 진액(津液)은 혈액의 조성(助成) 성분이 된다. 때문에 津液의 輸布와 심혈(心血)의 운행은 서로 관련이 있다.
- 간주소설(肝主疏泄) : 간장은 기기(氣機)를 조창(調暢)한다. 氣가 행(行)하면 水液도 行한다. 간기(肝氣)의 소설(疏泄)작용은 津液의 운행을 촉진시킨다.
- 삼초(三焦) : 진액의 운행과 수포(輸布)는 수액이 승강·출입하는 통로인 삼초를 통해 진행된다. 그러므로 ≪소문·영란비전론≫에서 "삼초는 결독(決瀆)의 기관으로서 水道가 이곳에서 나온다."[78]고 하였다.

③ 진액(津液)의 배설(排泄)

津液의 排泄은 폐(肺), 신(腎), 방광(膀胱), 대장(大腸), 삼초(三焦) 등 장부(臟腑)의 공통작용으로 호흡기도와 땀, 요(尿), 대변(大便)으로 배설(排泄)된다.

폐기(肺氣) 선발(宣發) 작용은 진액(津液)을 상방(上方)으로는 호흡기도에 수포(輸布)시키고, 밖으로는 체표(體表) 피모(皮毛)로 輸布시켜 이용 후의 대사(代謝) 잔여물인 담액(痰液)이나 땀 등을 배설하게 된다.

신주수(腎主水) 작용은 신장(腎臟)의 기화(氣化)작용을 거치고 난 후 탁액(濁液)을 요액(尿液)으로 화(化)해 방광(膀胱)으로 수송한다. 膀胱은 저뇨(貯尿), 배뇨(排尿)의 기능을 수행한다.

대장(大腸)은 나머지의 수분을 흡수하고 조박(糟粕)을 전도(傳導)시켜 대변으로 배설한다. 분변(糞便)을 배설할 때에도 일정한 양의 수분을 함께 배설하게 된다.

삼초(三焦)는 수액(水液)을 운행시킨다. 水液은 三焦의 氣化작용을 거치고 난 후 소변으로 만들어져 체외로 배출된다.

(3) 진액의 생리기능

① 자윤(滋潤)과 유양(濡養)

津液은 액체상태의 물질로 다량의 수분과 영양물질을 함유하고 있기 때문에 滋潤, 濡養작용을 한다. 체표(體表)에 분포되어 있는 진액은 피부와 기육(肌肉)을 滋潤해주어 피부와 肌肉이 윤택하게 해준다. 체내에 있는 진액은 장부기관을 濡養해 장부의 정상적인 생리기능을 유지하게 하고 공규(孔竅)로 유입된 진액은 눈, 코, 입 등을 촉촉하게 해준다. 관절(關節)의 진액은 관절의 활동을 윤활하게 하고 골수(骨髓)의 진액은 골수와 척수(脊髓), 뇌수(腦髓)를

78) 三焦者, 決瀆之官, 水道出焉.
여기서 결독(決瀆)은 水道를 소통시킨다는 뜻이다. 삼초에는 수도를 소통·조절하여 수액을 운행시키는 작용이 있다. 삼초의 결독기능은 많은 장기와 결합하여 작용하는데, 특히 신·비·폐 등과 관계가 밀접하다. 이들 장기에 기능장애가 발생하면 삼초가 잘 통하지 않고, 기화(氣化)가 실조되어 腫脹이나 소변불리 등이 발생한다.

충양(充養)한다.

② 혈액(血液)의 화생(化生)

진액은 맥관(脈管) 중으로 삼투되어 혈액을 化生한 후 전신을 순행하면서 滋潤과 濡養작용을 수행한다. 또 혈의 농도와 혈의 용량을 조절하는 역할도 수행한다.

표 3-3. 기혈진액(氣血津液)의 개념, 생성, 생리기능 및 분류, 분포

	개념	생성	생리기능	분류 및 분포
氣	부단히 운동하고 있는 강한 활력을 지닌 정미한 물질	선천지정(先天之精) 수곡지정(水穀之精) 자연의 청기(淸氣)	추동작용, 온후작용 방어작용, 고섭작용 기화작용	원기(元氣), 종기(宗氣) 영기(營氣), 위기(衛氣)
血	붉은 색의 액상으로 영양(營養)과 자윤(滋潤)작용을 가진 물질	영기(營氣), 진액(津液)	전신의 영양과 자윤 정신활동의 물질기초	
精	기, 혈, 진액을 포함하는 모든 정미(精微)한 물질 생식지정(生殖之精)	선천지정(先天之精) 후천지정(後天之精)	생식(生殖) 성장발육(成長發育) 생수화혈(生髓化血) 유양(濡養)	선천지정(先天之精) 생식지정(生殖之精) 수곡지정(水穀之精) 장부지정(臟腑之精)
津液	체내의 일체(一切)의 정상적인 수액(水液)의 총칭	수곡지정(水穀之精)	자윤(滋潤), 유양(濡養) 혈액의 화생(化生)	진(津) : 피부, 기육(肌肉), 공규 (孔竅) 액(液) : 골절(骨節), 장부(臟腑), 뇌(腦), 수(髓)

04 장상(藏象)학설

藏象學은 살아있는 유기적 정체(整體)인 인체를 대상으로 하여 인체의 각 장부조직기관의 생리기능과 병리변화 및 상호관계를 연구하는 학설로서 한의학 기초이론의 매우 중요한 부분을 차지한다.

"藏象"에서의 "藏"은 체내에 있는 오장(五臟, 광의적으로는 모든 장기)을 가리키고, "象"은 오장의 제반 정황이 외부에 표출되어 나타나는 모든 징상(徵象)[79]을 가리킨다. 즉, "藏象"이란 내재(內在) 장부의 생리활동과 병리변화가 인체의 외부에 반영되어 나타나는 徵象을 말한다.

藏象과 장부(臟腑)는 그 함의상(含義上) 같은 점과 다른 점이 있다. 같은 점은 모두 인체의 五臟(심포(心包)를 포함하면 육장(六臟))·육부(六腑)와 기항지부(奇恒之腑)를 가리킨다는 점이고, 다른 점은 다음과 같다.

즉, "臟腑"는 인체의 내재 장부로서 해부해서 볼 수 있고 만져볼 수 있는, 해부조직학적인 有形의 실체장기(實體臟器)를 가리키는 말이며, 藏象은 구조 중심의 장부 개념뿐만 아니라 그 기능 계통을 함께 포괄하는 기능 중심의 구조-기능적 개념으로서 살아있는 인체에 대해서만 말할 수 있는 일종의 동태적(動態的)인 생리·병리적 개념이다. 예컨대, 장부 또는 장기 개념상의 肝은 횡격막 아래에 위치하는 "Liver"라는 해부조직학적인 구조물로서 죽은 사람이나 살아있는 사람이나 모두 가지고 있는 실체 장기이지만 장상학 상에서의 肝은 이 "Liver" 뿐만 아니라 그 기능을 중심으로 천지자연의 木氣와 상응·상통하는 모든 조직 기관 및 기능 계통(예 간, 담, 눈, 손톱, 인대 등과 이러한 구조물들의 기능)을 다 포괄하는 개념이다. 다시 말해서 오행 상으로 木氣와 상응·상통하는 인체의 모든 장부·조직·기관과 그 기능 계통을 망라하여 "肝"

79) 징상(徵象) : "徵"은 판단, 분별의 증거가 되는 것을 말하고, "象"은 조짐, 징조(徵兆), 증후(症候), 형상(形象) 등 감지할 수 있는 현상을 말한다. 예컨대 우리 몸 안에 열이나 화가 많이 있다면 대개 눈이 충혈되고 얼굴이 붉어지며 땀이 나고 맥이 빨리 뛰며 갈증이 나게 되는데 이러한 제반 증상 즉 현상들은 내부에 열이나 화가 있다고 판단할 수 있는 증거가 되는 것이다.

이라는 말로 대표한 것이니, 극단적으로 말하면 간장 뿐만 아니라 심장, 비장, 폐장, 신장 중에도 肝이 일부 있을 수 있는 것이다.

臟腑는 藏象의 기초로서 인체의 내부에 있는 장기(臟器)의 총칭이다. ≪내경≫에서는 장부의 서로 다른 생리기능적 특징에 따라 臟과 腑 및 기항지부(奇恒之腑)로 분류하였다.

五臟의 "臟"은 원래 "藏"으로 표기하여 "저장(貯藏)·폐장(閉藏)"의 의미를 나타낸다. 臟에는 心·肺·脾·肝·腎의 다섯 가지가 있으므로 합칭(合稱)하여 오장이라고 하며, 여기에 심포(心包)를 더하면 육장(六臟)이 된다. 오장의 공통된 생리기능상의 특징은 인체의 정상적인 생명활동 중에 필요한 물질의 정화(精華)인 精氣를 화생(化生)하고 저장하는 것이며 수곡(水穀)을 전화(轉化)하지 않는다는 것이다. 여기서 말하는 精氣는 광의적인 의미로서 精·氣·血·津液 등을 모두 포괄하는 말이다. 오장은 또 각각에 배속된 오신(五神) 즉, 신(神)·혼(魂)·의(意)·백(魄)·지(志)를 저장하여 정신사유활동과 함께 칠정(七情) 즉, 노(怒)·희(喜)·사(思)·우(憂)·비(悲)·경(驚)·공(恐)을 발현(發現)시키므로 오신장(五神藏)이라고도 부른다.

육부(六腑)의 腑는 원래 "府"로 표기하여 "府庫(부고)·창고"의 의미를 나타낸다. 腑에는 위(胃)·대장(大腸)·소장(小腸)·삼초(三焦)·방광(膀胱)·담(膽)이 있으므로 합칭(合稱)하여 육부라고 하는데, 膽은 기항지부(奇恒之腑)로 들어가므로 다른 五腑의 생리기능과는 다르며, 三焦는 심포(心包)와 마찬가지로 서양의학에서는 없는 말이다. 창고는 물건이 들어가서 오래 머무르지 못하고 곧 나가는 것처럼 육부(단, 膽은 제외)의 공통된 생리기능은 수곡(水穀)을 전화(傳化)하고 精氣를 저장하지 않는 것이다. 여기서 "傳化"라고 한 것은 음식물의 수납(受納), 부숙(腐熟)[80], 소화(消化), 흡수(吸收) 및 배설(排泄)을 모두 포괄하는 말이다. 따라서 육부는 반드시 통창(通暢)함을 유지해야 하므로 잘 通하는 것이 순조로운 것이며, 만약 전도실상(傳導失常)하여 수곡조박(水穀糟粕)이 체내에 정체(停滯)되어 배설이 순조롭지 못하게 되면 대부분 대소

80) 腐熟 : 음식물이 위에 들어가서 위액과 섞이면서 으깨져서 소화, 흡수되기 좋게 변화시키는 과정 또는 작용

변 불통이나 복창(腹脹) 등의 실증(實證) 병변(病變)을 형성하게 된다.

臟과 腑를 형태상 또는 조직구조상으로 보면 오장은 대체로 내부조직이 비교적 충실한 실체(實體) 장기라서 精氣가 충만되며, 육부는 대체로 속이 비어있는 공강장기(空腔臟器)라서 수곡을 받아들여 소화하고 조박(糟粕)을 전도(傳導), 배설(排泄)할 수 있게 되어있다. 그리고 음양속성상 오장은 陰에 속하고 육부는 陽에 속하여 서로 짝이 되어 표리관계를 이룬다.

기항지부(奇恒之腑)의 "기항(奇恒)"은 "이상(異常)"의 뜻으로 그 생리기능이나 조직구조가 다른 腑와는 다르다는 뜻이다. 기항지부는 뇌(腦)·수(髓)·골(骨)·맥(脈)·담(膽)·여자포(女子胞)의 여섯 가지가 있는데, 형태상으로는 속이 비어있어서 육부와 비슷하나 그 생리기능은 수곡(水穀)을 전화(傳化)하지 않고 음정(陰精)을 장축(藏蓄)할 수 있을 뿐만 아니라 정신활동에도 관계되는 경우가 많아서 오히려 오장과 흡사하기 때문에 일반적인 臟이나 腑에 속하지 않으므로 별도의 이름을 붙여서 기항지부라고 일컬은 것이다. 기항지부의 생리기능은 대체로 오장에 예속되어있으며 음양표리(陰陽表裏)의 배속관계가 없다. 왕빙(王氷)은 이에 대해 "뇌(腦)·수(髓)·골(骨)·맥(脈)은 비록 명칭은 부(腑)이지만 신장(神藏)[81]과 표리가 되지 않는다. '담'은 간과 상합하지만 육부와 같이 전화하여 배설하지는 않는다. '포(女子胞 : 즉 子宮)'는 출납기능이 있어서 정기(精氣)를 수납하고 형용(形容)을 출(出)한다. '형용을 출한다'고 함은 변화가 지극하여 (자식을) 낳는 것을 말한다. 출납(出納)의 쓰임이 육부와는 다르므로 저장하지만 배설하지는 않는다고 말하며, 이름을 기항지부라 부른다."[82]고 하였다.

담(膽)은 육부 중의 하나이면서 동시에 기항지부에 속하므로 유의해야 한다. 膽은 肝과 경맥(經脈)으로 락속(絡屬)되어 서로 표리관계를 이루며, 담이 분비하는 담즙이 직접 음식물의 소화를 도우므로 육부 중의 하나에 속한다. 그러나 膽 자체는 수곡을 받아들여 傳化하는 생리기능이 없을 뿐만 아니라 담

81) 神藏 : 神을 저장하는 心·肝·脾·肺·腎을 말한다.
82) 腦·髓·骨·脈雖名爲腑, 不正與神藏爲表裏. 膽與肝合, 而不同六腑之傳瀉. 胞雖出納, 納則受納精氣, 出則化出形容, 形容之出, 謂化極而生. 然出納之用有殊于六腑, 故言藏而不瀉, 名曰奇恒之腑也.

즙(膽汁)을 저장하는 것이 오히려 오장이 精氣를 저장하는 점과 비슷하여 다른 腑와는 다르므로 기항지부에도 속하게 된 것이다.

이상에서 살펴본 바와 같이 오장과 육부는 생리적인 특징이 서로 다르지만 상호간에 매우 밀접한 관계를 가지고 있다. 한의학에서는 이를 음양 대립통일의 법칙으로 臟과 腑의 표리(表裏)·상합(相合)관계를 설명한다. 오장의 精氣는 육부의 생리활동의 기초가 되고 오장에 저장된 精氣는 또한 육부에서 소화·흡수한 수곡(水穀)의 정미(精微)에 근원한다. 즉, 음식물은 반드시 육부 공동의 작용을 거쳐야 정미(精微)로 변화될 수 있고, 아울러 정화(精華) 부분을 오장으로 보내어 오장의 정기가 충만될 수 있으며, 육부의 수곡을 傳化하는 기능은 또한 오장의 정상적인 생리활동에 의뢰하는 것이다. 오장은 체(體)가 되고 육부는 용(用)이 되어 오장의 氣가 육부에 행해지고 육부의 精이 臟으로 돌아가 저장되어 장부가 서로 협조하여 함께 공을 이루게 된다. 병리상에서도 장부의 병변은 서로 전변(轉變)하고 영향을 끼치게 되므로 치료할 때에 장병(臟病)은 허증(虛證)이 많고 부병(腑病)은 실증(實證)이 많다는 것을 고려하여 臟이 實하면 腑를 사(瀉)하고 腑가 虛하면 臟을 보(補)할 수도 있다.

장상학은 인체 외부의 징상(徵象)을 통해 내장의 활동 규율을 연구하여 질병의 예방·치료를 효과적으로 지도하려는 데에 그 취지와 의의가 있다. 따라서 장상학의 연구 대상은 생명활동을 하고 있는 – 살아있는 유기체인 사람이다. 인체는 매우 복잡한 유기적 정체(整體)이다. 인체의 전체적인 기능은 결코 인체를 구성하는 각 부분의 기능을 단순하게 총합한 것이 아니다[83].

인체는 정신과 육체의 통일체로서 각 구성 부분 사이에는 형태구조상 분할하기 어렵고, 생리기능상 서로 협조하며, 물질대사상 서로 연계(聯繫)되고, 병리변화상 서로 영향을 끼치면서 구조와 기능의 통일, 물질과 대사의 통일, 부분과 전체의 통일을 체현하고 있으며 오장을 중심으로 경락의 락속(絡屬) 관계를 통해 인체의 각 부분이 서로 분업하면서 협력하고 외계환경과 상통하는 유기적 整體이다. 이러한 정체적(整體的)·전일적(全一的) 관점에서 인체의

83) ≪中醫藏象學≫. 王琦 主編. 인민위생출판사. 1997. 5쪽.

조직구조와 생명활동을 파악하는 것이 장상학의 기본적 특징이다.

장상학은 주로 오장·육부·기항지부와 그 형체관규(形體官竅)[84] 및 精·神·氣·血·津液·經絡·체질 등을 포괄한다. 장상학설은 음양오행론의 지도하에 오장을 중심으로 경락의 絡屬 관계를 통해 인체의 각 부분이 서로 분업하면서 협력하고 외계환경과 상통하는 유기적 整體로서 파악한다. 각 장부간의 평형협조 및 인체와 외계환경과의 협조통일은 인체가 정상적인 생명활동을 유지하는 기초이다. 따라서 질병의 발생·발전·형성·예후는 주로 장부의 기능상태와 밀접한 관계가 있으며, 한의학의 생리·병리 면에서의 유기적인 관점을 구체적으로 나타내준다.

1) 오장(五臟)

五臟은 심(心), 폐(肺), 비(脾), 간(肝), 신(腎)을 함께 일컫는 말로 五臟 각지의 생리기능을 수행하고 있으나 심장(心臟)이 五臟의 생리기능에 대해 주재(主宰)의 역할을 하고 있다. 이러한 심장의 주재아래에서 五臟 상호간의 각종 생리활동들은 서로 연계되어 상호제약과 협조평형을 유지하고 있다.

(1) 심(心)

心臟은 흉강(胸腔) 내, 격막(膈膜) 위에 위치한다. 그 형태는 원형으로 끝이 좁고 긴 것이 연꽃 봉오리를 거구로 해놓은 것 같으며 심포(心包)가 그 밖을 둘러싸 호위하고 있다. 심(心)은 신(神)이 기거하고 있는 곳으로 혈(血)을 주관하고, 맥(脈)의 종가가 되며 오행(五行)상으로는 화(火)에 배속되어 전체 생명활동을 주재한다. 때문에 ≪소문(素問)·영란비전론(靈蘭秘典論)≫에서 심장을 일컬어 "군주지관(君主之官)"이라 한 것이다. 심장의 주요 생리기능은 주로 두 방면으로 "주혈맥(主血脈)"과 "주신지(主神志)"이다. 심장은 설(舌)에 개규(開竅)해 있고, 그 화(華)는 면(面)에 나타나며, 지(志)는 희(喜)가 되고,

84) 형체관규(形體官竅) : 여기서의 형체는 오장과 각각 연계된 皮(肺)·肉(脾)·筋(肝)·骨(腎)·脈(心)을 가리키고 관규는 耳·目·口·鼻·舌과 咽喉·前陰·後陰 등을 가리킨다.

액(液)은 한(汗)이 된다. 수소음심경(手少陰心經)과 수태양소장경(手太陽小腸經)은 心臟과 소장(小腸) 간을 서로 연계하고 있으므로 心臟과 小腸은 표리(表裏)관계를 이루고 있다.

① 주요생리기능

㈎ 주혈맥(主血脈)

血을 주관하는 것과 脈을 주관하는 기능을 포함한다. 전신(全身)의 血은 모두 맥관(脈管) 내에서 운행(運行)되며 심장(心臟)의 박동에 의해 전신으로 수송되고 유양(濡養)작용을 수행한다. 脈은 혈맥(血脈)으로 경맥(經脈)이라고도 하며 혈액이 운행하는 통로이다. 심기(心氣)가 충만(充滿)하면 정상적인 심력(心力), 심율(心律), 심율(心率)을 유지할 수 있고, 혈액(血液)도 맥관(脈管) 내에서 정상적으로 운행되며 전신에 끊임없이 영양을 공급해준다.

㈏ 주신지(主神志)

심주신명(心主神明) 혹은 심장신(心藏神)이라고도 불린다. 여기서 말하는 신(神)은 광의(廣義)와 협의(俠義)로 나눌 수 있다. 廣義의 神은 모든 인체의 생명활동의 외재(外在) 표현을 말하는 것으로 인체의 형상(形象) 및 안색(顏色), 안신(眼神, 눈빛), 언어, 응답(應答), 지체(肢體) 활동과 자태(姿態) 등이 모두 神의 범주에 속한다. 협의(俠義)의 神은 심(心)이 주관(主管)하는 신지(神志)를 말하는 것으로 인간의 정신(精神), 의식(意識), 사유(思惟) 활동을 가리킨다. 인간의 정신 의식사유 활동은 인체 생리기능의 중요한 조성(助成) 부분일 뿐 아니라 일정한 조건 하에서는 인체 각 방면의 생리기능의 협조평형에도 영향을 끼친다. 심주신명(心主神明)의 생리기능이 정상적으로 이루어지면 정신이 맑고 고양되며 사고가 민첩하여 외계(外界) 정보에 대해 영민(靈敏)한 반응을 하게 된다.

② 심(心)과 지(志), 액(液), 체(體), 규(竅)와의 관계

㈎ 재지위희(在志爲喜)

기쁨이라는 것은 외계(外界) 정보에 대한 반응 중에서도 양성적인 자극에 속하는 것으로 심장의 주혈맥(主血脈) 기능을 이롭게 한다. 단, 희락(喜樂)이 과도하면 심신(心神)을 손상하게 된다.

㈏ 재액위한(在液爲汗)

땀은 진액(津液)이 양기(陽氣)의 증등기화(蒸騰氣化) 과정을 거쳐 현부(玄府, 땀구멍)를 통해 배출되는 액체이다. 한액(汗液)은 津液으로부터 화생(化生)되는 것으로 혈(血)과 그 근원(根源)이 같아 "한혈동원(汗血同源)"의 설(說)도 있다.

㈐ 재체합맥(在體合脈), 기화재면(其華在面)

맥(脈)은 혈맥(血脈)을 말하는 것으로 전신의 혈맥(血脈)은 모두 심장에 귀속되어 있다. 또한 심장의 생리기능이 정상인지의 여부는 안면부의 색택(色澤) 변화로 나타난다. 두면부(頭面部)는 혈맥이 매우 풍부하게 분포되어 있는 부위로 ≪영추(靈樞)·邪氣臟腑病形≫에서는 "十二經脈, 三百六十五絡, 其血氣皆上于面而走空竅"라 하였다. 때문에 심기(心氣)가 왕성(旺盛)하면 혈맥이 충만하게 되고 안색은 발그레하고 윤기가 있으며 빛이 난다. 그러나 心氣가 부족하면 안색이 광백(晄白)색을 띄고; 혈허(血虛)하면 안색이 화사하지 못하고 윤기가 없으며; 혈어(血瘀)하면 안색은 청자색을 띄게 된다.

㈑ 재규위설(在竅爲舌)

혀는 "심지묘(心之苗)"라고도 하는데, 미각을 주관하고 언어를 표현해 낸다. 혀의 미각기능과 정확한 언어의 전달은 심장의 정상적인 기능에 의해 결정되므로 심주혈맥(心主血脈)과 심주신지(心主神志) 등의 생리기능이상은 미각변화와 혀의 강직으로 인한 언어장애 등의 이상을 가져오게 된다. 또한 설면(舌面)은 표피가 없고 혈관이 매우 풍부하게 있는 기관으로 설질(舌質)의 색택

(色澤)을 통해 기혈(氣血)의 운행(運行)과 심주혈(心主血)맥의 생리기능을 직접 관찰할 수 있다.

(2) 폐(肺)

흉강(胸腔)의 좌우에 하나씩 위치하고 있다. 가장 높이 있는 장이라 하여 "화개(華蓋)"라는 별명을 가지고 있다. 폐엽(肺葉)은 여리고 야들야들하여 한열(寒熱)을 잘 견뎌내지 못해 사기(邪氣)의 침습을 받으므로 "교장(嬌臟)"이라고도 한다. 백(魄)이 기거하는 곳이고 氣를 주관하며 오행(五行) 중에서는 금(金)에 배속된다. 肺의 주요 생리기능으로는 주기(主氣), 사호흡(司呼吸), 주선발숙강(主宣發肅降), 통조수도(通調水道), 조백맥(朝百脈), 주치절(主治節) 등이 있으며 심장(心臟)을 도와 기혈(氣血)의 운행을 조절한다. 肺는 위로는 후두부와 연계되어있고, 밖으로는 피모(皮毛)와 합해지며, 비(鼻)에 개규(開竅)하고 있다. 지(志)는 우(憂), 비(悲)이고, 액(液)은 체(涕)이다. 수태음폐경(手太陰肺經)과 수양명대장경(手陽明大腸經)은 肺와 대장(大腸)간을 서로 연계하고 있으므로 肺와 大腸은 표리(表裏)관계를 이루고 있다.

① 주요생리기능

㈎ 주기(主氣), 사호흡(司呼吸)

몸 전체의 氣를 주관하는 것과 호흡의 氣를 주관하는 것을 말한다. 우리 몸의 모든 氣는 肺로 돌아오기 때문에 肺가 주관한다고 하며 이는 氣의 생성(生成)과 전신(全身)의 氣의 운동에 대한 조절기능을 포함한다. 또 肺는 호흡을 주관하는 장(臟)으로 체내외의 기체(氣體) 교환의 장소가 된다. 이러한 호흡을 통해 자연계의 청기(淸氣)를 흡입하고 체내의 탁기(濁氣)를 배출함으로써 체내외의 기체교환(氣體交換)을 실현하게 된다.

㈏ 주선발숙강(主宣發肅降)

선발(宣發)은 肺의 氣가 상향(上向)으로의 승선(升宣)과 외향(外向)으로의 포산(布散)되는 것을 말한다. 宣發의 생리작용은 첫째, 폐의 기화(氣化)를 통해 체내의 탁기(濁氣)를 배출하는 것, 둘째, 비(脾)에서 전수(轉輸)되어온 진액(津液)과 수곡정미(水穀精微)를 전신(全身)에 布散시키고 피모(皮毛)까지 전달시키는 것, 셋째, 위기(衛氣)를 宣發시켜 주리(腠理)의 개폐(開閉)를 조절함으로써 대사(代射) 후의 진액(津液)을 체외(體外)로 배출하는 것을 조절하는 것 등이 있다.

숙강(肅降)은 폐(肺)의 氣가 하향(下向)하는 통강(通降)과 호흡기도(氣道)의 청결을 유지하는 것을 말한다. 肅降의 생리작용은 첫째, 자연계의 청기(淸氣)를 흡입(吸入)하고, 둘째, 흡입된 淸氣와 비(脾)에서 전수(轉輸)되어온 津液과 수곡정미(水穀精微)를 아래쪽으로 布散시키는 것, 셋째는 호흡기도의 이물질을 제거하여 호흡기도의 청결(淸潔)을 유지하는 것 등이 있다.

㈐ 통조수도(通調水道)

여기서 통(通)은 소통(疏通)을 의미하고 조(調)는 조절(調節)을 의미한다. 수도(水道)란 수액이 운행되고 배설되는 통로를 의미한다. 폐(肺)의 통조수도(通調水道)기능은 폐의 宣發과 肅降이 체내 수액의 수포(輸布)와 운행(運行), 배설(排泄)에 대한 疏通과 調節작용을 말한다.

㈑ 조백맥(朝百脈), 주치절(主治節)

朝百脈에서 조(朝)는 합쳐 모인다는 의미로 전신(全身)의 혈액이 경맥(經脈)을 통하여 폐(肺)에 모여 들은 후 肺의 호흡을 통해 기체(氣體)교환을 진행하고 全身으로 수포(輸布)되는 기능을 의미한다. 主治節은 통치(統治)와 조절(調節)의 의미로 이 기능은 네 가지 방면으로 볼 수 있다. 첫째는 호흡을 주관하는 것을 조절하는 것, 둘째는 호흡을 통하여 전체 기의 승강출입(升降出入) 운동을 조절하는 것, 셋째는 기의 운동조절을 통해 심장의 기능을 보조, 혈액의 운행을 조절하는 것이며, 넷째는 진액(津液)의 수포(輸布)와 운행(運行), 배설(排泄)을 조절하는 것이다.

② 폐(肺)와 지(志), 액(液), 체(體), 규(竅)와의 관계

㈎ 재지위비(在志爲悲, 우(憂))

슬픔(憂愁)의 감정과 관계가 있다. 슬픔은 비양성자극으로 氣를 소모시키는 역할을 한다. 폐(肺)는 氣를 주관하는 장(臟)으로 슬픔이 과하면 肺를 상(傷)하게 된다. 반대로 肺가 허(虛)하면 슬픔에 대한 역치가 낮아서 쉽게 슬퍼하게 된다.

㈏ 재액위체(在液爲涕)

비점막에서 분비되는 점액으로 비강(鼻腔)내를 촉촉하게 해준다. 폐한(肺寒)이면 콧물이 맑고 묽으며 폐열(肺熱)이면 콧물이 누렇고 끈끈하다. 폐조(肺燥)하면 코가 마른다.

㈐ 재체합피(在體合皮), 기화재모(其華在毛)

피부(皮膚), 한선(汗腺), 체모(體毛) 등의 조직은 모두 우리 몸의 체표(體表)이다. 위기(衛氣)와 진액(津液)의 온양(溫養)과 유윤(濡潤)을 받아 외사(外邪)의 침습(侵襲)을 저지하는 장벽이 된다. 폐의 생리기능이 정상적으로 이루어지면 피부가 치밀(緻密)해지고 體毛는 광택이 나며 외사(外邪)에 대한 방어능력이 강건(强健)해진다. 반대로 폐기허(肺氣虛)로 衛氣의 선발(宣發)이 잘 이루어지지 못하고 정기(正氣)가 피모(皮毛)에 까지 이르지 못하면 外邪의 침범을 막지 못해 땀이 많아지고 감기에 잘 걸리며 皮毛도 부석부석하고 윤기가 없게 된다.

㈑ 재규위비(在竅爲鼻)

코와 후두부는 서로 통해 폐와 연계되어 호흡의 출입문이 된다. 후각과 후두부의 발음은 모두 폐기(肺氣)의 작용으로 肺氣가 조화로우면 호흡이 매끄럽고 후각이 민감하며 발성이 좋게 된다. 肺와 직접적으로 연계되므로 외사(外邪)가 대개 코와 후두부를 통해 침습하게 되고, 폐의 병변은 코막힘, 콧물, 재채기, 후양(喉痒, 목이 간질간질한 증상), 음아(音啞), 실음(失音) 등과 같이 코와 후두부의 증상을 유발하게 된다.

(3) 비(脾)

중초(中焦)에 위치하고 격(膈) 아래에 있다. 비장(脾臟)의 주요 생리기능은 주운화(主運化), 승청(升淸), 혈액의 통섭(統攝)이며, 족태음비경(足太陰脾經)과 족양명위경(足陽明胃經)이 비장(脾臟)과 위장(胃腸)간을 서로 연계하고 있으므로 脾臟과 胃腸은 표리(表裏)관계를 이룬다. 脾臟과 胃는 소화기계통의 주요 기관으로서 인체의 소화운동은 비위의 생리기능에 의해 이루어지며, 생명활동의 유지와 기혈진액(氣血津液)의 생화(生化) 또한 脾胃가 운화(運化)한 수곡정미(水穀精味)에 의해 이루어진다. 때문에 脾胃를 일컬어 기혈생화지원(氣血生化之源), "후천지본(後天之本)"이라고 하며, ≪소문(素問)·영란비전론(靈蘭秘典論)≫에서도 "脾胃者, 倉廩之官, 五味出焉"이라고 하고 있다. 비(脾)는 구(口)에 개규(開竅)하고, 그 화(華)는 순(脣)에 나타나며, 오행(五行)에서는 토(土)에 배속된다. 지(志)는 사(思)가 되고, 액(液)은 연(涎)이 되며, 기육(肌肉)과 사지(四肢)를 주관한다.

① 주요생리기능

㈎ 주운화(主運化)

운(運)이란 전운수송(轉運輸送)을 말하고, 화(化)란 소화흡수(消化吸收)를 의미한다. 비주운화(脾主運化)라 함은 비(脾)가 수곡(水穀)을 정미(精微)로 변화시키고 이 精微물질을 전신(全身)에 전수(轉輸)시키는 생리작용을 말한다. 脾의 運化기능은 水穀의 運化와 수액(水液)의 運化 두 방면에서 살펴볼 수 있다.

수곡(水穀)의 운화(運化)

음식물의 소화흡수과정을 말한다. 음식이 위로 들어간 후 소화흡수과정은 실제상으로는 위와 소장(小腸) 내에서 진행된다. 단, 반드시 비(脾)의 運化기능을 거쳐야만 정미(精微)한 물질로 전환되게 된다. 또 脾의 전수(轉輸), 산정(散精)이라는 기능을 통해 사지(四肢)와 전신(全身)으로 분포되게 한다. 脾의 運化기능이 왕성하면 인체의 소화흡수작용이 건전(健全)하게 되고 이는 정(精), 기(氣), 혈(血), 진액(津液)의 생성(生成)을 원활하게 하여 장부(臟腑), 경락(經絡), 四肢 백해(百骸) 및 근육(筋肉) 피모(皮毛) 등의 조직기관이 충분한 영양을 받아 정상적인 생리활동을 진행하게 한다. 반대로 이 기능이 원활하지 못하면 소화흡수기능이 떨어지면서 복부창만(腹部脹滿), 변당(便溏), 식욕부진 등의 증상과 함께 권태무력이나 살이 빠지는 등의 기혈(氣血)의 생화(生化)부족으로 인한 병변이 나타나게 된다. 때문에 脾를 일컬어 후천지본(後天之本), 기혈생화지원(氣血生化之源)이라고 하는 것이다.

수액(水液)의 운화(運化)

수액(水液)의 흡수(吸收), 전수(轉輸), 포산(布散) 작용을 말한다. 수곡정미(水穀精微) 중의 여분의 수분은 제때에 맞춰 폐(肺)와 신장(腎臟)으로 전수(轉輸)되어야만 肺와 腎臟의 기화(氣化) 작용을 거쳐 땀과 소변으로 체외로 배출되게 된다. 脾의 運化작용이 건전(健全)하게 되면 수액(水液)이 체내에 비정상적으로 정체(停滯)하는 것을 방지함으로써 습(濕), 담(淡), 음(飮) 등의 병리산물이 생성되는 것을 막는다. 반대로 脾의 수액(水液) 운화기능이 감퇴되면 필연적으로 수액이 체내에 체류하게 되면서 습(濕), 담(淡), 음(飮) 등의 병리산물이 생성되고 심하면 수종(水腫)에 까지 이르게 된다. 수곡(水穀)의 運化와 水液의 運化는 비록 따로따로 언급하긴 하였으나 매우 밀접한 관계로 상호영향을 미치고 "후천지본(後天之本)"인 비장(脾臟)의 건재는 질병의 예방과 양생(養生)에 있어서도 매우 중요한 의의를 가진다.

㈏ 주승청(主升淸)

비위(脾胃)의 運化기능은 승청(升淸)을 위주로 한다. "升淸"에서의 승(升)은 비기(脾氣)의 운동특징으로 상승을 위주로 하는 것을 말한며, 청(淸)이란 수곡정미(水穀精微) 등의 영양물질을 일컫는다. 升淸이라함은 곧 水穀精微 등의 영양물질의 흡수와 심(心), 폐(肺), 두목(頭目)으로의 수송(輸送)이 심폐(心肺)의 작용을 거쳐 기혈(氣血)로 화생(化生)하여 전신을 영양(營養)하는 것을 말한다. 升淸의 개념은 위(胃)의 강탁(降濁)과 상대적인 개념이며 升淸과 降濁의 협조평형은 인체 내장(內臟) 기관(器官)의 일정한 위치가 상대적인 항상성(恒常性)을 유지할 수 있는 중요한 요인이 되다. 升淸기능이 정상적으로 이루어 지지 않으면 피로무력, 현운(眩暈), 복창(腹脹), 설사(泄瀉) 등의 증상과 함께 탈항(脫肛)이나 심한 경우 내장(內臟) 하수(下垂) 등의 병증을 유발할 수 있다.

㈐ 주통혈(主統血)

통(統)은 통섭(統攝), 제약(制約)의 의미이다. 비장(脾臟)이 혈액을 統攝하여 경맥(經脈) 내에서만 운행하고 맥관(脈管) 밖으로 일출되는 것을 막는 작용을 말한다. 비주통혈(脾主統血)의 기능은 실제 氣의 고섭(固攝)작용으로 비(脾)가 기혈생화지원(氣血生化之源)이 되는 것과 관계가 깊다. 비의 운화(運化)기능이 정상적으로 이루어지면 기혈(氣血)의 화생(化生)이 충만하여 氣의 固攝작용도 강성해지니 혈액의 유출이 일어나지 않지만, 脾의 運化기능 감퇴는 氣血의 생성부족을 가져와 氣의 固攝작용도 감퇴하게 되고 이로 인해 출혈(出血)증상이 나타나게 된다.

② 脾와 지(志), 액(液), 체(體), 규(竅)와의 관계

㈎ 재지위사(在志爲思)

사(思)는 사고(思考), 사려(思慮) 즉 생각하는 것을 말한다. 인체의 정신 의식사유 활동의 하나로 정상적인 사고활동은 기체(機體)의 생리활동에 어떠한 영향도 미치지 않는다. 그러나 思慮가 너무 과도한 경우 인체의 생리활동에 영향을 미치게 되고 그중에서도 특히 氣의 운행에 영향을 미쳐 기체(氣滯)와 기결(氣結) 등의 병리현상이 나타나게 된다. 장부(臟腑)에 있어서는 비(脾)의 운화기능에 가장 영향력이 커 思慮가 과도할 경우 식욕부진, 완복부(脘腹部) 창만(脹滿), 현운(眩暈) 등의 증상이 나타난다.

㈏ 재액위연(在液爲涎)

연(涎)은 구진(口津) 즉, 입안의 진액(津液)으로 타액(唾液) 중 맑고 묽은 것을 涎이라 한다. 이는 구강점막을 보호하고 구강을 윤택(潤澤)하게 하는 작용을 하는 것으로 음식이 입으로 들어가면 분비량이 많아져 음식을 삼키는 것과 소화를 돕게 된다. 정상적인 상태에서 涎은 절대 입 밖으로 넘쳐나지 않지만 비위불화(脾胃不和)는 涎의 분비를 갑작스럽게 증가시켜 침이 절로 나서 흐르는 등의 현상이 나타난다.

㈐ 재체합기육(在體合肌肉), 주사지(主四肢)

인체 기육(肌肉)이 풍만하고 건장한 것은 비위의 운화(運化)기능과 상관관계를 가지고 있어 운화기능에 장애가 생기면 살이 마르고, 연약하며 힘이 없게 된다. 심한 경우에는 위축(萎縮)되어 쓸 수 없게 된다. 사지(四肢)는 몸통과 상대적인 개념으로 이도 비위(脾胃)의 運化기능을 통해 얻은 수곡정미(水穀精微) 등의 영양으로 인해 정상적이 활동을 유지한다.

㈑ 재규위구(在竅爲口), 기화재순(其華在脣)

비(脾)는 입에 개규(開竅)된다. 구강(口腔)은 소화관의 최상단으로 구강에서 수행하는 미각과 식욕은 비위(脾胃) 運化기능의 정상여부와 밀접한 관련이 있다. 脾胃의 運化 기능이 정상적으로 이루어지면 식욕이 정상적으로 유지되지만, 運化 기능이 정상적이지 못하면 맛을 느끼지 못하거나, 입맛이 달거나, 쓰거나, 기름지게 되는 등의 미각 이상(異常)이 오게 된다. 입술의 색택은 전신기혈이 충만한가를 가늠하는 지표가 된다. 비위는 기혈생화지원(氣血生化之源)이기 때문에 입술은 색택(色澤)이 붉고 윤기 있는 가의 여부는 전신의 기혈(氣血) 상태 뿐 아니라 실제로는 비장(脾臟)의 運化기능의 상태를 반영하게 된다.

(4) 간(肝)

복부(腹部)에 위치하고 격(膈)아래, 우협(右脇)안에 위치한다. 肝은 혼(魂)이 머무르는 곳이며, 혈(血)이 저장되고, 근(筋)의 종가(宗家)가 된다. 肝은 오행(五行)에서 목(木)에 배속되어 동(動)과 승(升)을 주관한다. 때문에 ≪소문(素問)・영란비전론(靈蘭秘典論)≫에서는 간을 일컬어 "간자, 장군지관, 모려출언"이라고 했다. 肝의 주요생리기능은 주소설(主疏泄)과 주장혈(主藏血)이다. 肝은 목(目)에 개규(開竅)하고 있고, 筋을 주관하며, 그 화(華)는 조(爪)에 나타난다. 지(志)는 노(怒)가 되고, 액(液)은 루(泪)이다. 肝과 담(膽)은 족궐음간경(足厥陰肝經)과 족소양담경(足少陽膽經)으로 경락(經絡)상 서로 연계되어 있을 뿐 아니라 실제로도 직접적으로 서로 연계되어 있다.

① 간(肝)의 주요생리기능

(가) 주소설(主疏泄)

"소설(疏泄)"의 "소(疏)"는 소통(疏通)의 의미이고, 설(泄)은 발설(發泄), 승발(升發)의 의미이다. 간(肝)의 疏泄기능은 肝이 "강장(剛臟)"으로 주승(主升), 주동(主動)하는 생리특성을 반영하는 것으로 전신(全身)의 기기(氣機)를 조창(調暢)시켜 혈액(血液)과 진액(津液)의 운행을 추동(推動)하는 중요한 단계가 된다. 肝의 疏泄기능은 아래 세 가지로 요약된다.

기기(氣機)의 조창(調暢)

氣機란 氣의 승강출입(升降出入) 운동을 말한다. 인체(人體)의 장부(臟腑), 경락(經絡), 기관(器官) 등의 활동은 모두 氣의 升降出入 운동을 통해 이루어진다. 간(肝)의 생리특징인 主升, 主動은 氣機의 疏通과 창달(暢達), 升發에 중요한 인소가 된다. 肝의 疏泄작용이 정상적으로 이루어지면 氣機는 調暢되고, 기혈(氣血)은 운행은 순조로우며, 經絡은 통리(通理)되어 臟腑 器官 등의 운동도 정상적으로 조화를 이루게 된다. 그러나 肝의 疏泄 작용의 이상이 오면, 첫째는 기기불창(氣機不暢), 기기울결(氣機鬱結) 등의 병리변화가 나타나 흉협부(胸脇部), 유방(乳房), 소복부(少腹部) 등 국부(局部)의 창통(脹痛)과 불편함 등의 증상이 나타나게 되고, 둘째는 肝의 升發 태과(太過)로 氣의 升發은 과도(過度)하고 하강(下降)은 미치지 못하는 병리변화가 나타나 두목부(頭目部)의 脹痛, 목적(目赤), 면홍(面紅), 이노(易怒) 등의 증상이 나타나게 된다. 升發이 심할 경우 토혈(吐血), 각혈(咯血) 등 혈이 위로 일출(溢出)되는 증상이나 혼절(昏絶) 등의 기궐(氣厥)증상이 나타난다. 혈의 운행이나 진액의 운행 또한 氣의 升降出入 운동에 의해 수행되므로 氣機가 울결(鬱結)되면 혈행(血行)에도 장애가 생겨, 혈어(血瘀), 혹은 징적(癥積), 종괴(腫塊), 월경불순(月經不順), 통경(痛經), 폐경(閉經) 등의 증상이 나타나고, 진액(津液)의 수포(輸布) 대사장애로 담(痰), 수(水) 등의 병리산물이 생성되거나, 담핵(痰核), 고창(鼓脹) 등의 병증이 나타나게 된다.

비위(脾胃) 운화(運化) 기능의 촉진

비(脾)의 승청(升淸)과 위(胃)의 강탁(降濁) 간의 협조평형 여부는 간(肝)의 소설(疏泄) 기능과 관련이 깊다. 肝의 疏泄기능의 정상적인 수행은 정상적인 운화(運化)기능의 중요한 조건이 된다. 肝의 疏泄기능의 이상이 오면 脾의 升淸 기능에 이상을 초래해 위로는 현운(眩暈), 아래로는 전설(餞泄) 등이 나타나고, 胃의 강탁(降濁)도 영향을 받아 위로는 오역(惡逆) 애기(噯氣), 중초(中焦)에는 완복부(脘腹部) 창만(脹滿), 아래로는 변비 등의 증상이 나타나게 된다. 이러한 병리형태를 "목왕승토(木旺乘土)"라고 한다. 肝의 疏泄작용은 담즙의 분비와 배설에도 영향을 끼치게 되는게 담즙의 정상적인 분비와 배설은 비위(脾胃)의 運化기능을 돕는 또 하나의 생리기능이다. 간기(肝氣)가 울결(鬱結)되면 담즙의 분비에 영향을 끼쳐 협하(脇下) 부위의 창통(脹痛), 동통(疼痛), 구고(口苦), 소화불량 등의 증상이 나타나고 심할 경우 황달 등이 나타나기도 한다.

정지(情志)의 조창(調暢)

情志활동, 정서적인 감정활동은 심주신명(心主神明)의 생리기능에 속하지만 간(肝)의 소설(疏泄)작용과도 밀접하게 연관되어 있다. 정상적인 감정활동은 기혈(氣血)의 정상적인 운행과 관련 있기 때문이다. 肝의 疏泄작용이 정상적으로 이루어지면 기기(氣機) 調暢으로 氣血의 운행이 조화로워지고 이로 인해 마음이 밝고 명랑하게 된다. 그러나 疏泄작용의 이상은 간기울결(肝氣鬱結)을 일으켜 작은 일에도 마음이 억제되고 우울해지게 되며, 肝의 승발(升發)이 태과(太過)할 경우에는 성정(性情)이 매우 급해지면서 작은 자극에도 매우 화를 내게 된다.

이외 疏泄작용은 여성의 배란과 월경, 남성의 배정(排精)과도 배우 밀접한 상관관계를 갖고 있다.

㈏ 주장혈(主藏血)

"장혈(藏血)"은 肝이 혈액의 저장과 혈량을 조절하는 작용을 말한다. 肝의 藏血기능은 먼저 간내에 일정한 혈량을 저장함으로써 간양(肝陽)의 과도한 승등(升騰)을 제약해 소설(疏泄)기능을 보호하는 것이고 그 다음은 출혈을 방지하는 역할이다. 또 혈량(血量)의 조절은 인체 각 부분의 혈량분배를 조절하는 것으로 특히 외주(外周) 혈류량에 대한 조절을 수행힌다. 정상직인 상황에서는 인체의 혈류량은 상대적으로 고정되어 있지만, 활동량의 증감이나 정서의 변화, 외부기후의 변화에 따라 변동이 있게 된다. 이러한 변동에 대해 간이 조절작용을 하게 되는 것이다. 간에 질병이 발생하면 藏血기능의 수행에 영향을 미쳐 각종 혈허(血虛)와 출혈(出血) 증상 등이 나타나게 된다. 간혈부족(肝血不足)은 눈이 깔깔하고 수분이 없으며 어른거리는 증상이나 야맹증 등을 일으키고, 근(筋)을 유양(濡養)하지 못해 근맥(筋脈)이 뻣뻣해지고 당기는 증상이나 마목(痲木), 굴신불리(屈伸不利) 등의 증상이 나타나게 된다. 여성의 월경량에 대해서도 관계가 있으므로 藏血기능이 떨어지게 되면 월경량이 줄어들거나 폐경(閉經) 등의 증상 혹은 반대로 월경량이 많아지거나 붕루(崩漏) 등의 병증이 나타나게도 된다. 이외에 藏血기능의 이상으로 간혈(肝血)이 부족하게 되면 혼(魂)이 자리를 지키지 못하고 떠나 꿈을 많이 꾸거나 숙면을 취할 수 없게 되고, 몽유나 환각 등의 증상도 나타날 수 있다.

② 肝과 지(志), 액(液), 체(體), 규(竅)의 관계

㈎ 재지위노(在志爲怒)

노함은 감정이 격동할 때 일어나는 정서변화로 인체에 있어서는 일종의 비양성자극에 속한다. 노한 감정은 기혈(氣血)의 상역(上逆)을 일으켜 양기(陽氣)를 승설(升泄)한다. 간(肝)은 소설(疏泄)을 주관하여 陽氣를 승발(升發)시키므로 노한 감정은 肝에 배속된다. 대노(大怒)하게 되면 肝의 陽氣 升發이 태과(太過)하게 하므로 "노상간(怒傷肝)" 하게 되고, 반대로 肝의 음혈부족(陰血不足)은 肝의 陽氣 승설(升泄) 太過를 유발하여 작은 자극에도 쉽게 노하게 한다.

㈏ 재액위루(在液爲淚)

간(肝)은 목(目)에 개규(開竅)하고 있고 눈물은 눈에서 나온다. 눈물은 안구(眼球)를 유윤(濡潤)하고 보호하는 기능을 수행한다. 정상적인 상황에서 눈물의 분비는 안구를 촉촉하게 할 뿐 넘치지 않으나 이물질이 눈에 들어가게 되면 다량으로 분비되어 안구를 청결하게 하고 이물질을 배설하게 한다. 肝의 음혈(陰血)이 부족하면 눈물의 분비가 적어져 눈이 건조해 뻑뻑하게 느껴지게 된다. 간경(肝經)의 습열(濕熱)이나 풍화(風火) 등은 눈꼽을 많이 생기게 하고 바람을 맞으면 눈물이 나는 증상이 나타난다.

㈐ 재체합근(在體合筋), 기화재조(其華在爪)

근(筋)은 근막(筋膜)으로 골에 붙어있고 관절에서 모이게 된다. 관절(關節)과 기육(肌肉)을 연결하는 조직이다. 筋과 肌肉의 수축과 이완은 지체(肢體) 관절의 굴신(屈伸)과 회전(回轉)운동이 된다. 筋은 간혈(肝血)의 자양(滋養)을 받는 기관(器官)으로 肝血이 충양(充養)되면 筋이 충분한 유양(濡養)을 받아 肢體 관절의 운동이 힘이 있고 유연하지만 그렇지 못할 경우에는 肢體 운동이 매끄럽지 못하고 수족진전(手足振顫), 지체마목(肢體痲木), 굴신불리(屈伸不利) 등의 증상이 나타나고 심하면 계종(瘈瘲) 등의 병증이 나타나게 된다. 조(爪)는 손발톱으로 筋의 연속이 된다. 때문에 "조위근지여(爪爲筋之余)"라고도 한다. 간혈(肝血)의 성쇠(盛衰)는 조갑(爪甲)의 상태에 영향을 미친다.

肝血이 충족하면 손발톱이 단단하고 윤기가 있으며 붉고 광택이 난다. 肝血이 부족하면 손발톱이 무르고 잘 부러지며 말라서 윤기가 없고 색이 열거나 어둡게 된다. 심하면 변형이 되고 갈라지기도 한다.

㈑ 재규위목(在竅爲目)

눈은 "정명(精明)"이라고도 한다. 시각기관으로 간경(肝經)이 목계(目系, 시각기관시스템)와 연계되어 있어 간(肝)의 소설(疏泄)작용과 간혈(肝血)의 영양(營養)에 의해 그 생리기능을 수행한다. 간 기능의 정상여부는 종종 눈에 반영되어 나타난다. 간음혈(肝陰血)의 부족은 눈이 건조하고 뻑뻑하며 사물이 흐릿하게 보이는 증상이나 야맹증 등을 유발하고, 간경풍열(肝經風熱)은 목적(目赤)과 목양(目痒), 목통(目痛)을, 간화상염(肝火上炎)은 목적(目赤), 생예(生翳) 간양상항(肝陽上亢)은 두목현운(頭目眩運), 간풍내동(肝風內動)은 목사(目斜) 상시(上視) 등의 증상을 유발한다. 눈은 肝 뿐만 아니라 각각의 오장육부(五臟六腑)와도 내재적으로는 연계가 되어있다. ≪영추(靈樞)·대혹론(大惑論)≫에서는 눈의 각 부분을 오장에 배속시켜 눈동자는 "골지정(骨之精)"이라 하여 신장(腎臟)과, 검은자는 "근지정(筋之精)"이라하여 肝과, 흰자는 "기지정(氣之精)"이라 하여 폐(肺)와, 혈락(血絡)은 "혈지정(血之精)"이라 하여 심(心)과, 안검(眼瞼)은 "육지정(肉之精)"이라 하여 비(脾)와 연계하여 배속하였다.

(5) 신(腎)

허리에 위치하며 척주(脊柱) 좌우로 각각 한 개씩 있다. 때문에 ≪소문(素問)·맥요정미론(脈要精微論)≫에서는 "요자, 신지부"라고 했다. 신장(腎臟)은 "선천지정(先天之精)"을 장(藏)하고 있기 때문에 장부음양(臟腑陰陽)의 근본이며 생명의 근원이 되므로 "선천지본(先天之本)"이라고도 한다. 신당(新黨)은 오행(五行)중 수(水)에 배속되고 주요 생리기능으로는 장정(藏精), 생장(生長), 발육(發育), 생식(生殖)을 주관하고, 수액(水液)대사를 주관한다. 신장은 골수(骨髓)의 생성을 주관하고 밖으로는 발(髮)에 그 화(華)가 나타난다. 이

(耳)와 이음(二陰)에 개규(開竅)하고 지(志)는 공(恐)과 경(驚)이 되고, 액(液)은 타(唾)가 된다. 신장(腎臟)과 방광(膀胱)은 족소음신경(足少陰腎經)과 족태양방광경(足太陽膀胱經)으로 연계되어 있으면서 수액(水液)대사 방면에서 직접적으로 상관관계를 가지고 있으므로 서로 표리(表裏)관계를 이룬다.

① 신의 주요생리기능

㈎ 장정(藏精), 주생장(主生長), 발육(發育), 생식(生殖)

藏精은 신장의 주요생리기능으로 정기(精氣)에 대해 폐장(閉藏)의 작용을 하여 精氣가 체내에서 충분히 그 생리적 효용을 발휘하고 양호한 조건을 만들어 내어 정기(精氣)가 무고하게 유실되는 것을 막음으로써 성장(成長), 발육(發育), 생식(生殖) 능력에 영향을 미친다. ≪소문(素問)·육절장상론(六節臟象論)≫에는 "신자주칩(腎者主蟄), 봉장지본(封藏之本), 정지처야(精之處也)"라고 기재하고 있다. 여기서 精氣는 인체를 구성하는 기본물질로 인체의 생장발육 및 각종 기능활동의 물질기초가 된다.

신장(腎臟)에서 장(藏)하고 있는 精氣는 "선천지정(先天之精)"과 "후천지정(後天之精)"을 모두 포괄하는 것으로 先天之精은 부모의 생식지정(生殖之精)으로부터 받은 것으로 배태(胚胎) 발육(發育)을 구성하는 원시물질이다. 後天之精은 출생 후 섭취한 음식물이 비위(脾胃)의 운화(運化)기능을 통해 얻어진 수곡지정(水穀之精)과 장부(臟腑) 생리활동 중에 생성된 精氣로 대사(代射) 평형을 이룬 후 남은 것은 腎臟에 저장된다.

신정(腎精)은 신(腎)의 성장발육과 생식기능의 물질기초와 원동력이 된다. 인체의 생(生), 장(長), 장(壯), 노(老), 사(死)의 생명규율은 腎 중 精氣의 성쇠(盛衰)와 밀접한 관계가 있다. 출생 후 유년기까지 신중(腎中)의 精氣는 점차 충만해져 머리카락이 점점 빨리, 촘촘히 자라게 되고, 유치(乳齒)를 갈게 되며 골격이 생장해 키가 크게 된다. 청년기가 되면 신중(腎中) 精氣가 더 충만해져 발육이 성숙하게 되고 영구치가 나며 골격이 장성(壯盛)하고 생식능력을 갖게 된다. 장년기가 되면 腎中 精氣는 극도로 충만해져 근골이 견강(堅剛)해지고 신체가 건장하며 정력이 충만하게 된다. 노년기가 되면 腎中 精氣

는 점차 쇠퇴되어 머리카락과 치아가 빠지고 노화가 오며, 생식능력을 잃게 된다. 만약, 腎中 精氣가 부족하면 성장발육이 늦거나 양호(良好)하지 않고 성인의 노화도 빨리 오게 된다.

腎中의 精氣는 출생 후 부단히 後天之精의 배육(培育)을 받아 충실해지면서 청춘기가 되면 천계(天癸)를 생산하게 된다. 天癸란 腎中 精氣의 충만이 어느 정도에 이르게 되면 산생(産生)되는 정미(精微)한 물질로 성선(性腺)의 발육과 성숙을 촉진하고 생식능력을 유지해주는 작용을 한다. 天癸의 생산으로 여성은 때에 맞춰 배란을 하고 월경이 나타나며, 남성은 배정(排精) 현상이 나타나면서 생식기가 성숙하게 되어 생식능력을 갖게 된다. 연령을 따라 중년에서 노년으로 넘어가면 腎中 精氣가 점차 쇠퇴되면서 天癸 역시 감퇴되게 되고 이에 따라 생식능력도 점차 쇠퇴되게 된다. 天癸가 고갈되게 되면 생식능력을 잃게 된다. 때문에 腎中 精氣의 부족은 생식(生殖) 기관의 발육부진과 성기능 감퇴, 불임 등을 유발한다.

腎中의 精氣는 그 생리기능에 따라 신음(腎陰)과 신양(腎陽) 두 가지 방면으로 개괄할 수 있다. 인체의 각 장부조직기관에 대하여 자양(滋養), 유윤(濡潤)의 기능을 수행하는 것은 腎陰이라 하고, 각 장부(臟腑) 조직기관에 대하여 추동(推動), 온후(溫煦)작용을 수행하는 것은 腎陽이라고 한다. 腎陰과 腎陽은 원음(元陰), 원양(元陽), 진음(眞陰), 진양(眞陽)이라고도 하는데, 인체 각 장 음양(陰陽)의 근본이 된다. 양자(兩者) 사이에는 상호제약(相互制約)하고, 의존하고, 호용(互用)하는 관계가 있어 각 장(臟)의 陰陽의 상대적 평형을 유지, 보호하고 있다. 만일 어떤 원인에 의해 각 장의 상대적 陰陽 평형이 깨지게 되면 신음허(腎陰虛)나 신양허(腎陽虛)가 나타나게 된다. 내열(內熱)이 있으면서 현운(眩暈), 이명(耳鳴), 요슬산연(腰膝痠軟), 유정(遺精), 설질(舌質)이 붉고, 설질에 물기가 적은 등의 증상이 나타나면 腎陰虛로, 피로무력, 형한지량(形寒肢凉), 요슬(腰膝) 냉통(冷痛), 소변(小便) 청장(淸長), 혹은 불리(不利), 유뇨(遺尿), 실금(失禁), 설질담(舌質淡), 혹은 성기능 감퇴, 수종(水腫) 등이 나타나면 腎陽虛의 증후로 본다. 腎陰과 腎陽은 腎中 精氣가 기본 물질기초가 되므로 腎의 음허(陰虛)나 양허(陽虛)는 사실상 신장(腎臟)의 정기부족(精氣不足)의 표현 형식이다. 때문에 腎陰虛가 일정 정도에 도달하면 腎陽에 까지 그 영향이 미쳐 陰陽 양허(兩虛)가 일어나게 된다. 반대로 腎陽虛가 일정 정도에 도달하면 腎陰에까지 그 영향이 미쳐 음양양허(陰陽兩虛)로 발전하게 되는데 이러한 현상을 "음손급양(陰損及陽)", "양손급음(陽損及陰)"이라고 한다.

(나) 주수(主水)

신주수(腎主水)란 신중(腎中) 정기(精氣)의 기화(氣化) 작용에 의해 체내(體內) 진액(津液)의 수포(輸布)와 배설(排泄), 체내 진액의 대사(代射) 평형을 유지하는데 매우 중요한 조절(調節) 작용을 하는 것을 말한다. 이 작용은 전신(全身)의 수액(水液) 대사에 대한 기화(氣化) 작용과 신장(腎臟) 자신의 水液의 수포(輸布)와 배설(排泄)작용에 대한 작용 두 가지로 나누어 볼 수 있다. 水液 대사는 수액의 흡수(吸收), 輸布, 탁액(濁液)의 排泄 등 모든 과정을 포괄하는 것으로 비(脾), 폐(肺), 신(腎), 삼초(三焦) 등의 전체 장부의 공동 작용 하에 이루어진다. 그러나 반드시 신장(腎臟)의 기화(氣化)를 통해야 만이 代射의 정상적인 협조 평형상태를 유지할 수 있다. 신장(腎臟) 자체의 水液 대사에 대해서는 인체 각 장부조직을 거친 후 남은 水液은 腎臟으로 모여 腎臟의 기화(氣化)에 의해 청탁(淸濁)이 분리되고 개합(開闔)이 결정됨으로써 요액(尿液)의 생성(生成)과 배뇨(排尿)가 이루어지게 된다. 腎臟의 水液에 대한 氣化작용은 주로 신양(腎陽), 신기(腎氣)에 의해 완성된다. 때문에 腎陽의 허약은 氣化의 실조(失調)를 가져와 水液대사 장애로 인한 병변(病變)을 일으키게 된다. 기허(氣虛)로 고섭(固攝)이 무력하게 되면 다뇨(多尿), 유뇨(遺尿), 요실금(尿失禁) 등의 증상이 나타나고, 기허(氣虛)로 기화(氣化)가 제대로 이루어지지 않으면 요소(尿少), 혹은 수종(水腫) 등의 증상이 나타나게 된다.

(다) 주납기(主納氣)

신주납기(腎主納氣)란 신장(腎臟)이 폐(肺)에서 흡입한 청기(淸氣)를 섭납(攝納)하여 호흡(呼吸)이 얕아지는 것을 방지함으로써 체내외 기체(氣體)의 정상적인 교환을 보장하는 것을 말한다. 인체의 호흡능력은 비록 肺가 주관하고 있으나 반드시 腎에 攝納되어야만 흡기(吸氣)의 심도(深度)를 보지(保持)할 수 있다. 때문에 "폐위기지주(肺爲氣之主), 신위기지근(腎爲氣之根)"라고 하는 것이다. 사실 腎主納氣 기능은 腎의 봉장(封藏)작용이 호흡운동 중에 구체화 되어 나타난 것이다. 신정(腎精)이 허약해지면 腎의 납기(納氣)기능이 감퇴(減退)되고 肺의 納氣를 攝納하지 못하므로 호흡이 얕아진다. 때문에 움직이면 숨이 가빠지고, 호기(呼氣)가 많고 흡기(吸氣)가 적은 등의 증상이 나타나게 된다. 이를 "신부납기(腎不納氣)"라고 한다.

② 신(腎)과 지(志), 액(液), 체(體), 규(竅)와의 관계

㈎ 재지위공(在志爲恐)

공포는 사물에 대하여 무서움을 느끼는 감정 상태이다. 공(恐)과 경(驚)은 매우 유사하지만 "驚"의 경우 자신이 모르는 사이 갑자기 일이 일어나 놀라는 것이고, "恐"의 경우 자신이 알고 있는 것으로 "담겁(膽怯)"이라고도 한다. 驚과 恐은 인체에 있어 비양성 자극이 된다.

㈏ 재액위타(在液爲唾)

타(唾)는 구진(口津), 타액(唾液) 중에서 농도가 비교적 짙은 것으로 신정(腎精)이 화(化)해서 생긴 것이며 신중(腎中)의 정기(精氣)를 자양(滋養)하는 작용을 한다. 때문에 고대의 양생가(養生家)들은 혀를 입천장에 붙이고 수련하여 입안에 타액이 가득차면 그것을 삼켜 腎精을 滋養하였다.

㈐ 재체위골(在體爲骨), 주골생수(主骨生髓), 기화재발(其華在髮)

신주골(腎主骨)은 신중(腎中) 정기(精氣)가 인체의 생장발육을 촉진하는 기능의 중요한 한 부문을 이루는 것이다. 골(骨)의 생장(生長) 발육(發育)은 골수(骨髓)의 충양(充養)과 그로 인한 영양공급에 의해 이루어진다. 신정(腎精)이 충실하게 되면 骨髓도 충실해지고 이로 인해 골격도 정상적인 성장발육과 역할을 수행할 수 있게 된다. 腎精이 허(虛)하면 소아(小兒)는 신문(囟門)이

늦게 닫히고, 뼈가 약하고 힘이 없어 발육이 늦으며, 노인의 경우 골질(骨質)이 헐거워지면서 골절(骨折)이 잘 일어나게 된다.

수(髓)에는 骨髓, 척수(脊髓), 뇌수(腦髓)의 구분이 있는데 이 세 가지 모두 腎精이 화(化)해서 생성된다. 때문에 腎精이 충실하게 되면 골수 뿐 아니라 脊髓와 腦髓의 충양(充養)과 발육(發育)에도 영향을 미친다. 脊髓는 위로는 뇌와 통하게 되는데 수(髓)가 결집하여 모인 곳이 뇌(腦)라 뇌(腦)를 일컬어 "수해(髓海)"라고도 한다. 신장(腎臟)의 정기(精氣)가 충만하면 뇌의 발육도 건전하게 되지만 그렇지 못하면 腦髓 부족(不足)에 의한 여러 증상들이 나타나게 된다.

"치위골지여(齒爲骨之餘)"라 하여 치아와 골격은 그 근원이 같다. 때문에 치아의 성장과 탈락(脫落) 또한 腎臟의 정기(精氣)와 밀접한 관계에 있다. 신정(腎精)이 충실하게 되면 치아도 견고(堅固)하여 잘 흔들리거나 빠지지 않지만 그렇지 못하면 치아가 흔들리고 심하면 일찍 빠지게 된다.

모발(毛髮)의 성장은 모두 정(精)과 혈(血)에 의해 결정된다. 청·장년기에는 精과 血이 충만해 모발이 잘 자라고 윤기가 있으나 노년이 되면 정혈(精血)이 허쇠(虛衰)해지면서 흰색으로 변색하고 잘 빠지며 윤기가 없게 된다.

㈑ 재규위이(在竅爲耳), 이음(二陰)

귀는 청각기관으로 청각의 예민함 여부는 신정(腎精)과 밀접한 관계를 가지고 있다. 腎精이 충만하면 수해(髓海)도 충양(充養)되어 청각이 예민해져 변별력이 높아진다. 그렇지 못하면 청력이 떨어져 잘 듣지 못하거나 이명(耳鳴), 이농(耳聾) 등이 나타나기도 한다.

이음(二陰)은 전음(前陰, 외생식기)과 후음(後陰, 항문)을 말하는 것으로 前陰은 배뇨(排尿)와 생식(生殖)의 기관(器官)이고, 後陰은 배변(排便)의 통로가 된다. 요액(尿液)의 배설은 방광(膀胱)을 통해서 이루어지지만 반드시 신(腎)의 기화(氣化)를 거쳐야 완성된다. 때문에 요빈(尿頻), 유뇨(遺尿), 요실금(尿失禁), 소뇨(少尿), 요폐(尿閉) 등의 증상은 신(腎)의 기화(氣化) 기능과 연관된다. 생식기능 또한 앞에서 서술한 것과 같이 신장(腎臟)과 밀접하게 연관되어 있다. 대변(大便)의 배설에 있어서 본래 대장(大腸)의 전화조박(傳化糟粕) 기능에 의한 것이지만 腎의 기화(氣化)와도 관계가 있어 신음(腎陰)이 부족하면 장액(腸液)의 고갈로 변비(便秘)가 나타나게 되고, 신양(腎陽)의 부족은 기화(氣化) 무력(無力)으로 양허(陽虛) 변비나 양허(陽虛)설사를 일으키게 된다. 신장(腎臟)의 봉장(封藏)작용의 실조(失調)는 구설(久泄) 등이 나타나게 한다.

2) 육부(六腑)

담(膽), 위(胃), 대장(大腸), 소장(小腸), 방광(膀胱), 삼초(三焦)의 총칭(總稱)이다. 음식물의 부숙(腐熟), 소화(消化), 전화조박(傳化糟粕)이 공통된 생리기능이며 이러한 생리특징으로 인해 "유실이불능만(有實而不能滿)"하다고 하며 "이강위순(以降爲順)", "이통위용(以通爲用)"이라고 하기도 한다. 강(降)과 통(通)이 과(過)하거나 불급(不及)힌 것 모두 병태(病態)에 속한다.

(1) 담(膽)

육부(六腑)의 우두머리 이면서 기항지부(奇恒之腑)에도 속한다. 간(肝)의 단엽(短葉)에 붙어 있으며 肝과 표리(表裏)관계에 있다. 膽은 "중정지부(中精之府)"라 하여 주요 생리기능은 담즙(膽汁)의 저장(貯藏)과 배설(排泄)이다. 담즙은 황록색의 쓴 맛의 액체로 肝의 정기(精氣)가 화생(化生)하여 담낭에 모여 있다가 소장(小腸)으로 배설돼 음식의 소화를 돕게 된다. 정상적인 비위(脾胃) 운화(運化) 기능의 중요한 조건이 된다. 膽汁의 화생(化生)과 排泄은 肝의 소설(疏泄)작용에 의해 제어(制御), 조절(調節)된다. 肝의 疏泄작용이 정상이면 膽汁의 排泄도 원활하게 되어 비(脾)의 운화(運化)기능도 왕성하게 되면 肝이 그 疏泄기능을 잃으면 膽汁의 배설이 원활하지 않아 비장(脾臟)의 運化기능에도 영향을 미치게 된다. 협하(脇下) 창만(脹滿) 동통(疼痛), 식욕감퇴, 복부(腹部) 창만(脹滿), 변당(便溏) 등의 증상이 나타나게 된다. 담즙이 상역(上逆)하게 되면 입 안이 쓰고 황록색 액체를 토해내는 증상이 나타나며, 膽汁이 외일(外溢)하게 되면 황달(黃疸)이 된다.

(2) 위(胃)

위완(胃脘)이라고도 하는데 상(上), 중(中), 하(下) 세 부분으로 나뉜다. 胃의 상부는 상완(上脘)이라 하는데 분문(噴門) 부위를 말하고, 중완(中脘)은 위체(胃體)를, 위(胃)의 하부(下部)는 하완(下脘)으로 유문(幽門) 부위를 말한다. 胃의 주요 생리작용은 수곡(水穀)을 수납(受納)하고 부숙(腐熟)시키는 것이며, 胃의 氣는 하강(下降)하는 것을 정상으로 본다.

① 주수납(主受納), 부숙수곡(腐熟水穀)

수납(受納)은 받아들여 용납(容納)한다는 의미이고, 부숙(腐熟)은 음식물이 위(胃)의 초보적인 소화 과정을 거쳐 죽처럼 되게 하는 것을 말한다. 음식이 구강을 통해 식도를 거쳐 胃로 들어오기 때문에 胃를 일컬어 "대창(大倉)", "수곡지해(水穀之海)"라고 불렀으며, 모든 생리 활동과 기(氣), 혈(血), 진액(津液)의 화생(化生)은 음식의 영양(營養)에 의존하므로 胃를 "수곡기혈지해(水穀氣血之海)"라고도 하였다. 음식물이 胃에 용납(容納)된 후 胃의 부숙(腐熟)을 거쳐 소장(小腸)으로 전달되면 그 정미(精微)한 물질들이 비(脾)의 운화(運化)를 거쳐 전신(全身)을 영양(營養)하게 된다. 때문에 胃의 수납(受納), 腐熟기능은 반드시 비(脾)의 운화(運化)를 거쳐야만 한다. 임상에서 질병을 진단하고 치료할 때 위기(胃氣)를 매우 중시하며, 胃氣의 보호는 중요한 치료 원칙이 된다.

② 주통강(主通降), 이강위화(以降爲和)

음식물이 위(胃)의 부숙(腐熟)을 거친 후에는 소장(小腸)으로 하행(下行)하여 다시 소화(消化) 흡수(吸收)과정을 거치게 되고, 小腸에서의 소화되고 난 잔여물들은 다시 대장(大腸)으로 전달되어 전화조박(傳化糟粕)작용을 수행하게 된다. 胃의 통강(通降)은 강탁(降濁), 즉, 탁(濁)한 것을 내려 보내는 것이며, 降濁은 수납(受納)의 전제 조건이 된다. 濁한 것이 내려가야 다시 받아들일 수 있기 때문이다. 胃가 通降기능을 상실하면 식욕에 영향을 줄 뿐 아니라 탁기(濁氣)로 인해 구취(口臭), 완복부(脘腹部) 창만(脹滿)과 동통(疼痛), 변비(便秘) 등의 증상이 나타나게 된다. 더 나아가 위기(胃氣)가 상역(上逆)하게 되면 악취가 나는 트림과 오심(惡心), 구토(嘔吐), 딸꾹질 등이 나타나게 된다.

(3) 소장(小腸)

小腸은 상당히 긴 도관(導管) 기관으로 복중(腹中)에 위치한다. 그 상구(上口)는 유문(幽門) 처에서 위(胃) 하구(下口)와 접해있고, 下口는 회맹부(回盲部)에서 대장(大腸)과 연결된다. 심장(心臟)과 표리(表裏)관계에 있고, 수성(受盛), 화물(化物), 비별청탁(泌別淸濁)이 주요기능이다.

① 수성(受盛)과 화물(化物)

受盛은 받아들인다는 의미이고, 化物은 변화(變化), 소화(消化), 화생(化生)의 의미이다. 소장(小腸)의 受盛 化物작용은 胃에서 초보적인 消化를 거친 음식물을 접수하는 것과, 이렇게 접수된 음식물이 상당시간 小腸에 머물면서 다시 소화 흡수를 진행하게 하는 것 두 가지를 의미한다.

② 비별청탁(泌別淸濁)

비(泌)는 분비이고 별(別)은 분별이다. 小腸의 소화를 거친 음식물을 수곡정미(水穀精微)와 찌꺼기로 나누는 것, 水穀精微는 흡수하고 찌꺼기는 대장(大腸)으로 수송하는 것, 水穀精微와 함께 대량(大量)의 수액(水液)을 흡수하는 것 "소장주액(小腸主液)" 이 세 가지 작용을 말한다.

소장(小腸)의 수성(受盛), 화물(化物)과 비별청탁(泌別淸濁)은 상호 연계를 가진 정체(整體)작용으로 受盛, 化物은 泌別淸濁의 준비단계이고 泌別淸濁은 化物의 목적이 된다. 化物은 주로 음식물의 소화(消化)이고 비별(泌別)은 주로 정미(精微)의 흡수 즉, 소화흡수이다. 소장(小腸)에 병변이 생기면 소화흡수의 부실로 복창(腹脹), 장명(腸鳴), 복사(腹瀉), 변당(便溏) 등의 증상이 나타난다. 또 小腸의 비별(泌別)작용은 대소변에도 영향을 미친다. 청탁(淸濁)의 분별(分別)이 실조(失調)되면 수액(水液)과 조박(糟粕)이 분별이 안 되고 섞여, 변(便)이 묽어지고 소변이 적어지게 된다. 때문에 임상에서 이소변(利小便) 하는 것으로 대변(大便)을 실(實)하게 하는 치법(治法)이 상용된다.

(4) 대장(大腸)

大腸은 복중(腹中)에 위치하여 위로는 소장(小腸)과 아래로는 항문과 연접(連接)하고 있다. 폐(肺)와 표리(表裏)관계에 있으며 전화조박(傳化糟粕)이 주요 생리기능이다. 小腸에서 비별청탁(泌別淸濁)을 거친 음식찌꺼기들은 大腸으로 접수되어 남는 수액(水液)들이 다시 흡수된 후 분변(糞便)으로 화(化)해 항문을 통해 체외로 배출된다. 이러한 대장의 작용은 위(胃)의 강탁(降濁)작용의 연장이며 肺의 숙강(肅降) 기능과도 연관 있다. 또 신(腎)의 기화(氣化) 작용과도 연관성을 가지고 있다.

(5) 방광(膀胱)

소복부(小腹部) 중앙에 위치하는 저뇨(貯尿)기관이다. 膀胱은 신장(腎臟)과 직접적으로 통하고 있고 서로 표리(表裏)관계에 있다. 주요 생리기능은 貯尿와 배뇨(排尿)이다. 요액(尿液)은 진액(津液)이 화생(化生)된 것으로 신(腎)의 기화(氣化)작용에 의해 생성된 후 膀胱으로 전달되어 저장되었다가 일정량이 되면 자연스럽게 체외(體外)로 배출되게 된다. 膀胱의 저뇨(貯尿)와 排尿는 모두 신장(腎臟)의 氣化에 의해 이루어지므로 膀胱의 氣化는 사실상 腎臟의 氣化에 예속되는 관계에 있다. 膀胱의 병변(病變)은 주로 요빈(尿頻), 요급(尿急), 요통(尿痛) 혹은 소변불리(小便不利), 요폐(尿閉) 혹은 유뇨(遺尿), 소변실금(小便失禁) 등으로 나타난다.

(6) 삼초(三焦)

상(上)·중(中)·하초(下焦)를 일컫는 말로 三焦의 구체적 개념은 불명확하다. 단, 三焦의 생리기능은 주지제기(主持諸氣), 통행수도(通行水道)로 대개의 의견이 일치한다.

① 원기(元氣)를 통행(通行)시킨다.

三焦는 기(氣) 승강출입(升降出入)의 통로이면서 기화(氣化)의 장소가 된다. 때문에 모든 氣를 주지(主持)하고 기기(氣機)와 氣化를 총괄하는 기능이 있다고 하는 것이다. 元氣는 인체의 가장 기본이 되는 氣로 三焦를 통해 전신(全身)에 충만하게 된다.

② 수액(水液) 운행의 통로이다.

三焦는 "결독지관(決瀆之官)"이라 하여 수액(水液)이 승강출입(升降出入)하는 통로가 된다. 전신(全身)의 水液대사는 폐(肺)와 비위(脾胃), 장(腸), 신장(腎臟), 방광(膀胱) 등의 많은 장부(臟腑)의 복합적인 작용을 통해 완성된다. 하지만 이는 반드시 三焦를 그 통로로 하여 정상적인 升降出入이 이루어지게 된다.

水液의 운행(運行)은 모두 氣의 升降出入에 의해 이루어지고, 인체의 氣는 혈(血)과 진액(津液)에 의지해 운행되므로 사실상 위에서 서술한 三焦의 기능은 한 작용의 양방면을 나타낸 것으로 서로 연관된 작용임을 알 수 있다.

㈎ 상초(上焦)

일반적으로 횡격(橫膈) 이상의 심(心), 폐(肺)를 포함한 흉부(胸部)와 두면부(頭面部)를 포괄하며 인체의 상지(上肢)도 上焦에 귀속시킨다.

上焦의 생리특징은 "승발(升發)", "선화(宣化)", "약무로지개(若霧露之漑)"로 氣의 升發과 선산(宣散)을 주관한다. 단, 오르기만 하고 내려오지 않는 것이 아니라 승(升)하면 또 강(降)하기 때문에 안개와 이슬이 자욱한 것 같다는 설이 있게 된다.

㈏ 중초(中焦)

격(膈) 이하 배꼽위의 복부(腹部) 부위를 말한다. 여기에는 비(脾), 위(胃),

간(肝), 담(膽)이 포함되지만 ≪영추(靈樞)·영위생회(營衛生會)≫에서는 전체 胃를 일컬었었고(분문(噴門)에서 유문(幽門)까지), 후세(後世)의 온병(溫病) 학설에서는 외감열병(外感熱病) 후기(後期)에 출현하는 肝의 병증은 모두 하초(下焦)의 범주에 포함시켜 논란의 여지가 있다.

중초(中焦)의 생리 특징은 실상 脾胃의 전체 운화(運化) 기능을 말한다. 때문에 中焦를 "비조박(泌糟粕), 증진액(蒸津液)"한다고 하고, 승강(乘降)의 축이며 기혈생화지원(氣血生化之源)이라고도 한다.

㈐ 하초(下焦)

위(胃) 아래 부위와 소장(小腸), 대장(大腸), 신(腎), 방광(膀胱) 등이 여기에 속한다. 생리특징은 조박(糟粕)과 요액(尿液)을 배설(排泄)하는 것이다. 그러나 후세(後世)의 장상(臟象) 학설에서는 간신정혈(肝腎精血)과 명문원기(命門元氣) 등을 下焦에 귀속시켜 그 생리기능 특징을 확대시켰다.

3) 기항지부(奇恒之府)

뇌(腦), 수(髓), 골(骨), 맥(脈), 담(膽), 여자포(女子胞) 등 여섯 개의 장기(臟器) 조직이다. 형태상 안이 비어 있어 부(腑)와 유사하나, 기능상 음식물의 소화(消化) 배설(排泄)의 통로가 아니라 정기(精氣)를 저장하고 있어 장(臟)의 생리특징과 유사하며, 膽 이외에는 어떤 장(臟)과도 표리(表裏) 관계를 가지고 있지 않으며 오행(五行) 배속도 없고 오장육부(五臟六腑)와도 같지 않아 기항지부(奇恒之腑)라 명(名)하게 되었다.

髓, 骨, 脈, 膽에 대해서는 앞에 언급이 있었으므로 여기서는 腦와 女子胞에 대해서만 서술한다.

(1) 뇌(腦)

두개골 내에 위치하는 기관으로 수(髓)가 회집(會集)하여 이루어진다. 때문에 "수지해(髓之海)"라고도 한다.

① 생명활동을 주재한다.

뇌는 인체의 생명 중추로 인체의 생명활동을 주재한다. 뇌는 선천지정(先天之精)의 화생(化生)으로 생겨나며 腦에서 化生된 신(神)을 원신(元神)이라 하고 뇌를 원신지부(元神之府)라고 한다. 뇌가 손상당하면 생명이 위급해지게 된다.

② 정신활동을 주관한다.

정신활동은 의식사유 활동과 정신감정 등의 활동을 말하는 것으로 객관적인 외계(外界) 사물이 뇌에 반영된 결과이다. 뇌는 원신지부(元神之府)로 인간의 사유, 의식, 기억, 감정 등을 주관하게 된다. 뇌의 활동이 정상적이면 정신이 맑고 충만하며 사유(思惟)가 민첩하고 기억력이 좋으며 언어가 명확하며 감정 등이 정상적이다.

③ 감각운동을 주관한다.

목(目), 설(舌), 구(口), 비(鼻), 이(耳) 등 오관(五官)은 모두 두면부(頭面部)에 위치하고 있다. 인간의 시각, 청각, 후각, 미각, 등과 언어 운동 등은 모두 뇌와 밀접한 관계가 있다. 뇌의 기능이 정상적으로 이루어지면 사물이 명확하게 보이고 잘 들리며, 후각이 민감하고, 언어가 매끄럽고, 지체(肢體) 운동이 자유롭게 된다. 뇌수(腦髓)가 부족하면 사물이 흐릿하게 보이고 청력이 떨어지며, 후각이 둔감해지고 언어장애와 운동장애가 오고, 무력해지면서 누우려고만 하게 된다.

CHECK

뇌(腦)는 오장(五臟)과 모두 관계가 있지만 그 중에서도 심(心), 간(肝), 신(腎)과 밀접한 관계를 가지고 있다. 심장(心臟)은 군주지관(君主之官)으로 오장육부(五臟六腑)의 대주(大主)가 되고, 장신(藏神)하므로 인간의 정신의식 사유 활동이 모두 心의 주도 아래 이루어진다. 肝은 소설(疏泄)을 주관하고 모려(謀慮)를 주관하므로 정신활동을 조절하는 작용을 한다. 腎은 장정(藏精)하고, 정(精)은 수(髓)를 생(生)하며 수(髓)는 뇌로 통한다. 신정(腎精)이 충만하면 수해(髓海)도 충양(充養)되어 뇌의 발육이 건전하게 된다.

(2) 여자포(女子胞)

포궁(胞宮) 또는 자궁(子宮), 자장(子臟)이라고도 한다. 소복부(小腹部)에 위치하고 있고, 배가 거꾸로 달린 것 같은 모양으로 방광 뒤에 직장(直腸) 앞에 위치한다. 여성의 내(內) 생식기관으로 월경을 주관하고 태아를 잉육(孕育)한다.

월경(月經)과 태아의 잉태는 복잡한 생리활동 과정으로 다음 세 가지 방면으로 살펴볼 수 있다.

① 천계(天癸)의 작용

天癸는 앞에서 언급했듯이 성선(性腺)의 발육과 성숙을 촉진하는 물질로 신정이 일정 정도까지 충만해지면 생산되는 물질이다. 때문에 天癸는 여성생식기관의 성장발육과 월경, 수태(受胎)의 준비조건이 된다.

② 충(衝)·임(任) 이맥(二脈)의 작용

충맥(衝脈)과 임맥(任脈)은 모두 포중(胞中)에서 기시(起始)한다. 衝脈은 신경(腎經)과 병행(竝行)하며, 양명맥(陽明脈)과 상통하여 십이경맥(十二經脈)의 기혈(氣血)을 조절할 수 있으므로 衝脈을 일컬어 “혈해(血海)”라고도 한다. 任脈은 포태(胞胎)를 주관하는 맥(脈)으로 소복부(小腹部)에서 족삼음경(足三陰經)과 상회(相會)하여 전신의 음경(陰經)을 조절한다. 때문에 “음맥지해(陰脈之海)”라고도 한다. 衝·任脈의 성쇠는 천계(天癸)의 조절을 받는다. 유년기에는 신정(腎精)이 天癸의 생성까지 도달하지 못했으므로 任脈은 통하지 않고 衝脈은 왕성하지 않아 월경이 나타나지 않는다. 노년이 되면 天癸가

쇠갈되어 衝·任脈의 氣血도 점차 쇠퇴하므로 월경(月經)이 불규칙해지고 마침내 폐경(閉經)이 오게 된다.

③ 심(心)·간(肝)·비(脾) 삼장(三臟)의 작용

심주혈(心主血), 간장혈(肝藏血), 비위(脾胃) 기혈생화지원(氣血生化之源), 비통혈(脾統血), 이는 전신(全身)의 혈액에 대한 삼장(三臟)의 조절작용으로, 월경(月經)의 주기(周期)와 수태(受胎)는 기혈(氣血)의 충양(充養)과 혈액의 정상조절을 벗어날 수 없으므로 이 세 장기(臟器)의 생리기능 활동은 매우 밀접하게 연관되어있다. 肝藏血이나 脾統血의 기능이 감퇴하면 月經 과다(過多)나 周期의 단축, 경기(經期)의 연장(延長), 심하면 붕루(崩漏)까지 나타날 수 있다. 또 비(脾)의 생화기혈(生化氣血) 기능이 허약해지면 월경 량(量)의 감소, 周期 연장(延長), 경폐(經閉)까지 나타날 수 있다. 만약 감정(感情)의 손상으로 심신(心神)이 손상되거나 간(肝)의 소설(疏泄)기능에 영향을 미쳐도 월경의 이상이 올 수 있다.

05 병인학설

인체의 상대적인 평형상태를 깨뜨려 질병을 일으키는 원인을 병인(病因)이라고 한다. 이러한 치병요인에는 기후의 이상, 역려(疫疠)의 전염, 정신자극, 음식(飮食), 노권(勞倦), 과로(過勞), 일로(逸勞), 타박, 금창(金瘡) 등 외상(外傷), 충수상(蟲獸傷) 등등이 있다. 이외 질병 과정 중에 장부(臟腑) 기혈(氣血)의 기능 실조로 발생하는 병리산물인 어혈(瘀血), 담음(痰飮) 등도 치병(治病)요인이 된다.

1) 외감육음(外感六淫)

풍(風), 한(寒), 서(暑), 습(濕), 조(燥), 화(火) 이 여섯 가지 외감(外感) 병사(病邪)의 총칭이다. 풍한서습조화(風寒暑濕燥火)는 정상적인 상황 하에서는 자연의 정상적인 기후 변화들로 육기(六氣)라고 한다. 그러나 이러한 六氣는 기후 변화의 이상(異常)으로 각 기운이 너무 과하거나 모자라는 경우, 혹은 때가 아닌 때에 나타나거나, 기후 변화가 너무 급변한 경우, 혹은 인체의 정기(正氣) 부족으로 저항력이 떨어지는 경우에 인체에 질병을 일으키는 원인으로 작용하게 되는데 이를 육음(六淫)이라고 한다.

이러한 六淫에 의한 발병은 다음과 같은 특징을 갖는다.

- 계절과 거주 환경과 연관이 많다. 봄에는 풍병(風病)이, 여름에는 서병(暑病)이, 장마에는 습병(濕病)이 많으며 가을에는 조병(燥病)이, 겨울에는 한병(寒病)이 많다.
- 단독으로 질병을 일으키기도 하지만 두 가지 이상의 기운이 함께 질병을 일으키기도 한다. 풍한감모(風寒感冒), 습열설사(濕熱泄瀉) 등이 그것이다.
- 육음발병(六淫發病)은 상호(相互) 영향을 끼쳐 일정 조건 하에서 상호전화(相互轉化)된다. 때문에 한사(寒邪)가 침습(侵襲)되어 안으로 들어오면 열(熱)로 종종 전화(轉化)되고, 서습(暑濕)이 오래 되면 조(燥)로 화(化)하여 음액(陰液)을 상하게 된다.
- 六淫發病은 대개 외감성(外感性)으로 기표(肌表)나 구강(口腔), 호흡기(呼吸器)로 침습(侵襲)한다. 때문에 외감육음(外感六淫)이라고도 한다.

(1) 풍사(風邪)의 성질과 치병(致病) 특징

풍(風)은 봄의 주기(主氣)이나 사계절에 걸쳐 모두 있으므로 질병 또한 봄에 많긴 해도 봄에 국한되지는 않는다.

風邪는 양사(陽邪)로 개설(開泄)하는 성질이 있고 양위(陽位)에 쉽게 침습(侵襲)한다. 風邪는 움직이려는 성질을 가지고 있어 승발(升發), 상항(上亢), 외향(外向) 등의 특징을 갖는다. 그래서 陽邪라고 한다. 開泄하는 성질을 가지고 있다함은 주리(腠理)를 소설(疏泄)시켜 열리게 하는 것을 말한다. 風邪의 상향(上向), 외향(外向)하는 특징으로 인해 주로 인체의 상부(上部)인 두면부(頭面部), 양경(陽經), 기표(肌表) 등에 침습(侵襲)하며 腠理를 開泄하므로 두통(頭痛), 발한(發汗), 오풍(惡風) 등의 증상이 나타난다.

▌풍(風)은 선행(善行)하며 삭변(數變)한다.

풍사(風邪)로 인한 질병은 그 병위(病位)가 유주(遊走)하며 정해진 곳이 없는 특징이 있다. 비증(痹證)을 예로 들면 風邪가 편성(偏盛)하게 되면 관절의 통증(痛症)이 정해져 있지 않고 여기저기 돌아다니며 아프게 된다. 때문에 이를 행비(行痹), 풍비(風痹)라고 한다. 삭변(數變)이란 병변(病變)이 변화무쌍하고 발병(發病)이 신속함을 말한다.

▌풍(風)은 백병(百病)의 장(長)이다.

풍사(風邪)는 육음병사(六淫病邪)의 주요 병사(病邪)로 한(寒), 습(濕), 조(燥), 열(熱) 모두 風邪를 동반하는 경우가 많다. 외감(外感) 풍한(風寒), 풍열(風熱), 풍습(風濕) 등등 모두 風邪가 선도적인 역할을 하는 경우이다.

(2) 한사(寒邪)의 성질과 치병(致病)특징

겨울의 주기(主氣)로 기온이 낮아지는 겨울, 갑작스러운 한파나 방한(防寒)을 잘 하지 못했을 때, 쉽게 寒邪에 침습(侵襲)당한다. 이외 비에 젖거나 땀을 낸 후 바람을 맞을 때 등등도 寒邪에 侵襲되는 중요한 원인이 된다. 寒邪는 외한(外寒)과 내한(內寒)의 구분이 있다. 外寒은 또 寒邪가 기표(肌表)를 침습(侵襲)한 경우 상한(傷寒)이라 하고, 바로 안까지 들어가 장부(臟腑)의 양기(陽氣)를 상한 경우 중한(中寒)이라고 한다. 內寒은 기체(機體)의 양기부족(陽氣不足)으로 인해 온후(溫煦) 기능을 상실하여 나타나는 병리반응을 말한다.

▌한(寒)은 음사(陰邪)로 양기(陽氣)를 상하게 한다.

寒은 음기(陰氣) 항성(亢盛)의 표출이므로 陰邪가 되고 陽氣를 가장 잘 손상시키는 특징을 갖는다. 외한(外寒)이 기표(肌表)를 침습(侵襲)하면 오한(惡寒)이 나타나고, 한사(寒邪)가 비위(脾胃)에 직접 침습(侵襲)되면 복부(腹部) 냉통(冷痛), 설사(泄瀉), 구토(嘔吐) 등의 증상이 나타나게 된다.

한성응체(寒性凝滯)

응체(凝滯)란 응결(凝結), 조체불통(阻滯不通)의 의미로 양기(陽氣)의 온후(溫煦) 추동(推動) 작용으로 끊임없이 운행하고 있는 기혈진액(氣血津液)이 한사(寒邪)의 침습(侵襲)으로 陽氣가 손상되게 되면 그 운행이 느려지고 정체(停滯)되어 통하지 않게 된다. 이로 인해 경맥(經脈) 기혈(氣血)이 막히게 되면 불통즉통(不通卽痛)이라 하여 동통(疼痛)을 유발하게 된다. 寒邪로 인한 발병(發病)이 동통(疼痛)이 많이 나타나는 것은 이 때문이다.

한성수인(寒性收引)

수인(收引)은 수축(收縮) 견인(牽引)의 의미로 한사(寒邪)는 기기(氣機)를 수렴(收斂)시켜 주리(腠理), 경락(經絡), 근맥(筋脈)을 수축시키고 당기게 한다. 寒邪가 기표(肌表)를 침습(侵襲)하면 모공(毛孔)이 수축하여 위양(衛陽)이 발설(發泄)되지 못하므로 오한(惡寒) 발열(發熱)이 있으면서 땀이 나지 않게 된다. 寒邪가 혈맥(血脈)에 侵襲되면 두신동통(頭身疼痛)이 나타나고 經絡 관절(關節)에 침습되면 관절의 굴신(屈伸)이 잘 되지 않고 차가워 감각이 없다.

(3) 서사(暑邪)의 성질과 치병(致病)특징

여름의 주기(主氣)로 육음(六淫) 중에서 가장 뚜렷한 계절성을 가진다. 주로 하지(夏至)이후 입추(立秋) 전에 발병하게 된다.

서(暑)는 양사(陽邪)로 염열(炎熱)하는 성질을 가진다.

서(暑)는 화열(火熱)의 氣가 변화하여 생긴 것으로 火熱은 양사(陽邪)에 속하므로 暑도 양(陽)에 속한다. 서사(暑邪)로 인한 발병은 장열(壯熱), 심번(心煩), 면적(面赤) 등 일련의 양열(陽熱) 증상이 나타나게 된다.

▎서(暑)는 승산(升散)하는 성질이 있어 氣를 소모시키고 진액을 소진한다.

서사(暑邪)가 침습(侵襲)하게 되면 대개 기분(氣分)으로 들어가게 되고 이는 발한(發汗)을 유발하며 發汗이 과도하면 진액(津液)을 손상하게 되므로 구갈(口渴), 요적(尿赤) 요소(尿少) 등이 증상이 나타나게 된다.

▎서사(暑)는 대개 습(濕)을 동반한다.

여름은 뜨거운 날씨 외에도 잦은 강수(降水)로 습(濕)을 동반하게 된다. 때문에 발열(發熱), 번갈(煩渴) 등의 증상 외에 사지(四肢)가 무겁고 가슴이 답답하고 변(便)이 무르고 시원하지 않는 등의 습(濕)의 특성을 가진 증상들이 자주 동반된다.

(4) 습(濕)의 성질과 치병(致病) 특징

습(濕)은 장하(長夏)의 주기(主氣)이다. 이때는 여름과 가을이 교차하는 시기로 양열(陽熱)이 하강(下降)하여 지표(地表)를 훈증(薰蒸)하면 수기(水氣)가 상등(上騰)하여 대기에 습(濕)이 충만하게 되는데 이때가 일 년 중 濕이 가장 많은 때가 된다. 습사(濕邪)는 외습(外濕)과 내습(內濕)의 구분이 있는데, 外濕은 대개 기후가 濕하거나 비를 맞거나 거주지가 습한 등등 외재(外在)한 濕邪가 인체를 침습하는 것을 말하고, 內濕은 비(脾) 기능의 실조(失調)로 수습(水濕)이 정체(停滯)되어 형성되는 병리(病理) 상태이다. 내외습(內外濕)은 서로 다르지만 발병(發病) 과정 중에는 서로 영향을 끼치게 된다.

▎습(濕)은 무겁고 탁(濁)하다.

습사(濕邪)에 침습(侵襲)당하면 대개 머리가 무겁고 온몸이 노곤하며 사지가 기운이 없고 무거운 증상 등이 나타난다. 탁(濁)하다 함은 대개 분비물이 탁하고 불결함을 말한다. 때문에 濕邪에 침습당하면 얼굴색이 탁하고 눈곱이 많이 끼며 대변이 풀어져 나오고 소변이 혼탁하며 냉대하가 많아지는 등의 증상이 나타나게 된다.

습(濕)은 음사(陰邪)로 氣의 운동을 방해하고 양기를 손상시킨다.

습(濕)은 음사(陰邪)로 무겁고 탁한 성질로 인해 장부(臟腑) 경락(經絡)에 정체(停滯)되게 되면 氣의 운동을 가장 쉽게 방해하게 되므로 가슴이 답답하고 속이 더부룩한 증상 등이 나타난다. 또 양기(陽氣), 특히 비양(脾陽)의 손상을 가장 쉽게 가져와 설사(泄瀉) 등을 일으키며 脾陽의 손상으로 비장(脾臟)의 운화(運化) 기능에 영향을 끼쳐 수습(水濕)이 停滯되면 부종(浮腫)이나 복수(腹水) 등의 병증을 유발하기도 한다.

습(濕)은 점체(粘滯)한다.

점체(粘體)란 끈끈하고 정체된다는 의미로, 하나는 배설물이나 분비물이 정체(停滯)되어 시원하게 나오지 않는 것을 의미하고, 하나는 병변이 오래도록 낫지 않고 반복해서 재발(再發)하는 등의 특성을 의미한다.

습(濕)은 하향(下向)하는 특성이 있어 음(陰) 부위에 쉽게 침습된다.

습사(濕邪)로 인한 질병은 대개 인체 하부(下部)의 증상으로 많이 나타나게 된다. 수종(水腫)의 경우 하지(下肢)가 특히 심하다든가 설사(泄瀉), 대하(帶下), 임증(淋證) 등이 그것이다.

(5) 조(燥)의 성질과 치병(致病)특징

가을의 주기(主氣)로 천기(天氣)가 부단히 수렴(收斂) 숙강(肅降)을 하는 때문에 공기 중에 수분이 부족하게 되고 이로 인해 갑자기 기후가 건조해 지게 된다. 조사(燥邪)는 대개 입과 코 등의 호흡기(呼吸器)를 통해 감염되고 폐위(肺衛)에 침습된다. 燥邪는 온조(溫燥)와 양조(凉燥)의 구분이 있어 초가을 여름의 열기가 남아 燥邪와 함께 인체를 침범하면 溫燥 병증(病證)이 되고, 늦가을 겨울의 한기(寒氣)와 만나게 되면 凉燥 병증이 된다.

조(燥)는 건삽(乾澁)하여 폐(肺)와 진액을 쉽게 손상시킨다.

조사(燥邪)는 건조한 병사(病邪)로 진액(津液)을 쉽게 손상시킨다. 때문에 구강(口腔)과 비강(鼻腔)의 건조, 구갈(口渴), 피부건조, 모발건조, 소변 단적(短赤), 변비 등의 증상 등이 나타나게 된다.

폐(肺)는 교장(嬌臟)이라 하여 촉촉한 것을 좋아하고 건조한 것을 싫어한다. 肺는 氣를 주관하고 호흡을 관장하는 장(臟)으로 피모(皮毛)와 연계되고 비(鼻)로 개규(開竅)되어 있다. 燥邪는 대개 입과 코로 침습(侵襲)되므로 肺의 진액을 가장 많이 손상시키는 사기(邪氣)가 된다. 이로 인해 마른기침을 하거나 가래가 적고 있다 하더라도 잘 뱉어 지지 않으며 피가 섞여 나오는 등의 증상이 나타날 수 있다.

(6) 화열(火熱)의 성질과 치병(致病)특징

화열(火熱)은 양(陽)이 성(盛)하여 발생하는 것으로 종종 火와 熱을 혼용하여 쓰기도 한다. 단, 熱은 온(溫)보다 더 나아간 상태이고, 火는 熱이 극(極)한 것을 말한다. 熱은 풍열(風熱), 서열(暑熱), 습열(濕熱) 등 대개 외음(外陰)에 속하고, 火는 심화상염(心火上炎), 간화항성(肝火亢盛), 담화횡역(痰火橫逆) 등 대개 안에서 발생한다.

▌화열(火熱)은 양사(陽邪)로 위로 타 올라가는 성질을 가진다.

조동(躁動)하면서 상향(上向)하는 성질을 가지고 끓어오르는 성질을 가지고 있어 고열(高熱), 오열(惡熱), 번갈(煩渴), 발한(發汗) 등의 증상이 나타나게 된다. 위로 타올라가는 성질로 인해 신명(神明)을 어지럽히므로 심번(心煩), 불면(不眠), 광조망동(狂躁妄動), 신혼(神昏) 섬어(纖語) 등의 증상이 나타나게 된다.

▌기와 진액을 손상시킨다.

화열(火熱)은 진액의 외설(外泄)을 가장 많이 일으키는 사기(邪氣)로 인체의 음진(陰津)을 소모시킨다. 때문에 각종 열상(熱象) 외에 구갈(口渴) 설조(舌燥), 소변단적(短赤), 대변 비결(祕結) 등의 증상도 종종 나타나게 된다. 또 장화(壯火, 실화(實火))는 인체의 정기(正氣)를 가장 많이 소모시킨다.

화(火)는 쉽게 풍(風)을 일으키고 동혈(動血)하게 한다.

화열(火熱)은 종종 간경(肝經)을 번작(燔灼)하여 음액(陰液)을 손상시킴으로써 근맥(筋脈)의 유양실조(濡養失調)로 간풍내동(肝風內動)을 일으키게 되는데 이로 인해 고열(高熱), 신혼(神昏) 섬어(纖語), 사지경련, 목정상시(目睛上視), 경항강직(頸項强直) 등의 증상이 나타나게 된다. 또 火熱은 혈행(血行)의 가속화로 맥락(脈絡)을 손상시키고 심하면 토혈(吐血), 뉵혈(衄血), 변혈(便血), 요혈(尿血), 자반(紫斑) 등과 부녀자의 월경과다 붕루(崩漏) 같은 각종 출혈(出血)증상을 일으키게 된다.

화(火)는 종양(腫瘍)을 잘 일으킨다.

화열(火熱)이 혈분(血分)으로 들어가 국부(局部)에 모이게 되면 혈육(血肉)이 부식(腐蝕)되어 옹종(癰腫), 창양(瘡瘍) 등을 일으키게 된다. 종기부위가 불룩하게 높이 솟아 붉게 부어 있으면서 만지면 열이 난다면 火에 속한다.

2) 여기(癘氣)

강렬한 전염성을 가진 병사(病邪)로 발병(發病)이 급박하고 병세가 중(重)하며 증상이 비슷하고 전염성이 강하며 유행(遊行)하는 특징을 가진다. 실제 현대 의학에서 말하는 많은 전염성 질병이 여기에 속한다. 이러한 癘氣의 발생과 유행은 비정상적인 자연기후의 변화나 공기, 수원(水源) 등과 같은 환경, 음식물에 의한 오염, 그리고 제때에 격리예방을 실행하지 않은 때문에 일어나게 된다.

3) 칠정내상(七情內傷)

칠정(七情)은 희(喜), 노(怒), 우(憂), 사(思), 비(悲), 공(恐), 경(驚)의 일곱 가지 정서변화를 일컫는 것으로 인체가 객관적인 사물의 자극에 대해 일으키는 정지 방면의 반응이다. 일반적인 상황에서 정상적인 생리활동에 속하면 결코 질병을 일으키지 않으므로 칠정의 활동 역시 발병요인이 될 수 없다. 단, 갑작스럽고 극렬하거나 정서자극이 오랫동안 지속되면 인체의 기기(氣機)가

문란해지고 기혈·음양이 실조되어 발병한다. 예컨대 ≪삼인극일병증방론·삼인론≫에서 "칠정(七情)은 사람이면 누구나 갖는 본성으로, 칠정이 동하면 먼저 장부의 울결이 발생한다."[85]고 하였다. 칠정이 병을 일으키면 병이 내부에서 발생하므로 칠정은 내상 질병의 주요 발병요인이 된다. 따라서 七情內傷이라 한다.

(1) 칠정(七情)과 오장의 관계

사람의 정지활동과 내장의 생리활동에는 밀접한 관계가 존재한다. 사람의 정신·정지활동은 모든 인체 기능의 구성부분이다. 전신의 기혈이 정상적으로 운행되고 진액이 조화를 이루며 장부가 편안한 상황에서 사람은 정상적인 정신·정지활동을 진행할 수 있다. 그러므로 ≪소문·음양응상대론≫에서 "사람에게는 오장이 있어 오기(五氣)를 화생하고, 오기는 기쁨·노여움·슬픔·근심·두려움의 오지(五志)를 발생시킨다."[86]고 하였고, 아울러 "心은 정지(情志)에 있어서 기쁨이 되고, 肝은 情志에 있어서 분노가 되며, 脾는 情志에 있어서 사려가 되고, 肺는 情志에 있어서 근심이 되며, 腎은 情志에 있어서 두려움이 된다."[87]고 하였다. 이와 반대로 장부의 생리활동이 비정상적이면 관련 情志의 이상을 초래하고, 정지의 이상은 반대로 장부의 생리활동에 작용하여 이상을 일으킨다.

(2) 칠정치병(七情致病)의 특징

육음(六淫)의 침습(侵襲)은 피부와 입, 코로 들어와 발병초기에는 모두 표증(表證)을 보인다. 그러나 칠정(七情)의 경우 상응하는 내장(內臟) 기관에 직접 영향을 끼쳐 장부(臟腑)의 기기(氣機)를 교란시키고 기혈실조(氣血失調)와 정지이상(情志異常)을 가져온다.

---

85) 七情, 人之常性, 動之, 則先自臟腑鬱發.
86) 人有五藏, 化五氣, 以生喜怒悲憂恐.
87) 肝…在志爲怒, 怒傷肝, 悲勝怒, …. 心…在志爲喜, 喜傷心, 恐勝喜, …. 脾…在志爲思, 思傷脾, 怒勝思, …. 肺…在志爲憂, 憂傷肺, 喜勝憂, …. 腎…在志爲恐, 恐傷腎, 思勝恐, ….

① 내장(內臟)을 직접 상(傷)하게 한다.

≪소문(素問) · 음양응상대론(陰陽應上大論)≫에서는 "지나치게 화를 내면 간이 손상되고 지나치게 기뻐하면 심이 손상되며, 사려가 과도하면 비가 손상되고 근심이 지나치면 폐가 손상되며, 두려움이 지나치면 신이 손상된다."[88]고 하였다.

≪삼인극일병증방론 · 오로론치(五勞論治)≫에서는 "오로란 모두 마음을 쓰는 것이 지나쳐 오장을 손상시키는 것이다. 즉 오신(神 · 魂 · 魄 · 意 · 志)을 불편하게 하여 병이 야기되는 것이므로 오로(五勞)라 한다. 모려(謀慮)에 진력하면 간이 손상되고, 뜻한 바를 이루지 못하면 심이 손상되며, 생각이 지나치면 비가 손상되고, 다가올 일에 대해 근심하면 폐가 손상되며, 고집에 얽매이면 신이 손상된다."[89]고 하여, 정지의 손상이 내장에 직접 영향을 미쳐 작용함을 설명하였고, 아울러 상이한 정지 자극으로 인해 손상되는 장부도 역시 다름을 제시하였다.

그러나 인체는 하나의 유기적인 정체(整體)이므로 임상에서 꼭 절대적으로 그렇게 나타난다고 하기는 어렵다. 칠정(七情)에 의한 내상(內傷)은 대개 심心 · 肝 · 脾 이 세 장(臟)과 기혈(氣血)의 실조(失調)가 많이 나타난다.

② 장부(臟腑) 기기(氣機)에 영향을 미친다.

≪소문 · 거통론≫에서 "노여워하면 기가 치솟고 기뻐하면 기가 완만해지며 슬퍼하면 기가 흩어지고 두려워하면 기가 가라앉는다. …… 놀라면 기가 문란해지고, …… 생각이 과도하면 기가 울결된다."[90]고 하였고, ≪삼인극일병증방론 · 칠기서론(七氣叙論)≫에서는 "과도한 기쁨은 심을 손상시켜 기를 흩어지게 하고, 지나친 분노는 간을 손상시켜 기가 빠져나가게 하며, 지나친 근심은 폐를 손상시켜 氣가 몰리게 하고, 과도한 사려는 비를 손상하여 기를 울결시키며, 지나친 슬픔은 심포를 손상시켜 기를 빨라지게 하고, 지나친 두려움은

---

88) 怒傷肝, 喜傷心, 思傷脾, 憂傷肺, 恐傷腎.
89) 五勞者, 皆用意施爲, 過傷五臟, 使五神不寧而爲病. 故曰五勞. 以其盡力謀慮則肝勞, 曲運神機則心勞, 意外致思則脾勞, 預事而憂則肺勞, 矜持志節則腎勞.
90) 怒則氣上, 喜則氣緩, 悲則氣消, 恐則氣下, ……驚則氣亂, ……思則氣結.

신을 손상시켜 기를 약하게 하며, 놀람이 지나치면 담을 손상시켜 그 기를 문란하게 한다. 비록 일곱 가지 진단이 각기 다르나 기에서 벗어나지 않는다."[91] 고 하였다.

▌화를 내면 기가 치솟는다(怒則氣上).

이는 과도한 분노로 인해 간기(肝氣)가 치솟고 혈이 기를 따라 함께 치솟는 것을 가리키는데, 임상에서는 기가 치솟으면 얼굴이 붉어지고 눈이 충혈되며 간혹 피를 토하고, 심할 경우는 혼궐졸도(昏厥卒倒) 등의 증상이 나타난다. 즉 ≪소문·생기통천론≫에서 "심하게 화를 내면 기가 끊어지려고 하며 혈이 기를 따라 상승하여 상부에서 울결되므로 박궐(薄厥 : 갑자기 혼절하는 증상)이 발생한다."[92]고 하였고, ≪소문·거통론≫에서 "화를 내면 기기가 치솟으며, 심할 경우 구혈(嘔血) 및 손설(飧泄)이 발생한다."[93]고 하였다.

▌기뻐하면 氣가 느슨해진다(喜則氣緩).

이는 긴장된 정서가 완화되고 심기(心氣)가 흩어지는 두 가지 측면을 포괄한다. 정상적인 상황에서 기뻐하는 것은 긴장을 완화시켜 영위(營衛)의 소통을 원활하게 하므로 심정(心情)이 편안해진다. 즉 ≪소문·거통론≫에서 "기뻐하면 기가 조화롭고 지(志)가 잘 통하며, 영기와 위기가 원활하게 소통되므로 기가 완만해진다."[94]고 하였다. 그러나 기쁨이 지나쳐도 심기(心氣)가 흩어져 신이 저장되지 않으므로 정신이 집중되지 않고, 심할 경우는 실신·광란 등의 증상이 나타난다. 그러므로 ≪영추·본신≫에서 "기쁨과 즐거움이 지나치면 신기(神氣)가 소모되고 흩어져 저장되지 않는다."고 하였고, "폐(肺)는 백(魄)을 저장한다. 만약 기쁨이 지나치면 백(魄)이 손상되고, 백이 손상되면 발광하는데, 발광하는 자는 방약무인하게 행동한다."[95]고 하였다.

---

91) 喜傷心, 其氣散; 怒傷肝, 其氣出; 憂傷肺, 其氣聚; 思傷脾, 其氣結; 悲傷心胞, 其氣急; 恐傷腎, 其氣怯; 驚傷膽, 其氣亂. 雖七診自殊, 無踰於氣.
92) 大怒則形氣絶, 而血菀于上, 使人薄厥.
93) 怒則氣逆, 甚則嘔血及飧泄.
94) 喜則氣和志達, 營衛通利, 故氣緩矣.

❙ 슬퍼하면 氣가 소모된다(悲則氣消).

이는 과도한 슬픔이나 근심으로 인해 폐기(肺氣)가 울결되고 의지(意志)가 소침해져 肺氣가 손상됨을 가리키는 것으로서, ≪소문・거통론≫에서 "슬픔이 과도하면 심계(心系)가 급박해지고 폐가 확장되어 폐엽이 위로 들리고 상초가 막혀 통하지 않으며, 영위의 기가 산포되지 않고 열기가 중초에 울결되므로 기가 흩어진다."[96]고 하였다. 이 경우 정신이 피로하고 무기력하며 기가 부족한 등의 증상이 나타난다.

❙ 생각이 과도하면 기가 울결된다(思則氣結).

이는 과도한 사려로 인해 신(神)과 비(脾)가 손상되어 기기(氣機)가 울결됨을 가리킨다. 고대인들은 "사려"는 脾에서 발생하여 심(心)에서 이루어지므로 사려가 과도하면 심신(心神)을 손상시킬 뿐만 아니라 비기(脾氣)에도 영향을 미친다고 보았다. 따라서 ≪소문・거통론≫에서 "사려가 과도하면 마음에 걸리는 것이 있어서 정신이 한곳에 집중되고, 정기가 머물러 운행되지 않으므로 기가 울결된다."[97]고 하였다. 사려가 과도하여 음혈이 암암리에 손상되고 心神이 자양받지 못하면 심계・건망・불면・다몽 등의 증상이 나타나고, 氣機가 울결되어 막히면 脾의 운화기능이 무력해지고 위(胃)의 수납(受納)・부숙(腐熟) 기능이 실조되어 납매(納呆)・완복창만(脘腹脹滿)・변이 묽은 등의 증상이 나타난다.

❙ 두려워하면 기가 가라앉는다(恐則氣下).

이는 지나친 두려움으로 인해 신기(腎氣)가 약해져 기가 하부로 빠져나가는 것을 가리키는 것으로서, 임상에서는 대소변실금이 나타나며, 두려움이 해소되지 않으면 정(精)이 손상되어 뼈마디가 쑤시고 사지가 늘어지고 차가워지며 유정(遺精) 등의 증상이 발생한다.

---

95) 肺喜樂無極則傷魄, 魄傷則狂, 狂者意不存.
96) 悲則心系急, 肺布葉擧, 而上焦不通, 榮衛不散, 熱氣在中, 故氣消矣.
97) 思則心有所存, 神有所歸, 精氣留而不行, 故氣結矣.

놀라면 기가 불안정해진다(驚則氣亂).

이는 갑작스럽게 놀람으로 마음(心氣)이 의지할 곳이 없고 신(神)이 귀속될 곳이 없으며 두려움으로 의지가 흐트러져 안정되지 못하여 허둥대며 어쩔 줄 몰라 하는 것을 가리킨다.

③ 정지(情志)의 이상은 질병을 악화시킨다.

임상에서 환자에게 극렬한 정지이상(情志異常)이 있으면 왕왕 병이 가중되거나 급격하게 악화되는 것을 자주 볼 수 있다. 예를 들어 고혈압 병력이 있는 환자가 어떤 일로 화를 내면 양기가 상승하여 억제할 수 없고 혈기(血氣)가 상역하므로 현부(眩仆)·혼궐(昏厥), 혹은 반신불수·구안와사 등의 증상이 나타난다. 심장병 환자 역시 정지이상으로 인해 병이 가중되거나 악화되며, 심하면 갑자기 사망한다.

상술한 바를 종합하면 칠정은 한의학 병인학의 중요한 내용 중의 하나이다. 한의학에서는 외감병(外感病)은 육음(六淫)으로 인해 발병하고, 내상병(內傷病)은 대부분 칠정으로 인해 발병한다고 본다.

칠정발병(七情發病)이란 정지이상으로 인해 인체 장부의 기기가 문란해져 기혈·음양이 실조된 것이다. 장부의 기능과 기혈의 실조는 다시 정지변화의 이상을 초래한다. 칠정발병의 원리를 파악하는 것은 질병의 예방과 섭생·노화방지 및 질병치료에 대해 모두 의의가 있다.

정지(情志) 요인은 사람으로 하여금 발병하게 하므로 한의학은 섭생에 있어서 "염담허무(恬惔虛無 : 마음이 안정되어 욕심이 없는 상태)"·"정신내수(精神內守 : 정신을 굳게 지켜 소모하지 않는 것)"의 원칙을 매우 강조하였다. 뿐만 아니라 오지(五志)와 오행의 배속[98]에 근거하고 오행의 상극 원리를 운용하여 情志의 치우침을 바로 잡았다[99].

98) 즉 怒는 木에 속하고, 喜는 火에 속하며, 思는 土에 속하고, 憂는 金에 속하며, 恐은 水에 속하는 것을 말한다.

99) ≪소문·음양응상대론≫에서 "분노[怒]는 간을 손상시키는데 슬픔[悲]은 분노를 이긴다(怒傷肝, 悲勝怒). 기쁨[喜]은 심을 손상시키는데 두려움[恐]은 기쁨[喜]을 이긴다(喜傷心, 恐勝喜). 사려[思]는 비를 손상시키는데 분노[怒]는 사려[思]를 이긴다(思傷脾, 怒勝思).

4) 음식・노일(勞逸傷)

(1) 음식상(飮食傷)

음식은 영양을 섭취해 인체의 생명활동을 유지하는데 없어서는 안 되는 물질이지만 너무 많이 먹거나 너무 안 먹거나, 불결한 음식이거나 지나친 편식 등은 질병을 일으키는 원인이 된다.

섭식(攝食)이 과도하게 적을 경우에는 기혈생화지원(氣血生化之源)이 결핍되어 기혈(氣血)이 충분한 보충을 받지 못하고 오래되면 기혈허쇠(氣血虛衰)로 질병을 일으킨다. 또 氣血의 부족(不足)은 저항력의 저하로 다른 질병을 쉽게 야기하게 된다. 반대로 섭식(攝食)이 과도하게 많아 비위(脾胃)의 소화, 흡수와 운화(運化)능력을 초과하면 음식물의 조체(阻滯)로 脾胃가 손상되면서 완복부(脘腹部) 창만(脹滿), 신트림, 염식(厭食), 토사(吐瀉) 등의 병증을 일으킨다. 식체(食滯)가 오래되면 열(熱)로 화(化)하고, 한량(寒凉)한 날 음식에 손상(損傷)되면 습담(濕痰)이 생기며, 항상 과식할 경우엔 소화불량 뿐 아니라 기혈(氣血)이 근맥(筋脈)에 울체(鬱滯)되어 이질(痢疾)이나 치질(痔疾)이 일어나게 되며, 기름진 음식을 과식하게 되면 열(熱)을 발생하고 심하면 옹저(癰疽) 창독(瘡毒) 등의 질병을 일으킨다.

섭취한 음식물이 불결하면 각종 위장도(胃腸道) 장애를 일으켜 복통(腹痛), 토사(吐瀉), 이질(痢疾) 등이 나타나고 음식이 부패하여 유독(有毒)할 경우에는 극심한 복통과 吐瀉 등의 중독증상이 나타난다.

성질이 찬 음식이나 날 음식을 지나치게 편식하면 脾胃의 양기(陽氣)가 손상되어 한습(寒濕)이 내생(內生)하면서 복통설사 등이 나타나고, 맵고 더운 성질의 음식을 지나치게 편식하면 위장(胃腸)에 열이 쌓여 구갈(口渴), 복만창통(腹滿脹痛), 변비, 혹은 치창(痔瘡) 등의 병증이 나타난다. 오미(五味)의 장기간에 걸친 지나친 편식은 장기(臟氣)의 편성(偏盛)과 기능실조를 가져와 여러 병증을 유발한다.

근심[憂]은 폐를 손상시키는데 기쁨[喜]은 근심[憂]을 이긴다(憂傷肺, 喜勝憂). 두려움[恐]은 신을 손상시키는데 사려[思]는 두려움[恐]을 이긴다(恐傷腎, 思勝恐)"고 하였다.

(2) 노일(勞逸) 손상

노동과 휴식의 합리적인 조절은 건강을 유지하는 필요조건으로 정상적인 노동과 운동은 기혈(氣血)의 소통을 도와 체질을 강건하게 하고, 적당한 휴식은 피로를 없애주고 체력과 뇌력(腦力)을 회복시켜 준다. 이것이 과도하게 되면 이 또한 질병을 일으키는 원인이 된다.

① 과로(過勞)

노력(勞力) 과도와 노신(勞神) 과도, 방노(房勞) 과도 세 가지 방면으로 볼 수 있다.

㈎ 노력(勞力) 과도(過度)

장시간에 걸쳐 육체적 노동을 하여 피로가 누적되면서 생기는 것으로 氣가 손상돼 기운이 없고 말하기 싫으며 정신이 맑지 못하고 사지가 무겁고 몸이 마르는 등의 증상과 근골(筋骨)과 조직(組織)의 손상이 나타나기도 한다.

㈏ 노신(勞神) 과도

장기간에 걸쳐 너무 머리를 쓰거나 생각을 많이 하여 심혈(心血)과 비기(脾氣)를 손상당하는 것을 말한다. 이로 인해 심계(心悸), 건망(健忘), 불면증, 다몽증(多夢症) 등과 식욕부진, 복부창만(腹部脹滿), 변당(便溏) 등의 증상이 나타나게 된다.

㈐ 방로(房勞) 과도

방사(房事)가 너무 과도하거나, 과도한 수음(手淫), 과도한 출산(出産) 등으로 인해 신정(腎精)과 신기(腎氣)를 손상당하는 것을 말한다. 이로 인해 요슬산연(腰膝痠軟), 현운(眩暈), 이명(耳鳴), 성기능(性機能) 감퇴, 유정(遺精), 조설(早泄), 양위(陽萎), 혹은 월경불순(月經不順), 대하(帶下) 과다, 불임(不妊) 등이 올수 있다.

② 과일(過逸)

노동을 하지 않고 운동도 하지 않으면서 너무 장시간 편안하게 휴식만 취하는 것을 말한다. 인체는 적당한 활동을 해주어야 기혈(氣血)의 소통이 원활해지게 되는데 장기간에 걸쳐 아무것도 하지 않을 경우 氣血의 운행이 월활 하지 않고 비위(脾胃)의 기능이 감퇴되어 식욕이 없고 기운이 없으며, 정신이 맑지 못하고 사지가 힘이 없거나 비만하며 옹종(癰腫)이 생기고, 심계(心悸), 기천(氣喘), 한출(汗出) 등의 증상이 나타나게 된다.

5) 외상(外傷)

외상의 원인에는 대체적으로 금창상(金瘡傷), 총상, 자상(刺傷), 타박상, 무거운 것을 들다가 다치는 것, 화상, 탕상(燙傷), 동상, 충수상(蟲獸傷 : 벌레나 짐승에 물려서 다친 것) 등 여러 가지가 있다.

6) 속발성 병인(病因)_담음(痰飮), 어혈(瘀血)

담음(痰飮), 어혈(瘀血) 등 질병 과정 중 생성된 병리산물(病理産物)로 제거하지 못하고 체내에 체류하게 되면 이 또한 질병을 일으키는 치병(致病) 요인이 된다.

(1) 담음(痰飮)

담음(痰飮)은 수액(水液) 대사 장애로 형성된 병리산물(病理産物)로 맑고 묽은 것은 음(飮), 탁하고 끈끈한 것은 담(痰)이라고 한다. 여기서의 痰은 객토(喀吐)할 때 나오는 유형의 담액(痰液) 뿐 아니라, 나력(瘰疬), 담핵(痰核) 등과 장부(臟腑) 경락(經絡) 등의 조직 중에 정체(停滯)되어 배출되지 않은, 임상표현에 의해 확정되는 무형(無形)의 痰液까지도 포함하는 개념이다. 음(飮)은 인체의 국부(局部)에 정체(停滯)되어있는 것으로 停滯 부위와 증상에 따라 담음(痰飮), 현음(懸飮), 일음(溢飮), 지음(支飮)으로 구분한다.

① 담음(痰飮)의 형성

외감육음(外感六淫)이나 음식(飮食), 칠정내상(七情內傷) 등의 원인으로 폐(肺), 비(脾), 신(腎) 및 삼초(三焦) 등 장부(臟腑) 기화(氣化) 기능의 실조(失調)가 일어나면 수액(水液) 대사의 장애를 초래해 수진(水津)이 정체(停滯)되면서 발생한다. 담음(痰飮)이 형성된 후 음(飮)은 대개 장위(腸胃), 흉협(胸脇), 기부(肌膚) 등에 적체(積滯)되며 담(痰)은 氣의 승강(乘降)을 따라 안으로는 장부(臟腑), 밖으로는 근골(筋骨) 피육(皮肉)에 정체되어 각종 병증을 유발하게 된다. 때문에 "백병다유담작숭(百病多有痰作崇)"이라는 설이 생겨났다.

② 담음(痰飮)의 치병(致病) 특징

담음(痰飮)이 형성된 후에는 전신(全身)을 유주(遊走)하며 닫지 않는 곳이 없어 병위(病位)가 매우 광범위하다. 痰飮은 한화(寒化)되어 양(陽)을 손상시키기도 하고, 울결(鬱結)되면 열(熱)로 변해 상음(傷陰)하기도 하며, 풍(風)을 동반하거나 熱을 동반하는 등 그 변화가 매우 다양하여 병증(病證)이 복잡다단하다. 또 痰飮은 잘 없어지지 않아 완치가 쉽지 않고 재발이 잦으며 병변(病變) 기간이 비교적 길다.

③ 담음(痰飮) 병증의 특징

담(痰)이 폐(肺)에 정체되면 천해객담(喘咳喀痰)이 나타나고, 심(心)에 조체(阻滯)되면 심혈불창(心血不暢)으로 흉민(胸悶) 심계(心悸)가 나타나며, 심규(心竅)를 막게 되면 신혼(神昏), 치(痴)대가 되고, 담화(痰火)가 심기(心氣)를 어지럽히면 전광(癲狂) 등이 된다. 痰이 위(胃)에 머물러 화강(和降)이 실조(失調)되면 오심구토(惡心嘔吐), 위완(胃脘) 비만(痞滿) 등의 증상이 나타나고, 경락(經絡) 근골(筋骨)에 머물면 나력(瘰疬) 담핵(痰核), 지체마목(肢體痲木), 혹은 반신불수(半身不遂), 음저(陰疽) 유주(流注) 등의 병증이 나타난다. 담탁(痰濁)이 머리를 어지럽히면 현운(眩暈)이, 인후(咽喉)에 걸리면 인후

(咽喉) 이물감(異物感), 매핵기(梅核氣) 등이 된다. 음(飮)이 장간(腸間)에 머물면 꾸룩꾸룩 장명음(腸鳴音)이 나고 흉협(胸脇)에 머물면 흉협(胸脇)이 창만(脹滿)하고 기침을 하면 통증이 심한 증상이 나타나며, 흉격(胸膈)에 머물면 흉민(胸悶), 해천(咳喘) 증상과 함께 똑바로 눕지 못하고 붓게 된다. 음(飮)이 기부(肌膚)에 머물면 부종(浮腫), 무한(無汗), 동통(疼痛) 등의 증상이 나타난다.

(2) 어혈(瘀血)

어혈(瘀血)은 체내에 혈액이 정체되어 있는 것으로 맥관(脈管)을 떠나 체내(體內)에 적체(積滯)되어 있는 것과 혈액 운행(運行)의 불창(不暢)으로 경맥(經脈)과 장부(臟腑)내에 조체(阻滯)되어 있는 혈액(血液)을 모두 포함한 개념이다.

① 어혈(瘀血)의 형성

첫째는 기허(氣虛), 기체(氣滯), 혈한(血寒), 혈열(血熱) 등의 원인으로 혈행(血行)이 불창(不暢)되면서 응체(凝滯)된 것이다. 氣는 혈(血)을 싣고 다니므로 기허(氣虛)나 기체(氣滯)가 되면 血行을 추동(推動)하지 못하게 된다. 한사(寒邪)는 응체(凝滯)하는 성질로 인해 血行을 방해하고 열(熱)로 인해 혈결(血結)이 되기도 한다. 둘째는 내(內), 외상(外傷)이나 기허실섭(氣虛失攝), 혈열망행(血熱妄行) 등의 원인으로 血이 경맥(經脈)을 벗어나면서 맥관(脈管) 밖에 정체되는 것이다.

② 어혈(瘀血) 병증의 특징

어혈(瘀血) 병증은 종류가 무수하지만 아래 몇 가지의 공통된 임상특징을 가지고 있다. 하나는 동통(疼痛)으로 대개 통증부위가 고정되어 있으며 바늘로 찌르는 듯한 자통(刺痛)이 나타나고 만지면 통증이 심해지며, 야간에 더 심하다. 두 번째는 종괴(腫塊)로, 기부(肌膚) 국부의 외상일 경우 청자색(青紫

色)으로 종창(腫脹)하게 되고, 체내(體內)에 적체(積滯)되어 오랜 동안 뭉쳐 있으면 징적(癥積)을 형성하게 되는데 부위는 고정되고 손으로 만져지는 특징이 있다. 세 번째는 출혈(出血)이다. 어두운 자색으로 덩어리가 함께 동반된다. 네 번째는 망진(望診) 상의 특징이다. 어혈(瘀血)이 오래되면 안색이 리흑색(黧黑色)으로 변하고, 피부(皮膚)가 거북 등껍질처럼 갈라지며, 입술과 손발톱이 青紫色으로 변하고 설질(舌質)은 어두운 자색(紫色)을 띠며 어반(瘀斑), 어점(瘀點) 등이 나타난다. 설하경맥(舌下經脈)은 곡장(曲張)이 심하게 된다.

06 발병원리

건강은 질병과 상대되는 말로서 한의학 이론체계에서는 "음평양비(陰平陽秘 : 음양이 평형을 이루고 협조하는 것)"라는 말로써 인체의 건강상태를 설명하고, "음양실조(陰陽失調)"로써 각종 질병상태를 상세히 설명하였다.

음양을 토대로 인체의 생리상태를 설명하는 것은 ≪소문·보명전형론≫에서 "사람에게는 형체가 있는데 음양의 변화를 벗어나지 않는다."[100]는 것과 ≪소문·생기통천론≫에서 "생명의 근본은 본래 음양에 있다."[101]는 이론에 근거한 것으로서, 인체를 음양이 상대되는 하나의 유기체로 본 것이다. 아울러 ≪영추·객사≫에서 "인간과 천지(자연)가 상응한다."고 하여 인체와 자연계 역시 협조·통일되는 불가분의 관계라고 보았다. 정상적인 상황에서 인체는 자기조절을 통해 외계환경의 변화에 적응한다. 예를 들면 ≪영추·오륭진액별≫에서 "날씨가 더운데 옷을 두껍게 입으면 주리가 열려 땀이 난다. …… 날씨가 차가우면 주리가 닫혀 기의 흐름이 원활하지 못하므로 수액이 방광으로 흘러 들어가 소변과 기로 변한다."고 하였는데, 이는 춥거나 더운 외계환경에 대한 인체

100) 人生有形, 不離陰陽.
101) 生之本, 本于陰陽.

의 자기조절을 설명한 것이다. 인체는 다방면의 자기조절 메커니즘을 통해 체내외 환경에 적응하고, 인체음양의 상대적 균형과 건강을 유지한다. 그러므로 ≪영추·종시≫에서 "이른바 평인이란 질병이 없는 사람을 말한다. 질병이 없는 사람은 寸口와 人迎의 맥상이 四時와 상응하고, 상하의 맥기가 상응하여 모두 왕래하며, 육경의 맥이 쉬지 않고 박동하고, 내부에 있는 본(本 : 오장의 음)과 말(末 : 지체의 양)이 서로 협조하여 한온의 조화를 유지하며, 형육(形肉)과 기혈이 반드시 일치하여 균형을 이루니 이것이 바로 질병이 없는 사람이다."[102]라고 하였다. 이로써 건강한 인체는 인체 내외환경이 협조·평형을 이루어 장부경락 등의 생리기능이 정상적으로 유지됨으로써 기혈이 조화를 이루고 음양이 균형을 이룬다는 것을 알 수 있다. 반대로 각종 원인으로 인해 인체 내외환경간의 협조·평형상태가 파괴되고, 또한 일시에 자기조절을 통해 회복되지 못하면 장부경락 기능에 이상이 발생하고 기혈음양의 평형·협조관계가 파괴되어 정상적인 생리범위를 초월한 각종 변화가 나타나는데, 이는 곧 "음양실조", "불평(不平)"이 병임을 말한다. 따라서 질병이란 어떤 발병요인에 의해 장부·경락 등의 생리활동이 정상적으로 이루어지지 않거나 조직구조에 변화가 야기되는 것이다. 발병시의 임상증상과 체증은 실상 체내의 생리활동과 조직구조에 이상이 생겼음을 반영하는 것이다.

1) 사정(邪正)과 발병

어떠한 발병요인이 인체에 침입하면 인체의 조직구조와 그 기능이 반드시 그것과 항쟁함으로써 병인을 제거하여 건강을 유지한다. 만약 병인이 적시에 해소되어 "음평양비(陰平陽秘)"의 생리상태가 유지되면 인체의 건강이 유지되어 발병하지 않는다. 반대로 병인이 적시에 제거되지 않아 "음평양비"의 생리상태가 파괴되면 인체의 건강이 유지되지 못하고 질병이 발생한다.

"사(邪)"란 "사기(邪氣)"의 약칭으로서 "병사(病邪)"라 부르기도 한다. 사기

102) 所謂平人者, 不病. 不病者, 脈口人迎應四時也, 上下相應而俱往來也, 六經之脈不結動也, 本末之寒溫之相守司也. 形肉血氣必相稱也, 是謂平人.

는 한의학 이론에서 “부정지기(不正之氣)”에 속하여 “부정한 것을 사기라 한다.”[103]는 말이 있다. 역대 의학문헌에는 사기의 의미가 매우 광범위하게 기재되어 있는데, 그 중 다음과 같은 두 가지 측면이 가장 중요하다. 첫째, 비정상적인 기후변화를 가리키는 것으로서 “허사적풍(虛邪賊風)”이라 칭하기도 한다. 예를 들면 ≪영추·자절진사≫에서 “사기란 허사가 인체를 손상시키는 것으로 인체에 깊숙이 침입하면 저절로 소산되지 않는다.”[104]고 한 것이다. 둘째, 모든 발병요인을 가리킨다. 예를 들면 왕빙은 “사기란 부정한 것들, 즉 풍·한·서·습, 기아와 굶주림·과로·안일 등이 모두 사기로서, 귀독역려(鬼毒疫癘) 뿐만이 아니다.”[105]라고 하였고, ≪유문사친≫에서는 “병을 일으키는 물질은 인체에 본래부터 있는 것이 아니고 외부로부터 침입하거나 내부에서 생겨난다.”[106]고 하였다.

“정(正)”은 “정기(正氣)”의 약칭이다. 정은 정상적인 것으로서 사기와 상대되는 말이다. ≪내경≫에서는 정기를 두 가지 의미로 나타내고 있다. 첫째, 인체의 정상적인 구조 및 그 기능을 가리킨다. 예를 들면 ≪영추·구침십이원≫에서 “신(神)은 정기이다.”라고 하였고 ≪제병원후론≫에서 “인체는 체내의 기혈을 정기로 한다.”고 하였다. 둘째, 사계절의 정상적인 기후를 가리킨다. 예를 들면 ≪영추·자절진사≫에서 “정(正)이란 정풍(正風)이다.”라고 한 것과 같다. 현재 정기의 의미에 대해 일반적으로 전자의 견해를 수용하고 있다. 그러므로 정기는 인체의 장부·경락·기혈 등의 조직구조 및 그 기능을 가리킨다. 이는 인체의 조직구조 및 그 기능이 인체의 가장 근본적인 질병에 대한 저항력과 건강회복능력이기 때문이다.

결론적으로 “사(邪)”와 “정(正)”은 상대되는 말이다. 인간의 생활이 자연계 내에서 이루어지므로 잠시라도 사기와 접촉하지 않을 수 없는데, 정기의 저항력으로써 병에 대항하여 발병을 미연에 방지하는 것이다. 만약 인체의 정기가 상대적으로 부족하거나 사기가 지나치게 성하여 인체 정기의 저항력을 초과할

103) 不正之謂邪.
104) 邪氣者, 虛邪之賊傷人也, 其中人也深, 不能自去.
105) 邪者不正之目, 風寒暑濕, 饑飽勞逸, 皆是邪也, 非唯鬼毒疫癘也.
106) 病之爲物, 非人身所素有也, 或自外而入, 或由內而生, 皆邪氣也.

경우는 사기가 정기의 허를 틈타 인체에 침입한다. 따라서 사기와 정기의 항쟁은 인체 생명의 처음부터 끝까지 관여한다. 단 정상적인 상황에서는 정기가 사기를 이겨 발병하지 않으므로 사기와 정기 사이의 항쟁을 쉽게 느끼지 못하는 반면, 발병과 질병과정에서는 사기와 정기 사이의 항쟁이 매우 두드러지게 뚜렷한데, 이는 인체의 발병여부 · 질병의 예후와 밀접한 관련이 있다.

(1) 정기부족(正氣不足)은 질병발생의 내재적인 근거가 된다.

발병학에서는 인체의 정기(正氣)를 매우 중시하여 인체 정기의 강약이 질병의 발생 · 발전 및 그 결과를 결정한다고 본다. 예를 들면 ≪소문 · 자법론≫의 "정기가 내부에 존재하면 사기가 침입할 수 없다."[107]는 말과 ≪소문 · 평열병론≫의 "사기가 침입하면 정기가 반드시 허약해진다."[108]는 말은 한의학 발병학설의 이론적 기초이다. 인체 정기의 충만함은 장부 · 경락 등의 정상적인 생리활동, 기혈의 조화, 음양의 협조와 평형을 나타낸다. 따라서 ≪소문 · 생기통천론≫에서 "비록 큰바람과 매서운 독이 있다 하더라도 능히 해치지 못한다."[109]고 하였고, ≪영추 · 백병시생≫에서 "풍 · 우(雨) · 한 · 열의 사기는 허약할 경우가 아니고서는 단독으로 인체를 손상시키지 못한다. 갑자기 질풍폭우를 만나도 발병하지 않는 것은 모두 허약하지 않기 때문에 사기가 단독으로 인체를 손상시키지 못하는 것이다."[110]고 한 것이다. 이는 인체의 정기가 부족해야만 비로소 사기가 인체에 침입하여 발병한다는 내재적인 근거를 충분히 설명한 것이다.

정기와 발병의 관계는 또한 사기를 감수하여 바로 발병하는 경우와 사기를 감수하고도 바로 발병하지 않는 경우 두 가지 발병형태로 나타난다. 일반적으로 사기가 성하고 정기가 약하면 사기를 감수하는 즉시 발병한다. 만약 감수한 사기가 비교적 가볍고 그 부위가 얕은 경우 정기가 비록 사기를 제거하지는 못하더라도, 장부 · 경락 등의 생리기능이 정상적으로 유지되고 음양의 협

107) 正氣存內, 邪不可干.
108) 邪之所湊, 其氣必虛.
109) 雖有大風苛毒, 弗之能害.
110) 風雨寒熱, 不得虛, 邪不能獨傷人. 卒然逢疾風暴雨而不病者, 蓋無虛, 故邪不能獨傷人. 此必因虛風之邪, 與其身形, 兩虛相得, 乃客其形.

조와 평형이 파괴되지 않으면 사기는 내부에 잠복하였다가 정기가 일시에 허해진 틈을 타 발병한다. 예컨대 ≪소문·생기통천론≫에서 "봄철에 풍사에 손상되면 사기가 머물러 동설[111]이 발생하고, …… 겨울철에 한사에 손상되면 봄에 온병이 발생한다."[112]고 하였다. 이는 사기를 감수하고도 즉시 발병하지 않고 사기가 이(裏)에 잠복했다가 나중에 발병하는 것을 "복사발병(伏邪發病)"라고 한다.

(2) 사기(邪氣)는 발병의 중요한 조건이 된다.

한의학 발병학에서는 정기(正氣)를 중시하여 정기의 부족이 질병발생의 원인이라고 강조하면서도 결코 사기의 발병작용을 배제하지 않고 사기가 발병의 중요한 조건이라고 보았다.

사기를 심하게 감수하거나 사기의 세력이 유독 강하면 정기가 비록 허하지 않너라도 발병한다. 예를 들면 ≪영추·구분≫에서 "대저 온갖 질병이 처음 생겨날 때는 모두 풍우·한서, 방사과도, 희비 등의 정신자극, 음식과 거처의 부적절함, 크게 놀라거나 갑작스러운 두려움 등으로 인해 발생한다."[113]고 한 것과 ≪소문·자법론≫에서 "오역이 이르면 모두 쉽게 전염되어 노소를 불문하고 병의 형태가 흡사하다."[114]라고 한 것 등은 일정한 조건에서 사기의 발병작용이 주도적인 위치를 점하고 있음을 가리킨다. 한대의 장중경은 ≪금궤요략≫에서 "외래의 비정상적인 기후가 인체에 침입하면 대부분 죽는다."[115]고 하였고, 명대의 오유성은 ≪온역론≫에서 "역이란 천지 간의 여기(癘氣)를 감수한 것으로, …… 그 기가 이르면 노소와 강약을 불문하고 접촉하기만 하면 발병한다."[116]고 하였으며, ≪제병원후론·온병령인불상염이후≫에서 "사람이 괴려(乖戾)의 기를 감수하여 발병하면 병기(病氣)가 쉽게 전염되어 온 가족이 멸망하

111) 동설(洞泄) : 소화되지 않은 음식물을 설사하는 증상, 즉 손설(飧泄)이다.
112) 春傷于風, 邪氣留連, 乃爲洞泄, ……冬傷于寒, 春必病溫.
113) 夫百病之始生也, 皆生于風雨寒暑, 陰陽喜怒, 飮食起居, 大驚卒恐.
114) 五疫之至, 皆相染易, 無問大小, 病狀相似.
115) 客氣邪風, 中人多死.
116) 疫者, 感天地之癘氣, ……此氣之來, 無老少强弱, 觸之者卽病.

는 화를 입는다."고 하였는데 이는 사기가 지나치게 성하면 정기가 허약하지 않더라도 발병함을 설명한 것으로서, 특히 역려(疫癘)가 크게 유행하는 시기에는 사기의 독력(毒力)이 매우 강하므로 "건강하거나 허약하거나 간에 접촉하기만 하면 발병한다."고 하는 것이다. 따라서 독력이 강한 사기에 대해서는 반드시 예방하여 발병을 막아야 한다. 사기는 발병의 중요한 조건으로서, 감수한 사기의 경중은 항상 발병시에 병정(病情)의 경중과 유관하다. 일반적으로 감수한 사기가 경미할 경우는 발병시의 임상 증상 역시 비교적 경미하며, 감수한 사기가 엄중할 경우는 발병시의 증상 역시 매우 위중하다. 감수한 사기가 경미하여 바로 발병하지 않는 것을 "복사(伏邪)"라고 한다.

(3) 사정(邪正) 투쟁은 발병여부를 결정짓는다.

"사정투쟁(邪正鬪爭)"이란 정기와 사기의 투쟁을 가리킨다. 사정투쟁의 승부는 질병의 발생과 관계될 뿐만 아니라, 질병의 발전과 예후에도 영향을 미친다. 사정투쟁과 발병의 관계는 두 가지 상황으로 나뉜다. 첫째, 정기가 사기를 이기면 발병하지 않는다. 둘째, 정기가 사기를 이기지 못하면 인체 음양의 실조를 초래하여 발병한다. 예컨대 ≪소문 · 생기통천론≫에서 "천기가 맑으면 사람의 의지가 다스려지고, 천기의 변화에 순응하면 양기가 튼튼해지므로 비록 해로운 사기가 있더라도 해치지 못한다."[117]고 하였는데, 이는 일반적인 정황에서 인체의 정기는 언제나 사기와 투쟁하는데 정기가 능히 사기를 이기므로 발병하지 않는다는 말이다. 그러나 어떤 상황, 즉 ≪영추 · 적풍≫에서는 "그러므로 사기가 머물러 발작하지 않고 있다가, 마음에 싫어하는 것과 흠모하는 것이 있음으로 인해 기혈이 내부에서 역란(逆亂)하고 두 기가 서로 엉켜 발병하는 것이다. 이러한 변화는 미세하여 보아도 보이지 않고 들어도 들리지 않으므로 마치 귀신과 같다."[118]고 하였는데, 이는 복사(伏邪)가 체내에 잠복하여 정기가 비록 사기를 제거하기에는 부족하나 사기의 발전을 막아 발병하지 못

117) 蒼天之氣, 淸靜則志意治, 順之則陽氣固, 雖有賊邪, 不能害也.
118) 故邪留連而未發, 因而志有所惡, 及有所慕, 血氣內亂, 兩氣相搏. 其所從來者微, 視之不見, 聽之不聞, 故似鬼神.

하도록 하는 능력이 있음을 설명한 것이다. 음식·기거·정지 등의 요인이 정기를 약화시켜 저항력이 저하되면 사기가 갈수록 성해져 사기가 정기를 이기므로 발병한다. 원대의 왕리(王履)는 "하물며 사기에 손상되어 바로 발병하는 경우, 시간이 지나 발병하는 경우, 오랜 시간이 흐른 후 발병하는 경우, 오랜 시간이 지나 저절로 흩어져 발병하지 않는 경우가 있는데, 이는 어째서인가? 대저 사기가 변화하여 모이고 흩어짐이 일정하지 않고 정기의 허실이 다르기 때문이다."[119]라고 하였다. 이는 사기가 인체에 침입하여 바로 발병하는 것은 사기가 정기를 이겼기 때문이고, 오랜 시간이 지난 후에 발병하는 것 역시 사기가 정기를 이겼기 때문임을 설명한 것이다. 따라서 ≪풍씨금낭비록(馮氏錦囊秘錄)≫에서는 "정기가 왕성할 경우는 비록 사기가 강하더라도 감수하지 않고, 감수하더라도 역시 경미하므로 대부분 발병하지 않으며, 발병하더라도 쉽게 낫는다."[120]고 하였다

상술한 바를 종합하면 만약 정기가 왕성하여 저항력이 있으면 사기가 인체에 침입하기 어려우며, 만약 인체에 침입하더라도 왕성한 정기에 의해 소멸되거나 사기의 발전이 억제되므로 사기가 내부에 잠복하여도 발병하지 않는다는 것을 알 수 있다. 따라서 발병여부는 사정투쟁의 승부에 달려 있는 것이다. 만약 정기가 사기를 이겨 인체의 음양이 실조되지 않으면 발병하지 않고, 사정투쟁의 과정에서 사기가 우위를 점하고 정기가 상대적으로 부족하여 인체를 손상시키는 사기의 작용을 저지하지 못하면 기혈이 조화를 잃고 장부·경락 등의 기능이 문란해지며 체내의 음양이 실조되어 각종 임상 증상이 나타남으로써 발병한다.

2) 내외환경과 발병

질병의 발생은 인체의 장부·경락 등의 조직구조 및 그 기능상태와 유관하며, 동시에 생활·작업 등의 자연기후 및 사회환경과도 유관하다.

---

119) 且夫傷于四氣, 有當時發病者, 有過時發病者, 有久而後發病者, 有過時久自消散而不成病者, 何哉? 蓋有邪氣之傳變聚散不常, 及正氣之虛實不等故也.
120) 正氣旺者, 雖有强邪, 亦不能感, 感亦必輕, 故多無病, 病亦易愈.

인체는 하나의 유기체로서 인체에 어떤 질병이 발생하는 것은 장부·경락 등의 조직구조 및 그 기능상태에 이상이 있고, 체내 환경의 협조·평형상태가 깨졌음을 의미한다. 인간과 자연, 인간과 사회 역시 하나의 유기체로서 자연적 요인과 사회적 요인은 언제나 체내환경의 상대적인 안정상태에 영향을 미치며, 인체는 자아조절에 힘입어 내외환경 간의 협조·통일을 유지한다. 만약 자연기후·사회환경이 지나치게 열악하고 급변하거나, 인체의 자기조절기능이 저하되면, 체내환경에 미치는 자연기후·사회환경의 영향을 막거나 그것에 적응하지 못함으로 인해 체내환경의 상대적인 안정상태가 파괴되어 질병이 발생한다. 따라서 내외환경과 질병의 관계를 연구 검토하는 것은 질병을 예방하고 치료하는 데 중요한 의의가 있다.

(1) 외부환경과 발병

외부환경이란 주로 자연기후와 사회환경을 가리킨다. 자연기후는 기후변화·지리적 특성·환경위생 등을 포괄하며, 사회환경은 사회적 지위·경제적 상황·문화정도·가정환경·상황의 변화와 인간관계 등을 포괄한다.

① 기후요인

≪소문·생기통천론≫에서 "사계의 기후변화는 오장을 손상시킨다."[121]고 하였다. 그러므로 각 계절에는 상이한 다발병이 존재한다. 예컨대 봄철에는 풍병(風病)·온병(溫病)이 다발하고, 여름철에는 설사·서병(暑病)이 다발하며, 장마철에는 습병이 다발하고, 가을철에는 조병(燥病)·학질이 다발하며, 겨울철에는 한병(寒病)이 다발한다. 각종 질병의 발생이나 만성병의 재발은 대부분 계절과 유관하다. 예를 들면 감기·기관지염·천식·관절염 등은 대부분 기후가 급격하게 변화(온도·습도·기압 등의 변화)할 때 발병하고, 마진·백일해·유행성뇌척수막염 등은 대부분 겨울과 봄철에 유행하며, 상한·이질·학질·유행성뇌염 등은 대부분 여름과 가을철에 유행한다.

121) 四時之氣更傷五臟.

② 지리요인

지역마다 지리적 환경과 기후환경이 다르므로 인체에 미치는 영향 또한 다르다. 따라서 각 지역의 다발병 역시 다르게 나타난다. ≪소문·이법방의론≫에서는 이미 “동방 지역은 천지의 기가 처음 생겨난 곳으로서, 생선과 소금이 생산되는 지역이며 바다를 끼고 있다. 그곳 사람들은 물고기를 주로 먹고 짠 것을 좋아하는데, 모두 그곳에 사는 것을 편안하게 여기고 그곳에서 나는 음식물을 즐긴다. 물고기는 (많이 먹으면) 사람으로 하여금 중초(中焦)에 열사가 쌓이도록 하고, 소금은 (많이 먹으면) 혈을 손상시킨다. 그러므로 그곳 사람들은 모두 피부가 검고 주리가 성글며, 그들에게 발생하는 병은 대부분 옹양(癰瘍)이다. …… 서방은 금옥(金玉)이 나는 지역이자 모래와 돌이 많은 곳으로서, 천지의 기가 수렴되는 곳이다. 그 지역은 구릉지대에 자리 잡아 바람이 많고 물과 토양의 성질이 억세며, 그곳 사람들은 의복에 신경을 쓰지 않아 털옷을 아무렇게나 걸치고 멍석을 깔고 생활하며, 유제품과 육류를 즐겨 먹어서 살찌고 기름지기 때문에 외사에 의해 그들의 형체가 손상되지 않으며, 병은 내부에서 발생한다. …… 북방은 천지의 기가 폐장(閉藏)되는 지역으로서, 그 지세는 높은 산구릉이 자리 잡고 있으며, 바람이 차고 얼음이 얼어 춥다. 그곳 사람들은 광야에 거주하고 우유로 만든 음식을 주로 먹으므로 장이 차가워져 창만병이 잘 발생한다. …… 남방은 천지의 기가 길러지는 양기가 왕성한 곳으로서, 그 지세가 낮아 토양이 비습하며 안개와 이슬이 많은 곳이다. 그곳 사람들은 신맛을 좋아하고 발효시킨 음식을 먹으므로 (피부) 주리가 성글면서 붉으며, 그들에게는 (주로) 근맥이 땅기고 지체가 저려 오는 병이 발생한다. …… 중앙은 그 지세가 평탄하면서 습하며 천지의 기가 만물을 생성하는 바가 풍부하다. 그곳 사람들은 음식물의 종류가 많고 힘든 일을 하지 않으므로 그들의 병은 위궐(痿厥)·오한발열 등이 많다.”[122]고 하였는데, 지방성 갑상선종

---

122) 東方之域, 天地之所始生也. 魚鹽之地, 海濱傍水, 其民食魚而嗜鹹, 皆安其處, 美其食. 魚者, 使人熱中, 鹽者勝血, 故其民皆黑色疏理, 其病皆爲癰瘍……. 西方者, 金玉之域, 沙石之處, 天地之所收引也. 其民陵居而多風, 水土剛强, 其民不衣而褐荐, 民華實而脂肥, 故邪不能傷其形體, 其病生于內……. 北方者, 天地所閉藏之域也. 其地高, 陵居風寒氷冽, 其民樂野處而乳食, 臟寒, 生滿病, ……. 南方者, 天地所長養, 陽之所盛處也. 其地下, 水土弱, 霧露之所聚也. 其民嗜酸而食胕, 故其民皆致理而赤色, 其病攣痹……. 中央者, 其地平以濕, 天地所以生萬物也衆. 其民食雜而不勞, 故其病多痿厥·寒熱…….

· 고원 질환 등은 모두 지리적 환경과 밀접한 관련이 있다.

③ 생활 · 근로환경

좋지 못한 생활환경과 근로환경은 항상 발병을 초래하는 중요한 요인이다. 예컨대 환경위생이 매우 열악하여 모기나 파리가 자생하면 각종 질병의 발생과 전파를 야기할 수 있다. 즉 유행성감기 · 백일해 · 홍역 · 성홍열 · 유행성뇌척수막염 · 폐결핵 등은 호흡기를 통해 전염되고, 상한(傷寒) · 이질 · 간염 및 각종 기생충병 등은 소화관을 통해 전염되며, 유행성뇌염 · 학질 등은 모기를 통해 인체에 전염된다. 따라서 반드시 환경위생에 주의하여 모기나 파리를 박멸해야 한다. "3대 산업공해"(즉 폐수 · 폐기 가스 · 폐기물)의 처리가 적절하지 못하여 환경이 오염되거나, 장기간 유독 물질과 접촉하면 납중독 · 벤젠중독 · 비소중독 · 규폐증(硅肺症) 등의 급만성중독 증상이 야기될 수 있다. 이 밖에도 외상 · 충수상(蟲獸傷) 등은 모두 생활 · 근로 환경요인과 유관하다.

④ 사회환경

인간은 자연계에서 생활할 뿐만 아니라 사회 속에서도 생활한다. 따라서 사회 속에서의 정치적 지위 · 경제상황 · 문화정도 · 가정환경 · 환경의 변화 및 인간관계 등도 질병의 발생과 밀접한 관계가 있다. 예를 들면 ≪소문 · 소오과론≫에서 "존귀함을 누리다가 직위를 잃어 비천해지면 비록 사기의 침입을 받지 않더라도 병이 내부에서 생겨난다."[123), "갑작스런 경사나 갑작스런 정신적인 고통, 혹은 처음에는 편안하다가 나중에 고통을 받는 것 등은 모두 정기를 손상시킨다."[124), "갑자기 화를 내면 음기가 손상되고 갑자기 기뻐하면 양기가 손상된다."[125)는 견해를 제시하였고, ≪소문 · 징사실론≫에서는 "지위의 귀천과 생활의 빈부, 주위환경의 좋고 나쁨, 형체의 한온을 분별하지 못하고, 음식기호를 알지 못하며, 성격의 용감함과 겁약함을 구별하지 못하고, 비교 분석하는

123) 嘗貴後賤, 雖不中邪, 病從內生.
124) 暴樂暴苦, 始樂後苦, 皆傷精氣.
125) 暴怒傷陰, 暴喜傷陽.

방법을 알지 못한다."[126]는 말과 "진찰할 때 발병 시의 정황과 정지(情志) 방면의 자극, 음식 방면의 무절제 및 생활기거 방면이 온당한지의 여부를 묻지 않는다."[127]고 하여 질병을 진찰할 때의 "두 가지 실수"를 제시하였다. 이로써 사회환경 역시 발병과 유관함을 알 수 있다.

(2) 내부환경과 발병

인체의 장부·경락 등의 조직구조 및 그 생리기능은 인체의 내부환경을 조성한다. 정상적인 상황에서 인체의 내부환경은 상대적인 협조평형 상태를 유지한다. 만약 체내환경의 협조평형 상태가 파괴되면 즉시 질병이 발생한다. 따라서 내부환경이란 인체 정기의 강약을 가리키는 것으로서 질병발생의 내재적인 근거가 된다.

① 체질과 발병의 관계

체질이란 선천적인 품부(稟賦 : 유전성)와 후천적인 조양[획득성]을 토대로 "신(神)"과 "형(形)" 방면으로 나타나는 고유특징을 말한다. 선천적인 품부가 강성하고 후천적인 조양이 적절하면 일반적으로 체질이 비교적 강하고, 선천적인 품부가 부족하거나 후천적인 조양이 실조되면 체질도 대부분 허약하다. 체질이 강하면 저항력 역시 강하여 쉽게 병에 걸리지 않으며, 체질이 비교적 약하면 그 저항력 역시 약하여 쉽게 병에 걸린다. 사람의 체질에 관해서는 ≪내경≫에 이미 기술되어 있다. 예컨대 ≪영추·본장≫에서는 "오장이 모두 견실하면 병이 없고, 오장이 모두 취약하면 질병에서 벗어날 수 없다."[128]고 하였고, ≪영추·오변≫에서는 도끼로 나무를 베는 것에 비유하여 체질에 따라 쉽게 걸리는 질병이 다른 까닭을 설명하였다. 즉 "같이 바람을 맞고 동시에 발병하여도 그 병이 다른데 그 까닭을 듣고 싶습니다. …… 훌륭하신 질문입니다. 장인에 비유하여 말씀드리겠습니다. 장인이 도끼나 칼을 갈아 나무를 베려 할

126) 不適貧富貴賤之居, 坐之厚薄, 形之寒溫, 不適飮食之宜, 不別人之勇怯, 不知比類.
127) 診病不問其始, 憂患飮食之失節, 起居之過度.
128) 五臟皆堅者, 無病; 五臟皆脆者, 不離於病.

때, 나무의 음면과 양면에도 단단한 부분과 무른 부분이 있어 단단한 부분은 도끼가 잘 들어가지 않고 무른 부분은 잘 쪼개어 지며, 나무의 옹이[교절(交節)] 부분에 이르러서는 도끼의 날을 상하게 합니다. 대저 같은 나무 중에서도 단단함과 무름의 차이가 있어 단단한 부분은 강하고 무른 부분은 쉽게 손상되는데, 하물며 나무가 다르고 껍질의 두텁고 얇음, 즙의 많고 적음이 각기 다를 경우에는 어떻겠습니까? 대저 나무 중에서 빨리 꽃이 피고 먼저 잎이 나는 것은 봄에 서리와 맹렬한 바람을 만나면 꽃이 떨어지고 잎이 시듭니다. 폭서와 대한이 오랫동안 지속되면 목질이 무르고 껍질이 얇은 나무는 줄기에 함유한 수분이 부족하여 잎이 시듭니다. 오랫동안 날이 흐리고 궂은 비가 내리면 껍질이 얇고 수분이 많은 나무는 껍질이 썩어 수분이 스며 나옵니다. 광풍이 갑자기 휘몰아치면 단단하거나 무른 나무 모두 가지가 부러지고 줄기가 손상됩니다. 가을철에 서리와 질풍을 만나면 단단하거나 무른 나무 모두 뿌리째 흔들리고 잎이 떨어집니다. 이상의 다섯 가지 경우도 각기 손상되는 바가 있으니, 하물며 사람에게 있어서는 어떻겠습니까?"[129]라고 하였으며, 아울러 "기육이 견실하지 않고 주리가 성글면 쉽게 풍병을 앓는다.", "오장이 모두 연약한 사람은 쉽게 소단병(消癉病)을 앓는다.", "골격이 작고 기육이 연약한 사람은 쉽게 한열병을 앓는다.", "피부의 무늬가 거칠고 주리가 성근 사람은 쉽게 비증(痹證)에 걸린다."고 하여 비교적 구체적으로 설명하였다. 후세의 의가들은 체질의 차이에 대해서도 역시 설명하였다.

예를 들면 명대의 장경악은 ≪경악전서≫에서 "체질적으로 양이 강하여 그 강함을 믿고 두려워하지 않으며 함부로 차갑고 서늘한 것을 좋아하니 그것이 오래되어 양기가 손상되면 양이 음으로 변하고, 혹은 음이 약한 것에서부터 평소에 맵고 뜨거운 것을 탐하니 그것이 오래되면 음이 나날이 메말라 양으로 변하게 된다."[130]고 하였고, ≪의종금감≫에서는 "인체가 감수하는 사기는 비록

129) 一時遇風, 同時得病, 其病各異, 願聞其故. ……善乎哉問! 請論以比匠人. 匠人磨斧斤, 礪刀削, 斲材木, 木之陰陽, 尚有堅脆, 堅者不入, 脆者皮弛, 至其交節, 而缺斤斧焉. 夫一木之中, 堅脆不同, 堅者則剛, 脆者易傷, 況其材木之不同, 皮之厚薄, 汁之多少, 而各異耶. 夫木之蚤花先葉者, 遇春霜烈風, 則花落而葉萎, 久曝大旱, 則脆木薄皮者, 枝條汁少而葉萎, 久陰淫雨, 則薄皮多汁者, 皮潰而漉, 卒風暴起, 則剛脆之木, 枝折杌傷, 秋霜疾風, 則剛脆之木, 根搖而葉落. 凡此五者, 各有所傷, 況于人乎!

한 가지이나, 그 형체와 장기가 다름으로 인해 어떤 것은 한으로 변하고 어떤 것은 열로 변하며 어떤 것은 허로 변하고 어떤 것은 실로 변한다. 따라서 변화가 다양하고 가지런하지 않다."[131]고 하였다. 청대의 섭천사는 ≪외감온열편(外感溫熱篇)≫에서 "또한 우리 오현(吳縣)에서는 습사가 사람을 상하게 하는 것이 가장 많다. 예를 들면 안색이 흰 경우는 반드시 그 양을 살펴보아야 하고, …… 안색이 푸른 경우는 반드시 그 진액을 살펴보아야 하며, …… 양이 왕성한 체질에는 위에 습이 늘 많고, 음이 성한 체질에는 비습 역시 적지 않다."[132]고 하였는데, 장허곡(章虛谷)은 주에서 "육기의 사기에는 음양의 차이가 있고, 그 손상된 사람 역시 인체 음양의 강약에 따라 변화하여 발병한다."[133]고 하였다.

이로부터 사기가 같더라도 체질적 차이로 인해 상이한 변화가 나타날 수 있음을 알 수 있다. 다시 예를 들면 오덕한(吳德漢)은 ≪의리집요(醫理輯要)≫에서 "풍사를 감수하여 쉽게 발병하는 경우는 체표의 기가 원래 허한 것이고, 한사를 감수하여 쉽게 발병하는 경우는 양기가 원래 약한 것이며, 열사를 감수하여 쉽게 발병하는 경우는 음기가 원래 쇠약한 것이고, 쉽게 식체가 발생하는 경우는 비위가 반드시 허약하는 것이며, 쉽게 노권 증상이 발생하는 경우는 중기가 반드시 손상된 것임을 알아야 한다."[134]고 하였다. 일반적으로 살찐 사람은 담습이 많아 중풍에 잘 걸리고, 야윈 사람은 화가 많아 쉽게 노수(勞嗽 : 허로해수) 등이 나타난다.

- 체질과 영양 : 음식의 영양은 인체의 생장발육에 필요한 조건이다. 음식이 부족하면 기혈의 화생에 영향을 미쳐 체질이 허약해진다. 폭음폭식은 비위를 손상시켜 기혈 생화의 부족을 야기하므로 체질이 허약해진다. 편식하면 체내의 어떠한 물질이 결핍되거나 혹은 어떠한 물질이 지나치게 많아져 정

130) 素稟陽强, 而恃强無畏, 縱嗜寒凉, 及其久也, 而陽氣受傷, 則陽變爲陰矣; 或從陰柔, 而素耽辛熱, 久則陰日已涸, 而變爲陽矣.
131) 人感邪氣雖一, 因其形臟不同, 或從寒化, 或從熱化, 或從虛化, 或從實化, 故多端不齊也.
132) 且吾吳濕邪害人最廣, 如面色白者, 須要顧其陽, ……面色蒼者, 須要顧其津液, ……在陽旺之軀, 胃濕恒多; 在陰盛之體, 脾濕亦不少.
133) 六氣之邪, 有陰陽不同, 其傷人也, 又隨人身之陰陽强弱變化而爲病.
134) 要知易風爲病者, 表氣素虛, 易寒爲病者, 陽氣素弱, 易熱爲病者, 陰氣素衰, 易傷食者, 脾胃必虧, 易勞傷者, 中氣必損.

상적인 생리기능에 영향을 미치며, 심하면 어떤 질병의 원인이 된다. 반대로 규칙적인 식생활은 영양이 풍부해져 기혈이 왕성해지고 체질이 강해진다.

- 체력단련 : 적당한 노동과 체력단련은 기기를 원활하게 소통시키고 기혈을 조화롭게 하며 장부의 기능을 왕성하게 하므로 체질이 강해진다. 안일이 지나치면 기혈의 흐름이 원활하지 못하고 근육이 이완되며 비위의 기능이 감퇴되어 체질이 약해진다. 따라서 적당한 노동과 휴식 및 운동은 체질을 증강시킨다.
- 체질과 연령 : 유아기와 아동기에는 기혈이 충만하지 않아 장부가 비교적 연약하고 체질이 대부분 유약하다. 청장년기에는 기혈이 왕성하여 체질이 튼튼해지고, 노년기에 접어들면 정(精)·기·혈이 모두 부족해져 체질 역시 나날이 허약해진다.

상술한 바를 종합하면 체질은 비록 선천적인 품부와 밀접한 관련이 있으나, 더욱 중요한 것은 후천적인 영양섭취와 적당한 노동·휴식 및 체력단련임을 알 수 있다. 즉 선천적인 품부가 부족하더라도 후천적인 조양을 잘함으로써 체질을 강화할 수 있다.

② 정신상태와 발병의 관계

정신상태와 발병의 관계는 일찍이 ≪내경≫에 명확하게 기록되어 있다. 예컨대 ≪소문·상고천진론≫에서 "마음을 안정시켜 망령된 생각을 하지 않음으로써 진기가 내부에서 조화를 이루고 정신이 소모되지 않는데, 어찌 병이 발생할 수 있겠는가? 따라서 그들은 정신이 편안하고 욕심이 없으며 마음이 안정되어 두려움이 없다. 노동을 하여도 피로하지 않고 정기가 조화로워 …… 향락이 그들의 눈을 어지럽힐 수 없었고 음란한 말로 그 심지를 유혹할 수 없었으며 ……"라고 하여 섭생의 요지를 명확히 제시하였다. ≪내경≫ 이후 역대 의가들 역시 대부분 정신·정지 방면의 조섭을 매우 중시하였다. 예컨대 이동원은 ≪비위론≫에서 "잡념과 욕심을 줄이고 …… 얻고 잃는 것을 가벼이 여기면 기혈이 저절로 조화를 이루어 사기가 침입하지 못한다."[135]고 하였고, 명대의 유창(喩昌)은 ≪의문법률≫에서 "의지가 조화롭고 정신이 안정되면 후회하고 성내지 않으며 혼백이 흩어지지 않고 오장이 모두 편안해지니 사기 또한 어떻게 어디로부터 침입하여 나를 어떻게 하겠는가"[136]라고 하였다.

결론적으로 정지가 편안하고 정신이 유쾌하면 기기(氣機)가 원활하게 소통되고 기혈이 조화를 이루어 장부·경락 등의 생리기능이 충분히 발휘되므로 사기가 쉽게 침입하지 못한다. 만약 정지가 자극을 받고 감정의 기복이 심하여 기기가 역란하고 기혈이 조화를 잃으면 정기가 허약해져 쉽게 발병한다.

한의학에서는 질병의 발생관계를 정기와 사기의 두 가지 측면으로 보았다. 인체의 정기 부족은 발병의 내재적인 근거가 되고, 사기는 발병의 중요한 조건이 된다. 사기는 정기가 상대적으로 부족한 조건에서만 인체에 침입한다. 정사투쟁에서 사기가 정기를 이기면 체내외환경의 통일성이 파괴되어 질병이 발생한다. 이로써 한의학 발병학에서는 인체 자체와 인체에 미치는 주변환경의 영향으로부터 발병근거를 찾는다는 것을 알 수 있다. 이러한 발병학의 관점은 "외인은 변화의 조건이 되고 내인은 변화의 근거가 되며, 외인은 내인을 통해 작용한다."는 유물주의의 철학관점과 부합하는데, 이는 질병을 예방하고 치료하는 지침이 된다.

07 사상체질과 약선

근래에 사상체질의학에 대한 관심이 부쩍 늘었다. 그래서, 일반인들도 자신의 체질이 무엇일까 하고 궁금해 하는 경우가 매우 많다. 체질이란 말은 한의학에서나 서양의학에서나 일찍부터 있어 온 말이지만, 진정한 의미의 체질의학은 약 100년 전에 우리나라의 이제마(東武公 李濟馬) 선생에 의해서 제창된 사상의학(四象醫學)에서부터 시작되었다고 할 수 있다. 그런데, 이 사상의

135) 少思寡慾……得喪旣輕, 血氣自然諧和, 邪無所客.
136) 志意和, 精神定, 悔怒不起, 魂魄不散, 五臟俱寧, 邪亦安從奈我何哉?

학의 기본 이론이 한의학에 상당한 조예가 있다고 하는 사람에게조차도 이해하기가 매우 어려워서 뜻있는 몇 몇 사람에 의해서만 연구되어 오다가 한의대의 정규 교과과정에 편입되어 본격적인 연구, 교육과 임상경험이 축적됨에 따라 바야흐로 일반인들의 입에까지 오르내리는 각광받는 의학으로 자리잡게 된 것이다. 그러나 아직도 더 연구되어야 할 부분이 많이 있는데, 특히 체질을 정확하게 판단할 수 있는 객관적인 지표를 마련하는 것이 가장 시급한 문제라 할 수 있을 것이다. 최근에 이를 해결할 수 있는 방법의 하나로 혈액형이나 오링테스트를 이용하는 방법 등이 재야의 학자들에 의해서 제시된 바 있으나, 학문적인 견지에서는 별로 믿을 수 없는 것으로 판명되었다. 따라서 현재로서는 주로 전통적인 방법이라 할 수 있는 한의사의 직관적인 판단에 의존할 수 밖에 없는 실정이다. 그런데, 이 직관적인 판단은 비록 비교적 객관적이라 할 수 있는 몇 가지 판단 기준이 있기는 하지만 근본적으로 의사의 주관을 완전히 배제할 수가 없고, 더구나 남녀노소로 천차만별인 사람들을 모두 네 가지의 체질 유형 중 어느 한 체질에 속한다고 판단하기에는 애매하여 알기 어려운 경우도 상당히 많기 때문에, 의사에 따라서 동일인에 대한 체질 판단이 달라질 수 있는 가능성도 적지 않다. 일찍이 사상의학을 창시한 이제마 선생도 이러한 체질판단의 어려움으로 인해 고심한 적이 한두 번이 아니었다고 한다. 그러므로 전문가가 아닌 일반인의 견지에서 정확한 체질을 변별한다는 것은 매우 어려운 일이 아닐 수 없다. 그러나 전형적인 경우에 있어서는 자신의 체형이나 심성, 병증 등을 고려해 보면 쉽게 알 수 있는 경우도 많이 있으므로 사상체질의학에 대해 간략하게 소개하려 한다.

1) 사상인(四象人)[137]의 판별 기준

사상체질의학에 의하면 사람의 체질은 태어나면서부터 선천적으로 정해지는데, 사람의 체형과 외모, 심성은 물론 질병의 양상과 그에 대한 치료법 및 몸에 좋은 음식과 약물이 모두 체질에 따라 달라진다고 본다. 그러나 각 체질마

137) 동무선생은 "肺大肝小者를 태양인이라 하고, 肺小肝大者를 태음인라고 하며, 脾大腎小者 소양인이라고 하고, 脾小腎大者를 소음인이라고 한다."고 하였다.

다의 장단점이 있어서 어느 체질이 더 좋고 어느 체질이 더 나쁘다고 딱 잘라서 말하기는 어렵다. 다만 그 처한 위치에 따라서 어느 체질이 더 잘 맞는지는 어느 정도 말할 수 있다. 예컨대, 경리나 비서 아가씨를 구한다면 소음인 아가씨를 구하는 것이 좋을 것이다. 왜냐하면 소음인은 대체로 책임감이 강하고 매사에 빈틈이 없는 꼼꼼한 성격이며, 여자의 경우 특히 상냥하고 깔끔하며 인내심이 강하고 다소곳하기 때문이다. 건강 면에서 보더라도 태음인은 대개 강한 체력을 소유하지만 그 때문에 오히려 무절제로 인해 중년에 쓰러지는 경우가 가장 많으며, 소음인은 허약한 경우가 많지만 평소 건강에 주의하기 때문에 오히려 오래 오래 잘 사는 경우가 많다.

따라서 질병을 예방하고 건강을 유지하는 비결도 각 체질에 따른 장단점을 잘 알아서 되도록이면 자신의 체질에 가장 알맞은 생활을 해 나가는 데에 있다고 할 것이다.

사상체질을 감별하는 데 가장 중요한 지표는 외모와 심성(心性), 병증 등 세 가지인데, 이 중에서 심성을 더 중요하게 본다.

먼저 외모는 체형(골격)과 용모를 보는데, 체격 조건은 후천적인 영양상태나 질병과 운동, 직업 등에 의해서도 달라질 수 있고, 또 예외적인 경우도 있으므로 이것만 가지고 체질판별이 충분한 것은 아니다.

다음으로 심성에서는 성질과 재간, 항심(항상 가지고 있는 마음), 성격, 욕심 등을 관찰한다. 그러나 각 체질마다의 변하기 어려운 성격적 특징이 있어서 체질 판단에 대단히 중요한 요소가 되지만, 그 사람이 자라 온 환경이나 후천적인 수양에 의해 많이 바뀌어서 외견상으로는 잘 구분하기가 어려운 경우도 있으므로, 이러한 경우에는 급박한 상황에 부딪히게 한다든지 해서 그 사람의 숨겨진 본심을 알아내지 않으면 안 된다.

끝으로 병증을 가지고 체질을 판단하는 것은, 평소 건강할 때의 생리적 조건이 체질에 따라 각각 차이가 있고 질병에 걸렸을 때도 각기 독특한 증상을 보이는 것을 이용한다.

그러나 이상의 여러 가지 요소를 충분히 고려하더라도 여러 체질의 특성이 섞여져 있거나 체질적 특성이 두드러지지 않는 경우에는 전문가라도 체질을 판별하기가 쉽지 않다. 이것은 유전학적으로 보더라도 양 부모의 체질이나 조부모의 체질이 서로 다르면서 두 분의 체질을 적당히 섞어서 타고난 경우에는 혼동이 올 수밖에 없는 것이다. 그러므로 사상의학은 하나의 참고사항으로 알아두면 여러 가지로 매우 좋은 점이 많지만 여기에 너무 얽매이다 보면 오히려 혼선과 부작용을 초래할 수도 있으므로 또한 주의하여야 한다.

(1) 사상인(四象人)의 체형기상(體形氣像)

먼저 체형기상의 외모를 보고 四象人을 감별하는 방법에 대해 알아보자.

① 태양인(太陽人)의 외모

머리와 목덜미의 기세가 강하고 어깨선이 평평하며, 항상 머리를 들고 있어서 체구가 작더라도 위압적 인상을 준다. 음인은 시선을 낮추는 데 비하여 양인들은 시선을 높여 쏘아보며, 그 중에서도 태양인은 특히 눈빛이 강하고 목을 빳빳이 세워 머리를 들고 말하기 때문에 굉장히 위압적으로 느껴진다.

태양인은 가슴 윗부분이 발달하고 허리 아랫부분이 약한 체형이다. 그러므로 목덜미가 굵고 실하며 머리가 큰 대신 엉덩이가 작고 다리가 위축되어 서 있는 자세가 불안정해 보이며, 하체가 약하여 오래 걷거나 서 있는 것을 힘들어한다. 태양인인 여자는 몸은 건강하고 실하지만 자궁의 발육이 나빠서 임신이 잘 안 되는 수가 많다. 특히 비만한 태양인은 임신하기가 힘들다.

② 소양인(少陽人)의 외모

소양인은 근골형으로 광대뼈가 발달하고 눈빛과 콧날이 날카로운 편이며 콧구멍이 약간 들려 있는 경우가 많아서 첫인상이 날카롭거나 용맹스러워 보이거나 날래거나 투박해 보이는 경우가 많다. 기운이 위로 솟구치므로 상부의 기세가 강하여 역삼각형의 이미지가 있다. 체형 역시 흉곽이 크고 엉덩이가 작으며, 살집은 어깨나 팔, 윗배에 잘 붙는다. 특히 가슴뼈가 앞으로 돌출된 사람이 많은데 여성의 경우 가슴을 앞으로 내밀어 거만하게 뒤로 젖히고 있는 듯한 인상을 주는 경우가 많다. 피부는 매끄럽고 얇은 편이다. 걸음걸이가 경쾌하고 가슴을 펴고 윗몸을 많이 흔들며 걷는 모습이 마치 건들거리는 듯한 인상을 주기 쉽다. 말이나 몸가짐의 태도가 경박하고 팔다리를 많이 흔들며, 목소리가 맑아서 멀리 퍼져나간다. 어린아이들은 특히 부산하다.

소양인은 가슴 부위가 성장(盛壯)하고 충실한 반면 엉덩이 아래로는 약하다. 상체가 실하고 하체가 가벼워서 걸음걸이가 빠르며 몸가짐이 가볍고 민첩하나 조동(躁動)하여 경솔하게 보이는 경우가 많다. 따라서 한군데에 진득하게 있질 못하고 잘 나다니며, 앉아 있을 때도 자꾸 부시대고 가만히 있질 못한다. 그리고 인상이 날카로워서 눈빛이 순하지 않은 경우가 많다. 살집이 별로 없는 근골형도 있고 많은 경우도 있는데 살이 찌는 경우에는 대개 윗배가 내밀고 팔이나 가슴 부위에 잘 붙는다.

③ 태음인(太陰人)의 외모

태음인은 대개 체격이 크고 살집이 있으며 허리 부위가 굵어서 배가 나온 반면 목덜미의 기세가 약하다. 따라서 서 있는 자세가 무게 있어 보이며, 동작이 느리고 둔한 편이다. 첫인상이 중후하다, 점잖다, 묵직하고 의젓하다 등의 이미지를 주며 행동이나 입이 무겁다. 얼굴이 메주형이고 코가 크며 콧방울이 두툼한 경우가 많다. 피부가 두텁고 억세며 땀구멍이 성글어 평소에 대개 땀이 많이 나는 경우가 많으나 한성 태음인은 땀이 잘 안 나는 경우도 많다. 허리가 특히 굵으며, 체력과 간 기능 및 위장이 좋아서 술을 잘 마시고 많이 먹는다.

④ 소음인(少陰人)의 외모

소음인은 하체가 발달하여 엉덩이가 크고 앉은 자세가 성장(盛壯)하나 가슴과 어깨가 빈약하여 걸을 때에 고개를 약간 앞으로 수그린 듯한 모습을 하는 사람이 많다. 여자의 경우 특히 허리가 가늘고 피부가 치밀하여 부드럽고 고우며 땀이 잘 안 나고, 자세가 얌전하고 다소곳하여 외모가 단정하고 선이 곡선형으로 고와서 한복이 잘 어울리는 전형적인 한국의 여인상이라고 할 수 있는데, 대개 엉덩이가 커서 자궁의 발육이 좋으므로 아기도 잘 낳는다. 대체로 소음인은 몸집이 아담하니 작은 편이고 눈빛이 온순하며 허약한 경우가 많은데, 전체적으로 상부가 작고 아래가 발달한 타입이다. 어깨나 가슴이 좁고 엉덩이나 하체가 발달한 형상이다. 소음인은 걸음을 걸을 때에 몸을 앞으로 숙이고 걷는 경향이 있으며, 뱃골이 없고 기운이 부족해서 앞으로 수그리거나 기대어 앉는 습관이 있다. 목소리도 온유한 편이고 원기가 부족한 만큼 말소리도 약해서 조용조용하게 말하므로 목소리가 멀리 들리지 않는다.

이상으로 외모에 의해 체질 구분하는 법을 대강 말했으나, 실제로 보면 체질적인 특성이 잘 나타나지 않아 애매한 경우도 많으므로 다음에 언급할 심성이나 병증을 아울러 참작하여 신중하게 판단하여야 한다.

(2) 사상인(四象人)의 심성(心性)

다음으로 심성(心性)으로 체질을 구분하는 방법에 대해 알아보겠다. 사상의학의 가장 큰 특징은 심신을 일체로 보는 심신의학(心身醫學)이라는 점이다. 그래서 각 체질에 따라 체형이 달라지는 것과 마찬가지로 심성도 달라진다고 본다. 이러한 심성의 차이는 다시 성질재간(性質才幹 : 재능·소질·장점 따위), 항심(恒心 : 항상 마음속에 자리잡고 있는 것), 심욕(心慾 : 심성을 다스리지 못해 너무 과도한 때 드러나는 욕심) 등으로 구분하여 살펴 볼 수 있다.

① 태양인(太陽人)의 심성

태양인은 다른 사람과 사교하는데 소통을 잘하는 성질재간이 있다. 이는 소음인처럼 싹싹하고 상냥해서가 아니라 상대방을 어려워하거나 꺼려하지 않고 인간관계에 적극성이 있어서 남과 쉽게 교통을 한다는 의미이다. 그리고 태양인은 항상 조급한 마음을 가지고 있어서, 이를 자제하고 여유가 있을 때에는 생활과 일을 잘 해 나가지만, 무언가 지나치고 무리할 때에는 이 항심이 드러나서 일과 건강을 그르치고 만다. 태양인의 성격은 항상 앞으로 나아가려고만 하고 뒤로 물러서려 하지 않는다. 항상 수컷이 되려고만 하고 암컷이 되려고 하지 않기 때문에 용맹하고 진취적인 남성의 기질만 강하여 부드럽고 순종적인 여성의 기질은 찾아보기가 힘들다. 이러한 성격이 지나치면 방종하는 심욕으로 표출되어 무슨 일이든 제멋대로만 하려들고 저돌적이 되어 후퇴하지 않으며, 그러다가 일이 잘못되더라도 후회하거나 반성하려들지 않고 오히려 남의 탓으로 돌려 원망하기 쉽다.

태양인의 마음은 외향적인데 소양인보다 범위가 더 넓다. 전체적인 대세 판단이 빠르고 사람들과의 교제와 소통에 능하다. 감정의 변화가 급박하여 변덕이 심하고 잘 융화되지 못하는 단점이 있으며 사람들을 자기 뜻대로 움직이려는 성향이 있어서 국량을 크게 가지고 뜻대로 성공하면 영웅이 되지만 국량이 협소하면 아주 괴팍하고 못난 사람이 될 수 있다. 영웅심이 강하나 독선적이 될 수 있다. 대세 판단이 빠르고 남을 설득하는 힘이 있다. 그러나 상대가 설득되지 않을 때는 불같이 화를 내기 쉽다.

태양인은 귀로 세상 돌아가는 소식을 듣고 세상의 흐름을 파악하는 직관력이 뛰어나다. 태양인은 급박한 마음을 가라앉히고 물러서는 연습을 하여야 한다.

요컨대, 태양인은 좋게 말한다면 과단성 있는 지도자형이고, 나쁘게 말한다면 독재자형이다. 남성적인 성격으로 강한 카리스마와 적극성, 진취성, 과단성이 있는 장점이 있으나, 독선적이며 계획성이 적어 치밀하지 못한 단점이 있다. 행동에 거침이 없고 후회할 줄 모르며, 하는 일이 마음먹은 대로 되지 않으면 화를 잘 낸다. 그러므로 이러한 심성을 가졌다고 생각되는 사람은 평소에 수양을 많이 해서 자신을 굽히고 낮출 줄 아는 겸손함을 가지고 남의 말도 잘 들을 줄 알아야 하며, 매사에 여유를 가지고 신중한 취사를 하기에 유의해야 한다. 그것이 건강을 지키고 성공을 가져 오는 비결이 된다고 할 수 있다.

② 소양인(少陽人)의 심성

소양인은 용맹하고 민첩한 데에 장점이 있고, 매사에 적극적이어서 일을 꾸미고 추진시키는 데에 재간이 있다. 너무 앞뒤를 재다가 시기를 놓치거나 주저주저하다가 세월을 보내는 성격이 아니고 쉽게 쉽게 일을 꾸미는 성격이다. 그러나 일을 잘 마무리 짓지는 못하고 자꾸 벌이기만 하려는 습성이 있어서 나중에 문제가 생기는 경우가 많다보니, 항상 무슨 일이 생길까 두려워하는 마음이 있다. 이것이 점점 심해지면 건망증이 나타나게 되는데, 이에 이르면 상당히 위험한 상태라고 할 수 있다.

소양인의 성격은 항상 일을 벌이려고만 하고 거두어 정리하지 않는다. 벌여 놓은 일이 잘 안되면 그냥 방치해 버리고 또 다른 일을 벌이기 때문에 가족이나 동료들을 애먹일 때가 많다. 또, 밖으로만 돌려고 할 뿐 안을 지키려 하지 않는다. 밖에서 칭찬 받고 이름나는 것을 좋아하고, 안에서 충실히 일하는 것에는 큰 기쁨을 느끼지 못한다. 남을 돕는 일에는 앞장서기 좋아하지만 자기 집안일에 대해서는 오히려 등한히 하는 편이다. 이것이 지나치면 사사로운 정에만 치우치는 마음이 생긴다. 그리하여, 필요한 일과 불필요한 일, 중요한 일과 사사로운 일, 공적인 일과 사적인 일 등을 구분해서 절도 있게 처리하는 것이 아니고, 기분이나 감정에 따라 일을 처리하기가 쉽다. 소양인은 또 속에 무엇을 진득하게 갈무리해 두는 성격이 아니라서 자신의 감정이나 생각을 잘 숨기지 못하므로 솔직담백하며, 자신의 뜻에 맞지 않으면 잘 참질 못하고 곧장 화를 내지만 또 금방 잘 풀어지기 때문에 뒤끝이 없다는 말을 잘 듣는다.

소양인의 마음은 외향적이지만 태양인에 비해서 범위가 좁다. 따라서 소양인은 집안보다 집밖의 일에 관심이 많아서 외교에 능하고 일에 추진력이 있지만 너무 급하고 뒤가 무른 단점이 있다. 가정, 조직을 지키는 것보다 새로운 세계를 개척하는 것에 관심이 많다. 대중 속에서 개성을 뚜렷하게 나타내며 주목을 받으며, 얌전한듯해도 무대에 올라가면 끼를 발휘하는 무대체질이다. 명랑활달하고 싹싹하다. 그리고 변화에 빠르다. 소양인은 판단이 빠르고 창의력이 좋으며 일단 일을 시작해놓고 보는 스타일이다. 따라서 매사에 치밀함이 부족하고 뒷마무리가 시원찮다.

소양인은 눈으로 목표를 보아야 공부를 하며, 도전해서 성취하는 과정 속에서 원리를 체득하고 지식을 넓혀간다. 이 때 보이는 목표는 형태가 있는 것이든 없는 것이든 "한 번 도전해 보고 싶은 승부욕"을 일으키는 것이어야 한다. 목표를 향하여 가는 길은 독창적으로 개척해 나간다.

소양인은 물기운이 부족하고 불기운이 왕성하여 밖으로 이기려고만 하고 안으로 함축하려는 힘이 부족하다. 밖으로 이기려는 급한 마음이 안으로 마음의 조화를 깨뜨리고 밖으로 일의 성취를 방해하므로 마음을 멈추어 안으로 반성하고 기운을 함축함으로써 불기운을 다스리고 물기운을 길러야 심신간에 음양의 균형을 얻어 건강해질 수 있다.

요컨대, 소양인은 적극성과 민첩함을 가지고 있어서 사무에 능하며, 솔직담백한 성격으로 의협심과 봉사정신이 강하나, 행동이 경솔하고 성미가 급하며 화를 잘 내는 것이 단점이다. 또, 바깥일에 분주하여 자신이나 가정에 소홀하기 쉽고, 지구력이 부족하여 매사에 시작은 잘 하나 끝마무리가 시원치 않고 싫증을 잘 느끼며 체념을 쉽게 한다. 그러므로 소양인은 밖으로 이기려 들지 말고 안으로 마음을 지키는 데에 노력하며, 조급한 마음과 성내는 마음을 경계해야 한다. 소양인에게는 정신을 깊이 수양하여 매사를 신중히 처리하는 공부가 어느 체질에서보다도 특히 더 요구된다고 볼 수 있다.

③ 태음인(太陰人)의 심성

태음인은 꾸준하고 침착하다. 무슨 일이든 시작한 일, 맡은 일을 이루어 성취하는 데에 장점이 있다. 지구력이 있어서 한 번 시작한 일은 다소 어려움이 있더라도 쉽게 포기하지 않고 끝내 마무리를 짓는 형(形)이다. 태음인의 업무 능력은 섬세한 기획력이나 강한 추진력은 부족한 편이지만 한번 시작한 일은 성과가 나타날 때까지 꾸준히 밀고 나가는 뚝심이 좋다.

성격은 대체로 잘 움직이려 하지 않고 무슨 일이든 미루다가 닥쳐야만 하는 경향이 있어서 게으르게 보이는 경우가 많으며, 변화를 싫어하고 보수적이다. 그리고 어떤 테두리 안에서만 활동하려 하기 때문에 자신과 무관한 일이거나 실속이 없는 밖의 일에는 별로 관심을 두지 않는다. 또, 음주나 식도락과 노는 것을 즐겨하여 나중에 당뇨, 고혈압이나 간장병으로 쓰러지는 수가 많다. 이상의 면에서 보면 대체로 소양인의 성격과 반대되는 경우가 많다고 할 수 있다.

태음인은 또 물욕지심(物慾之心)이 있다. 이 물욕이 지구력과 잘 결합되어 사업에 성취하는 수가 많으나, 자기 것에 대한 애착이나 집착이 매우 강하여 탐욕스러운 경우가 많다. 태음인은 외모나 몸가짐 등이 위엄이 있고 매사를 신중하게 행동하여 믿음직스러우며 예의범절이 바르다. 그러나 자기의 마음속을 잘 드러내 보이지 않으므로, 겉보기에는 매우 점잖지만 속으로는 음흉한 마음을 품고 있는 경우도 많다. 예로부터 태음인 중에 덕망 높은 군자와 영웅, 열사가 가장 많으나, 반대로 식견이 어둡고 우둔하며 게으르거나, 거만하고 음흉하여 권모술수를 일삼는 자 또한 태음인인 경우가 많다. 태음인은 또 외모와는 다르게 항상 겁심(怯心)이 있는데, 이것이 심해지면 가슴이 두근두근하는 정충증(怔忡症)이 된다.

태음인의 마음은 내향적이며 폭이 넓고 무겁고 오래가는 장점이 있으나, 지키는 데에 마음이 치우쳐 있어서 변화를 싫어하고 현상유지 위주로 조직을 운영하려는 마음이 강하다. 신중하고 진중하다. 말이 적고 무뚜뚝하여 미련하거나 둔해 보인다. 감정의 변화가 얼굴에 잘 나타나지 않으므로 음흉하거나 후덕해 보이며 포용력이 있다.

태음인은 남의 이야기를 논리적으로 이해하여 받아들이기 보다는 자신의 경험에 비추어서 받아들이므로 무슨 일을 맡길 때는 대체적인 방향만 일러주면 된다. 자신의 경험이 뒷받침되지 않으면 원리적인 내용은 이해가 잘 안된다. 말하자면 뭐니 뭐니 해도 자기의 경험이 최고라고 생각하는 사람이다.

따라서 태음인들은 학습을 하는 데 있어서도 체험학습이 가장 중요하다. 많은 것들을 직간접으로 경험한 뒤에야 그 지식을 정리할 수 있다. 태음인은 또 무엇이든 재미를 느끼게 해주어야 한다. 태음인은 조용히 있으려고만 하고 움직이려 하지 않는다. 따라서, 자신의 감정이나 주견, 욕심 등에 고착되기 쉬우므로 진취적인 기상을 기르고 마음을 활발히 움직여 안팎으로 마음과 기운이 잘 소통되게 하여야 한다.

그러므로 태음인은 되도록 집착과 욕심을 줄이고 부지런하게 활동하고 땀을 내는 운동을 하는 것이 건강관리의 요체가 된다고 할 수 있다. 따라서 되도록 등산을 많이 하는 것이 건강에 매우 좋다.

④ 소음인(少陰人)의 심성

소음인은 침착하고 주밀한 데에 장점이 있고 사람들을 잘 모으고 조직하는 데에 능하여 무리를 잘 짓는다. 성격이 매우 주밀하여 매사에 빈틈이 별로 없는데, 이는 무슨 일이든 다시 손 볼 것이 없게 완벽하게 일을 처리해야만 속이 편안하기 때문이다. 그러나 이것이 지나치면 결벽증과 소심증이 되어, 일을 능률적으로 처리하지 못할 뿐 아니라, 사소한 일인 데도 조바심대고 불안해하여 항상 머리에서 근심 걱정이 떠나질 아니하며 쓸데없는 망상과 염려로 자신의 건강을 해치고 주위 사람들을 피곤하게 만든다. 그러다 보니 매사에 적극성이 적고 추진력이 약하여 내향적이고 여성적이 되기 쉽다. 그러므로 적극적으로 밀고 나가면 크게 성취할 일도 소극적인 성격으로 인해 적게 거두고 만다. 주위 환경이나 여건이 어려운 경우에는 더욱 소극적으로 되어 조그만 모험도 꺼리게 되고 자꾸만 뒤로 물러 앉다보니 또한 무사안일에 빠지기가 쉽다.

소음인은 또 잔재주가 많아 솜씨가 좋고 참을성이 많으며, 용모와 말솜씨, 몸가짐이 자연스럽고 맵시가 있는 데다 내성적이고 수줍음이 많으며 다소곳하고 얌전하여 전통적인 한국 여인상을 연상케 한다. 그러나 개인주의나 이기주의가 강하여 남의 간섭을 싫어하고 이해타산에 얽매이며, 질투심과 시기심이 많고, 한 번 감정이 상하면 속으로 꽁하여 여간해서는 잘 풀리지 않는다. 그러나 또 한편으로는 심성이 온유하고 모성애가 매우 강하여 불쌍한 사람들을 위해 헌신하고 봉사하는 것을 낙으로 삼는 천사와 같은 사람도 소음인에 많다.

소음인들은 대체로 마음이 내향적이고 세심하며 소심하다. 소음인은 자기 주변을 잘 정리하고 가정을 잘 다스리며 나다니는 것보다 집에 머물러 있기를 좋아하며 깔끔하게 정리정돈을 잘한다.

작은 일에 얽매여서 대체를 알거나 전체적인 부위기를 파악하는 것이 늦으므로 일의 방향을 잘 잡지 못하고 과감하게 실행하는 힘이 부족하여 햄릿형 인간인 경우가 많다.

감정 표현을 잘 하지 않지만 속으로는 불안정하여 감정의 변동이 많고 잡념과 의심도 많다. 대체로 유순해 보이고 잘 웃는 편이며 화를 잘 내지 않고 환경에 잘 순응해가는 성격이다.

가까운 관계에 능해서 윗사람을 잘 모시고 아랫사람을 잘 보살피며 친구는 마음이 잘 통하는 한 두 사람과 깊이 사귄다. 그래서 소음인들은 자기와 뜻이 맞는 사람들끼리 모여서 자기들끼리만 소통하는 소집단을 이루는 경우가 많다.

소음인들은 좁은 부분에 능하므로 섬세함, 꼼꼼함이 요구되는 일을 잘하고 분석과 논리적 정리에 능하다. 기획업무에 능하고 치밀하게 준비하는 기획형 리더로 성공한다. 그러나 일에 대한 대체와 방향을 잡는 힘은 부족하므로 일을 맡길 때 일의 조건과 목표를 명확하게 해주어야 한다. 방향을 못 잡으면 아주 무능한 사람처럼 일이 느리다. 일단 정확한 목표와 조건이 주어지면 정밀하게 분석하고 계획하는 일은 누구보다 잘한다. 그러나 추진력이나 뚝심은 부족하다.

소음인은 학습을 하는 데에서도 먼저 논리적으로 줄기를 이해한 뒤에 차근차근 덧붙이는 방식으로 공부해야 능률이 오른다. 따라서 소음인은 논리적으로 이해된 것에 대한 기억력이 뛰어나므로 처음부터 욕심내지 말고 원리 이해에 중점을 두고 차근차근 공부해야 한다. 원리를 이해하고 나면 갑자기 학습 속도가 빨라진다.

소음인들은 마음이 좁고 세밀해서 잔걱정이 많고 집착이 강해서 아랫사람에게 시시콜콜 간섭하며 잔소리를 하는 경우가 많으며, 밖으로 발산하지 않고 꾹 참으면서 속을 잘 끓이므로 그로 인해 병이 생기는 경우가 많다. 따라서 사소한 일에 신경을 쓰지 말고(잡념, 망념, 염려, 걱정 등), 뜻을 크게 가지고 자꾸 집착을 놓고 마음을 대범하게 넓히는 마음공부가 필요하다. 그리고 평소 소식(少食)하며 꼭꼭 씹어 먹는 습관을 기르고 운동은 스트레칭 위주로 해서 땀이 많이 나지 않게 한다.

이상으로 사상체질을 심성에 의하여 구분하는 법을 간략하게 살펴보았으나, 이는 어디까지나 대체로 각 체질에 따라 그러한 성향이 있다는 것일 뿐 절대적인 것이 아니라는 점에 유의해야 한다. 또, 각인의 심성이나 성격은 선천적·유전적인 요소 못지않게 후천적인 생활환경이나 교육·훈련과 자신의 수양 정도 등에 따라 많은 변화와 차이를 갖게 되는 것이므로, 앞에서 말한 체형기상(體形氣象)과 함께 다음에 이야기 할 병증을 아울러 고찰하여 종합적으로 판단하지 않으면 안 되는 것이다[138].

138) 참고로 체질별 유명 인사들을 예로 든다면 소음인의 인물로는 삼국지의 제갈공명, 이순

성정(性情)의 편향에서 기인하는 태양인의 방종지심(放縱之心), 소음인의 투일지심(偷逸之心), 소양인의 편사지심(偏私之心), 태음인의 물욕지심(物欲之心)에 주안점을 두어야 할 것이며, 재간의 편중에서 기인하는 태양인의 생소한 사람과도 잘 사귀는 것, 소음인의 친숙한 사람들과 더불어 무리를 조직하는 것을 좋아하는 것, 소양인의 사무와 대외적인 일을 잘하는 것, 태음인의 가정이나 처자를 잘 다스리는 것을 참조해야 한다. 또한 태양인의 성급함, 소음인의 자긍심과 탐욕심, 소양인의 뽐내는 마음과 게으름, 태음인의 교만심과 사치심 등의 사심 및 행태를 잘 살펴 체질 변증에 임해야 할 것이고, 실제 임상에 있어서는 대소변·발한(發汗)·소화 상태 등을 참고하여 치료에 대한 반응을 충분히 검토한 다음에 체질을 진단해야 한다.

(3) 사상인(四象人)의 주요 병증

사상체질의학에서는 앞에서 말한 바와 같이 태어날 때부터 각 체질에 따라 장부의 기능과 심성 작용이 치우쳐 있다고 보기 때문에, 자연히 건강할 때의 생리적인 상태나 질병이 있을 때의 징후 또한 체질에 따라 달리 나타나는 것으로 본다. 그러므로 환자의 주된 병증과 건강할 때의 생리적 상태가 어떠한지를 알면 체질을 구분하는 데에 큰 도움이 될 뿐만 아니라, 자신의 체질을 정확히 알 수 있는 경우에는 또한 자신의 건강상태를 체크해 볼 수 있는 중요한 지표로 삼을 수도 있다. 그러나 자세한 내용은 상당히 전문적인 지식에 속하는 것이므로 여기서는 간략히 몇 가지만 말하고 넘어 가려 한다.

태양인은 평소 소변량이 많고 잘 나오면 대체로 건강하다고 할 수 있다. 그러므로 몸이 불편할 때 항상 소변부터 불편해지는 사람이라면 일단 태양인으

신장군을 꼽을 수 있으며, 고이즈미 총리, 손숙 전장관, 유명연예인 중에 김영애씨, 이경규씨, 신동엽씨, 김정은씨, 견미리씨, 이다혜씨, 김지수씨, 김태희씨, 송혜교씨 등을 들 수 있고, 소양인의 인물로는 삼국지의 장비, 김영삼 전대통령, 노무현 전대통령, 전두환 전대통령 등을 들 수 있고, 태음인의 인물로는 삼국지의 유비, 이승만 전대통령, 맹자, 유명 연예인 중에 남희석씨, 임하룡씨, 김형곤씨, 심현섭씨, 백재현씨, 김용만씨, 이영애씨, 박중훈씨, 노주현씨 등을 들 수 있으며, 태양인으로는 이제마 선생, 박정희 전대통령, 유명 연예인 중에 패티김, 나훈아씨 등을 들 수 있다.

로 판단해 볼 수 있다. 그리고 열격증[139]과 해역증[140]이 있으면 일단 태양인으로 판정할 수 있다. 태양인이 소화장애로 고생하는 경우에는 어떤 약을 먹어도 잘 안 듣고 더 악화되는 경우가 많다. 이런 때는 모과차나 메밀차를 마시는 게 좋다.

소양인은 대변이 잘 통하면 대체로 건강하다. 평소에는 대변보는 것이 순조롭다가도 몸이 불편한 경우엔 으레 변비부터 나타난다면 소양인으로 생각해 볼 수 있다. 태음인은 변비가 생기기 쉽고 변비가 있어도 병이라고까지는 볼 수 없는 경우가 많은데 비해, 소양인은 대변이 안 통하면 큰 병이므로 서둘러 조치해야 한다. 소양인은 대변이 이삼일만 불통되어도 가슴이 답답하고 고통스럽게 여기며, 오래 불통되면 가슴이 뜨거워지는 증세를 보이는 것이 특징이다. 소양인의 주요 병증은 신·방광병, 위열증(변비가 大病, 고혈압, 당뇨, 갑상선기능항진증, 열성피부병, 번열 등), 음허증이며 부종을 주의해야 한다.

태음인은 땀구멍이 잘 통하여 땀이 잘 나면 대체로 건강하다. 그러므로 평소 특별한 병이 없는데도 조금만 움직이면 땀을 많이 흘린다든지, 한증탕에 들어가거나 운동을 해서 땀을 쏟고 나면 오히려 몸이 가뿐해진다든지 하는 사람은 태음인일 가능성이 높다. 태음인의 주요 병증은 폐기관지병(비염, 기관지염, 천식, 기관지확장증, 폐렴, 결핵, 기흉, 폐암 등), 심장병(심계, 흉통, 흉비), 간조열증(肝燥熱證 : 고지혈증, 지방간, 비만 등의 영양과다증)이 많다. 눈언저리가 땅기는 증상 및 안정(眼睛) 속에 동통이 있다. 항상 두려움이 있어 정충(怔忡)에 이르면 큰 병이다. 변비·소변과다·갈증은 큰 병이다.

그러나 소음인의 경우엔 땀을 많이 흘리면 기력이 탈진하여 맥을 못 추거나 몸에 열이 나면서 앓아눕는 수가 많다. 그러므로 목욕탕에 갔다 오면 몸이 더 피곤하거나 어지러운 사람들은 소음인일 가능성이 매우 높다.

소음인은 비위기능이 허약하므로 평소에 음식이 소화가 잘되면 대체로 건강함을 느낀다. 그러므로 몸이 불편해지면 먼저 식욕이 없어지거나 소화가 잘

139) 열격증(噎膈證) : 태양인인에 고유한 병증으로 음식물을 잘 넘기지 못하고 넘기더라도 먹은 것이 위장으로 내려가지 않고 식도로 거꾸로 올라와서 곧 토해 내는 병증
140) 해역증(解㑊證) : 태양인인에 고유한 병증으로 발열, 오한, 동통 증이 없이 갑자기 다리가 풀려서 하체에 힘이 없어지면서 몸이 여위고 노곤하여 움직이기를 싫어하게 되는 병증

안된다. 소음인은 태음인과 반대로 땀이 많이 나오면 병이 이미 진행되고 있는 것이니 치료를 서둘러야 한다. 그리고 설사가 멎지 않으면 아랫배가 얼음장같이 차가워지는 증상은 소음인의 중병이다. 소음인의 주요 병증은 잘 체하고 위장병, 냉증(裏寒證), 기허증 등이며, 땀이 많이 나면 큰 병이다. 한숨을 잘 쉬고, 수족이 떨리고 힘이 없으며 발한(發汗)이 있으면 병이다. 설사가 멎지 않으면 배꼽아래가 얼음장처럼 차다.

2) 사상인(四象人)의 음식 의기(宜忌)

사상인은 각 체질별로 생리 병리적 특징이 모두 다르기 때문에 몸에 이로운 음식이나 해로운 음식도 체질별로 다 다르다. 이것은 약물에 있어서도 마찬가지이다. 그러나 여기서 어느 체질에 어떤 음식이 좋다고 말할 때, 반드시 그것만 먹고 다른 것은 먹지 말라는 뜻으로 받아들이면 곤란하다. 단지 되도록이면 체질에 맞는 음식을 위주로 해서 먹고 다른 것은 보조적으로 섭취하는 것이 건강에 더 이로울 수 있다는 것일 뿐이다. 예컨대, 돼지고기나 보리밥은 소양인에게 적합한 음식이지만, 그렇다고 해서 소양인이면 날마다 돼지고기와 보리밥을 먹는 것이 건강에 더 좋다는 것은 아니며, 또 당장 허기가 져서 무엇이든 요기를 해야 되는 상황이라면, 태음인은 물론이고 소음인이라도 이를 먹어서 우선 영양을 섭취하는 것이 건강에 이로운 것이다. 따라서 체질에 따라 이로운 음식과 해로운 음식을 구분하는 것 또한 상대적인 것이지 절대적인 것이 아니므로, 이에 너무 구애되어 음식을 가리는 것도 오히려 건강에 해로울 수 있다. 다만, 예컨대 삼복 더위에 흔히 먹는 삼계탕이나 보신탕의 경우 소음인이라면 대단히 좋은 보양제(補養劑)가 될 수 있지만, 소양인이라면 심한 경우 열독이 생겨 피부 발진이나 눈의 충혈 등을 가져 올 수 있으며, 혹 한 두 번 먹는 것은 괜찮다 하더라도 이를 자주 먹는 경우에는 오히려 건강을 해칠 수 있다는 것이다.

이제 체질별로 적합하다고 알려진 곡물, 육류, 해물, 야채, 과일 등을 차례로 간략히 정리해 보면 다음과 같다.

(1) 태양인(太陽人)에 알맞은 음식

태양인은 담백한 음식이나 肝(肝)을 보하고 음(陰)을 생조(生助)하는 식품이 알맞다. 특히 지방질이 적은 해물류나 채소류가 좋다. 대체로 모밀, 냉면, 새우, 조개류(굴, 전복, 소라), 게, 해삼, 순채나물, 솔잎, 포도, 머루, 다래, 감, 앵두, 모과, 송화가루 등이 이로운 음식이고, 계피 같은 맵고 성질이 뜨거운 음식이나 지방질이 많은 음식은 부담을 준다.

(2) 소양인(少陽人)에게 알맞은 음식

소양인은 비위기능이 좋고 열이 많은 체질이기 때문에 평소 냉수를 많이 마시고, 싱싱하고 찬 음식이나 채소류, 해물류가 좋고, 음이 부족해지기 쉽기 때문에 보음하는 음식이 좋다. 대체로 보리, 팥, 녹두, 돼지고기, 토끼고기, 오리고기, 계란, 굴, 해삼, 멍게, 전복, 새우, 게, 가재, 복어, 잉어, 자라, 가물치, 가자미, 녹차, 배추, 오이, 상치, 가지, 당근, 수박, 참외, 딸기, 파인애플, 알로에, 빙과류 등이 이롭고, 고추, 생강, 파, 마늘, 후추, 겨자 등 자극성 있는 조미료와 닭고기, 개고기, 염소고기, 노루고기, 꿀, 인삼 등 보양(補陽) 식품이나 소음인 음식은 해롭다.

(3) 태음인(太陰人)에 알맞은 음식

태음인은 일반적으로 간 기능이 좋아서 과음하는 경우가 많으며, 위장 기능이 좋아 소화를 잘 시키고 식욕이 왕성하여 과식하는 습관이 있으므로, 대체로 몸이 비만해지고 변비가 오기 쉽다. 반면 심폐기능이 약해서 호흡기나 순환기 계통의 질환이 오기 쉬우므로, 고혈압, 중풍 같은 심혈관계 질환이나 당뇨병에 걸리기 쉬운 음식물을 피하는 것이 좋다. 따라서 지방질이 많은 식품은 좋지 않고 고단백의 중후한 식품이 어울린다.

대체로 태음인 체질에 알맞은 음식으로는 밀, 콩, 율무, 수수, 땅콩, 들깨, 현미, 설탕, 쇠고기, 사슴고기, 우유, 버터, 치즈, 간유, 명란, 우렁이, 뱀장어, 잉어, 명태, 대구, 다시마, 김, 해조류, 밤, 잣, 호두, 은행, 배, 매실, 살구, 자두, 무, 도라지, 더덕, 고사리, 연근, 토란, 마, 버섯, 칡차, 녹용, 녹각 등을 들 수 있으며, 해로운 음식으로는 닭고기, 개고기, 돼지고기, 삼계탕, 인삼차, 꿀, 생강차 등을 들 수 있다. 그러나 태음인이라도 한성(寒性) 체질인 경우에는 개고기나 인삼, 꿀, 생강 등이 오히려 이로운 경우도 있다.

태음인은 체질에 맞는 식품이라 하더라도 과식을 피하고, 항상 운동이나 목욕을 자주하고 땀을 자주 내서 비만이 되지 않도록 유의해야 하며, 특히 변비를 조심해야 한다.

(4) 소음인(少陰人)에게 알맞은 음식

소음인은 일반적으로 소화기능이 약하여 위장장애가 오기 쉬우므로 자극성 있는 조미료나 따뜻한 음식이 좋으며, 기름진 음식이나 생것 또는 차가운 음식은 배탈이나 설사를 유발하기가 쉽다.

대체로 소음인 체질에 맞는 식품으로는 찹쌀, 차조, 귤, 토마토, 사과, 닭고기, 꿩고기, 참새고기, 비둘기고기, 메뚜기, 흑염소, 개고기, 염소고기, 양고기, 노루고기, 꿩고기, 인삼, 대추, 벌꿀, 황기, 백출, 조기, 꽁치, 갈치, 멸치, 미꾸라지, 송사리, 붕어, 시금치, 양배추, 파, 마늘, 고추, 생강, 쑥, 쑥갓, 부추, 겨자, 후추, 카레 등을 들 수 있으며, 해로운 음식으로는 미나리, 옥수수, 천도복숭아, 딸기, 참외, 수박, 냉우유, 빙과류, 생맥주, 맥주, 돼지고기, 오징어, 밀가루 음식(특히 라면), 곰탕 등을 들 수 있다.

이상으로 사상체질별로 음식 의기(宜忌)를 말했는데 이것이 절대적인 것은 아니지만 상당히 참고할 만한 가치가 있으므로 체질별 약선을 만들 때에는 일반 본초학적인 성능 외에 이것을 꼭 참고하는 것이 좋다.

그러나 체질별 음식은 대부분 우리가 흔히 먹는 음식이므로 건강상태가 상당히 안 좋거나 몸이 허약하여 음식이나 약물에 매우 민감하게 반응하거나 지속적으로 장복하는 경우가 아닌 한 다소간 체질에 어긋나는 음식을 먹더라도 큰 문제는 없다. 따라서 여기에 너무 얽매이는 것도 바람직하지 않으며, 되도록 고루고루 먹는 것이 좋다. 왜냐하면 우리 몸은 비록 몸에 안 좋은 것이라 할지라도 어느 정도까지는 스스로 견디어낼 수 있는 내수력과 적응력이 있기 때문이다.

▎표 3-4. 사상인(四象人) 변증표

	太陽人	太陰人	少陽人	少陰人
氣象	얼굴이 둥글고, 과단성이 있어 龍의 성질에 비유된다.	肌肉이 견실하고, 지구력이나 투지가 있어 소의 성질에 비유된다.	입술이 얇고 턱이 뾰족하며, 날래고 예리하여 말의 성질에 비유된다.	肌肉이 부드럽고, 간편한 것을 좋아하며, 잡기에 능하다.
形體	상체가 실하고 허리부분(腰圍)이 약하다.	腰部와 腹部가 발달하고 상체(頸項部)가 허약하다.	胸廓이 발달하고, 허리 이하의 髖骨部가 약하다.	中焦脾胃가 약하고, 腎・膀胱이 實하여 하체가 발달
성질 재간	남과 잘 사귄다.	성취욕이 강하고 居處에 능하다.	성질이 급하고 事務에 능하다.	매우 치밀하고, 사교적이다.
容貌 邪氣	여자는 형체는 實하나, 肝이 작고 子宮이 약하므로 출산에 어려움이 있다. 변별하기 어렵지는 않으나 해당자가 극히 드물다.	체격이 큰 편이나 간혹 육척단신도 있다. 소음인과 간혹 체형이 비슷하여 변별하기 어려운 경우가 있다.	간혹 작고 靜雅하여 외형이 소음인과 흡사한 경우가 있으므로 병세의 寒熱로써 세분해야 한다. 사상인 중 가장 변별하기 쉽다.	대체로 體形이 왜소하나, 간혹 큰 경우도 있고 때로 九尺長身이 보이기도 한다.
臟腑	肺大肝小	肝大肺小	脾大腎小	腎大脾小
病證	外感腰脊病 內觸小腸病	胃脘受寒表寒病 肝受熱裏熱病	脾受寒表寒病 胃受熱裏熱病	腎受熱表熱病 胃受寒裏寒病
性情	화를 잘 내고 잘 슬퍼한다. 나아가려고만 하며 물러서지 않는다.	항상 즐거워하고 기뻐한다. 조용히 있으려고만 하며 움직이려 하지 않는다.	항상 슬퍼하고 노여워한다. 거동을 잘하며 가만히 있지 못한다.	항상 기뻐하고 즐거워한다. 집에 있기를 좋아하여 외출하길 싫어한다.
大病	입안에 침이 많은 경우	怔忡이 나타나는 경우	大便不通	虛汗이 날 경우
多發 病證		胸膈에 怔忡이 오고, 눈언저리가 땅기며, 眼睛內에 疼痛이 온다.		수족이 떨리고 힘이 없으며, 평소에 호흡이 고르나 간혹 한숨을 쉰다.

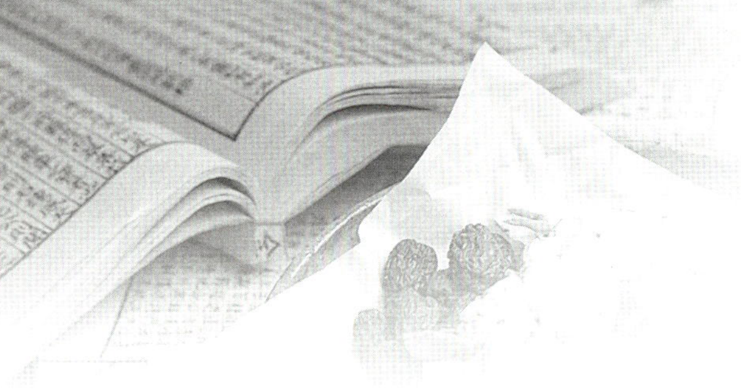

Chapter

04 약선재료의 이해

약선(藥膳)의 구성은 크게 식재료 단독으로 구성된 경우, 식재료와 약재가 혼합되어 구성된 경우, 약재(식품으로 사용가능한 약재) 단독으로 구성된 경우로 나누어 볼 수 있다. 때문에 약선의 재료라 함은 식재료와 약재를 모두 포함한 개념이지만 약재는 본초학의 영역에서 깊게 다뤄지는 내용이므로 본 장에서는 제외한다. 이번 장에서는 첫째, 약선재료들의 한의학적 특성을 개괄하는 약성이론, 즉, 사기(四氣)·오미(五味)와 승강부침(升降浮沈), 귀경(歸經), 유독·무독 등에 대해 서술한다. 둘째, 식재료 분류에 따라 각 분류마다 가지고 있는 식품학적 특성이 어떻게 한의학적 특성과 효능에 반영되어 있는지 살펴본다. 마지막으로 약선재료의 산지, 채취, 저장에 대해서 알아보도록 한다.

약선메뉴의 개발과 응용에 있어서는 본 장에서 살펴보는 각각의 한의학적 특성 외에도 영양학적 특성과 기능적인 면을 함께 고려해야 하므로 약성이론에 근거한 이해 외에도 식품영양학적인 지식도 바탕이 되어야 한다. 또한 좋은 환경에서 길러지고 가공된 좋은 식재료가 좋은 약선의 전제 조건이 된다는 점도 잊어서는 안 될 것이다. 이 점을 간과하면 자칫 음식으로서의 본연의 역할보다 한의학적 치료효과에 매몰되어 약재와 식재료를 무작정 혼합하여 메뉴를 개발하는 오류를 범하기 쉽기 때문이다.

01 약성(藥性)이론

약성(藥性)이란 약물(藥物)의 치료효과와 유관한 성질과 효능에 대한 종합적인 개괄이다. 이는 약물의 치료효능의 물질기초와 치료과정 중에 체현(體現)되는 작용을 포괄한다.

藥性은 선현(先賢)들이 "혹은 그 맛을 취하고, 혹은 그 성질을 취하며, 혹은 그 색을 취하고, 혹은 그 형태를 취하며, 혹은 그 질(質)을 취하고, 혹은 그 성정을 취하며, 혹은 그 생겨난 때를 취하고, 혹은 그 성장한 이치를 취하여"[141] 알아낸 것들이다.

한의학에서는 질병의 발생 및 발전 변화 과정은 모두 인체의 음양사정(陰陽邪正)의 상호 소장(消長) 즉, 장부 기능의 失調가 반영되어 나타나는 편성(偏盛)·편쇠(偏衰)의 상태라고 본다. 따라서 질병의 예방치료에 사용되는 각종 재료의 역할은 서로 다른 편성(偏性 : 치우친 성질)을 이용하여 장부 기능의 偏盛·偏衰의 상태를 조화·협조의 상태로 돌려놓는 데에 있다고 할 수 있다. 그러므로 藥性을 숙지하는 것은 약선메뉴의 개발의 관건이 되는 매우 중요한 요소가 된다. 약성은 재료의 품종, 산지, 생태환경 등 자연환경의 영향을 받기도 하고, 채집이나 포제, 제제 등 가공의 영향을 받기도 한다.

약성이론은 四氣·五味와 升降浮沈, 歸經, 유독·무독 등의 내용으로 구성되어 있고 각각은 아래와 같다.

1) 사기(四氣)

(1) 사기의 개념

사기(四氣)는 음양(陰陽)이론에 근거한 약성의 분류체계로 한(寒)·열(熱)·온(溫)·량(凉)의 네 가지로 분류하며, 사성(四性)이라고도 한다. 이는 약재(藥材)와 식재(食材)가 가지고 있는 내재적인 성질이며 기능의 총체적 개괄로 인체에 미치는 생리활성의 정도를 네 가지로 표현한 것으로 이해할 수 있다. 四氣 각각은 사계절에 상응하여 온열(溫熱)은 봄과 여름에 해당하는 양(陽)의 성질을 나타내고, 한량(寒凉)은 겨울과 가을에 해당하는 음(陰)의 성질을 나타낸다. 또한 열성(熱性)과 한성(寒性)은 온성(溫性), 양성(凉性)에 비해 그 작용이 강하고, 溫性과 凉性은 작용이 완만하고 서서히 나타난다. 이들은 다시 대한(大寒), 대열(大熱), 미한(微寒), 미온(微溫) 등으로 세분화 되어 그 약효의 강약(强弱)을 나타내기도 한다.

---

141) ≪藥性變遷論≫ : "或取其味, 或取其性, 或取其色, 或取其形, 或取其質, 或取其性情, 或取其所生之時, 或取其所成之理."

(2) 사기의 특성

대개 한(寒)·량(凉)한 성질의 약재(藥材)나 식재(食材)는 음(陰)의 속성을 가지고 있어 계절로는 겨울과 가을에 해당하는 기운으로 본다. 주로 열증(熱證), 양증(陽證)에 적용된다. 한성(寒性) 재료는 겨울의 침장(沈藏)하는 기운을 가진 재료들로 대개 청열사화(淸熱瀉火), 청열해독(淸熱解毒), 양혈(凉血), 강화(降火), 지혈(止血), 사하(瀉下) 등의 작용을 나타내고 주로 해열(解熱), 소염(消炎), 진정(鎭靜) 등의 약리작용을 가지고 있다, 량성(凉性)의 재료는 가을의 수렴, 숙청(肅淸)하는 기운을 가진 재료들로 대개 양음청열(養陰淸熱), 자음강화(滋陰降火), 보음(補陰) 등의 작용을 나타내고, 해열, 소염, 진정의 약리작용을 가지지만 寒性 재료들보다는 그 작용이 미약하다. 열증에 쓰인다 해도 주로 미열, 조열 등 음허(陰虛)로 인한 열증에 많이 쓰인다. 이들 한량한 성질의 재료들은 산소소모량을 감소시키고 음수량(飮水量)을 줄이며 중추신경계 억제 등의 경향을 나타낸다. 그러나 손중(損中), 상양(傷陽) 등의 부작용을 가지고 있으므로 한증(寒證), 음증(陰證)에는 신용(愼用)하거나 금용(禁用) 해야 한다.

온(溫)·열(熱)한 성질의 약재(藥材)나 식재(食材)는 양(陽)의 속성을 가지고 있어 계절로는 봄과 여름에 해당하는 기운으로 본다. 주로 寒證, 陰證에 적용된다. 열성(熱性) 재료는 여름에 만물이 성장, 번영하는 기운을 가진 재료들로 대개 온중산한(溫中散寒), 조양익화(助陽益火), 회양(回陽), 통맥(通脈) 등의 작용을 나타내고, 강력한 발열, 발한, 강심 등의 작용을 가지고 있다. 온성(溫性) 재료는 만물이 소생하고 발산하는 봄의 기운을 가진 재료들로 거풍산한(祛風散寒), 선산(宣散), 온통기혈(溫通氣血), 방향화습(芳香化濕), 승제(升提), 발산(發散) 등의 작용을 나타내고, 체온상승과 대사촉진 등의 작용을 가지고 있다. 이들 온열한 성질의 재료들은 산소소모량을 증가시키고 당대사를 촉진하며 음수(飮水)량을 증가시키는 경향과 중추신경계에 대한 흥분 등의 경향을 나타낸다. 그러나 이로 인해 기혈(氣血)과 진액(津液)을 손상시키기 쉽고, 심한 경우 동화생열(動火生熱)하는 부작용이 있으므로 열증(熱證), 양증(陽證)에는 신용(愼用)하거나 금용(禁用) 해야 한다.

이러한 사성(四性) 이외에 약성(藥性)이 화평(和平)하고 한열온량(寒熱溫涼)에 뚜렷하게 편중(偏重)되지 않은 것을 평성(平性)이라 한다. 그러나 평이하다고 해도 실질적으로는 寒性이나 熱性으로 조금씩 치우치는 경향을 가지고 있으므로 이를 사성(四性)의 범주에 넣어 함께 지칭한다. 쌀이나 콩 등과 같이 일상에서 계절에 구애 없이 사시사철 먹게 되는 식재(食材) 중에 平性을 가진 것들이 많으며 상복(常服), 장복(長服)하는 보약류(補藥類) 중에도 여기에 속한 것이 많다.

질병의 치료에 있어 일반적으로는 "寒者熱之, 熱者寒之", "以熱治寒, 以寒治熱"의 법칙을 따르고 있으므로 약재(藥材)나 食材의 四性을 이용할 때는 인체의 표리(表裏), 허실(虛實), 한열(寒熱) 등 질병(疾病)의 상황을 정확히 파악해 운용해야 한다.

표 4-1.

분류	속성	적용증	적용증상 특징	작용	주의사항
한(寒) 량(涼)	陰	열증(熱證) 양증(陽證)	흥분, 동적, 열성 염증 기능의 과항진 이화작용의 항진 탈수 (발열감, 더워함, 발적, 건조)	산소소모량 감소 중추신경계억제 음수량 감소 해열, 해독, 항균, 소염, 진정, 영양, 자윤 등	손중(損中), 상양(傷陽) 등의 부작용
온(溫) 열(熱)	陽	한증(寒證) 음증(陰證)	진정, 정적, 한성 열량부족 순환부전 에너지대사저하 (추위 탄다, 차다, 습함)	산소소모량 증가 대사 촉진 음수량을 증가 중추신경계흥분 발한, 혈액순환	기혈(氣血)과 진액(津液)을 손상시키기 쉽고, 심한 경우 동화생열(動火生熱)하는 부작용

(3) 식재료의 사기 분류

식재료의 사기(四氣) 분류는 실제 약선메뉴의 개발과 응용에 있어서 가장 근본적이고 단순한 방향성을 제시해 주기 때문에 그 내용을 숙지하는 것이 필요하다. 한의학의 식약동원 원리에 따라 ≪동의보감≫을 비롯한 대다수의 의서와 본초 관련 문헌에는 식재와 약재가 혼재되어 기록되고 있다. 때문에 전통적으로 많이 사용되어 왔던 식재료들은 문헌자료로 四氣를 비롯한 약성(藥性)을 알 수 있다. 아래 표는 그러한 문헌 자료에 근거해 식품분류별 약성에 대해 개략적으로 정리한 것이다.

표 4-2. 식재(食材)의 약성(藥性) 분류

	온(溫)·열성(熱性)	한(寒)·량성(凉性)	평성(平性)
곡류	찹쌀(糯米), 수수(高粱)	밀(小麥), 보리(大麥), 메밀(蕎麥), 좁쌀(粟米), 율무(薏苡仁)	맵쌀(粳米), 옥수수(玉蜀黍), 고구마(蕃薯), 마(山藥)
두류	작두콩(刀豆)	팥(赤小豆), 녹두(綠豆), 두부(豆腐)	황대두(黃大豆), 흑대두(黑大豆), 까치콩(白扁豆), 완두(豌豆), 누에콩(蠶豆), 동부(豇豆)
채소류	고추(辣草), 부추(韭菜), 갓(芥菜), 고수(胡荽), 순무(蕪菁), 양파(洋葱), 파(葱白)	동과(冬瓜), 수세미(絲瓜), 오이(黃瓜), 애호박(越瓜), 여주(苦瓜), 토마토(蕃茄), 가지(茄子), 무(蘿菖), 연근(藕), 셀러리(旱芹), 미나리(水芹), 상추(萵苣), 쑥갓(茼蒿), 근대(莙薘菜), 아욱(冬葵葉), 죽순(毛笋), 냉이(薺菜), 구기엽(枸杞葉), 고사리(蕨)	호박(南瓜), 당근(胡蘿菖), 배추(白菜), 양배추(甘藍), 유채(蕓薹), 시금치(菠菜)
식용 균류			양송이(蘑菇), 표고버섯(香菇), 노루궁뎅이버섯(猴頭菇), 목이(木耳), 백목이(銀耳)

	온(溫)・열성(熱性)	한(寒)・량성(凉性)	평성(平性)
과일류	대조(大棗), 밤(栗子), 검은깨(黑芝麻), 석류(石榴), 산사(山楂), 앵도(櫻桃), 용안육(桂圓), 여지(茘枝), 호도인(胡桃仁), 잣(海松子)	배(梨), 생감(柿子), 천도복숭아, 비파(枇杷), 무화과(無花果), 사과(苹果), 바나나(香蕉), 딸기(草苺), 파인애플(菠蘿), 레몬(檸檬), 오디(桑椹), 망고(芒果), 참외(甛瓜), 수박(西瓜), 키위, 유자(柚)	매실(靑梅), 귤(橘), 홍시(紅柿), 포도(葡萄), 올리브(橄欖), 백도(白桃), 황도(黃桃) 살구(杏子), 땅콩(落花生), 은행(白果), 연자육(蓮子), 검실(芡實)
가금류, 육류, 내단류	닭고기(鷄肉), 오골계(烏骨鷄), 참새고기(雀), 소고기(牛肉), 개고기(狗肉), 양고기(羊肉), 양유(羊乳), 사슴고기(鹿肉)	돼지고기(豬肉), 토끼고기(兎肉), 우유(牛乳), 오리알(鴨卵)	오리고기(白鴨肉), 거위고기(鵝肉), 달걀(鷄蛋), 메추리(鵪鶉), 메추리알(鵪鶉蛋)
수산물류	새우(對蝦), 드렁허리(鱔魚), 조기(石首魚), 갈치(帶魚), 미꾸리지(泥鰍), 붕어(鯽魚)	굴(牡蠣肉), 가물치(鱧魚), 해파리(海蜇), 다시마(昆布), 김(紫菜)	해삼(海蔘), 오징어(烏賊魚), 잉어(鯉魚), 게(蟹), 문합(文蛤肉), 미역(海帶), 자라고기(鱉肉)
조미료(양념)류	마늘(大蒜), 생강(生薑), 후추(胡椒), 화초(花椒), 회향(茴香), 계피(桂皮), 흑설탕(赤沙糖), 식초(酢), 술(酒)	참기름(麻油), 간장(醬油)	꿀(蜂蜜), 흰설탕(白砂糖), 유채기름(蕓薹子油)

그러나 지리적 공간이 매우 단축된 글로벌한 세상에 살고 있는 요즘은 문헌기록에서는 찾을 수 없는 수많은 외래 식재료들이 쏟아져 들어오고 있다. 한의학이론에 근거한 약선메뉴를 개발해야 하는 입장에서는 이러한 생소한 재료들의 약성을 문헌에만 의지하기에는 한계가 있어 종종 어려움을 토로하곤 한다. 이에 대한 어려움은 자연철학이라는, 자연현상에 대한 관찰을 기반으로 이루어진 실용학문인 한의학의 기본 관점에서 시작하면 조금은 쉽게 접근할 수 있다고 생각한다.

≪소문・음양응상대론≫의 "水火者, 陰陽之徵兆也" 즉, 음양을 눈으로 보아 알 수는 없으나 물과 불의 변화로써 그 징조를 알 수 있다는 관점에서 출발하

면 식재료들의 사기(四氣) 속성을 대략적으로 판단할 수 있다. 예를 들면, 식재료 중에 수분함량이 전체 영양소의 8~90%를 차지하고 있는 채소와 과일은 그렇지 못한 다른 식재료에 비해 한량한 성질에 속한다고 볼 수 있다. 음양의 속성이 하나의 범주에서 다시 음양으로 끊임없이 나눌 수 있는 특징에 근거해 채소와 과일을 나누어 보면, 과일은 당분을 함유하고 있어 열량을 발생할 수 있으므로 그렇지 못한 채소에 비해서는 덜 서늘하다고 판단되므로 채소는 한성, 과일은 량성에 속한다고 볼 수 있다. 다시 채소를 나누어 보면 채소 중에서도 전분질을 많이 함유하고 있는 호박이나 당근 등은 에너지를 낼 수 있으니 한량(寒凉)한 성질보다는 평성(平性)에 가깝고, 매운 맛을 가지고 있는 파, 마늘, 부추 등의 식재료들은 온열한 성질을 가지고 있다고 판단할 수 있다. 과일의 경우도 생과보다 수분이 적은 건과류, 지방과 단백질 함량이 높은 견과류 등은 온열한 성질을 가지고 있다고 분류되어 있다. 영양성분 중에 단백질과 지방 함량이 높은 동물성 식품들은 채소와 같이 별다른 열량을 내지 못하는 재료에 비해 온열(溫熱)한 성질을 가진다고 볼 수 있다. 이러한 동물성 식품들도 그 식품학적 특성에 따라 다시 나눌 수 있는데, 돼지고기의 기름은 소고기 기름에 비해 녹는 융점이 낮아 편육 등으로 만들어 냉육을 먹어도 소화를 시킬 수 있다. 때문에 축육류 중에서 함유된 지방의 융점기준에 따라 나누어 보면 돼지고기는 량성(凉性), 소고기는 온성(溫性), 양고기는 열성(熱性)고기로 분류할 수 있고, 금육류 중에서 오리와 닭도 같은 이치로 융점이 낮은 오리는 凉性, 높은 닭은 溫性으로 분류할 수 있고 문헌의 기록도 일치한다. 물론 옛 선조들이 각각의 융점을 정확히 알고 있어서 혹은 영양성분의 열량을 계산할 수 있어서 이렇게 분류하였다고 할 수는 없다. 다만, 현대의 영양학적 관점에서 상식적으로 이해할 수 있도록 음양의 속성을 설명하자면 그렇다는 것이다. 영양성분 이외에도 식재료가 나고 자란 자연환경 즉, 건조한 지역인지 조습한 지역인지, 온열한 지역인지 한냉한 지역인지, 주로 채취되는 계절이 언제인지, 주로 사용되는 부위가 어디인지에 따라 四氣의 속성에 영향을 줄 수 있으므로 변수가 많아질수록 四氣의 분류가 세분화 되고 복잡해질 수 있다. 하지만 적어도 식품분류별 속성에 따라 대략적인 음양의 구분이 가능하고 이

것을 근거로 "寒者熱之, 熱者寒之", "以熱治寒, 以寒治熱"의 법칙에 따라 약선 메뉴의 개발이 가능하며, 변증진단에 근거한 세심한 한의학치료 방법에는 미치지 못한다 해도 음양한열이라는 큰 범주 안에서의 응용이 가능할 것으로 본다.

2) 오미(五味)

(1) 오미의 개념

우리가 먹을 수 있는 것은 모두 맛을 가지고 있으며 각각 맛이 다 다르다. 같은 종류의 과일이라도 그 생장조건과 수확시기 등에 따라서 미세하지만 맛이 다 다르다. 그러나 미각의 한계성 때문에 아주 미세한 차이는 잘 인식하지 못하는 경우가 많다. 따라서 한의학에서는 이와 같이 천만가지로 각각 다른 맛을 대체로 산(酸)·고(苦)·감(甘)·신(辛)·함(鹹)이라는 五味로 귀납하였다. 여기에 담미(淡味)나 삽미(澁味)를 더하기도 하는데 淡味는 감미의 類에 속하는 경우가 많고 澁味는 산미(酸味)와 동류로 취급된다. 서양과학에서는 매운 맛을 제외한 신맛, 단맛, 쓴맛, 짠맛 4종류를 맛이라고 규정하고 있지만 우리나라 뿐 아니라 인도와 중국도 전통적으로 매운 맛을 미각으로 인지하고 그것이 인체의 생리작용에 미치는 영향에 대해 기록하고 있다.

일반적으로 맛은 미각기관인 혀에서 느껴지는 것을 그 근거로 한다. 하지만 약성(藥性)에서의 五味는 미각으로 느껴지는 맛뿐만 아니라 임상에서 반영되어지는 효능에 근거해서 종합적으로 정해진 경우가 많다. 따라서 문헌상으로 보면 약재나 식재료의 味가 대체로는 우리가 미각으로 느끼는 맛과 비슷하지만 일부는 미각으로는 느낄 수 없거나 미각과는 다소 다른 味를 갖는 경우도 있다. 때문에 각각의 味는 서로 다른 고유의 작용을 가지고 있으며, 味가 동일한 경우에는 그 작용 또한 대체로 비슷하게 나타난다.

청대의 왕앙(汪昂)은 오미의 작용에 대해 ≪본초비요·약성총의≫에서 "무릇 신맛이 나는 약은 능히 수삽(收澁)하며, 쓴맛이 나는 약은 쏟아내고(습을) 말리고 견고하게 할 수 있으며, 단맛이 나는 것은 보익하고 조화롭게 하며 느긋하게(느슨하게) 할 수 있다. 매운맛 나는 것은 발산하고 촉촉하게 하고 횡행(橫行)하게 할 수 있으며, 짠맛 나는 것은 내려가게 하고 단단한 것을 부드럽게 해준다. 담담한 맛이 나는 것은 구멍을 이롭게 하고 스미어 새어나가게 한다. 이 모두가 오미의 쓰임새이다."[142]라고 총결하였다. 오미의 작용에 대해 이하 자세히 살펴보겠다.

(2) 오미의 특성

① 신미(辛味)

매운맛인 辛味는 능산(能散), 능행(能行), 능윤(能潤)한다. 발산(發散), 행기(行氣), 활혈(活血), 신윤(辛潤) 등의 작용을 가지고 있다. 이러한 작용은 매운 맛이 나는 음식을 먹을 때 일어나는 우리 몸의 반응을 생각해보면 합리적인 이해가 가능하다. 매운 음식을 먹으면 우리는 대개 입을 벌리고 손사래를 치면서 숨을 내쉬어 급히 발산시키려 한다. 얼굴은 붉어지고 땀이 난다. 이는 매운 맛이 행기, 활혈 즉 기혈의 순환을 촉진시키기 때문인데 기혈의 순환이 빨라지면서 열이 나게 된다. 혈행 촉진과 발생된 열은 인체 상부 즉, 안면부 등의 색이 붉어지게 하고 발생된 열을 방출하기 위해 땀을 흘리는 등 일련의 생리현상이 나타나게 된다. 때문에 辛味는 표위(表衛)에 침습한 사기(邪氣)를 발산시켜 내보내는 작용으로 외감표증(外感表證)에 쓰이거나 정체된 氣와 혈(血)을 운행시키는데, 진액(津液)의 운행을 촉진시켜 전신에 퍼지게 함으로써 촉촉하게 해주는데 사용된다. 감기와 같은 외감표증(外感表證)치료에 많이 쓰이는 생강(生薑)과 무(蘿葍), 계지(桂枝), 박하(薄荷) 등이 여기에 속하며 진피(陳皮)나 향부자(香附子) 등의 행기약(行氣藥)과 천궁(川芎), 홍화(紅花)와 같은 활혈화어(活血化瘀) 약재(藥材)들도 辛味를 가져 기체혈어(氣滯血瘀) 병증(病證)에 흔히 사용된다.

약리학적으로 이들은 고추의 캡사이신(capsaicin)이나 후추의 차비신(chavicine), 생강의 진저롤(gingerole), 마늘의 알리신(allicin) 등과 같이 휘발성 혹은 비

142) ≪本草備要・藥性總義≫ : "凡藥酸者能澁能收; 苦者能瀉能燥能堅; 甘者能補能和能緩; 辛者能散能潤能橫行; 鹹者能下能軟堅; 淡者能利竅能滲泄, 此五味之用也."

휘발성 정유성분을 함유하고 있는 경우가 많다. 위(胃)와 장(腸)의 유동을 활발하게 하므로 각종 향신료 중에 辛味를 가진 것이 많고, 발한(發汗), 해열(解熱) 작용 및 관상동맥의 확장이나 관상동맥 혈류증가 효과 등 알려진 辛味의 약리학적 작용은 발산(發散), 행기(行氣), 활혈(活血) 작용을 잘 설명해 주고 있다. 단, 辛味는 그 신산조열(辛散燥熱)한 특성으로 인해 기음(氣陰)의 손상(損傷)을 일으키기 쉬우므로 기허(氣虛), 음진휴허(陰津虧虛), 표허다한(表虛多汗) 등 증(證)에는 신용(愼用)하거나 금용(禁用)한다.

② 감미(甘味)

단맛인 甘味는 능보(能補), 능완(能緩), 능화(能和)한다. 보익(補益), 화중(和中), 완급지통(緩急止痛), 윤조(潤燥) 등의 작용을 가지고 있다. 甘味를 느낄 때는 구강의 모든 근육이 이완되고 입맛을 다시며 허기와 피로(疲勞)를 신속히 회복한다. 때문에 대부분의 보허약(補虛藥)은 甘味를 가지고 있다. 인삼(人蔘), 황기(黃芪) 등은 감온(甘溫)으로 보기(補氣)하고, 사삼(沙蔘), 맥문동(麥門冬), 석곡(石斛) 등은 감한(甘寒)으로 양음생진(養陰生津)하며 이들은 대개 허증(虛證)을 치료하는데 주로 사용된다.

甘味는 화중(和中), 조화제약(調和諸藥), 독성(毒性)의 완화, 완급지통(緩急止痛) 등의 작용이 있어서 감초(甘草)와 같은 약재는 완복(脘腹)이나 사지(四肢)의 구급작통(拘急作痛), 약물중독 등을 치료하는데 사용된다. 甘草, 대조(大棗), 봉밀(蜂蜜) 등은 처방 중에서 調和諸藥, 毒性을 완화하는 작용으로 자주 사용된다. 이외 감미는 자윤윤조(滋潤潤燥)하는 작용이 있어 윤폐화담(潤肺化痰)과 윤장통변(潤腸通便)에도 쓰인다.

단맛은 대개 유기물질에 있는 하이드록시기(-OH)에 의하며 이러한 단맛을 나타내는 성분에는 당류 외에 당알코올, 일부 아미노산, 방향족 화합물, 알데히드 등이 있다. 단 맛을 나타내는 이러한 당류 등이 인체의 중요한 에너지원으로 사용되고 있는 것은 甘味의 補益 작용을 설명할 수 있으며, 식품조리에 있어서의 단맛의 연육작용이나 전분의 노화방지와 같은 작용도 어떤 의미에서 보면 甘味의 완급(緩急)작용의 다른 표현이라고 볼 수 있다.

단, 甘味는 조습(助濕)하기 쉬우므로 비허습체(脾虛濕滯)의 경우에는 신용(愼用)하거나 금용(禁用)한다.

③ 산미(酸味)

신맛인 酸味는 능수(能收), 능삽(能澀)한다. 염한(斂汗), 염기(斂氣), 지사(止瀉), 섭정(攝精), 축뇨(縮尿), 지대(止帶), 지혈(止血) 등의 작용을 가지고 있다. 신맛을 느낄 때는 구강의 근육들이 수축하고 몸을 오그리게 된다. 때문에 酸味는 이러한 수축(收縮), 수렴(收斂) 작용을 통해 기혈(氣血), 진액(津液) 등 체내의 물질들이 유실되는 것을 저지하는데 쓰인다.

수렴지한(收斂止汗)의 효능을 가진 오배자(五倍子)나 오미자(五味子), 염한지혈(斂汗止血) 효능의 선학초(仙鶴草), 백급(白芨), 섭장지사(攝腸止瀉) 효능의 적석지(赤石脂), 석류피(石榴皮), 섭정지대(攝精止帶) 등의 효능을 가지고 있는 금앵자(金櫻子), 상표초(桑螵蛸) 등의 약재들이 酸味를 가지고 있으며, 이들은 정허무사(正虛無邪) 즉, 정기(正氣)가 허(虛)하지만 사기(邪氣)의 침습이 일어나지 않은 상태의 활탈불금(滑脫不禁)으로 인한 여러 증상을 치료하는데 사용된다. 이외에 酸味는 생진(生津), 개위(開胃), 소식(消食) 작용이 있어 위음부족(胃陰不足)으로 인해 입안이 마르고 갈증이 나며 식욕이 없고 설홍소태(舌紅少苔)한 등의 증상에 사용할 수 있으며, 진액(津液)의 손상으로 근맥(筋脈)이 실양(失養)되면서 근맥구련(筋脈拘攣), 굴신불리(屈伸不利)등의 증상이 나타나는 데에 사용할 수 있다.

신맛은 주로 약재(藥材)나 식재(食材)에 존재하는 수소이온(H+)에 의해 감지되는 맛으로 유기산 성분을 많이 함유하고 있을 때 강하게 느낀다고 알려져 있다. 이들은 주로 땀샘과 소화관 및 비뇨생식기 평활근의 활동을 조절한다. 식품조리에서는 식초를 이용한 단백질 응고처리로 수란을 쉽게 만들 수 있는 것과 같이 酸味를 가진 藥材나 食材들은 조직내의 단백질을 침전, 응고시켜 점막이나 상처면을 보호하는 역할을 함으로써 지사(止瀉)와 지혈(止血)작용을 일으킨다고 알려져 있다. 단, 酸味는 그 수렴작용으로 인해 염사(斂邪)하기 쉬우므로 실사(實邪)가 있는 경우에는 신용(愼用)하거나 금용(禁用)한다.

④ 고미(苦味)

쓴 맛인 苦味는 능조(能燥), 능설(能泄), 능견(能堅)한다. 청열(淸熱), 설강(泄降), 조습(燥濕), 견음(堅陰), 건위(健胃) 작용을 가지고 있다. 쓴 맛은 미각 중에서도 역치가 가장 낮은 맛으로 적은 양으로도 그 맛을 감지할 수 있으며 쓴맛을 먹으면 단 맛과 같이 받아들이려는 것 보다는, 뱉어내거나 꿀꺽 삼켜버리는 등 내보내려고 하는 경향이 있다. 때문에 苦味는 설강(泄降)하는데 능하다.

苦味가 泄降한다는 데에는 통설(通泄), 강설(降泄), 청설(淸泄)의 세 가지 의미가 있다. 通泄은 대황(大黃)처럼 통하사화(通下瀉火) 작용이 있어 열결(熱結) 변비에 사용하는 것, 降泄은 행인(杏仁)처럼 강기평천(降氣平喘) 작용이 있어 기역천해(氣逆喘咳)에 사용하는 것이며, 淸泄은 치자(梔子)처럼 청화제번(淸火除煩) 작용이 있어 열성(熱性) 심번(心煩)에 사용하는 것 등을 말한다.

苦味는 또 조습(燥濕) 작용을 가지고 있어 습증(濕證)에도 많이 응용된다. 습증(濕證)은 한습(寒濕)과 습열(濕熱)의 구분이 있는데 苦味 약재(藥材)나 식재(食材)의 성질에 따라 고한조습(苦寒燥濕)과 고온조습(苦溫燥濕)의 두 종류로 나누어진다.

苦味의 견음(堅陰)작용은 황백(黃柏), 지모(知母) 등과 같이 사화(瀉火)함으로써 상대적으로 음진(陰津)을 보존할 수 있는 것을 의미하는 것이므로 신음휴허(腎陰虧虛)로 인한 상화항성(相火亢盛)에 사용하기는 하나 일반적으로 음진부족(陰津不足)에는 신용(愼用)하거나 금용(禁用)한다.

쓴맛을 나타내는 것은 주로 알카로이드(alkaloids)나 배당체(glycoside. saponin) 성분으로 많은 藥材들의 유효성분이기도 하다. 食材 중에서는 여주(苦瓜)나 씀바귀 등 여름철에 먹는 채소류 중에 쓴맛을 나타내는 것들이 많다.

⑤ 함미(鹹味)

짠맛인 鹹味는 능연(能軟), 능하(能下)한다. 연견(軟堅), 윤조(潤燥), 보신(補腎), 양혈(養血), 자음(滋陰) 등의 작용을 갖는다. 짠맛은 무, 배추 같은 김장거리에 소금을 뿌려두면 숨이 죽어 흐물흐물해지는 것처럼 단단한 것을 무르게 풀어주는 연견(軟堅) 작용을 가지고 있다. 鹹味의 연견(軟堅)은 망초(芒硝)처럼 능히 사하(瀉下)하여 대변조결(大便燥結)을 치료하는 것과 모려(牡蠣)가 견음(堅陰)하여 나력(瘰癧)과 담핵(痰核)을 없애는 것과 같은 것을 의미한다.

鹹味가 있는 약재나 식재는 해산물 외에도 자하거(紫河車), 녹용(鹿茸), 합개(蛤蚧) 등과 같이 자양강장시키는 효능을 가진 동물성 약재(藥材)나 식재(食材)들인 경우가 많은데, 이들의 경우 근경류(根莖類), 경엽화류(莖葉花類), 과실(果實)·종자류(種子類) 등의 藥材나 食材에 비해 염분 함량이 높고 대부분 고단백, 고콜레스테롤 식품으로 영양적으로 가치가 높은 것들이다. 이들 동물성 藥材나 食材를 "혈육유정지품(血肉有情之品)"이라 하여 간신(肝腎)의 정혈부족(肝腎精血不足)에 사용한 경우가 많다. 이는 혈육이 있는 같은 동물이기 때문에 서로 공통되는 점이 많아서 이장보장(以臟補臟)에서와 같이 동기감응(同氣感應) 동류상응(同類相應)의 이치가 작용하기 때문인데, 동물들은 체액 중에 기본적인 염분을 함유해야만 건강을 유지할 수 있으므로 대체로 짠맛을 내는 것이다.

짠 맛을 나타내는 것은 주로 무기 혹은 유기염류에 의한 것으로 특히 염소이온(Cl−)과 관련이 있으며 염소이온과 결합된 Na, K, Ca, Mg 등 양이온에 따라 조금씩 그 짠맛이 달라진다.

⑥ 담미(淡味), 삽미(澁味)

淡味는 담담하여 미각상으로 특별한 맛이 없는 맛인데 대체로 삼설이규(滲泄利竅)하여 이수삼습(利水滲濕)하는 작용, 즉 소변이 잘 나오게 하는 효능이 있어서 주로 수종(水腫), 소변불리(小便不利) 등을 치료한다. 담(淡)은 감미(甘味)와 가까워 통상적으로 감담(甘淡)으로 함께 칭하여 따로 구별하지 않고 오미(五味)에 포함시킨다.

澁味는 떫은맛으로 수렴고삽(收斂固澁) 작용을 가지고 있다. 산미(酸味)와 효능이 기본적으로 같아 대개 산삽(酸澁)이라고 함께 일컬어지기도 하나 澁味를 가지면서도 산(酸)하지 않는 용골(龍骨), 모려(牡蠣) 등도 있어 구분되기도 한다.

떫은맛인 澁味는 대개 탄닌(tannin)류가 입안의 표피 단백질을 응고시켜 일어나는 것으로 알려져 있다.

표 4-3.

	작용	적용	성분	식품
산미(酸味)	염한(斂汗), 염기(斂氣), 지사(止瀉), 섭정(攝精), 축뇨(縮尿), 지대(止帶), 지혈(止血)	정허무사(正虛無邪) 의 활탈불금(滑脫不禁) – 허한(虛汗), 해수(咳嗽), 구설(久泄), 유정(遺精), 유뇨(遺尿)	유기산 성분(H+)	살구(杏子), 석류(石榴), 매실(靑梅), 오미자(五味子), 귤(橘) 등 果類 개고기(狗肉), 식초(醋)
고미(苦味)	청열(淸熱), 설강(泄降), 조습(燥濕), 견음(堅陰), 건위(健胃)	열증(熱證) – 열결변비(熱結便秘), 기역천해(氣逆喘咳), 열성심번(熱性心煩), 습증(濕證)	알카로이드(alkaloids) 배당체(glycoside. saponin)	여주(苦瓜), 씀바귀 외 청열(淸熱) 藥材를 비롯한 많은 약재들
감미(甘味)	보익(補益), 화중(和中), 완급지통(緩急止痛), 윤조(潤燥)	허증(虛證), 통증(痛症)	당류 외에 당알코올, 일부 아미노산, 방향족 화합물, 알데히드 등	대부분의 곡류(穀類)와 두류(豆類), 과류(果類) 외 많은 食材
신미(辛味)	발산(發散), 행기(行氣), 활혈(活血), 신윤(辛潤)	외감표증(外感表證), 기체혈어(氣滯血瘀)	휘발성 혹은 비휘발성 정유성분	파(蔥白), 생강(生薑), 고추(辣椒), 후추(胡椒), 계피(桂皮), 무(蘿菖), 갓(芥菜), 부추(韭菜), 고수(胡荽), 박하 등
함미(鹹味)	연견(軟堅), 윤조(潤燥), 보신(補腎), 양혈(養血), 자음(滋陰)	대변조결(大便燥結), 나력(瘰癧), 담핵(痰核), 신정휴허(腎精虧虛)	무기 혹은 유기염류(Cl–)	다시마(昆布), 김(紫菜), 굴(牡蠣肉), 모시조개(文蛤肉), 오징어(烏賊魚) 등 해산물, 돼지고기(豬肉), 개고기(狗肉) 등 육류, 좁쌀(粟米), 소금

맛은 실질적으로 미각으로 느끼고 반응하는 것을 관찰할 수 있기 때문에 사기(四氣)보다 구체적인 정보를 줄 수 있다. 때문에 전통적으로 사용되었던 재료가 아닌 새로운 식재료의 경우 그 효능을 파악하기 위해 매우 실용적인 판단기준이 된다. 물론 식품의 맛은 매우 복합적으로 발현되기 때문에 한 가지 맛으로만 이해할 수 있는가에 대한 의문이 있을 수 있다. 하지만 전체적인 맛을 결정짓는 주요한 맛을 중심으로 판단한다면 대략적인 효능을 파악할 수 있다고 본다. 예를 들어 파프리카는 가지과에 속하는 채소로 고추와 사촌지간이라고 볼 수 있다. 그러나 고추와 달리 단맛이 강하고, 수분함량도 고추보다 높게 함유되어 있어 입안에서 느껴지는 맛은 달고 시원하다. 때문에 파프리카를 신열(辛熱)한 고추와는 달리 감량(甘凉)하다고 판단할 수 있는 근거가 된다. 그러나, 파프리카를 건조해서 가공한 분말의 경우는 고추와 비슷한 향이 나고 실제 파프리카를 다량 섭취할 경우 민감한 사람의 경우는 항문에 열감을 느끼는 경우가 있기 때문에 최종적으로 파프리카는 감량 보다는 감평(甘平) 혹은 감온(甘溫)한 성미로 파악해서 응용할 수 있다. 이런 방식으로 성미를 파악하고 그것을 바탕으로 효능을 추론할 수 있다.

식품의 맛을 통해 효능을 추론하는 것 외에 맛은 건강의 상태에 대한 판단기준이 될 수도 있다. 각각의 맛에 대한 역치는 사람마다 다르고, 같은 사람이라도 그때 그때 몸의 상태에 따라 달라질 수 있다. 이런 예는 생활하는 중에 종종 발견되는데 신맛을 그다지 좋아하지 않는데 어느 날은 신맛이 나는 과일이 먹고 싶다고 느끼거나, 쓴맛은 즐겨먹지 않았는데 유난히 쌉쌀한 쌈채소들이 맛있게 느껴지거나, 유달리 짠맛이 강하게 느껴지거나 싱겁게 느껴지는 등등의 상황이 발생하게 된다. 이런 것에 대해 대다수의 사람들은 개인의 건강상태와 관련 있다는 생각을 하지 못하고 본인이 맛에 대해 둔하다거나 예민하다거나 등 단순하게 판단하고 간과한다. 그러나 우리의 몸은 조화와 균형을 통해 건강을 유지하기 위해 수많은 생리기능의 조절이 끊임없이 일어나고 있기 때문에 미각의 변화도 건강을 판단하는 척도로 활용될 수 있고, 이것의 조정을 통해 질병을 예방할 수도 있다. 스트레스를 많이 받는 사람의 경우에는 간기울결(肝氣鬱結)로 인해 기혈의 순환이 원활하지 않은 경우가 많아 수렴

(收斂)작용이 강한 신맛의 음식들은 선호하지 않는다. 오히려 행기활혈 작용이 있어 기혈순환을 도와줄 수 있는 매운 맛이나 향이 있는 음식을 선호하는 경우가 많다. 원래 몸이 약했던 사람이 임신을 하게 되면 평소 건강한 체력을 가졌던 임산부에 비해 유난히 신맛이 나는 음식을 많이 찾게 되는데 이는 신맛이 가지고 있는 수렴(收斂) 작용을 통해 태아가 안정적으로 자랄 수 있도록 하기 위한 몸의 자연스러운 반응일 수 도 있다. 물론 장기간에 걸쳐 자극적이고 기름진 음식을 먹는 식생활을 하고 있는 경우는 맛에 대한 민감도가 떨어져 자극적인 강한 맛을 원하는 경우가 많다. 이런 사람에게 단음식이 당긴다고 해서 허(虛)한 상태라거나 짠음식이 당긴다고 신장의 기능이 떨어졌다고 생각하고 약선음식을 권유할 경우는 오히려 건강에 도움을 주지 못하고 불량한 변화를 초래할 수도 있다. 그러므로 평소의 식생활을 근거로 맛에 대한 민감도와 선호도 변화를 살펴서 몸의 상태를 판단하는 것이 필요하다. 맛은 단순히 식품이 가지고 있는 영양성분에 의해 결정되는 요소로 그 식품에 국한되는 것이다라고 생각하기 보다는, 사람이 그 음식을 통해 생명을 유지하고 인체와의 상호작용을 통해 서로 영향받고 있다는 것을 인지할 필요가 있다. 맛은 사람이 자연과 소통할 수 있는 또 다른 통로이며, 치미병(治未病)의 가장 단순하고 초보적인 방편이 될 수 있다.

3) 승강부침(升降浮沈)

(1) 승강부침의 개념

升降浮沈은 약물 작용의 네 가지 서로 다른 작용경향을 가리킨다. 氣의 운동형식인 升降浮沈은 정상적인 상황 하에서는 인체의 음양기혈(陰陽氣血)과 장부(臟腑)기능의 정상적인 운동방식을 말하지만 병리상태에서는 구토(嘔吐)와 두통(頭痛), 두훈(頭暈) 등 병사(病邪)가 상역(上逆)하는 상태나 설사(泄瀉), 탈항(脫肛) 등과 같이 정기(正氣)나 사기(邪氣)가 침강(沈降)하여 하함(下陷)하는 등의 질병의 반응형식을 말한다. 때문에 약재(藥材)나 식재(食材) 또한 인체 내에서는 각각 작용하는 경향을 나타내게 된다. 이들이 인체에 들어간 후에 발생하는 승제거함(升提擧陷), 하강평역(下降平逆), 상향발산(上向發散), 하행설리(下行泄利) 등의 작용은 병세가 하함(下陷)과 상역(上逆) 등으로 편중된 상태를 조절할 수 있다.

(2) 승강부침의 특징

일반적으로 향상(向上), 향외(向外)하는 작용은 승부(升浮)라고 하며, 향하(向下), 향내(向內)하는 작용은 침강(沈降)이라고 한다. 升浮약은 주로 위나 밖으로 향해 승양(升陽), 거함(擧陷), 발표(發表), 개규(開竅), 거풍(祛風), 산한(散寒) 등의 작용이 있고 沈降약은 주로 아래나 안으로 향해 잠음(潛陰), 강역(降逆), 수렴(收斂), 지해(止咳), 평천(平喘), 청열(淸熱), 이수(利水), 통변(通便) 작용이 있다. 이 작용들은 기미(氣味)의 후박(厚薄), 재질의 경중(輕重), 포제(炮製), 배오(配伍), 조방(組方) 등의 많은 원인에 의해 영향을 받는다. 升浮하는 약재(藥材)나 식재(食材)의 경우 대개 신(辛)·감미(甘味), 열성(熱性)을 가진 것들이 많고, 침강(沈降)하는 藥材나 食材는 대개 산(酸)·고(苦)·함(鹹)·삽미(澁味)와 한량(寒涼)한 성질을 가진 것들이 많다.

재질에 있어서도 신이(辛夷), 박하(薄荷) 등과 같은 화엽류(花葉類)나 승마(升麻)와 같이 재질이 가벼운 藥材나 食材는 升浮하는 경향이 있고, 소자(蘇子), 지실(枳實), 자석(磁石) 등과 같이 과실(果實), 종자류(種子類), 광물류(鑛物類)와 같은 무거운 것들은 대개 沈降하는 경향이 있다. 또한 포제(炮製)에 있어서도 주초(酒炒)한 것은 승(升)하는 경향이 있고, 강즙초(薑汁炒)한 것은 산(散)하며, 초초(醋炒)한 것은 수렴(收斂)하고, 염수초(鹽水炒)한 것은 하행(下行)하는 경향이 있다.

승강부침(升降浮沈)에 대해 이시진(李時珍)은 ≪本草綱目·序例卷一≫에서 "시거나 짠 약은 升하는 것이 없고, 달거나 매운 약은 降하는 것이 없으며, (약성이) 寒한 것은 浮하는 것이 없으며 뜨거운 것은 沈하는 것이 없는데 그 성질이 그러하기 때문이다." 또 "升하는 것이라도 함한(鹹寒)한 맛으로 이끌면 沈하여서 下焦로 직달할 수 있고, 沈한 것이라도 酒(술)로 이끌면 浮하여 전정(顚頂)까지 올라가게 된다. 이는 천지의 비밀한 뜻을 엿보아 조화의 권세에 통달한 자가 아니라면 이에 이를 수 없으니 한 물건 중에도 뿌리는 오르고 가지는 내리며, 생것은 오르고 익힌 것은 내리니 이것이 사물에 있어서의 승강인데 사람에 있어서도 또한 마찬가지이다."[143]라고 했고, 汪昻(왕앙) ≪本草備要・藥性總義≫ 중에서 약물의 氣味와 升降浮沈 사이의 관계를 다음과 같이 훌륭하게 개괄하였다. "氣가 厚하고 味가 薄한 것은 浮하고 升하며, 味가 厚하고 氣가 薄한 것은 沈降한다. 또한 氣味가 모두 厚한 것은 능히 浮하기도 하고 능히 沈하기도 하며, 氣味가 모두 薄한 것은 올릴 수도 있고 내릴 수도 있다."[144]고 하였다.

4) 귀경(歸經)

(1) 귀경의 개념

歸經의 "歸"는 약물이 작용하는 부위의 귀속(歸屬)을 가리키고, "經"은 인체의 장부경락을 가리킨다. 귀경은 어느 한 약물이 특정의 장부경락의 병변에 대하여 뚜렷한 치료효과의 선택작용을 나타내는 약물의 적용범위라고 할 수 있다. 따라서 귀경은 약물의 작용과 인체의 장부경락을 연계(聯繫)시켜 약물의 효능이 적용되는 범위를 설명함으로써 임상의 변증논치에서 약물을 선택하는 근거를 제공해준다. 따라서 귀경은 약성의 중요 내용이 된다.

질병의 발생은 한열허실(寒熱虛實)의 차이 이외에도 장부경락(臟腑經絡) 등 발병(發病) 부위(部位)의 특이성을 고려해 변증 분석해야 하기 때문에 각각의 약재(藥材)나 식재(食材)의 臟腑經絡에 대한 선택적 특이성은 질병의 예방과 치료에 매우 의미가 크다고 할 수 있다.

동일한 한량(寒凉)한 藥材나 食材라 하더라도 그것이 청폐열(淸肺熱)하는지, 청간열(淸肝熱), 청심열(淸心熱)하는지의 편중을 살펴 사용해야 하고, 동

143) 李時珍 ≪本草綱目・序例卷一・升降浮沈≫ : "酸鹹無升, 甘辛無降; 寒無浮, 熱無沈, 其性然也. … 升者引之以鹹寒, 則沈而直達下焦; 沈者引之以酒, 則浮而上至巓頂, 此非窺天地之奧而達造化之權者不能至此. 一物之中有根升梢降, 生升熟降, 是升降在物, 亦在人也."

144) 汪昻 ≪本草備要・藥性總義≫ : "氣厚味薄者浮而升, 味厚氣薄者沈而降, 氣味俱厚者能浮能沈, 氣味俱薄者可升可降."

일한 보약(補藥)이라 해도 그것이 보폐(補肺), 보비(補脾), 보신(補腎)하는지에 대한 특성을 알고 사용해야 하기 때문이다. 이렇게 歸經은 藥材나 食材가 인체 각 부위에 대한 선택적인 작용을 변증에 따라 귀납하고 계통화하여 총결한 것이다.

(2) 귀경의 의의와 임상응용

첫째로 약물의 작용범위를 분명히 함으로써 기미(氣味)의 정성(定性), 승강부심(升降浮沈)의 정향(定向), 귀경(歸經)의 정위(定位)로 삼위일체적 약성론의 기초가 되어 약물의 작용원리를 완정(完整)하게 설명할 수 있다는 점이다. 같은 類에 속하는 효능이 서로 비슷한 약물이라도 귀경이 다르면 치료효과가 달라지고[145] 귀경이 같더라도 그 氣味가 다르면 그 작용도 온(溫)·청(淸)·보(補)·사(瀉)로 달라지기 때문이다[146].

예를 들면 같은 보기(補氣) 효능의 재료라 하더라고 소화흡수를 담당하는 비경(脾經)으로 귀경하면 운화(運化)기능이 강화되고, 폐경(肺經)에 귀경하면 호흡기능이 강화되고. 신경(腎經)에 귀경하면 장정(藏精), 주수(主水) 기능이 강화되는 것이라고 이해할 수 있다.

둘째로 임상에서 합리적으로 약물을 사용하는 지침이 된다. 예를 들면 같은 두통약이라 할지라도 歸經이 다름에 따라 태양경(太陽經) 두통(頭痛)에는 강활(羌活)을, 양명경(陽明經) 頭痛에는 백지(白芷)를, 소양경(少陽經) 頭痛에는 천궁(川芎)을, 궐음경(厥陰經) 頭痛에는 오수유(吳茱萸)를, 소음경(少陰經) 頭痛에는 세신(細辛)을 사용한다.

셋째로 약물의 포제가공에 지침이 된다. 포제(炮製)의 목적은 약물의 효능을 증강시키고 모든 부작용을 감소시키거나 제거하여 치료효과를 높이는데 있는데 그 이론적 근거 중의 하나가 귀경학설이다. 예컨대 소금의 짠맛은 신경

---

145) [예] 같이 苦寒한 청열조습약(淸熱燥濕藥)이지만 황련은 "淸心火", 황금은 "淸肺火", 룡담초는 "淸肝火"한다.

146) [예] 동일하게 肝經으로 들어가는 약이지만, 향부자는 味辛하여 소간이기(疏肝理氣)하고, 용담초는 味苦하여 사간청화(瀉肝淸火)하고, 산수유는 味酸하여 수렴보간(收斂補肝)하며, 아교는 味甘하여 補養肝血하고, 별갑은 味鹹하여 산결소징(散結消癥)한다.

(腎經)으로 들어가 작용하므로 염초(鹽炒)한 황백(黃柏)·지모(知母)는 腎經에 들어가 사화(瀉火)하는 작용을 증강시키고, 산(酸)은 간(肝)에 작용하므로 시호(柴胡)를 초제(醋製)하면 승산(升散)하는 성질을 완화하고 소간지통(疏肝止痛)하는 작용을 증강시킨다.

총괄하건대, 귀경학설(歸經學說)은 풍부한 내용으로 약물의 성능이론(性能理論)을 충실하게 할뿐만 아니라, 임상용약(臨床用藥)을 지도하는 데에 있어서도 중요한 의의가 있다. 그러나 역대 의가들의 용약경험(用藥經驗)과 귀경방법의 차이로 인해 본초서적에 기재된 구체적인 약물의 귀경이 왕왕 서로 다른 점이 있으므로, 앞으로 한의약 이론체계와 임상실천에 근거해서 부단히 정리, 발전시켜나가야 한다.

5) 약물의 유독(有毒), 무독(無毒)

일반적으로 독성의 유무는 약물에 관한 것이다. 그러나 식재료의 경우에도 과량으로 사용하거나 장복을 하면 부작용이 나타날 수 있다. 더욱이 약선에서는 약재를 일반 식재료와 함께 활용하는 경우가 많고, 또 음식으로 사용하는 것인 만큼 약물의 독성에 대해서도 또한 잘 알아야 한다.

(1) 유독·무독의 원류

유독·무독은 한의학의 약성이론의 중요한 부분이다. 본초의 유독·무독에 대한 인식은 먼 상고시대에까지 올라간다. ≪회남자·수무훈≫에 "神農은 하루에 百草의 맛과 샘물의 달고 씀을 맛보았으며, …… 하루에 70번이나 중독되었다."[147]라고 기록하고 있다. 周代에는 이미 약물의 독성을 이용하여 질병을 치료하였으므로 ≪주례·천관총재≫에 "醫師는 醫의 政令을 관장하고, 毒藥을 모아 醫事에 제공한다."[148]라고 하였다. 전국시대의 진(秦)·한(漢) 사이에 성서(成書)된 것으로 보이는 ≪황제내경≫에도 약물의 유독·무독과 관련된 논술

147) ≪淮南子·修務訓≫ : "神農嘗百草之滋味, 水泉之甘苦, ……一日而遇七十毒."
148) ≪周禮·天官冢宰≫ : "醫師掌醫之政令, 聚毒藥以供醫事"

이 있는 것으로 보아 당시에 이미 의학가들이 약물에 유독한 것과 무독한 것의 두 가지 종류가 있다는 것을 충분히 인식하고 있었음을 알 수 있다. 한대(漢代)의 약물의 유독・무독에 대한 이론은 사기오미(四氣五味)와 함께 임상용약(用藥)을 지도하는 기본원칙이었다. 예컨대 ≪신농본초경・서례≫에 "약물은 酸鹹甘苦辛의 五味가 있고, 寒熱溫凉의 四氣가 있으며, 유독・무독이 있다."[149]고 하였다. 겸하여 독약의 배오와 포제 및 사용방법에 대하여 논술하였으며, 또한 365종의 약물을 유독・무독에 근거하여 上・中・下 三品으로 분류하였다. 上品은 "무독"하여 대다수가 보익하고 정기를 북돋워주는 것이라 다복구복(多服久服)해도 되는데 황정・지황과 같은 類이다. 中品은 "유독하거나 무독"한 것으로 보허부약(補虛扶弱) 혹은 거사항병(祛邪抗病)하는 것들이니 적당히 잘 헤아려서 사용해야 하는데 백합・당귀・황련・황금과 같은 類이다. 下品은 독성이 있어서 거사공적(祛邪攻積)하는 약물이라 久服多服할 수 없는데 감수・대극과 같은 류이다.

당대(唐代)의 왕빙은 ≪素問・五常政大論≫의 주석에서 "毒을 감당할 수 있는 환자는 氣味가 厚한 藥을 쓰고, 毒을 감당할 수 없는 환자는 氣味가 薄한 약을 쓴다. ……大毒한 약물을 쓸 경우에는 60% 정도 치유되면 투여를 멈추고, 常毒의 약물을 쓸 경우 70% 정도 치유되면 투여를 멈추고, 小毒의 약물을 쓸 경우 80% 정도 치유되면 투여를 멈추며, 無毒 약물을 쓸 경우 90% 치유되면 투약을 중지하고, 곡식・고기・과일・채소 등의 음식양생으로 병을 완치시켜야 한다. 독성이 있는 약물을 과도하게 사용하면 그 정기를 손상시킬 우려가 있기 때문이다."[150]라고 기록하고 있다. 이는 유독약과 무독약을 응용하는 구체적인 원칙을 총결(總結)해 낸 것으로 지금까지도 臨床用藥을 지도하는 중요한 원칙이 되고 있다. 이후로 역대 의약학가들은 유독・무독의 이론과 내용을 부단히 보충하였는데 그 중에서 가장 많이 가장 깊게 논술한 것은 명대의 저명한 의약학가인 장경악(張景岳)인데 臨床用藥을 지도하는 의의가 매우 크다.

---

149) ≪神農本草經・序例≫ : "藥有酸鹹甘苦辛五味, 又有寒熱溫凉四氣, 及有毒無毒."
150) ≪素問・五常政大論≫ 注 : "能毒者以厚藥, 不勝毒者以薄藥. ……大毒治病十去其六, 常毒治病十去其七, 小毒治病十去其八, 無毒治病十去其九, 穀肉果菜, 食養盡之, 無使過之, 傷其正也. 不盡, 行復如法."

(2) 유독(有毒)·무독(無毒)의 함의(含意)

유독한 약물은 대부분 성질이 강렬하고 인체에 대해 독성이나 부작용을 가지고 있어서 상용 치료량의 폭이 비교적 적거나 매우 적으며 안전성이 낮으므로 잘못 사용하여 약량이 조금이라도 常用 치료량을 초과하면 인체에 대해 해독을 가져와서 가벼운 경우에는 인체를 손상하고 무거운 경우에는 인명을 빼앗는다. 예컨대 ≪유경·권4·맥상류≫에서는 "독약은 약물의 작용이 강렬하고 날카로운 것을 말한다."[151]고 하였고, ≪諸病源候論·卷二十六·解諸藥毒候≫에서는 "약물이 有毒하다거나 大毒하다고 한 것은 변란(變亂)을 일으킬 수 있어서 사람을 상하게 할 수도 있고 죽일 수도 있다."[152]라고 했다. 예컨대 砒石(비석)·芫花(원화)·千金子(천금자)·烏頭(오두) 등과 같은 약물이다.

이와 반대로 무독한 약물은 성질이 비교적 평화(平和)하고 상용 치료량의 폭도 비교적 크며 안전성이 높아서 일반적으로 인체에 대해 毒·부작용이 없다. 그 중 일부는 상용량을 다소 초과하더라도 인체에 해독이나 부작용이 거의 없으며(예 차전자·복령 등), 일부는 대량 또는 초대량(超大量)을 식용하더라도 인체에 해독을 끼치지 않는다(예 산약·맥아 등).

다음으로 고대의 의약문헌 중에는 약물의 유독에 대한 인식이 상술(上述)한 "毒은 곧 약물의 독성과 부작용"이라는 협의의 인식 외에도 일종의 광의의 인식이 있었다. 즉, 약물이 능히 질병을 치료할 수 있는 것은 그것이 모종의 편성(偏性 : 치우친 성질)을 갖고 있기 때문인데, 이러한 偏性이 곧 그것의 "독성"이라고 보는 것이다. 무릇 모든 약물은 偏性을 가지고 있으니, "독"이 곧 약이고 약이 곧 "독"이다. 즉, "독약"은 약물의 총칭이라고 할 수 있다. 예컨대 ≪유문사친·권2·추원보법이해비경설≫에 "무릇 약에는 독이 있다. 단지 大毒·小毒만이 독이 아니고 감초·고삼도 독이라고 아니할 수 없다. 오래 복용하면 반드시 편승(偏勝)함이 있기 때문이다."[153]라고 하였고, ≪유경·권십사·

151) ≪類經·卷四·脈象類≫ 云 : "毒藥, 謂藥之峻利者."
152) ≪諸病源候論·卷二十六·解諸藥毒候≫ 云 : "凡藥物云有毒及大毒者, 皆能變亂, 於人爲害, 亦能殺人."
153) ≪儒門事親·卷二·推原補法利害非輕說≫ : "凡藥有毒也, 非止大毒小毒謂之毒, 甘草苦蔘不可不謂之毒, 久服必有偏勝."

질병류・오장병기법시≫에는 "약으로 병을 치료하는 것은 약물에 독성이 있기 때문에 가능한 것이다. 이른바 독이라는 것은 氣味가 치우친 것을 말하며 기미가 균형을 이룬 것은 곡식이다. 따라서 곡식은 인체의 정기를 기른다. 氣味가 치우친 것은 약이(藥餌)에 속하는 것이며, 따라서 인체의 사기(邪氣)를 제거할 수 있는 것이다. 그 까닭은 바로 질병이라는 것은 음양이 偏勝한 것이므로 편승한 것을 바로 잡고자한다면 기미가 한쪽으로 치우친 약물을 사용하여야 가능한 것이지 균형을 이룬 것으로는 불가능하기 때문이다. ……따라서, 무릇 사기를 물리치고 정기를 안정시킬 수 있는 것은 모두 독약이라 칭한다."[154] 고 하였다.

일반적으로 말해서 상용량을 응용하는 조건하에서 유독하거나 특히 大毒이 있는 약물(예 마전자(馬錢子)・파두(巴豆)・비석(砒石) 등)은 인체에 작용이 매우 강렬하며, 무독하거나 독성이 매우 적은 약물은 인체에 대한 작용이 완만하다(예 맥아(麥芽)・용안육(龍眼肉)・화초(花椒) 등).

(3) 약물의 유독・무독을 결정하는 근거

약물의 유독・무독은 임상실천과 실험연구를 통해서 실증될 수 있다. 어떤 약물이 독성이 있는 지의 여부는 주로 다음의 몇 가지 사항을 근거로 하여 결정된다.

① 유독성분의 함유 여부

일반적으로 실험분석하여 인체에 해독이 있는 성분을 함유하고 있으면 유독한 것이며, 그러한 성분이 없으면 무독한 것이다. 복령이나 저령, 차전자 등은 독성 성분이 없으므로 무독한 것이며, 마전자나 파두 등은 인체에 유독한 성분을 함유하고 있기 때문에 유독한 것이다.

154) ≪類經・卷十四・疾病類・五臟病氣法時≫ : "藥以治病, 因毒爲能, 所謂毒者, 以氣味之有偏也. 蓋氣味之正者, 穀食之屬是也, 所以養人之正氣. 氣味之偏者, 藥餌之屬是也, 所以去人之邪氣. 其爲故也, 正以人之爲病, 病在陰陽偏勝耳. 欲救其偏, 則唯氣味之偏者能之, 正者不及也. ……是凡可辟邪安正者, 均可稱爲毒藥."

② 약물 전체로 보아 유독한지의 여부

대부분은 약재는 천연약물이라 매종의 성분이 다른 성분의 제약을 받을 수가 있는데 유독성분도 또한 마찬가지다. 그러므로 일부 유독성분을 함유하고 있다하더라도 전체적으로는 아무런 독성이 나타나지 않을 수도 있다. 그 중에는 유독성분을 함유하고 있지만 그것과 길항작용이 있는 다른 성분의 작용에 의해 독성이 나타나지 않는 경우도 있기 때문이다.

③ 사용 제량(劑量)의 적정 여부

약재의 독성은 사용 제량의 적정성 여부에도 달려있다. 일반적으로 용량이 적당하여 인체의 최대 내수량(耐受量)을 초과하지만 않으면 뚜렷한 독해작용이 나타날 수 없으므로 무독하게 된다. 그러나 최대 내수량을 초과하게 되면 인체에 독해 작용을 나타내어 출혈 중독반응을 일으키므로 유독하게 된다.

(4) 유독·무독에 영향을 주는 주요 인소(因素)

약재 중에 함유된 유독성분과 총체적인 독성은 여러 가지 因素의 제약을 받는다. 따라서 한약의 유독·무독에 영향을 주는 인자는 매우 많은데 주요한 몇 가지만 예를 든다면 다음과 같다.

① 포제(炮製)

적지 않은 약재들이 적절한 포제과정을 거치면 유독한 약물이라도 독성이 감약되거나 제거되어 무독한 약물로 변화할 수 있다. 독성을 제거하는 전통적인 방법 중에 주요한 것으로는 가열법, 수표법(水漂法), 제상법(制霜法) 및 보료(輔料)를 더하는 방법 등이 있다. 예컨대 반하는 유독하여 인후를 자극하여 失音을 야기할 수도 있으나 115~121℃에서 가열하거나 백반 물에 침포(浸泡)시키면 이러한 독성 자극을 제거할 수 있다.

② 배오(配伍)

유독한 약물이라도 적당한 배오를 통해서 독성을 감약시킬 수 있다. 예컨대 감초는 부자의 독을 완화시킬 수 있으며, 벌꿀과 오두(烏頭)를 함께 사용하면 오두독(烏頭毒)을 감약시킬 수 있다.

③ 제형(劑型)이나 가공하는 방법

한약의 제형이나 가공하는 방법에 따라서 독성이 감약되거나 제거될 수도 있고 그렇지 않을 수도 있다. 예컨대 생오두류(生烏頭類)의 약은 4시간 이상 끓이면 유독한 아코니틴 성분이 물에 분해되어 독성이 매우 감약되거나 제거되지만 4시간 이상 오래 끓이지 않고 단시간만 끓일 경우에는 독성이 여전히 남아있게 된다. 따라서 제독하지 않고 만든 환제나 산제 등으로 복용할 경우에는 유독성분의 양이 줄어들 뿐 독성이 제거되는 것은 아니다.

④ 복용법

복약법의 합리성 여하에 따라서도 독성의 정도가 많이 달라진다. 유독한 약이라도 제량을 엄격하게 잘 지켜서 소량씩 복용하면 무방한 경우가 있지만 무독한 약이라도 대량으로 복용하게 되면 독부작용이 나타날 수 있다.

⑤ 체질

한약의 중독 여부는 체질에 따라서도 크게 달라진다. 체질에 안 맞는 약물은 소량으로도 독부작용이 나타날 수 있으며, 체질에 잘 맞는 경우에는 내수량이 커져서 독부작용이 그만큼 잘 나타나지 않을 뿐만 아니라 약물에 대한 반응의 정도도 많이 달라진다. 그래서 ≪類經・劵四・藏象類・耐痛耐毒强弱不同≫에 "사람 중에는 能히 毒을 견뎌내는 사람이 있고 能히 毒을 이겨내지 못하는 사람이 있다."[155] 고 하였다. 일반적으로 체격이 크고 비만하며 튼튼한 사람은 내독성(耐毒性)이 비교적 강하고, 몸집이 왜소하거나 수약(瘦弱)한 사람은 耐毒性이 비교적 떨어진다. 그러므로 ≪靈樞・論痛≫에서도 "胃가 두텁고 色이 검거나 뼈가 굵고 살이 찐 사람은 모두 藥毒을 이겨내며, ……, 마르고 胃

155) 人有能耐毒者, 有能不勝毒者.

가 얇은 사람은 모두 藥毒을 이겨내지 못한다."[156]고 했으며, ≪類經・卷五・脈色類≫에서는 한걸음 더 나아가 "五臟에 각기 치우친 바가 있고 七情에 각각 勝한 바가 있으며, 陽藏인 사람은 凉에 치우치고 陰藏인 사람은 熱에 치우치는데 毒을 견디는 사람에게는 (약을) 완만하게 쓰면 효과가 없고 毒을 견디지 못하는 사람에게는 峻烈(준열)한 약을 쓰면 害가 되니 이것은 臟氣에 不同함이 있기 때문이다."[157]라고 하였다.

그 다음은 몸의 건강 상태와 병증에 따라서도 약물의 내수량(耐受量)이 달라질 수 있다. 예컨대 인삼(人蔘)의 경우 기허욕탈(氣虛欲脫)을 구제하려고 할 경우에는 1번에 15~30g씩 전탕(煎湯)해서 자주 먹어도 인체에 해가 없지만 기본적으로 건강한 사람에게 보건을 목적으로 이와 같이 사용한다면 몸에 해를 볼 수가 있다. 또 한약에 대해 매우 민감한 체질이 간혹 있어서 조금이라도 한약을 먹기만 하면 과민반응(過敏反應)으로 피진(皮疹, 피부발진)・복사(腹瀉, 설사)・심계(心悸) 등의 증상이 나타나는 사람이 있다. 이러한 경우는 무독한 한약이라도 그 사람에게는 유독한 것이 되는 셈이다.

이밖에도 약재의 품종・산지・보관 및 농약이나 공업오염 등도 한약의 유독・무독에 대해서 일정한 영향이 있다.

02 식품분류별 약성 및 효능특징

1) 곡류(穀類)

곡류는 대개 화본과(禾本科)에 속하는 식물(植物)의 종인(種仁)으로 갱미(粳米, 멥쌀), 나미(糯米, 찹쌀), 소맥(小麥, 밀), 대맥(大麥, 보리), 교맥(蕎麥,

156) 胃厚色黑・大骨及肥者, 皆勝毒, ……瘦而薄胃者, 皆不勝毒.
157) 五臟各有所偏, 七情各有所勝, 陽藏者偏于凉, 陰藏者偏于熱, 耐毒者緩而無功, 不耐毒者峻之爲害, 此臟氣之有不同也.

메밀), 고량(高粱, 수수), 속미(粟米, 좁쌀), 옥촉서(玉蜀黍, 옥수수), 의이인(薏苡仁, 율무) 등이 있다. 곡류는 환경에 대한 적응성이 강하고 다른 식품재료에 비해 단위면적당 생산량이 많아서 열대지방에서부터 한대지방에 이르기까지 널리 재배되고 있다. 아열대가 원산지인 벼는 고온 다습한 지방에서, 맥류는 온대의 서늘한 지역에서 더 잘 자라며, 잡곡류는 어느 지역에서나 재배된다. 모든 곡류 중 벼는 유일하게 물이 있는 논에서 재배되고 맥류는 겨울철의 추운 기후를 겪는 것이 특색이며, 모두 재배기간이 일 년 이내이다. 주요성분은 전분질이고 맛이 담백하며 주식(主食)으로 많이 이용된다. 유럽이나 중국 등지에서는 밀을, 동남아시아 및 극동지방에서는 쌀을, 라틴아메리카에서는 옥수수를 주로 가공하여 먹는다. ≪東醫寶鑑·湯液編≫ 곡부(穀部)에는 "천지간에 사람의 생명을 유지하게 하는 것은 곡식뿐이다. 이것은 토덕(土德)을 갖추고 중화(中和)의 기를 얻었기 때문에 맛이 담박하면서 달고 성질이 화평하여, 크게 보(補)해주면서도 배설이 잘 되므로 오랫동안 먹어도 질리지 않는다. 이 점이 사람에게 크게 이로운 까닭이다."[158]라고 하였다. 이처럼 곡류(穀類)는 일부 속미(粟米, 좁쌀), 대맥(大麥, 보리), 교맥(蕎麥, 메밀)과 같이 성질이 서늘한(凉) 것이나 나미(糯米)와 같이 따뜻한(溫) 것이 있기는 하나 대개 그 성미(性味)가 감평(甘平)하여 대한(大寒), 대열(大熱)의 폐단이 없고 건비익위(健脾益胃)하여 후천지본(後天之本)을 보익(補益)하는 효능을 가지고 있다. 곡류는 형태에 따라 알갱이 그대로 죽(粥)이나 밥(飯)을 만들어 이용하는 방법, 가루를 만들어 빵이나 면류, 과자류를 만들어 먹는 방법, 곡류 중의 전분을 추출하여 각종 용도로 사용하는 방법 등이 있으며 곡류 알갱이를 그대로 튀기거나 전분질을 당화(糖化), 발효시켜 감미제나 술, 식초(醋), 장(醬), 엿(飴糖) 등으로 가공하여 사용된다.

2) 서류(薯類)

서류는 전분질이 들어있는 지하의 괴경(塊莖), 구경(球莖), 괴근(塊根)을 식

158) 天地間, 養人性命者, 惟穀耳. 備土之德, 得氣中和, 故氣味淡甘而性和平, 大補而滲泄, 乃可久食而無厭, 是大有功於人者也.

용할 목적으로 재배하는 식물로서 번서(蕃薯, 고구마), 마령서(馬鈴薯, 감자), 산약(山藥, 마), 우두(芋頭, 토란), 구약(蒟蒻, 곤약), 국우(菊芋, 돼지감자) 등이 있다. 서류는 곡류나 두류와 같이 식물학상의 유연관계가 통일되게 있지는 않으나 다량의 전분과 기타 다당류를 저장하고 있어 열량원이 되기 때문에 주식 대용이나 구황작물(救荒作物)로 중요한 역할을 한다. 대개 단백질, 지방, 비타민 함량은 적지만 칼륨과 칼슘함량이 높은 알칼리성 식품이며, 수분 함량이 70~80%가 되어 냉해에 약하고 발아되기 쉬워서 곡류, 두류 등에 비해서 저장성이 나쁘고 수송이 불편하다. 그러나 생산성이 좋아 전분 및 알코올 제조의 원료로 사용하는 등 용도가 다양하다. 구약(蒟蒻)을 제외하고는 대개 그 성미(性味)가 감평(甘平)하여 역시 대한(大寒), 대열(大熱)의 폐단이 없다.

3) 두류(豆類)

콩과(荳科) 식물(植物)의 종인(種仁)으로 황대누(黃大豆), 흑대두(黑大豆), 적소두(赤小豆), 녹두(綠豆), 잠두(蠶豆), 백편두(白扁豆), 도두(刀豆), 강두(豇豆) 등이 있다. 두류는 크게 黃大豆나 낙화생(落花生, 땅콩)과 같이 지방, 단백질이 많고 탄수화물이 적은 것과 赤小豆, 綠豆와 같이 지방질이 적고 탄수화물이 많은 것으로 나눌 수도 있다. 두류의 성미(性味)는 대개 감평(甘平)하거나 혹은 미량(微凉)한 성질을 띠는 경우가 많고 대부분 이뇨(利尿), 해독(解毒)의 작용을 가지고 있는데 종류에 따라서 자보간신(滋補肝腎), 건비화위(健脾和胃), 보익기혈(補益氣血), 거풍이습(祛風利濕), 청열해독(淸熱解毒) 등의 효능 특성을 가지고 있어서 경우에 따라 유용하게 사용할 수 있다. 두류는 비교적 양질의 단백질과 지방을 풍부하게 함유하고 있고, 특히 곡류에 부족하기 쉬운 필수아미노산인 라이신(lysine)을 많이 함유하고 있다. 때문에 채식을 하는 경우 유용한 단백질 급원으로 이용된다. 단백질과 지방함량이 많은 대두 등은 유지원료로 사용되고 전분함량이 많은 두류는 주로 밥이나 죽 등에 혼식용으로 이용되며, 또는 고물이나 소를 만들어 떡이나 찐빵 등에 이용하고, 묵, 양갱 등을 만드는 데에 쓰인다. 이외 두부(豆腐)나 두유, 콩나물 같은 가공품으로 만들어 이용되기도 하고, 발효시켜 간장이나 된장, 청국장 등으로 가공해 이용하기도 한다.

4) 채소류(菜蔬類)

부재료로 쓰이는 대부분의 초본 식물 및 일부 목본 식물을 모두 푸성귀, 남새, 채소(菜蔬), 소채(蔬菜), 또는 야채(野菜)라고[159] 부른다. 따라서 반찬으로 만들 수 있는 식물성 식재료를 통칭하여 푸성귀 또는 채소(菜蔬)라고 할 수 있으나 일반적으로는 주로 재배한 채소를 가리키며, 재배하지 않는 야생 채소를 특별히 산채(山菜)라고 구분하여 부른다. 채소의 기원으로 보면 처음에는 모두 야생의 것이었으므로 다 야채(野菜)라고 할 수 있는데, 일반 식재료로 먹기 좋은 것을 채취, 공급하기 쉽게 밭에서 재배하게 됨에 따라 재배하지 않는 야생 채소를 다시 산채(山菜)라고 구분해서 부른 것이라 할 수 있다. 냉이, 비름, 쇠비름, 도라지, 구기엽, 참죽나무순, 고사리, 쑥 등이 산채에 속한다고 할 수 있으나 이것들도 지금은 대부분 재배하고 있기 때문에 굳이 산채로 분류할 의미가 별로 없다. 채소는 대부분 육상식물이지만 수생식물인 것도 있는데 미나리와 같은 담수(淡水) 채소가 있고, 함초(鹹草) 같은 염생(鹽生) 채소가 있다.

채소류는 주로 사용하는 부위에 따라서 줄기나 잎을 이용하는 엽경류(葉莖類), 뿌리나 구경(球莖)을 이용하는 근경류(根莖類), 초본식물의 열매를 이용하는 과채류(果菜類)와 과가류(瓜茄類), 꽃을 이용하는 화채류(花菜類) 등으로 다시 분류할 수 있다.

채소류는 영양성분의 대부분이 수분이다. 때문에 성질이 한량(寒凉)한 채소가 많고 주로 청열제번(淸熱除煩), 해독(解毒) 작용하는 것이 많다. 섬유질이 많아서 대소변을 통리(通利)하는 작용을 하는 것도 많다. 그러나 조미품으로

159) 소채(蔬菜)

① ≪이아(爾雅)≫ : "무릇 먹을 수 있는 풀과 나물을 통칭하여 소채라고 한다(凡草菜可食者, 通名爲蔬)."

② ≪사해(辭海)≫ : "'菜'는 채소류 식물의 총칭이다(菜, 蔬類植物的總稱)."

③ 李時珍 : "무릇 초목 중에 먹을 수 있는 것을 일러 채소라고 하며, 부추, 염교(薤), 아욱, 파, 곽(藿)을 오채라고 한다(凡草木之可茹者謂之菜, 韭, 薤, 葵, 葱, 藿, 五菜也)."

많이 사용되는 파, 마늘, 생강, 고추, 고수 등과 같은 채소들은 신온(辛溫) 혹은 신열(辛熱)한 성미를 가지고 있어 주로 온중산한(溫中散寒), 개위(開胃), 신온해표(辛溫解表) 등의 효능을 나타낸다. 전통적으로 재배해왔던 채소는 대체로 감량(甘凉) 또는 감평(甘平)하여 상식(常食)해도 무방한 경우가 많으나 야생 산채의 경우에는 고한(苦寒)하고 약리작용이 강해서 많이 먹으면 부작용이 나는 수가 많으므로 체질과 병증에 따라 성능(性能)을 잘 살펴서 사용해야 한다. 본초라는 말에서도 알 수 있듯이 대부분의 약재가 식물성에 기원한다. 때문에 식용 가능한 식물의 총칭인 채소는 다양한 성미(性味), 귀경(歸經)과 약리작용 등의 특성에 따라 약선재료로 다양하게 배합 응용될 수 있는 장점이 있다.

채소류는 영양학적으로 볼 때 곡류처럼 열량원으로 사용되기 보다는 주로 비타민이나 무기질 또는 섬유질의 공급원으로 사용되며, 천연의 색깔과 특유의 향미와 질감을 가지고 있어서 식욕을 증진시키고 다양한 기능성을 갖는다. 채소류의 이러한 특성은 다른 식품의 영양적 결함을 보충하는 한편 칼륨과 칼슘이 풍부한 알칼리성 식품으로 육류나 곡류 식품의 산성을 중화시키는 데 중요한 역할을 한다. 특히 채소류에 함유된 섬유질은 체내에서 흡수되지 않고 장운동을 촉진하여 통변작용(通便作用)을 하며, 동시에 콜레스테롤의 흡수를 저지하거나 감소시키므로 습관성 변비 외에 고지혈증이나 죽상동맥경화증, 비만 등에 좋다.

5) 버섯류(菌類)

분류학상 버섯은 균류계 중에서 진균류에 위치하며 대부분 담자균류(Basidiomycetes)에 속한다. 버섯은 미세하고 실 같은 균사의 집합체인 균사체(mycelia)가 모여서 자실체(fruiting body, 버섯)라는 것을 형성하는데 이 자실체 모양이 갓모양이나 귀모양 등 다양한 버섯의 형태를 나타낸다. 버섯류는 고등식물과 달라 엽록소가 없기 때문에 광합성을 하지 못하는 종속영양 미생물로서 다른 식물과 공생하는 활물(活物) 기생과 식물체나 토양에 있는 유기물에서 필요한 영양분을 섭취하는 사물(死物) 기생으로 구분할 수 있다. 식용, 약용버섯은 고대로부터 특별하게 취급되어 왔는데 최근에는 건강에 대한 관심이 높아지면서 기능성식품으로 알려진 식용버섯에 대한 연구가 활발하게 진행되고 있고, 식품업계에서도 관심의 대상이 되고 있다. 신선한 버섯은 수분이 80~90%를 차지하고 건물(乾物)일 경우 단백질 함량이 17~35%로서 곡류에 부족한 라이신, 메티오닌, 트립토판 등의 필수아미노산이 다량 함유되어 있고, 소화율도 74% 정도로 양호한 편이다. 특히 버섯류에 함유된 β글루칸 성분의 일종인 렌티난(lentinan)은 면역기능을 강화하고 에이즈 바이러스의 증식 억제 작용이 있으며, 에리타데닌(eritadenine) 성분은 혈중 콜레스테롤 농도를 조절하는 작용이 있는 것으로 보고되고 있다. 버섯(食用菌類)의 경우 약성(藥性)이 감평(甘平)하거나 감량(甘凉)한 것이 많고 대개 자양폐위(滋養肺胃), 자음보허(滋陰補虛)하는 효능을 갖는다.

6) 과일류(果類)

과일 또는 과실(果實=實果)은 식물의 자방(子房) 또는 그 부속 부분이 비대한 것으로 과육이 발달한 형태에 따라 인과류(仁果類), 핵과류(核果類), 장과류(漿果類), 견과류(堅果類) 등으로 분류하며, 재배지역에 따라 온대 과일과 열대 과일, 건조 여부에 따라 생과일류(鮮果類)와 건과류(乾果類) 등으로 나뉜다. 생과일은 수분이 85~90%로 가장 많고 단백질과 지방은 극히 적으며, 당분과 섬유질은 10~12%로 고형분의 대부분을 차지한다. 무기질은 칼륨을 많이 함유하고, 비타민류는 비타민 C와 카로틴을 특히 많이 함유한다. 생과일은 일부 성질이 온(溫)한 것도 있으나 대개 성미(性味)가 감산량(甘酸凉)하고 수분함량이 많아 양음보허(養陰補虛), 청열생진(淸熱生津), 제번지갈(除煩止渴), 통리이변(通利二便), 개위(開胃), 성주(醒酒) 등의 효능을 가지고 있다. 때문에 병후(病後)의 허약이나 식욕부진(食慾不振), 진액(津液) 손상으로 인한 번갈(煩渴), 변비 등에 모두 일정한 효능을 나타낸다. 건과류(乾果類)는 대개 성미(性味)가 감평(甘平)하거나 온(溫)한 것들이 많으나 조화생열(助火生熱)하는 폐단이 거의 없다. 때문에 대부분의 건과(乾果)는 오장(五臟)을 보익하는 효능을 가지고 있고, 유지가 풍부한 것은 윤장통변(潤腸通便), 지해평천(止咳平喘) 등의 효능을 갖는다.

7) 식육류(食肉類)

식육(食肉, meat)이란 식품으로 사용하기에 적합한 동물의 조직을 말하며 이들 조직을 이용하여 만들어진 모든 제품이 식육에 포함된다. 식육류는 크게 수육류(獸肉類, meats)와 금육류(禽肉類, 鳥肉類, poultry meats)로 분류할 수 있으며, 좁은 의미에서는 식육생산을 목적으로 사육된 축육류(畜肉類)와 가금류(家禽類)의 가식부(加食部)를 말하는데 정육(精肉) 이외에 염통, 콩팥, 허파, 간, 위 등의 내장육(內臟肉)도 포함된다.

일반적으로 식육류는 질이 높은 단백질과 지방, 그리고 무기질과 비타민의 양호한 급원체이다. 특히 식육류의 단백질은 인간의 건강유지와 발육 및 성장, 그리고 효소, 호르몬, 항체의 생성 등에 필요한 필수 아미노산을 많이 함유하고 있다. 육류 식품의 화학성분과 인체조직의 화학조성은 매우 근접한데 특히 필수 아미노산의 조성은 인체의 조성과 거의 흡사하여 체내 흡수율과 이용률이 모두 높고 맛도 좋으므로 인류 생존에 빠뜨릴 수 없는 식품이다.

한의학에서는 동물이 사람의 인체조성과 매우 근접하다는 의미로 동물성 식재나 약재를 혈육유정지품(血肉有情之品)이라고 한다. 즉 인체와 같이 혈육(血肉)을 가지고 있고 감정을 가지고 있다는 의미이다. 때문에 식육류는 곡식, 과일, 채소 등 식물성 식품 보다 보익(補益)작용이 강하고 영양가치가 높다고 여겼다. 따라서 식육류는 종류에 따라서 한열온량(寒熱溫凉)의 차이는 있으나 이장보장(以臟補臟)의 원칙에 따라 대개 자보강장(滋補强壯), 익기보허(益氣補虛)하는 효능을 가지고 있다. 음양기혈(陰陽氣血)을 모두 보(補)하므로 선천적, 후천적으로 부족하거나 또는 모든 허손(虛損)한 자에게 사용한다.

특히 금육(禽肉)의 육질은 가늘고 부드러우며 단백질은 많이 함유하고 지방은 적어서 콜레스테롤 함량이 낮다. 또 결체조직이 적고 비타민이 많이 함유되어 있어서 먹은 후에도 돼지고기 등의 다른 축육(畜肉)에 비해 소화흡수가 잘 되므로 반찬이나 죽으로 활용이 많이 된다. 병후(病後)나 산후(産後), 노인과 유아에게 모두 좋으며, 비만증, 당뇨병, 관상동맥질환(冠心病) 환자에게도 수육류를 대체해 사용이 많이 된다. 그래도 식육류를 과식하게 되면 지방질이 많고 열량이 높아서 고지혈증, 당뇨병 등이 발생하기 쉬우므로 비허(脾虛), 비습(脾濕)한 사람은 복용에 신중을 기해야 한다. 육류는 대개 요리 등의 주재료로 많이 이용되며 햄, 소시지, 육포 등의 가공식품으로 이용되기도 한다.

8) 유제품 및 알류(奶蛋類)

유제품과 난류(卵類)는 수육류(獸肉類)의 유류(乳類) 식품과 금육류(禽肉類)의 난류(卵類) 식품을 말한다. 이를 통칭하여 내단류(奶蛋類)라고 하는데 영양이 풍부하고 필수 아미노산이 풍부한 질 좋은 단백질을 함유하고 있으며 소화흡수가 잘 되고 특히 영유아의 성장에 중요한 작용을 한다. 상용하는 내류(奶類) 즉, 乳類로는 우유와 양유(羊乳)가 있는데 우유는 성미가 달고 평하여 평보(平補)하는 감윤(甘潤)한 식품이 되고, 양유는 성미가 달고 따뜻하여 온보(溫補)의 작용을 하는 식품이다. 양유는 우유와 작용이 유사하지만 허한체질(虛寒體質)의 사람에게 더욱 좋다. 卵類에는 계란, 오리알, 거위알, 메추리알, 비둘기알 등이 있다. 이 중 계란은 성미가 달고 평하며 자음윤조(滋陰潤燥), 양혈안태(養血安胎)의 효능이 있다. 오리알은 성미가 달고 차가우며 청폐지해(淸肺止咳), 자음평간(滋陰平肝)의 효능이 있다. 거위 알은 달고 따뜻하여 보중익기(補中益氣)의 효능이 있다. 비둘기알은 달고 짜며 평(平)하여 익기보신(益氣補腎)의 효능이 있다. 단류 식품은 단백질 외에도 칼슘, 인, 철과 비타민 등을 함유하고 있는데, 특히 지방은 노른자에 들어 있고 액상(液狀)을 띠고 있어서 소화흡수가 잘 된다.

9) 수산물류

식용 수산물은 그 종류 따라 어류, 패각류(貝殼類), 갑각류, 연체동물류, 파충류, 포유류와 조류(藻類) 등으로 나눌 수 있고, 수생(水生) 환경에 따라 담수산류(淡水産類)와 해수산류(海水産類)로 나눌 수 있다. 동물성 수산물로 어류는 잉어, 가물치 같은 담수어류와 조기, 갈치 같은 해수어류로 나눌 수 있고, 貝殼類는 다슬기, 우렁이 같은 담수 패류와 전복, 꼬막 같은 해수 패류가 있다. 갑각류로는 새우, 게 등이 있고; 연체동물류로는 오징어, 문어 등이 대표적이며; 파충류로는 자라, 거북이; 포유류로는 고래가 있다. 또한 식물성 수산물인 藻類에는 다시마, 김, 미역 등이 있다.

수산류는 인류의 영양물질의 주요한 공급원으로서[160] 단백질 함량은 매우 풍부하며, 어육의 화학조성과 인체 근육의 화학조성이 흡사하므로 소화흡수가 잘된다. 특히 어육의 지방은 일반적으로 액체 상태로 나타나는데 오메가3 계열의 불포화지방산이 풍부하여 콜레스테롤을 떨어뜨리는 작용을 한다. 또한 수산품 중에는 요오드, 구리, 칼슘 및 각종 비타민 등이 함유되어 있어서 각종 양생보건작용이 나타난다. 예로, 청어, 잉어는 이뇨(利尿)하고, 붕어는 통유(通乳)하고, 갈치, 조기는 개위(開胃)하고, 새우는 보신장양(補腎壯陽)하고, 드렁허리는 거풍(祛風)한다. 해산물은 또 요오드를 비교적 많이 함유하고 있어서 요오드 결핍으로 인한 질병에 응용하면 좋다. 특히 거북고기와 자라고기는 자음(滋陰) 작용이 뛰어나 음허화왕(陰虛火旺) 체질의 사람이 복용하면 매우 좋다. 그러나 결핵환자가 이소니아지드를 복용하는 기간에는 식용에 신중을 기해야한다. 또, 어육(魚肉)은 퓨린류를 함유한 경우가 많아서 통풍환자에게는 신중을 기해야 한다. 생선이나 새우 등을 먹고 중독 된 경우에는 생강이나 자소(紫蘇, 차조기)를 달여서 먹으면 해독된다. 이외에도 수산류는 그 종류가 매우 다양하기 때문에 치료 작용 또한 다양하다.

대체로 수산품은 물이라는 환경에서 살고 있기 때문에 성질이 평(平)하거나 량(凉)한 경우가 많고, 미(味)는 감담(甘淡)하거나 감함(甘鹹)한데, 해산품의 경우 대부분 함미(鹹味)를 가지고 있다.

담수산류는 대개 성미(性味)가 감평(甘平)하고 비위경(脾胃經)으로 들어가 익기보혈(益氣補血), 이수거습(利水祛濕)하는 효능을 갖는 경우가 많다. 그 성질이 보(補)하되 불체(不滯)하므로 병후(病後)의 허약(虛弱)이나 산후 허로(虛勞)로 인한 설사(泄瀉), 모유부족, 탈항(脫肛), 자궁하수 등과 수종(水腫), 복수(腹水), 풍습비통(風濕痺痛) 등에 이용된다. 대체로 담수어 중 비늘 있는

---

160) 곡류를 주식으로 하는 우리나라에서 어패류는 동물성 단백질의 70% 이상을 충당하고 있다. 어패류의 가식부에 해당하는 근육의 일반 화학조성은 수분 70~85%, 단백질 15~22%, 지방질 0.5~25%, 당질 1% 이하, 회분 1~2%로 육상동물과 비슷하다.

고기[유인어(有鱗魚)]와 두렁허리는 성질이 평(平)하거나 약간 따뜻하여 체질이 차가운 사람들이 복용하면 좋지만 창절(瘡癤), 마진(痲疹)과 열병 후의 환자가 많이 먹으면 좋지 않다. 비늘이 없는 고기[무인어(無鱗魚)]는 성질이 평하고 약간 차가워서 몸에 열이 있는 사람이 복용하면 좋다.

해수산류는 대개 성미(性味)가 감함량(甘鹹凉)하며 간신경(肝腎經)으로 들어가 자음청열이습(滋陰淸熱利濕)하므로 음허로열(陰虛勞熱), 도한(盜汗), 소갈(消渴), 현운(眩暈), 황달(黃疸), 임증(淋證), 수종(水腫) 등에 응용된다.

10) 조미류(調味類)

調味類는 조리과정에서 음식의 모양, 빛깔, 윤기, 질감(씹힘성, 경도, 점성 등) 등과 맛, 향미 등을 개선할 수 있는 부재료 식품을 통칭하는 말이다. 조미류는 이상의 조미 기능 외에도 종류에 따라서 소화촉진, 방부(防腐), 온중(溫中), 이기해울(理氣解鬱) 등의 다양한 효능을 갖고 있다.

상용하는 조미류에는 참깨, 들깨, 후추, 산초, 정향, 회향, 팔각회향, 계피 등의 향신료, 참기름, 들기름, 땅콩기름, 유채기름 등의 유지류(油脂類), 설탕, 홍당(紅糖), 빙당(氷糖), 엿(飴糖), 벌꿀(蜂蜜) 등의 당류(糖類), 간장, 된장, 고추장 등의 장류(醬類), 기타 소금, 식초, 술 등이 있다.

조미류는 일반적으로 일부 영양소를 보충하는 작용도 있지만 주로 풍미를 향상시켜 식욕을 촉진하고 음식물의 섭취를 돕기 위하여 사용되는 식재료이다. 그러나 식료학적으로 볼 때는 조미 기능 외에도 종류와 사용량에 따라서 다양한 약리 효능을 갖는다. 예컨대 설탕류는 보익비위(補益脾胃), 완급지통(緩急止痛)하고, 생강은 온중건위(溫中健胃), 산한지통(散寒止痛)하며, 회향은 화위이기(和胃理氣), 온신산한(溫腎散寒)하고, 겨자가루는 온위산한(溫胃散寒), 활담이규(豁痰利竅)하는 등의 작용을 한다.

총괄해서 말하면 조미류에 속하는 각종의 식약(食藥) 재료는 조미 기능 외에도 각기 서로 다른 효능과 치료 작용을 가지고 있으므로 사용할 때에는 식용하는 사람의 병증과 체질에 따라서 적절한 용량을 사용해야 한다. 특히 일부 질병환자에게는 더욱 신중히 사용하여야 한다. 예컨대, 소금은 인체 나트륨의 주요근원이고 필수불가결한 조미료이지만 신장질병, 고혈압, 심혈관질병의 환자에게는 일반적으로 용량을 줄여야 한다. 설탕류는 당뇨병, 비만증, 고지혈증 등의 환자에게는 반드시 복용량을 제한해야 하고, 겨자, 산초, 후추 등의 조미류는 성미가 온열(溫熱)하여 화(火)를 동하게 하기 쉬우므로 음허화왕(陰虛火旺)한 사람에게는 신중히 사용하여야 한다.

03 효능별 약선재료의 분류

약선(藥膳)은 한의학적 기본이론을 바탕으로 하고 있다. 때문에 각각의 식약재료는 그 본초학 이론에서의 효능 작용에 따라 크게 보익류(補益類), 수삽류(收澁類), 해표류(解表類), 청열류(淸熱類), 사하류(瀉下類), 거풍습류(祛風濕類), 방향화습류(芳香化濕類), 이수삼습류(利水滲濕類), 소식류(消食類), 온리류(溫裏類), 이기류(理氣類), 이혈류(理血類), 화담지해평천류(化痰止咳平喘類), 안신류(安神類), 평간잠양류(平肝潛陽類), 구충류(驅蟲類) 등으로 분류할 수 있다.

1) 보익류

보익류란 인체의 기혈음양(氣血陰陽)을 보익(補益)하여 허증(虛證)을 치료하는데 쓰이는 약재나 식재를 통칭해서 이른다. 타고난 선천품부(先天稟賦)가 박약(薄弱)하고 후천(後天)이 실조(失調)되어 기혈음양(氣血陰陽)이 부족해지면 나타나는 병증(病證)을 '虛證'이라고 한다. 虛證은 기허(氣虛), 혈허(血虛), 음허(陰虛), 양허(陽虛) 등으로 구분하며, 각기 다른 병리변화와 임상증상을 나타내므로 그 작용범위에 따라 다시 보기류(補氣類), 보혈류(補血類), 보음류(補陰類), 보양류(補陽類) 등으로 나뉜다.

(1) 보기류(補氣類 : 益氣類)

기허증(氣虛證)에 적용한다. 기허(氣虛)는 기체(機體)의 활동력이 쇠퇴한 것을 말하고, 보기(補氣)는 機體의 활동능력을 증강시키는 것을 말한다. 補氣하는 약물은 대부분 감온(甘溫)하고 비폐이경(脾肺二經)에 주로 들어가 비폐(脾肺)의 기(氣)를 잘 보익하므로, 폐기허(肺氣虛), 비기허(脾氣虛)의 제증(諸證)을 치료하는 데 쓴다. 비(脾)는 후천(後天)의 근본이며 생화(生化)의 근원으로 소화흡수기능을 담당하고, 폐(肺)는 일신(一身)의 氣를 주관하고, 호흡기능을 담당한다. 때문에 脾氣가 부족하면 生化의 근원이 없게 되어 정신(精神)이 피곤하고, 사지(四肢)가 무력하며 기운이 없다. 식욕부진과 복부창만이 있고 변이 묽다. 혹은 허해서 몸이 수척해지거나, 또는 중기하함(中氣下陷)[161]으로 위하수, 탈항, 자궁하수 등 내장하수(內臟下垂)가 나타난다. 폐기(肺氣)가 허하면 기운이 부족해지고 말하기가 싫어진다. 움직이면 숨이 가빠지고 헛땀이 잘 나온다. 비폐(脾肺)의 氣가 충족하면 일신의 기가 모두 왕성해지므로 기허병증(氣虛病證)은 脾肺의 기를 보하는데 치중하게 된다. 단, 보기약(補氣藥)은 다복(多服), 구복(久服)하면 기기(氣機)가 막혀 오히려 흉민복창(胸悶腹脹), 식욕부진 등을 일으킬 수 있다. 때문에 보기(補氣)할 때는 진피(陳皮), 사인(砂仁) 등 보(補)하되 체(滯)하지 않는 효능이 있는 이기류(理氣類)를 배합해야 한다.

상용하는 보기류(補氣類)에는 인삼(人蔘), 황기(黃芪), 산약(山藥), 연자육(蓮子肉), 대추(大棗), 밤(栗子), 복령(茯苓), 감자(馬鈴薯), 멥쌀(粳米), 찹쌀(糯米), 소맥(小麥), 까치콩(白扁豆), 동부콩(豇豆), 꿀(蜂蜜), 계내금(鷄內金), 동물의 위(胃), 육류(肉類) 등이 있다.

(2) 보혈류(補血類 : 養血類)

혈허증(血虛證)에 적용한다. 심(心)은 혈맥을 주관하고 간(肝)은 장혈(藏血)하고 비(脾)는 통혈(統血)하므로 혈허증(血虛證)은 心, 肝, 脾와 밀접한 관

161) 중기하함(中氣下陷) : 비기(脾氣)가 허해서 장부(臟腑)들이 아래로 처지는 병증

련이 있다. 또한 간신동원(肝腎同源)이라 하여 肝과 腎은 그 근원이 같다고 보므로 정(腎精)이 충만하면 영혈(營血)의 생성도 충만하다. 때문에 보혈(補血)은 心, 肝, 脾, 腎의 조리섭양(調理攝養)에 치중하게 된다. 혈허(血虛)는 얼굴색이 누렇고[면색위황(面色萎黃], 입술과 손발톱의 갑창이 창백하며[구순조갑창백(口脣爪甲蒼白)], 두훈목현(頭暈目眩), 심계실면(心悸失眠) 및 월경불순 등의 증상이 나타난다. 상용하는 보혈류(補血類)에는 당귀(當歸), 지황(地黃), 하수오(何首烏), 용안육(龍眼肉), 구기자(枸杞子), 대추(大棗), 당근[호나복(胡蘿菖)], 시금치[파채(菠菜)], 포도(葡萄), 오징어[묵어(墨魚)], 각종 육류 및 동물의 肝 등이 있다.

단, 보혈약(補血藥)은 자윤성(滋潤性)과 점성(粘性)이 있어서 비위에 소화장애를 일으키기 쉬우므로 습탁중조(濕濁中阻)로 인한 완복창만(脘腹脹滿), 식소변당(食少便溏) 한 경우는 쓰지 않는 것이 좋으며, 꼭 써야 할 경우에는 진피(陳皮), 사인(砂仁) 등의 건비(健脾)시키면서 소화를 돕는 약과 함께 쓰는 것이 좋다.

(3) 보음류(補陰類)

음허증(陰虛證)에 사용한다. 보음(補陰)은 자음(滋陰), 양음(養陰), 육음(育陰), 익음(益陰)이라고도 하는데, 양음(養陰), 증액(增液), 윤조(潤燥) 등의 작용이 있고 여기에 속하는 것은 대부분 미감미한(味甘微寒)하고 주로 肺, 胃, 肝, 腎으로 귀경한다.

음허(陰虛)는 우리 몸의 음액(陰液)[162]이 부족한 것을 가리키며 열병후기(熱病後期)나 오랜 병으로 陰液이 모손(耗損)된 자에게서 많이 보인다. 腎은 일신의 陰을 주관하고, 신음(腎陰)과 간혈(肝血)이 서로 자생하고 전화(轉化)하기 때문에 음액의 공급원은 간장(肝臟)과 상관된다. 肝은 장혈(藏血)하고 腎은 장정(藏精)하므로 간신(肝腎)의 陰이 부족하면 정혈(精血)이 함께 부족해진다. 이로 인해 근골이 영양을 받지 못해서 형체가 바짝 마른다[형체소수(形

162) 음액(陰液) : 정(精), 혈(血), 진액(津液) 등 체액을 통틀어 이르는 말

體消瘦)]. 허리가 시큰거리고 대퇴부가 힘이 없어지고 근골이 무력한 증상이 나타난다[요슬산연(腰膝酸軟)]. 음정(陰精)이 부족해서, 뇌수(腦髓)가 공허해지면 머리가 어지럽고 귀에서 소리가 나며, 눈이 건조하고 깔깔하며, 눈에 헛꽃이 핀다. 기억력도 감퇴한다. 건조(乾燥), 허열(虛熱), 허화(虛火) 등이 발생해 구조인건(口燥咽乾), 심번실면(心煩失眠), 골증도한(骨蒸盜汗), 관골조홍(顴骨潮紅), 오심번열(五心煩熱) 등의 증상이 나타난다.

상용하는 보음류(補陰類)에는 생지황(生地黃), 사삼(沙蔘), 맥문동(麥門冬), 구기자(枸杞子), 황정(黃精), 달걀, 우유, 전복(鮑魚), 굴[모려육(牡蠣肉)], 홍합[담채(淡菜)], 맛조개[정육(蟶肉)], 귀판(龜板), 별갑(鱉甲), 해삼(海蔘), 오리고기[압육(鴨肉)], 뱀장어[만려어(鰻鱺魚)] 등이 있다.

단, 보음류는 성미가 감한(甘寒)하고 기름져서(滋膩) 비허기약(脾虛氣弱)하거나 담습내조(痰濕內阻)한 경우, 복부창만과 변당(便溏)이 있는 경우에는 적합하지 않다.

(4) 보양류(補陽類)

양허증(陽虛證)에 사용한다. 신양(腎陽)은 일신의 양기(陽氣)의 근본이기 때문에, 오장육부에 대하여 따뜻하게 데워주는 작용을 한다. 腎陽이 만일 부족해지면 모든 오장의 양기가 다 부족해 장부(臟腑)의 생리기능이 저하된다. 그러므로 腎陽을 보조하는 것이 심양허(心陽虛), 비양허(脾陽虛) 등을 치료하는데 대하여 중요한 의의를 갖는다. 腎은 생식(生殖)을 주관하고, 비뇨(泌尿)를 주관하므로 腎陽이 부족해지면 정실(精室)과 포궁(胞宮)이 온양(溫養)되지 못하여 생식능력이 쇠퇴하게 된다. 또한 양허(陽虛)는 몸을 온후(溫煦)시키지 못하기 때문에 외한지냉(畏寒肢冷), 기허혈체(氣虛血滯)가 나타나며, 주로 요슬산통(腰膝酸痛), 사지불온(四肢不溫), 위연무력(痿軟無力), 양위조설(陽痿早泄), 소변불리(小便不利) 혹은 빈삭(頻數) 등의 증상이 나타난다. 단, 보양류(補陽類)는 대부분 성질이 온조(溫燥)하므로 음허화왕자(陰虛火旺者)에게는 마땅하지 않다. 주로 쓰이는 보양류(補陽類)에는 녹용(鹿茸), 부자(附子), 육계(肉桂), 두충(杜冲), 동충하초(冬蟲夏草), 부추(韭菜), 호도(胡桃), 양고기

(羊肉), 개고기[구육(狗肉)], 새우[하(蝦)] 등이 있다.

주로 쓰이는 보양류(補陽類)에는 녹용(鹿茸), 부자(附子), 육계(肉桂), 두충(杜沖), 동충하초(冬蟲夏草), 부추[구채(韭菜)], 호도(胡桃), 양고기(羊肉), 개고기[구육(狗肉)], 새우[하(蝦)] 등이 있다.

단, 보양류(補陽類)는 대부분 성질이 온조(溫燥)하므로 음허화왕자(陰虛火旺者)에게는 마땅하지 않다.

2) 수삽류(收澁類)

수삽류(收澁類)란 수렴고섭(收斂固攝) 작용이 있어 기(氣), 혈(血), 정(精), 진액(津液)의 소모되어 흩어지거나[모산(耗散)] 혹은 유실되는[활탈(滑脫)] 증(證)에 적용하는 약재나 식재를 통칭한다. 사람 몸의 기혈정진(氣血精津)은 보귀한 영양물질로서 신진대사의 과정에서 부단히 소모되고, 또 부단히 보충되면서 정상적인 생명운동을 보장한다. 그러나 매양 오랜 병이 낫지 않아 氣血精津의 소모가 과도하면, 장부 기능이 쇠약해지고 정기(正氣)를 고섭(固攝)하는 힘이 결핍되어 氣血精津이 활탈부지(滑脫不止)하게 되고 그로 인해 자한(自汗), 도한(盜汗), 해수(咳嗽), 천식(喘息), 사리탈항(瀉痢脫肛), 유정유뇨(遺精遺尿), 태동활태(胎動滑胎), 실혈붕대(失血崩帶) 등의 병증이 나타나게 된다. 만약 제 때에 이를 수섭(收攝)하지 못하면 반드시 원기(元氣)가 크게 손상되거나 다른 병증이 생기거나 생명이 위급하게 된다. 본 부류는 그 효능에 따라 다시 고정축뇨지대류(固精縮尿止帶類), 지한류(止汗類), 지사류(止瀉類)의 3종류로 분류된다.

止汗類는 자한(自汗), 도한(盜汗)과 같이 땀이 나는 데 쓰이며 황기(黃芪), 부소맥(浮小麥), 모려(牡蠣), 오미자(五味子), 대추(大棗) 등이 있다.

止瀉類는 비신허약(脾腎虛弱)으로 인한 설사, 활탈불금(滑脫不禁) 등에 적용되며 오매(烏梅), 검실(芡實), 산약(山藥), 연자육(蓮子肉) 등이 있다.

고정축뇨지대류(固精縮尿止帶類)는 신허실장(腎虛失藏)에 의한 유정(遺精), 활설(滑泄), 유뇨(遺尿), 요빈(尿頻), 대하과다(帶下過多) 등에 적용되며, 금앵자(金櫻子), 검실(芡實), 토사자(菟絲子), 산수유(山茱萸), 연자육(蓮子肉) 등과 은행(銀杏), 오골계(烏骨鷄) 등이 있다.

이 부류에 속하는 재료들은 산삽수렴(酸澁收斂)하여 염사(斂邪)의 폐단이 있으므로 열병한출(熱病汗出), 담다해천(痰多咳喘), 화동정류(火動精流), 식체사리(食滯瀉痢), 혈열붕중(血熱崩中), 어혈누하(瘀血漏下) 및 열림뇨빈(熱淋尿頻) 등과 같이 외감실사(外感實邪)가 풀리지 않았거나, 사리(瀉利), 해수(咳嗽)의 초기이거나, 내부에 습체(濕滯)가 있거나 열(熱)이 뭉쳐 풀리지 않은 경우 등은 모두 수삽약을 사용하는 것이 적합하지 않다.

3) 해표류(解表類)

解表類란 발한(發汗), 해기(解肌), 투진(透疹) 등의 작용이 있어 외감표증(外感表證)을 예방하거나 혹은 해제(解除)하는 약재나 식재를 통칭한다. 주로 육음사기(六淫邪氣)가 기표(肌表)를 침습하여 오한발열(惡寒發熱), 두통(頭痛), 신통(身痛), 맥부(脈浮) 등의 증상이 나타나거나 홍역(痲疹) 초기, 창양(瘡瘍) 초기, 부종(浮腫)과 함께 표증(表證)이 나타난 경우에 적용한다. 解表類는 대부분 맵고 성질이 가벼운[미신질경(味辛質輕)] 약재로서 주로 폐경(肺經)과 방광경(膀胱經)으로 들어간다. 매운 맛은 발산(發散)시키고, 가벼운 성질은(輕揚) 승부(升浮)하게 한다. 폐(肺)는 피모(皮毛)와 합하고 족태양방광경(足太陽膀胱經)은 우리 몸의 표(表)를 주관한다. 따라서 解表類는 기표(肌表)로 가서 모공을 열고, 선투(宣透)시켜 체표에 있는 사기(邪氣)가 땀을 따라 해소될 수 있게 한다. 解表類를 응용할 경우에는 풍한(風寒)과 풍열(風熱)을 변별하여 사용해야 한다. 풍한(風寒)에 침습당한 경우 오한발열, 무한(無汗), 두통(頭痛), 신통(身痛), 설태박백(舌苔薄白), 맥부긴(脈浮緊) 등의 증상이 나타나므로 신온해표류(辛溫解表類)가 좋고, 풍열(風熱)에 침습당한 경우에는 발열, 미오풍한(微惡風寒), 인건구갈(咽乾口渴), 설태박황(舌苔薄黃), 맥부삭(脈浮數) 등의 증상이 나타나므로 신량해표류(辛凉解表類)를 사용하는 것이 좋다. 신온해표류(辛溫解表類)에는 생강(生薑), 계지(桂枝), 파[총(蔥)], 형개(荊芥), 방풍(防風), 자소엽(紫蘇葉), 창이자(蒼耳子) 등이 있고 신량해표류(辛凉解表類)에는 국화(菊花), 박하(薄荷), 뽕잎[상엽(桑葉)], 칡[갈근(葛根)],

담두시(淡豆豉), 금은화(金銀花) 등이 있다.

과도한 발한으로 진액이 모상(耗傷)되고 양기가 손상되는 일이 없도록 약간 촉촉한 듯할 정도만 땀을 내야한다. 解表類는 대부분 신산경양(辛散輕揚)하여 휘발성분이 많으므로 오래 끓이면 효과가 좋지 않으므로 잠깐만 끓이는 것이 좋고, 따뜻하게 먹는 것이 좋다.

4) 청열류(淸熱類)

청열사화(淸熱瀉火), 양혈해독(凉血解毒) 등의 작용이 있어 이열증(裏熱證)을 치료하는데 적용하는 식약재의 총칭이다. 청열(淸熱), 사화(瀉火), 해독(解毒), 조습(燥濕), 양혈(凉血), 청허열(淸虛熱) 등의 작용을 통하여 열사(熱邪)를 청설(淸泄)한다. 裏熱證의 본질은 "양열내성(陽熱內盛)"과 "음허내열(陰虛內熱)"이다. 외감육음(外感六淫)이 변해 裏熱證이 될 수도 있고, 오지(五志)의 과극(過極)과 실사(實邪)의 울체(鬱滯)가 화(火)로 변하여서도 裏熱證이 될 수 있다. 裏熱證은 대게 발열희냉(發熱喜冷), 구갈음냉(口渴飮冷), 면홍목적(面紅目赤), 번조다언(煩燥多言), 소변단적(小便短赤), 대변건결(大便乾結), 설홍태황(舌紅苔黃), 맥삭(脈數) 등의 증상이 나타난다. 질병 발전 과정 중(病程) 표현되는 것에 따라 기분(氣分)과 혈분(血分)으로 나뉘고, 병위(病位)에 따라 장(臟), 부(腑)의 차이를 두고, 병사(病邪)의 종류에 따라 온열(溫熱), 서열(暑熱), 열독(熱毒), 장부열(臟腑熱), 음허내열(陰虛內熱) 등으로 구분한다. 그러나 큰 범주에서 보면 실열증(實熱證)과 허열증(虛熱證)으로 대별될 수 있다. 청열류(淸熱類)에는 인동꽃[금은화(金銀花)], 민들레뿌리[포공영(蒲公英)], 댓잎[죽엽(竹葉)], 치자(梔子), 생지황(生地黃), 곽향(藿香), 벌등골나물[패란(佩蘭)] 및 수박[서과(西瓜)], 오이[황과(黃瓜)], 여주[고과(苦瓜)], 수세미오이[사과(絲瓜)], 미나리[수근(水芹)], 참죽나무잎[춘엽(椿葉)], 나물[현채(莧菜)], 좁쌀[속미(粟米)], 녹두(綠豆), 숙주나물[녹두아(綠豆芽)], 찻잎(茶葉), 연잎[하엽(荷葉)], 어성초(魚腥草) 등이 있다.

청열류(淸熱類)는 모두 성질이 한량(寒凉)하고 미고(味苦)한 경우가 많아서 상중(傷中)하여 비위(脾胃)의 운화(運化)에 영향을 주기 쉬우므로, 비위허한

(脾胃虛寒), 식소변당자(食少便溏者)에게는 마땅히 사용을 피하거나 화중(和中)시키는 식약재(食藥材)를 배합하여야 한다. 고조(苦燥)한 약은 또한 진액(津液)을 손상하기 쉬우므로 음허자(陰虛者)에게는 불리(不利)하니 꼭 써야만 할 경우에는 반드시 보음류(補陰類)를 배합하여야 한다. 사용에 있어서도 마땅히 병정(病情)에 적중하면 그쳐야지 과용(過用)해서 정기(正氣)를 손상하게 해서는 안 된다.

5) 사하류(瀉下類)

瀉下類는 대장(大腸)을 윤활(潤滑)하게 하여 배변을 촉진하는 작용이 있어 대변(大便)을 통리(通利)하고 적체(積滯)를 배출하는 데 적용하는 식약재를 통칭해서 말한다. 여기에 속하는 것은 위장의 숙식적체(宿食積滯)나 조변(燥便)을 배출시키는 데에, 실열(實熱)이 옹체(壅滯)된 것을 사하(瀉下)시키는 데에, 체내(體內)의 잉여 수분(水分)을 이변(二便)으로 배출하여 정음(停飮)을 제거하고 수종(水腫)을 줄이거나 없애는 데에 사용한다. 이러한 각각의 기능에 따라 공하(攻下), 윤하(潤下), 준하축수(峻下逐水)로 분류하는데 약선(藥膳)에 쓰이는 것은 대부분 윤하류(潤下類)이다. 潤下類 대부분은 식물의 종자나 종인으로 유지(油脂)를 많이 함유하고 있다. 이러한 油脂는 장도(腸道)에서 쉽게 흡수되지 않으므로 내복하면 장중(腸中)에 도달한 뒤에 腸道의 윤활(潤滑) 작용을 높이면서 대변(大便)을 연화(軟化)하여 배출하기 쉽게 만들어 윤장통변(潤腸通便) 작용을 갖게 된다. 따라서 潤下類는 주로 연로(年老), 체약(體弱), 구병(久病), 산후(産後)에 진고(津枯), 음허(陰虛), 혈허(血虛) 등으로 장조(腸燥)하여 변비(便秘)가 있게 된 사람에게 적용한다.

이러한 潤下類에는 참깨(芝麻), 측백나무씨(柏子仁), 삼씨(火麻仁), 산앵두씨(郁李仁), 복숭아씨(桃仁), 살구씨(杏仁), 육종용(肉蓯蓉), 바나나(香蕉), 봉밀(蜂蜜) 및 동물의 대장(大腸) 등이 있다. 사하류(瀉下類)를 응용할 때에는 보통 행기(行氣)하는 것을 배합하여 함께 사용하는데 이는 기기(氣機)를 소통(疏通)시켜 기체(氣滯)를 제거하면 대변배출에 유리해지기 때문이다.

6) 거풍습류(祛風濕類)

거풍제습(祛風除濕)하여 비통(痹痛)을 해제(解除)시키는 것을 주요작용으로 하여 풍습비증(風濕痺證)에 적용되는 식약재의 통칭이다. 풍(風), 한(寒), 습사(濕邪)가 인체에 침습(侵襲)되어 기육(肌肉), 경락(經絡), 근골(筋骨) 등에 머무르면 기혈(氣血)의 경락순행을 방해하여 근골(筋骨)의 중착(重着), 동통(疼痛), 마목(痲木), 근맥구련(筋脈拘攣), 관절(關節)의 굴신불리(屈伸不利) 등이 나타나게 된다. 이것이 오래되면 간신(肝腎)까지 미쳐 요슬산통(腰膝酸痛), 하지위약(下肢萎弱) 등이 나타나게 되는데 이것이 비증(痺證)이다. 痺證은 주로 풍습성관절염, 류마티스 관절염, 좌골신경통, 통풍, 퇴행성 골관절염 및 중풍 후유증 등을 포괄하고 있다. 여기에 속하는 재료들은 대부분 미(味)가 신고(辛苦)하며 비간신경(脾肝腎經)으로 귀경한다.

祛風濕類에는 오가피(五加皮), 엄나무껍질(海桐皮), 모과(木瓜), 독활(獨活), 뽕나무가지(桑枝), 수세미실(絲瓜絡), 우슬(牛膝), 상기생(桑寄生), 양고기(羊肉) 등이 있다.

이러한 약물의 일부는 신온향조(辛溫香燥)하여 음혈(陰血)을 손상하기 쉬우므로 음휴혈허(陰虧血虛者)는 마땅히 신중히 사용해야 하고 내풍증(內風證)은 사용하지 않는다.

7) 방향화습류(芳香化濕類)

기미(氣味)가 방향(芳香)하며 성질이 온조(溫燥)하여 화습성비(化濕醒脾) 등의 작용이 있는 것을 방향화습류(芳香化濕類)라고 한다. 주로 비위습곤(脾胃濕困)으로 운화(運化)가 실직(失職)되어 오는 완복비만(脘腹痞滿), 식소체권(食少體倦), 구감다연(口甘多涎), 구오애기(嘔惡噫氣), 범산(泛酸), 갈부욕음(渴不欲飮), 대변당박(大便溏薄), 설태백니(舌苔白膩) 등에 사용한다. 또한 담습옹체(痰濕壅滯)와 습온(濕溫), 서습(暑濕) 등에도 사용한다. 주로 창출(蒼朮), 후박(厚朴), 곽향(藿香), 사인(砂仁), 백두구(白荳蔻), 초두구(草豆蔻), 초과(草果), 패란(佩蘭) 등이 있다.

여기에 속하는 것은 신온향조(辛溫香燥)하여 상음모기(傷陰耗氣)하기 쉬우므로 음허진소(陰虛津少)하여 설강(舌絳)하거나 기허(氣虛)한 사람에게는 신중히 사용하여야 한다. 또, 대부분 방향성 정유 성분을 많이 함유하고 있기 때문에 장시간 끓일 경우 유효성분이 손실돼 약효과 떨어질 수 있으므로 주의한다.

8) 이수삼습류(利水滲濕類)

利水滲濕類란 체내에 수습(水濕)이 정체되어 오는 소변불리(小便不利), 수종(水腫), 임증(淋證), 담음(痰飮), 습온(濕溫), 황달(黃疸), 습창(濕瘡) 등에 대하여 수도(水道)를 통리(通利)시켜 수습(水濕)이 소변으로 원활하게 배출되게 하는 약재와 식재를 통칭한다. 利水滲濕類는 이수퇴종(利水退腫), 이뇨통림(利尿通淋), 이습퇴황(利濕退黃) 등으로 분류한다. 복령(茯苓), 택사(澤瀉), 율무[의이인(薏苡仁)], 동과피(冬瓜皮), 팥[적소두(赤小豆)], 옥수수수염[옥미수(玉米鬚)], 질경이씨[차전자(車前子)], 목통(木通), 통초(通草), 동규자(冬葵子), 동규엽(冬葵葉), 잉어(鯉魚), 붕어(鯽魚), 가물치(鱧魚), 냉이(薺菜), 상추(萵苣), 콩(大豆), 인진쑥(茵蔯) 등이 있다.

9) 소식류(消食類)

消食類란 소식화체(消食化滯)의 효능을 가져 상식(傷食), 식적(食積) 등에 사용되는 식약재를 통칭한다. 주로 숙식불소(宿食不消)로 인한 완복창민(脘腹脹悶), 애부탐산(噯腐呑酸), 오심구토(惡心嘔吐), 불사음식(不思飮食), 대변실상(大便失常) 및 비위허약으로 인한 소화불량 등에 적용한다. 산사(山楂), 엿기름(麥芽), 신곡(神曲), 무씨(蘿菖), 닭모래주머니[계내금(鷄內金)] 등이 있다.

10) 온리류(溫裏類)

온리산한(溫裏散寒)하는 작용이 있어 이한증(裏寒證)에 적용하는 약재와 식재를 통칭해서 말한다. 즉 한사(寒邪)가 내침(內侵)하여 비위(脾胃)의 양기(陽氣)가 피곤해서 오는 완복냉통(脘腹冷痛), 구토사리(嘔吐瀉痢), 사지불온

(四肢不溫), 또는 양기허약(陽氣虛弱), 구병상양(久病傷陽), 음한내성(陰寒內盛)으로 인한 위한지냉(胃寒肢冷), 면색광백(面色晄白), 산통(酸痛), 통경(痛經), 소변청장(小便淸長) 또는 하리청곡(下利淸穀), 지체부종(肢體浮腫), 설담태백(舌淡苔白) 등에 주로 사용한다.

육계(肉桂), 부자(附子), 정향(丁香), 회향(茴香), 후추[호초(胡椒)], 화초(花椒), 건강(乾薑), 부추[구채(韭菜)], 고추[날초(辣椒)], 개고기[구육(狗肉)], 양고기(羊肉), 닭고기(鷄肉) 등이 여기에 속한다. 여기에 속하는 것은 대체로 신열조열(辛熱燥烈)하여 잘못 이용하면 진액(津液)을 모상(耗傷)하기 쉬우므로, 열증(熱證), 음허증(陰虛證)에 속하거나 출혈경향이 있는 사람과 임산부에게는 마땅히 신중하게 사용하거나 사용하지 않는다.

11) 이기류(理氣類)

理氣類란 기기(氣機)를 소통(疏通)시켜 기체(氣滯)를 없애거나 강기(降氣)하는 것을 주요 작용으로 하는 식약재를 통칭해서 말한다. 주로 기기울체(氣機鬱滯)로 인한 각종의 병증(病證)에 적용된다. 즉, 비위기체(脾胃氣滯)로 인한 완복창만동통(脘腹脹滿疼痛), 애기범산(噫氣泛酸), 오심구토(惡心嘔吐), 변비(便秘) 등과 간기울체(肝氣鬱滯)로 인한 협륵창통(脇肋脹痛), 완비식소(脘痞食少), 또는 번조이노(煩躁易怒), 소복창만(小腹脹滿), 산기동통(疝氣疼痛) 및 월경부조(月經不調), 통경(痛經), 유방창통(乳房脹痛) 등에도 사용한다. 이밖에 폐기옹체(肺氣壅滯) 또는 흉양조폐(胸陽阻閉)로 인한 흉민기색(胸悶氣塞), 해수(咳嗽) 및 흉비심통(胸痺心痛) 등에도 사용한다.

이러한 理氣類에는 진피(陳皮), 청피(靑皮), 지각(枳殼), 목향(木香), 사인(砂仁), 오약(烏藥), 울금(鬱金), 향부자(香附子), 해백(薤白), 매괴화(玫瑰花), 월계화(月季花), 쟈스민[말리화(茉莉花)], 순무[무청(蕪菁)], 양배추[감람(甘藍)], 작두콩(刀豆) 등이 있다.

理氣類는 고온향조(苦溫香燥)하여 모기상음(耗氣傷陰)하기 쉬우므로 기허(氣虛), 음휴자(陰虧者)는 신중하게 사용해야 하며, 임신부는 마땅히 파기약(破氣藥)을 사용해서는 안된다. 또, 대개 기미(氣味)가 방향(芳香)하여 휘발성

정유 성분을 함유하는 경우가 많으므로 오래 끓이지 않는 것이 좋다.

12) 이혈류(理血類)

활혈화어(活血化瘀), 화혈지혈(和血止血) 작용이 있어 어혈, 출혈의 병증에 적용하는 식약재를 통칭해서 이른다.

혈(血)은 인체의 중요한 영양물질로 정상상태에서는 맥관(脈管)을 통해 신을 끊임없이 순행하며 오장육부(五臟六腑)를 관개(灌漑)하고 사지백해(四肢百骸)를 유양(濡養)한다. 그러나 병리(病理) 상황에서는 혈행 장애로 어혈(瘀血)이 내정(內停)하고 이경망행(離經妄行)하는 각종 혈증(血症)이 나타나게 되는데 이때 사용하는 것이 理血類이다. 理血類는 그 작용에 따라 활혈화어류(活血化瘀類)와 지혈류(止血類)로 분류한다.

活血化瘀類는 활혈화어(活血化瘀), 소종지통(消腫止痛), 통경이비(通經利痺)의 효능이 있어 혈행(血行)이 통창(通暢)하지 못하여 어혈(瘀血)이 저체(阻滯)되어 오는 경폐(經閉), 통경(痛經), 산후복통(産後腹痛), 심복자통(心腹刺痛), 징가비괴(癥瘕痞塊), 질타손상(跌打損傷) 등에 적용한다. 익모초(益母草), 홍화(紅花), 매괴화(玫瑰花), 당귀(當歸), 단삼(丹蔘), 도인(桃仁), 울금(鬱金), 군달채(莙薘菜), 유채(蕓薹) 등이 있다.

止血類는 혈액(血液)의 응고(凝固)를 촉진하여 출혈(出血)을 막는 효능이 있다. 주로 각혈(咯血), 뉵혈(衄血), 토혈(吐血), 변혈(便血), 요혈(尿血), 월경과다(月經過多), 붕루(崩漏), 자반(紫癜) 및 외상출혈(外傷出血) 등 각종의 출혈증(出血證)에 사용한다. 연근[우(藕)], 쑥[애엽(艾葉)], 백모근(白茅根), 땅콩속껍질[화생의(花生衣)], 목이버섯(木耳) 등이 이에 속한다.

13) 화담지해평천류(化痰止咳平喘類)

거담(祛痰)하거나 또는 소담(消痰)하여 해수(咳嗽)나 천식(喘息)을 경감시키거나 멈추게 하는 등의 효능을 가진 식약재를 통칭한다. 주로 외감(外感) 또는 내상(內傷)에 의해 일어나는 담다해수(痰多咳嗽) 또는 담음기천(痰飮氣

喘), 객담불상(喀痰不爽) 등의 병증(病症)에 사용된다. 그 중 일부 식약재는 전간경궐(癲癇驚厥), 영류나력(癭瘤瘰癧), 음저유주(陰疽流注) 등의 병증(病症)을 치료할 수 있다. 담(痰), 해(咳), 천(喘)의 상호 관계를 보면, 천해(喘咳)하면 매양 痰을 끼고 있는 경우가 많고, 痰이 많으면 또한 매양 咳喘하는 경우가 많으므로, 치료상 화담류(化痰類)은 통상 지해평천류(止咳平喘類)와 상호 배합하여 사용한다. 담탁해수(痰濁咳嗽)는 대개 폐(肺)의 병변이다. 담탁(痰濁) 등의 병사(病邪)가 肺에 들게 되면 폐기(肺氣)가 조체(阻滯)되면서 해수(咳嗽)가 나타나고, 肺氣가 옹체(壅滯)되어 내려가지 않으면 효천(哮喘)이 발생하게 된다. 그러나 이러한 병변은 비단 肺에 국한된 것이 아니라 수액대사를 담당하고 있는 신(腎), 비장(脾臟)과도 밀접한 관계를 가지고 있다. 때문에 화담지해평천류(化痰止咳平喘類)는 화담(化痰)하는 외에도 건비(健脾), 청폐(淸肺), 강기(降氣), 보폐신(補肺腎) 등의 효능을 함께 가지고 있는 것들이 많다.

반하(半夏), 진피(陳皮), 유자(柚子), 산약(山藥), 패모(貝母), 행인(杏仁), 은행[백과(白果)], 저폐(猪肺), 합개(蛤蚧) 등과 도라지[길경(桔梗)], 모싯대[제니(薺苨)], 김[자채(紫菜)], 다시마[곤포(昆布)], 토란, 곤약(蒟蒻), 죽순(竹筍), 수세미오이[사과(絲瓜)], 개채(芥菜), 배[이(梨)] 등이 여기에 속한다.

14) 안신류(安神類)

중진안신(重鎭安神) 또는 양심안신(養心安神)하는 효능을 가지고 있는 식재나 약재를 통칭한다. 주로 심기허(心氣虛), 심혈허(心血虛) 또는 심화항성(心火亢盛) 및 기타 원인으로 인한 심신불안(心神不安), 심계정충(心悸怔忡), 실면다몽(失眠多夢), 번조이노(煩躁易怒) 및 경풍(驚風), 전간(癲癇), 광망(狂妄) 등에 상용하는데 약선에서는 주로 양심안신(養心安神) 위주로 사용하고 있다.

대추(大棗), 산조인(酸棗仁), 백자인(柏子仁), 백합(百合), 합환피(合歡皮), 저심(豬心), 밀(小麥) 등이 여기에 속한다.

15) 평간잠양류(平肝潛陽類)

평간잠양(平肝潛陽) 혹은 평간식풍(平肝熄風) 작용을 가지고 있어 간양상항(肝陽上亢) 혹은 간풍내동(肝風內動)의 병증에 적용되는 식약재를 통칭한다. 걱정과 분노 등의 칠정(七情)의 과극(過極), 또는 기름진 음식을 많이 먹거나 과음하거나 방실노권(房室勞倦)이 심하면 아래로는 간신(肝腎)의 음(陰)이 부족하게 되고 위로는 간양간화(肝陽肝火)가 치솟아 두통두운(頭痛頭暈), 목창이명(目脹耳鳴), 면홍목적(面紅目赤), 급조이노(急躁易怒), 실면다몽(失眠多夢), 요슬산연(腰膝酸軟), 심계건망(心悸健忘), 지체진전(肢體震顫), 추휵경련(抽搐痙攣) 등의 증상이 나타나게 된다. 이런 경우에 적용하는 것이 平肝潛陽類이다. 천마(天麻), 국화(菊花), 괴화(槐花), 근채(芹菜), 녹차(綠茶) 등이 여기에 속한다.

04 약선 재료의 산지, 채취 및 저장

약선재료의 산지(産地)와 채취 및 저장의 적의성(適宜性) 여부는 재료의 품질에 영향을 미치는 중요한 요소로서 재료의 유효성분의 함량과 영양성분, 약효에 매우 큰 관계가 있다. 만약 산지가 적합하고 생장조건이 양호하며 채수(采收) 및 저장 시기가 적합하다면 재료의 품질이 높아지고 약성이 강해서 치료효과도 그만큼 좋게 되지만 반대로 약재의 품질이 떨어져서 약성이 약하면 치료효과도 그만큼 떨어진다. 그러므로 역대 의가들과 약공(藥工)들은 모두 약재의 산지와 채집을 매우 중시하였다.

1) 산지(産地)

약선의 재료가 되는 약재나 식재의 자연분포와 생장환경은 모두 일정한 지역성을 가지고 있다. 모든 식물과 동물들은 각각의 생장에 가장 알맞은 자연조건 즉 기온, 강수량, 일조량, 해발고도, 토양 등의 특정 조건이 있기 마련이고 이들 차이에 따라 재료의 특성과 약성의 차이가 나기 때문이다. 식재료의 경우 우리나라에서 전통적으로 늘 먹어왔던 것들이 재료가 되는 경우가 많지만 약재의 경우는 대개가 조화를 이루지 못한 상태, 즉 질병을 치료하기 위한 목적으로 사용되므로 한열온량 등 약성의 특징이 뚜렷하게 나타나는 것들이 많다. 신토불이(身土不二), 즉 우리 몸의 특성과 땅(환경)이 서로 다르지 않다고 해서 우리가 나고 자란 지역의 먹거리들이 우리의 건강에도 좋다는 견해에는 이견이 없다. 하지만, 질병의 치료 목적이라면 열대의 뜨거운 기운을 품고 있는 약재 혹은 냉대의 차디찬 기운을 품고 있는 약재를 모두 국산 토종으로 구할 수 없는 한계가 있다. 여기에서 특산물이나 "도지약재(道地藥材)"의 개념이 생기게 되었다.

≪세종실록지리지≫ 등의 기록은 전통적으로 우리나라 각 지역의 특산물이나 도지약재들이 어떤 것이 있었는가에 대한 기본적인 내용을 파악할 수 있는 좋은 자료가 된다. 하지만 최근 재배환경이 좋아지고 생산단가 등을 고려한 대량재배가 이루어지면서 특산물에 대한 개념이 전보다는 많이 열어졌다.

도지약재는 일종의 지역 특산물이라고 할 수 있는 약재들을 말하는 것으로 가장 품질이 좋은 진품 약재를 가리킨다. 역대로 중국의 유명 도지약재의 예를 들면 다음과 같다.

- 사천(四川) : 천련(川連)・천궁(川芎)・천오(川烏)・부자(附子)・천속단(川續斷)・천박(川朴)・천우슬(川牛膝)・천련자(川楝子)・천패모(川貝母)・두충(杜仲) 등.
- 절강(浙江) : 항백작(杭白芍)・항국화(杭菊花)・상패모(象貝母)・항백지(杭白芷)・대오약(臺烏藥)・우백출(于白朮)・원호(元胡)・산수유(山茱萸) 등.
- 하남(河南) : 회지황(懷地黃)・회우슬(懷牛膝)・회산약(懷山藥)・회국화(懷菊花)・우백부(禹白附)・천남성(天南星) 등.
- 광동(廣東) : 사인(砂仁)・광진피(廣陳皮)・곽향(藿香)・고량강(高良薑)・초두구(草豆蔻) 등.
- 동북(東北) : 인삼(人蔘)・세신(細辛)・오미자(五味子) 등.
- 기타 운남(雲南)의 삼칠(三七)・복령(茯苓), 산동(山東)의 아교(阿膠)・북

사삼(北沙蔘), 영하(寧夏)의 枸杞(구기), 감숙(甘肅)의 당귀(當歸), 산서(山西)의 黨蔘(당삼) 등등이 예로부터 저명한 도지약재(道地藥材)이다.

2) 약선재료의 채취

약재는 채취하는 계절이나 시간과 방법 등에 따라서 그 품질에 많은 차이가 난다. 동식물의 생장과정 단계나 생장환경의 차이와 약용부위에 따라서 함유성분의 질과 양이 많이 달라지며, 체취한 뒤의 건조방법이나 보관방법 등에 따라서도 많은 차이가 난다. 그러므로 품질이 우수한 약재를 채취하고 잘 유지하려면 그 동식물의 생장환경과 채취하는 계절 및 적합한 시간을 잘 알아야 한다.

보통 전초류(全草類) 약물은 뿌리 채 약을 쓰거나 지상부(地上部) 전체를 약으로 쓰므로 꽃이 피기 전 줄기와 잎이 가장 무성한 때나 개화기에 채취하는 것이 좋다. 그러나 사철쑥같이 어린 순을 약재로 쓰는 경우에는 예외이다. 葉類 약재 역시 꽃이 피기 직전이나 개화기에 채취하는 것이 가장 좋다. 단, 상엽이나 은행잎은 예외이다. 상엽은 서리가 내린 뒤에 채취하는 것이 더 좋고 은행잎은 낙엽이 질 때 채취하는 것이 더 좋다.

화류(花類) 약재는 대부분 꽃이 완전히 개화하기 직전에 채취하는 것이 가장 좋다. 과실·종자류 약재는 행인이나 오미자 등과 같이 완숙한 뒤에 채취할 것이 있고, 회향, 청상자, 견우자 등과 같이 완숙하면 과실이 벌어져서 종자가 散失될 수 있는 것은 완숙 직전에 채취해야 하고, 지실, 청피, 복분자 등은 미성숙과를 채취해야 한다.

뿌리나 근경류(根莖類) 약재는 일반적으로 이른 봄이나 늦가을에 채취하는 것이 좋으며, 생장기간이 짧은 것은 싹이 나오기 직전이나 경엽(莖葉)이 시든 뒤에 채취하는 것이 좋다. 왜냐하면 싹이 오른 뒤에는 뿌리에 저장되어 있던 영양성분이 경엽으로 빠져나오기 때문이다.

수피류(樹皮類) 약재는 보통 봄, 여름 물이 충분히 올라왔을 때 채취하는 것이 벗기기에도 좋고 유효성분의 함량도 높다. 여러 해에 걸쳐서 연속으로 채취해야 할 수피류 약재를 채취할 때는 나무가 죽지 않도록 환상으로 돌려 채취하는 것은 삼가야 한다. 근피류(根皮類) 약재는 뿌리나 근경류 약재의 채취시기와 일치한다.

요컨대 약재를 채취할 때는 약효성분을 가장 많이 함유하는 때가 어느 때인지를 잘 알아서 채취해야 한다.

3) 약선재료의 저장

(1) 약재의 저장

약물 저장의 관건은 첫째 약재의 건조(乾燥)와 방습(防濕), 둘째 약재의 저장 온도, 셋째 통풍(通風)과 차광(遮光), 넷째 충해(蟲害)의 방지에 달려있다.

① 건조

식물류 약은 채집 후에 니토잡질(泥土雜質)과 비약용(非藥用) 부분을 제거한 뒤에 반드시 건조처리를 해서 저장을 해야 한다. 건조 방법에는 쇄건(晒乾)・음건(陰乾)・홍건(烘乾) 등의 방법이 있다. 쇄건(晒乾)은 햇볕에 말리는 방법이고, 음건(陰乾)은 통풍이 잘되는 곳에서 그늘에 말리는 방법이다.

홍건(烘乾)은 인공 건조기로 말리는 방법으로 장과류(漿果類)・근경류(根莖類)・동물류・장기류(臟器類) 등의 약재에 모두 적용 가능하다. 특히 즙액이 많은 구기자 등의 장과류나 생지황, 황정과 같은 근경류 약물을 말릴 때 적합하다. 신속하게 건조하려면 온도를 70~90℃까지 높일 수 있다. 단, 천궁처럼 휘발성이 강한 방향성 약이나 오초사(烏梢蛇)・태반 등과 같은 동물약과 장기약(臟器藥)은 25~30℃의 저온에서 완만하게 건조시켜야 한다.

건조된 상태에서 이용되는 모든 약물은 수분함량이 10% 이하가 되도록 완전 건조해야한다. 저장장소의 습도는 12%이하를 유지하도록 한다.

② 저장

약물을 채취한 후 보관상태는 품질의 손실을 막고, 유효성분의 함량을 유지하는데 있어 중요한 방법이 된다. 약물의 저장 전에는 반드시 약재의 충란(蟲卵)을 없애고 건조상태가 양호해야 한다. 약재를 60℃의 온도에서 훈증하고 난 후 저장하면 충란과 해충을 소멸시킬 수 있다.

약물의 저장은 일반적으로 건조된 상태에서 10℃ 이하의 저온에서 저장하는 것이 좋다. 방향성 정유성분이 많이 함유된 약물과 휘발성 성분이 함유된 약재의 경우 온도가 높아짐에 따라 함유된 성분이 발산되고, 해충의 침범을 받기도 쉽다. 또한 꽃과 잎을 활용하는 약물의 경우, 홍화나 자초(紫草) 등은 직사광선에 노출되면 변색이 되고 효능이 감소하기 때문에 차광도 주의를 기울인다.

약물의 건조는 저장의 선결조건이지만 약물의 특성에 따라 보존방법도 달리해야 한다. 오미자·여정자·나복자·백개자 등과 같은 식물의 과실이나 종자류 약재는 일반적으로 옹기 중에 보관하는 게 좋고, 판람근·대청엽·익모초 등과 같은 방향성이 없는 뿌리나 경엽은 음량처(陰凉處 : 건조하고 서늘한 그늘)나 나무상자 속에 보관하면 좋고, 유질(油質 : 기름기)을 많이 함유하거나 방향성이 강한 약물 및 일부 귀중약품은 적당한 항아리나 병속에 밀폐시켜 보존하는 것이 좋다. 벌레 먹기 쉽거나 습기를 잘 흡수하는 약재는 석회를 칠한 나무상자나 항아리 속에 보관하는 것이 좋으며 종자류 약재는 쥐를 방비해야 한다.

백화사(白花蛇)·오공(蜈蚣)·자충(蟅蟲)·태반 등과 같은 동물과 장기조직류(臟器組織類)의 약재는 석회로 된 항아리 속에 보관하는 것이 수분을 흡수하여 건조하게 할 수 있어서 좋으며 아울러 냉암소(冷暗所)에 보관 하는 것이 벌레와 부패를 방지하는 데 좋다. 일부 비린내 나는 동물성 약재는 화초(花椒)와 함께 보관하는 것이 벌레를 막는데 유리하다.

광물류 약재인 석고(石膏)·활석(滑石) 등은 일반적으로 나무상자 안이나 또는 도기(陶器) 중에 보관하는 것이 좋으나 풍화되기 쉬운 약재인 붕사·망초·화초(火硝) 등은 반드시 항아리 안에 밀폐시켜 보관함으로써 공기나 햇볕을 접촉하여 습이 차고 풍화되어 변질되는 것을 막아야 한다. 이 밖에 극독약물은 반드시 분리 저장해서 사고의 발생을 방지해야 한다.

일부 약물들은 독특한 상관관계를 가지고 있어 저장에 함께 저장되거나 혹은 함께 저장하는 것을 피하기도 한다.

예를 들면, 택사와 목단피는 함께 저장할 경우 택사는 충해(蟲害)를 입고, 목단피는 퇴색하기 때문에 함께 저장하지 않는다. 반대로 화초(花椒)의 경우는 해마(海馬) 등 동물성 약재의 변질을 방지하는 효과가 있어 함께 보관하기도 한다. 방향성 약재는 일반 약재와 분리보관하거나 밀폐보관하여 그 방향성 성분이 다른 약재에 베어들지 않도록 하는 것이 좋다.

건조하지 않은 신선한 상태로 사용해야 하는 생지황이나 생노근, 생강 등은 햇볕이 안 들고 습기가 있는 모래 속에 저장하는 것이 좋다.

(2) 식재의 저장

식재료 즉 식품원료들은 대개 다량의 수분을 함유하고 있을 뿐 아니라 생명 유지에 필요한 다양한 영양성분을 가지고 있다 보니 미생물에 의해 오염될 가능성이 높다. 또한 수확 시기나 어획시기가 특정 계절로 한정되어 있는 시간적 제약과 지역적 제약 등등 여러 한계성을 가지고 있어 이를 극복하기 위한 다양한 저장, 가공의 기술이 사용되어져 왔다. 전통적으로는 약재와 마찬가지로 건조하여 저장하는 것이 가장 보편적인 방법이었으나 그 외에는 염장이나 발효 등 다양한 형태로 가공, 저상되었나.

식재료 각각 특성에 따라 저장 방법이 다르게 되는데 곡물은 수분함량을 14.5% 이하로 하고 70% 이하의 습도를 유지하면 부패와 변질을 막을 수 있고, 약재와 마찬가지로 저온 저장할 경우 품질저하가 적고 맛이 좋다. 저온 저장시 온도는 15℃ 이하, 상대습도는 70~80%를 유지한다.

두류는 중요한 단백질 공급원으로 우리나라 전통음식과 발효음식에 빠지지 않는 중요한 재료로 곡류와 마찬가지로 수분함량과 저장온도가 중요하다. 수분함량은 11% 이하로 유지하고 통풍이 잘되는 낮은 온도의 저장소가 적합하다.

과일과 채소는 수분함량이 80~95% 정도로 높아 장기저장이 어렵고 수확 후에도 호흡, 증산, 생장 등 여러 생화학적 반응이 계속 일어나기 때문에 저장이 까다롭다. 때문에 과일은 주로 제철에 수확해 소비하고, 남은 것은 고(膏)의 형태로 저장되는 경우가 많았고, 채소의 경우는 묵나물이나 부각, 김치, 장아찌 등의 형태로 가공, 저장하는 것이 발달하게 되었다.

육류와 생선류 등은 지금은 냉장, 냉동 기술이 발달하면서 유통기간이 길어졌지만 이러한 기술의 발달이 있기 전에는 대개 건조하거나 염장, 훈연 등의 가공을 통해 저장하는 경우가 많았다.

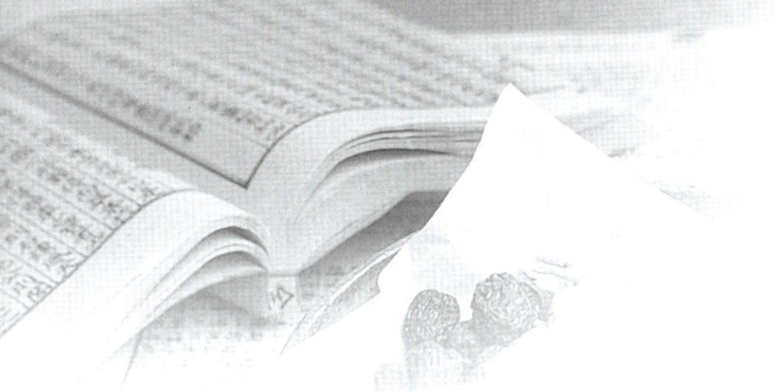

Chapter

05 약선처방의 이해

약선(藥膳)은 건강 증진과 질병의 예방, 치료를 위한 목적으로 먹는 특수한 음식이기는 하나 평상시에 먹는 음식과 다르지 않기 때문에 치료에 전적으로 쓰이는 치료 방제(方劑)와는 차이가 있다. 중심이 되는 재료는 식재료이고 부가적으로 쓰이는 것이 약재인 경우가 많기 때문이다. 때문에 약선처방에 있어서 식재료를 고려하지 않고 어떤 병증에 대표적으로 쓰이는 탕방제를 일방적으로 넣거나 혹은 조방(組方)에 있어서 식재를 제외하고 군신좌사를 논하는 경우는 음식을 이용한 식이요법이라는 대전제에 어긋나게 되는 경우가 많다. 본 장에서는 이러한 점을 유념하면서 일반적인 방제의 배오이론과 처방 구성, 치법 등에 대한 내용을 살펴보고 응용할 수 있도록 하고자 한다.

01 배오(配伍)이론

약선(藥膳)의 배합응용은 먼저 두 재료간의 배오관계를 다루는 칠정(七情)에 대해 논술하고 다음으로 약선 처방구성의 기본 원칙인 군(君)·신(臣)·좌(佐)·사(使)에 대해 살펴보기로 한다. 또한 양생보건 약선의 처방구성에 주로 쓰이는 음양조화의 상대적 배오 방법에 대해 알아보고, 약선의 배오금기에 대해 상술하기로 한다.

1) 칠정(七情)

약선의 配伍는 ≪신농본초경(神農本草經)≫에서 총결(總結)한 "七情"을 가리키는데 주로 두 가지 이상의 약물이나 식재료의 배합 방식을 말한다. 이러한 배오의 임상적 의의는 첫째 여러 가지 약물의 장점을 발휘하고 촉진하며, 둘째 약물의 단점이나 독성·부작용은 서로 억제하고, 셋째 장부의 생리적 병리적 특성과 연계시키도록 한다는 것 등이다.

일반적으로 약재나 식재의 복합적인 배합은 한 가지 재료만을 활용하는 것보다 효과가 더 좋으며 활용범위도 더 넓어지는 장점이 있다. 그러나 식재료와 약을 배합할 때 일정한 원칙이 없이 가짓수를 너무 많이 하지 않는 것이 좋다. 약선의 배합(配合)에서 상수(相須), 상사(相使), 상외(相畏), 상쇄(相殺)의 방식(方式)은 자주 활용되고 있으나 상오(相惡), 상반(相反)의 방식은 금기되어 있다.

(1) 단행(單行)

약재나 식재 한 가지만 사용하여 치료 작용을 나타내는 방법으로, 약물의 효능을 뚜렷하게 알 수 있고 그 효능에 집중해서 치료 효과를 볼 수 있다. 그러나 잘못 사용했을 때 부작용 또한 그대로 나타날 수 있다. 주로 병증의 상태(病情)가 단순한 경우에 응용한다.

예 인삼(人蔘) 한 가지만을 1냥~2냥의 대량으로 넣어서 달인 독삼탕(獨蔘湯)으로 출혈과다 또는 망양증(亡陽證)으로 인한 탈기(脫氣)나 쇼크 등을 치료한다.

(2) 상수(相須)

효능이 서로 유사한 두 가지 이상의 약재나 식재를 배합하여 효능이 본래보다 더 상승하게 되는 배합방법이다. 예컨대, 석고(石膏)에 지모(知母)를 배합하면 청열사화(淸熱瀉火), 생진(生津)하는 작용을 증강시키고, 대황(大黃)과 망초(芒硝)를 배합하면 공하사열(攻下瀉熱)하는 작용이 증강된다. 약선에서는 약재와 일반 식재료를 相須 배합하여 약은 음식의 효능을 증강시키고 음식은 약의 효능을 돕게 할 수가 있다. 예를 들면 백합(百合)과 배를 같이 넣고 달여 마시면 폐열(肺熱)을 없애고 폐음(肺陰)을 기르는 효과가 더욱 증강되며, 무와 귤피를 같이 넣고 달여 마시면 하기소담(下氣消痰)하며 소화를 돕는 작용이 더욱 증강된다.

(3) 상사(相使)

효능에 서로 공통된 부분이 있는 약재나 식재를 함께 사용하되, 한 가지 재료가 위주가 되고 다른 한 가지는 보조가 되게 하여 군(君)이 되는 재료의 효능을 강화시키는 배합방법이다. 예컨대 보기이수(補氣利水)시키는 황기에 건비이수(健脾利水)시키는 복령을 함께 사용하여 복령이 황기의 補氣利水 작용을 증강시켜주는 배합, 또 석고죽엽죽(石膏竹葉粥)에서 君인 석고(石膏)의 청열(淸熱)작용을 청심(淸心)작용의 죽엽(竹葉)과 양음(養陰)작용의 쌀로써 보조하는 것과 같은 관계를 말한다.

(4) 상외(相畏)

어느 한 가지 약재나 식재의 독성(毒性)이나 부작용이 다른 한 가지 재료에 의해 감경(減輕)되거나 제거되는 배합방법이다. 예를 들어 생반하(生半夏)와 생남성(生南星)의 독성은, 생강으로 인해 감경되거나 제거되므로 半夏는 생강을 상외(相畏)한다고 말한다. 또, 꽃게와 생강의 배합에서 생강은 꽃게의 약간 서늘한 성질을 제거시킬 뿐 아니라 비린내를 완화시키면서 해독하는 작용을 하는데 이 또한 상외(相畏)의 배합관계로 볼 수 있다.

(5) 상쇄(相殺)

어느 한 가지 약재나 식재가 다른 한 가지의 약물의 독성이나 부작용을 감경(減輕) 또는 소제(消除)시켜주는 배합이다. 예를 들어 생강(生薑)은 生半夏의 毒性을 감경(減輕)시키거나 소제(消除)해주므로, 生薑은 半夏를 상쇄(相殺)한다고 말한다. 약선에서 생강은 생선의 비린내를 완화시켜주므로 조미료로 많이 사용되고, 이러한 관계가 상쇄의 배합이 된다. 상외와 상쇄는 독성이나 부작용을 중심으로 제어당하는 경우를 상외, 제어하는 경우를 상쇄라고 한다.

(6) 상오(相惡)

두 가지 약재나 식재를 함께 사용했을 때, 어느 한 가지의 재료가 다른 한

가지의 효능을 파괴하거나 저하시키는 배합이다. 예를 들어 인삼(人蔘)은 대보원기(大補元氣)하는 대표적인 보기약이고, 무[나복(蘿菔)]는 소식(消食), 파기(破氣)하는 효능의 식재이다. 이 둘을 배합하면 무가 人蔘의 보기(補氣) 작용을 파괴하거나 저하시킨다. 이러한 배합을 상오(相惡) 관계라고 한다.

(7) 상반(相反)

두 가지의 약재나 식재를 함께 사용했을 때 毒性이나 부작용이 더욱 증강되는 배합이다. 예를 들어 "십팔반(十八反)"·"십구외(十九畏)"의 경우 등이다.

선인들의 임상경험과 민간 전통경험에 근거하면 음식물의 배합금기는 약물의 배합 금기사항보다 더 많으며, 최근에는 영양학적 연구 성과에 따라 서로 배합했을 때 주요 성분이 파괴되거나 감약되는 경우를 과학적으로 속속 밝혀내고 있다.

2) 처방구성의 기본 원칙 _ 군(君)·신(臣)·좌(佐)·사(使)

양생보건이나 질병을 예방·치료하기 위해서는 일반적으로 한 가지 원료를 사용하기 보다는 두 가지 이상의 원료를 배합한 처방을 구성해서 투여하는 것이 효율적이다. 왜냐하면 서로 다른 성미와 효능을 가진 각 원료들 간의 이상적인 조합을 통해서 치우친 편성(偏性)이나 독·부작용을 제어하고 목적하는 치료효과를 증강시키거나 풍미를 높일 수 있기 때문이다. 따라서 여러 가지의 약물이나 식물(食物)을 무조건 배합하는 것이 아니라 일정한 방제 구성원칙 즉, 조방원칙(組方原則)에 따라 배합하는 것이 치료효과와 풍미를 더 높이게 된다. 이러한 방제구성의 배오방법에 대해 ≪素問·至眞要大論≫에 "황제께서 물으시기를 '方劑에서 君臣은 무엇을 말합니까? 岐伯이 말씀드리기를 病을 주치하는 것을 君이라 하고, 君을 돕는 것을 臣이라 하며, 臣에 호응하는 것을 使라고 합니다."[163]라고 밝히고 있다. 이에 대해 좀 더 자세히 설명하고자 한다.

163) ≪素問·至眞要大論≫ : "帝曰 : 方劑君臣, 何謂也? 岐伯曰 : 主病之謂君, 佐君之謂臣, 應臣之謂使."

(1) 군약(君藥)_군료(君料) : 君이 되는 원료

君藥 또는 君이 되는 원료는 이른바 主원료로서 병의 원인과 주요 증상(主症)에 대해 주된 치료작용을 하는 약물이나 식물(食物)이다. 따라서 군약 또는 군의 원료는 대체로 성능이나 약력이 강하고, 약량(藥量)이 가장 많으며, 되도록 한두 가지의 재료로 국한된다. 예컨대 마황탕에서의 마황이나 구미강활탕에서의 강활에 해당되는 약물이다. 약선을 예로 든다면 삼계탕에서의 인삼과 닭에 해당한다. 또, 진액(津液) 부족으로 인한 변비를 치료하기 위한 藥膳이라면 윤장통변(潤腸通便)이 가장 주된 목적이 되므로 소자마인죽(蘇子麻仁粥)이나 욱이인죽(郁李仁粥)에서는 윤장통변 효능이 있는 마인(麻仁)과 욱이인(郁李仁)이 君이 되는 원료가 된다.

(2) 신약(臣藥)_신료(臣料) : 臣이 되는 원료

臣藥 또는 臣이 되는 원료는 이른바 보좌약으로서 군약(君料)의 주된 치료작용을 도와 강화시키는 약물이나 食物이다. 따라서 마황탕에서의 계지나 구미강활탕에서의 방풍과 같이 君藥(君料)과 성미·효능이 비슷한 약재나 食材를 상수배합(相須配合)으로 응용하는 경우가 많다. 혹 성미·효능이 君藥(君料)과 다르더라도 계지탕에서의 백작약과 같이 다른 각도에서 君藥(君料)의 치료 작용을 도와 강화시키는 약물(또는 食物)이며, 대체로 君이 되는 원료보다 숫자가 상대적으로 많다.

그러므로 어떤 주된 처방의 가감방이 되려면 그 질병의 병인(病因)과 主症을 치료하는 君藥(君料)과 臣藥(臣料)이 동일한 경향을 가져야만 그 처방의 가감방이라 할 수 있으며, 여타의 상동한 약물이나 食物의 숫자가 아무리 많아도 君이 되는 원료와 臣이 되는 원료가 다르면 별도의 처방으로 보아야지 가감방이라고 보기가 어렵다[164]. 약선을 예로 든다면 삼계탕에서의 찹쌀, 황기, 마늘 등에 해당한다.

예를 들어 진액(津液)의 부족으로 인한 변비의 경우 진액부족과 함께 폐

164) 黃泰康 總編, 謝文光 主編, ≪中醫配方學≫, 북경, 中國醫藥科技出版社, 2000. 23쪽.

(肺)와 위(胃)의 氣가 하강하지 못하거나 내열(內熱)이 성(盛)한 등의 원인이 동반된다. 때문에 생진윤장(生津潤腸)하면서 강기통부(降氣通腑)하거나, 자음제열(滋陰除熱) 등의 효능을 가진 원료를 선택하여 보조 사용하게 되는데 소자마인탕(蘇子麻仁湯)에서 강기통부(降氣通腑)하는 작용으로 마인(麻仁)의 작용을 돕는 소자(蘇子)와 같은 것을 말한다.

(3) 좌약(佐藥)_좌료(佐料) : 佐가 되는 원료

佐藥 또는 佐가 되는 원료는 이른바 겸증약(兼症藥), 조절약(調節藥), 반좌약(反佐藥)을 포괄하는 약물이나 食物로서 다음의 3가지 종류가 있다[165].

① 君이 되는 원료나 臣이 되는 원료를 협조하여 치료작용을 증강시키거나 겸증(兼症)이나 차요(次要) 증상을 치료하는 원료이다.

예 마황탕 중의 행인이나 구미강활탕 중의 천궁, 백지, 황금 등. 약선을 예로 든다면 삼계탕에서의 대추에 해당한다.

② 君이 되는 원료의 독성이나 맹렬한 약성 또는 편성(偏性)을 억제하거나 제거하는 원료로서 君藥이 되는 원료의 불량반응을 방지하여 용약(用藥)·용선(用膳)의 안전성을 확보하는 효과를 가진 원료이다.

예 구미강활탕 중의 생지황, 소청룡탕 중의 오미자, 십조탕 중의 대추 등

③ 이른바 반좌(反佐) 약으로 진한가열(眞寒假熱)이나 진열가한(眞熱假寒)처럼 병증의 본질과 현상이 불일치하는 경우, 사기(邪氣)가 치성하여 약물을 복용하면 거부하여 토하는 경우에 주치 약물의 약성과 반대되는 약물이나 食物을 소량 가미하여 환자가 약물을 잘 받아들일 수 있도록 유도하는 재료이다.

예 백통가저담즙탕(白通加猪膽汁湯)[166]의 저담즙(猪膽汁)이나 좌금환(左金丸)의 오수유 등

---

165) 한의대 방제학교수 공편저, ≪方劑學≫, 서울, 영림사, 1999. 41쪽.

166) 白通加猪膽汁湯은 附子, 乾薑, 葱白 등의 溫陽하는 약물에 鹹寒한 人尿와 苦降하는 猪膽汁을 가미한 처방임.

(4) 사약(使藥)_사료(使料) : 使가 되는 원료

使藥 또는 使가 되는 원료는 이른바 인경약(引經藥)과 조화약(調和藥)으로서 처방 약물이나 食物들의 약력(藥力)이 병소(病所)에 도달할 수 있도록 이끌어주거나 다른 약물이나 식물의 편성(偏性)을 조화시키는 재료이다.

예 팔정산(八正散) 중의 등심(燈心)이나 마황탕 중의 자감초(炙甘草) 등

3) 처방구성의 상대적 배오방법

성질이 서로 반대인 약물이나 식재료를 배합함으로써 약리작용이 어느 한쪽으로 너무 치우치는 것을 방지하고 음양의 균형이 잡히게 하는 배오방법으로서 건강을 위한 약선을 만들고자 할 때에 많이 응용할 수 있는 방법이다.

(1) 공보겸시(攻補兼施)

이는 부정거사(扶正祛邪)의 원칙에 따라 가장 일반적으로 활용하는 방법으로 정기(正氣)를 북돋우는 약물이나 식재료와 사기(邪氣)를 치거나 물리치는 약물 또는 식재료를 함께 사용하는 방법이다. 이는 邪氣를 공격할 때 正氣가 손상되거나 또는 정기를 보익할 때 邪氣가 대신 힘을 받아 더욱 항성해지는 부작용을 최대한 방지하기 위해서이다. 공격을 위주로 할지 보익을 위주로 할지 그 비율을 어느 정도로 할지 등은 체질과 병증에 따라 적절히 조절하면 된다.

예 율무죽에 대추를 넣는 것은 율무의 지나친 청열거습(淸熱祛濕) 작용을 조절하기 위함이다.

(2) 한열병조(寒熱幷調)

이는 약성이 한량한 약물과 온열한 약물이나 식재료를 함께 배합해서 처방의 전체적인 약성이 寒熱의 어느 한쪽으로 치우치는 것을 방지하고자 할 때 활용하는 방법이다. 일반적으로 질병을 치료하는 처방인 경우에는 질병의 성질에 따라 한열을 조절해야 하지만 일반 대중이 함께 먹을 수 있는 건강약선의 경우에는 한열의 균형을 잘 맞추어야만 부작용을 최소화할 수 있다.

예 냉면에 겨자를 사용한다든지 배추나 무 김치를 담글 때 양념으로 성질이 辛熱한 파 마늘, 생강 등을 넣는 것

(3) 승강병행(升降幷行)

이는 승부(升浮)하는 성질의 약물이나 식재료와 심강(沈降)하는 성질의 약물이나 식재료를 동시에 배합하여 약력(藥力)이 지나치게 위로만 가거나 또는 아래로만 가는 것을 방지하는 방법이다. 예컨대 노인들에게 무릎을 튼튼하게 한다고 해서 우슬만 다용하게 되면 기운이 쳐져서 어깨가 아프게 되므로 적절히 황기를 배합함으로써 기력을 더하면서 슬통을 고친다든지, 길경과 지각을 함께 배합함으로써 흉격을 상하로 막힌 것을 시원하게 뚫어주어 승청강탁(升淸降濁)과 기기(氣機)의 승강이 잘 되도록 도와주는 것 등이다.

예 ≪상한론(傷寒論)≫의 총시탕(葱豉湯)에 소금을 약간 넣는 것은 총(葱), 시(豉)의 지나친 신온발산(辛溫發散)한 성질을 조절하기 위해서이다.

(4) 산수병거(散收幷擧), 행삽동용(行澁同用)

이는 산삽(酸澁)한 수렴성 약물이나 식재료와 신온(辛溫)하여 행기(行氣), 활혈(活血), 발산(發散)시키는 약물 또는 식재료를 함께 배합함으로써 지나친 수렴으로 오는 기혈의 울체나 지나친 발산으로 오는 기혈진액(氣血津液)의 모손(耗損)을 방지하려는 방법이다.

02 약선처방의 응용원칙

藥膳의 응용 원칙으로는 변증시선(辨證施膳), 치병구본(治病求本), 부정거사(扶正袪邪), 음양조화(陰陽調和), 비위조섭(脾胃調攝)과 장부기능의 조정, 삼인제의(三因制宜), 이장보장(以臟補臟) 등이 있다.

1) 변증시선(辨證施膳), 치병구본(治病求本)

변증시치(辨證施治)는 한의학의 기본 특징 중의 하나이며, 약선에 있어서는 이를 변증시선(辨證施膳), 변증시식(辨證施食), 변증용선(辨證用膳), 또는 변증식치(辨證食治)라는 말로 대신한다. 따라서 변증시선은 질병 상태의 수요에 근거해서 적합한 약선을 선택, 사용하는 것이므로 치료효과를 보증하는 관건이 된다.

辨證이란 망문문절(望聞問切)의 사진(四診)을 통하여 각종의 임상 현상과 체징(體徵)을 수집한 후, 한의학의 기초이론에 근거하여 질병의 원인, 성질, 부위 및 邪氣와 正氣의 관계 등을 분석, 종합, 개괄하여 병증을 변별하는 과정을 말한다. 논치(論治)란 변증의 결론을 근거로 하여 그에 상응하는 치료 원칙과 방법을 확정하는 것을 말하고, 시치(施治)란 확정된 방법과 원칙에 따라 그대로 치료를 시행하는 것을 말한다. 따라서, 시선(施膳) 또는 용선(用膳)은 변증 결과에 따라서 적합한 약선을 선택하여 응용하는 것을 말한다. 즉, 변증은 치료원칙과 방법을 결정하기 위한 전제이자 근거를 탐구하는 것이고, 논치는 질병을 치료하기 위한 수단과 방법을 강구하는 것이다.

치료원칙과 처방이 적절한가의 여부는 변증의 정확성에 달려 있고, 변증논치의 정확성 여부는 치료효과에서 나타난다. 이처럼 변증과 논치는 불가분의 관계에 있으며 질병을 인식하고 해결하는 기본원칙으로서 병세의 경중완급 및 치료의 우선순위를 확정하여 병증에 방약(方藥)이 적합하도록 하는 방법이다.

변증시치의 과정 중에 반드시 준수되어야 하는 치료원칙이 치병구본(治病求本)이다. 이는 질병을 치료하려면 반드시 그 근본 원인을 탐구해야 한다는 뜻으로, 여러 가지가 뒤섞여 있는 복잡한 임상 증상들을 잘 살펴서 질병의 근본 원인을 찾아내고[심증구인(審證求因)], 질병의 근본 원인에 맞추어 정확한 치료방법을 확정 운용하기 위한 원칙이다. 질병의 본질에 맞추어 정치(正治)·반치(反治)와 표본선후(標本先後)를 확정한다.

(1) 본치(本治)와 표치(標治)

질병의 근본 원인을 다스리는 것을 본치(本治)라 하고, 질병의 외적 증상을 좇아 다스리는 것을 표치(標治)라 한다. 질병의 "표(標)"와 "본(本)"은 하나의 상대적 개념이다. 예컨대, 정사(正邪)로 말하면 정기(正氣)는 本이 되고 사기(邪氣)는 標가 되며, 병인병기(病因病機)와 증상으로 말하면 병인병기가 본이 되고 증상은 표가 되며, 질병의 선후로 말하면 먼저 생긴 병증이 본이 되고 속발 병증이 표가 되며, 질병의 신구(新久)로 말하면 구병(久病)이 본이 되고 신병(新病)이 표가 된다.

일반적으로는 本을 위주로 하여 또는 우선하여 치료하는데, 標의 증상이 급박한 경우에는 표를 우선하여 치료한다(緩則治其本, 急則治其標). 대개의 경우 본치를 하면 표는 저절로 해결되는 수가 많지만, 표치를 하면 임시의 조치가 될 뿐 근본적인 해결이 되지 않는다. 만약 표본이 함께 중요하다면 표본을 함께 치료한다[표본동치(標本同治)].

(2) 정치(正治)와 반치(反治)

正治 또는 역치(逆治)란 질병의 임상 증상의 성질과 본질이 서로 일치할 때에 그 증후에 거슬리는 방법으로 치료하는 것을 말하며, 임상에서 가장 많이 쓰이는 방법이다. 예컨대, 정기(正氣)가 허하면 보해주고[허칙보지(虛則補之)], 사기(邪氣)가 실하면 사해주며[실칙사지(實則瀉之)], 실열증(實熱證)이면 차게 하고[열자한지(熱者寒之)], 허한증(虛寒證)이면 덥게 해주는[한자열지(寒者熱之)] 방법이다.

반치(反治) 또는 종치(從治)란 진한가열(眞寒假熱)이나 진열가한(眞熱假寒)과 같이 질병의 임상 증상 성질과 본질이 서로 상반되는 경우에 그 증상의 성질을 좇아서 치료하는 것을 말한다. 예로 이열치열(以熱治熱)과 이한치한(以寒治寒)이 있는데, 이열치열(以熱治熱)은 밖으로 드러나는 증상은 열증처럼 보이지만 실제는 속이 냉해서 오는 병증이라 성질이 뜨거운 약으로 치료하는 것을 말하고, 이한치한(以寒治寒)은 외적인 증상은 한증(寒證)처럼 보이지만 실제는 내부에 열이 갇혀서 밖으로 한상(寒象)이 나타나는 것이라 성질이 찬 약으로 치료하는 것을 말한다.

(3) 동병이치(同病異治)와 이병동치(異病同治)

同病異治란 질병의 양상이나 임상 증상은 비슷하지만 병인병기가 다른 경우에 치병구본(治病求本)의 원칙에 따라 치법을 달리하는 것을 말한다. 예컨대, 같은 변비라도 이열(裏熱)로 인한 것인지, 기체(氣滯)로 인한 것인지, 진허(津虛)로 인한 것이지 등에 따라 치법이 전혀 달라지게 된다.

감기를 예로 들면 계절마다 침입하는 사기가 각각 다른데, 여름철의 감기는 주로 서습(暑熱과 濕)에 속하므로 서습(暑濕)의 제거를 위주로 치료해야 한다. 홍역[마진(痲疹)]의 경우, 초기에는 병증이 아직 뚜렷하지 않으므로 발표투진(發表透疹)[167] 방법을 써서 치료해야 하고, 후기에는 열이 완전히 제거되지 않아 음을 손상시키므로 반드시 음을 보양하고 열을 제거하는 방법으로 치료해야 한다. 또한 침입한 사기의 성질・발병 계절・환자의 체질・병태의 전변이 다르므로 증상 역시 다르며, 따라서 치법 역시 달라져야만 한다.

동병이치를 약선식료학에서는 동병이식(同病異食)이라고도 하는데 같은 병증이라도 발병원인과 발병시간, 지역, 환자의 반응상태, 병세 등에 따라서 섭취하는 음식도 달리하는 것을 말한다.

예 같은 위완통(胃脘痛)이라도 음식이 체한 것이면 삼선음(三仙飮)이나 무죽과 같은 소화를 돕는 음식을 먹고, 한사(寒邪)로 인한 것이면 생강죽과 같은 胃를 따뜻하게 하는 음식을 먹으며, 간기범위(肝氣犯胃)한 것이면 자스민차나 장미차 등과 같은 소간화위(疏肝和胃)하는 음식을 먹고, 비위허한(脾胃虛寒)으로 인한 것이면 양육탕이나 붕어죽 같은 건비온위(健脾溫胃)하는 음식을 먹는다. 위음부족(胃陰不足)으로 인한 것이면 옥죽죽이나 맥문동죽과 같은 양음익위(養陰益胃)하는 음식을 먹는다.

이병동치(異病同治)란 질병의 양상이나 임상 증상은 서로 다르지만 병인병기가 대체로 비슷한 경우에는 같은 방법으로 치료하는 것을 말한다. 예컨대,

167) 발표투진(發表透疹) : 發表는 체내의 독기를 발산하는 것이고, 透疹은 疹을 透泄하는 것이다. 만약 疹이 透泄되지 않거나 시원하게 나오지 않는 경우는 辛凉解表類의 약물을 사용하여 透疹을 순조롭게 하여 증후의 변화를 예방해야 한다.

탈항, 자궁하수, 설사 등은 서로 다른 병이지만 그 원인이 모두 중기하함(中氣下陷)에 속하는 것이라면 모두 중기(中氣 : 중초비기(中焦脾氣))를 끌어올리는 방법으로 치료할 수 있다.

이병동치를 약서식료학에서는 이병동식(異病同食)이라고도 하는데, 서로 다른 병증이라도 질병이 진행되는 과정 중 같은 병기(病機)가 나타나면 섭취하는 음식도 같이 할 수 있다는 것을 말한다.

예 중기하함(中氣下陷)으로 인한 구사(久瀉), 탈항(脫肛), 변혈(便血), 붕루(崩漏), 자궁하수(子宮下垂) 등의 증상에는 인삼복령죽, 황기죽 등과 같은 中氣를 끌어올리는 효능이 있는 음식을 섭취한다.

2) 부정거사(扶正祛邪)

"扶正"이란 곧 인체의 부족한 정기를 돕는 것이다. 인체의 정기는 광범위한 개념이므로 정·기·혈·진액 등의 인체를 구성하는 기본물질과 장부·경락 등 인체를 구성하는 각종 조직기관 및 인체의 각종 생리기능 상태를 포괄한다. ≪소문·통평허실론≫의 "정기를 빼앗겨 부족하면 허증이다(精氣奪則虛)"와 ≪소문·삼부구후론≫의 "허하면 보한다(虛則補之)"는 扶正의 치료원칙을 확정하는 이론적 근거이다. 부정의 구체적인 치료방법은 보음(補陰)·장양(壯陽)·익기(益氣)·양혈(養血)·증액(增液) 등이 있는데, 이는 모두 補法의 범주에 속한다.

"祛邪"란 체내의 邪氣를 제거하는 것이다. 각종 사기들은 그 성질과 특성이 다르고 인체에 침입하는 부위가 다르기 때문에 거사 방법도 여러 가지이다. 예를 들면 발한해표(發汗解表)·신산거풍(辛散祛風)·용토담연(涌吐痰涎)·공하적체(攻下積滯) 및 소식(消食)·화적(化積)·거어(祛瘀)·이습(利濕)·축수(逐水) 등의 치료법이 있다. ≪소문·통평허실론≫의 "사기가 성하면 실증이다(邪氣盛則實)"와 ≪소문·삼부구후론≫의 "실하면 사한다(實則瀉之)"는 바로 祛邪의 치료원칙을 확정한 이론적 근거이다.

扶正과 祛邪는 확연히 다른 치료원칙으로서 하나는 부족한 정기를 보충하여 치료하는 방법이고, 다른 하나는 사기가 성한 것을 제거함으로써 치료하는 방법이다. 그러나 질병의 발생·발전 및 그 변화과정에서 사기와 정기의 성쇠변화는 밀접한 관계가 있다. 따라서 부정과 거사 간에도 서로 쓰임이 되고 돕는 관계가 있다. 예를 들면 부정의 목적은 정기를 증강하는 것에 있는데, 정기가 충실해지면 저항력이 증가하여 사기에 대항하고 제거하는 능력을 발휘한다. 이것이 바로 이른바 "정기가 성하면 사기가 저절로 물러간다(正盛邪自却)"는 것이다. 거사의 목적은 체내의 사기를 제거함으로써 사기에 의한 인체의 손상을 막고 정기를 보호함으로써 정기의 회복을 촉진하는 데 있다. 이것이 바로 이른바 "사기가 제거되면 정기가 안정된다(邪祛則正安)", "사기를 제거하여 정기를 보전한다(祛邪存正)"고 하는 것이다.

3) 음양조화(陰陽調和)

질병이 발생하는 근본을 살펴보면 인체 음양의 상대적인 협조평형 관계가 실조되어 음 혹은 양의 지나친 항진이나 쇠약을 초래한 것이다. 음양의 조정은 이러한 인체의 음양실조의 구체적인 정황에 근거하여 그 상대적인 협조평형의 회복을 촉진하는 것이다. 그러므로 ≪소문·지진요대론≫에서 "음양의 소재를 신중히 관찰하여 이를 조리하되, 평형을 이루는 것을 목적으로 해야 한다."[168]고 하였다. 음양의 조정은 부족한 것을 보충하고 남아도는 것을 제거하여 음양이 어느 한쪽으로 치우치는 것을 바로잡아 음평양비(陰平陽秘)의 생리상태를 회복하는 것이다.

(1) 손기편성(損其偏盛)_그 편성한 것을 덜어낸다.

"損其偏盛"이란 음이나 양의 어느 한쪽이 남아도는 것을 사(瀉)하는 방법으로써 음 혹은 양의 치우침을 바로잡는 것이다. 그러므로 음이나 양의 어느 한쪽이 성함으로 인해 발생하는 각종 병증에 적용한다.

---

168) 謹察陰陽所在而調之, 以平爲期.

(2) 보기편쇠(補其偏衰)_그 편쇠한 것을 보충한다.

"補其偏衰"란 음이나 양의 어느 한쪽의 부족을 보충하는 방법으로 음양의 쇠약을 바로잡는 것이다. 그러므로 음이나 양 어느 한쪽이 쇠약하여 발생하는 각종 병증에 적용한다.

(3) 오미(五味)의 조화(調和)

일반적으로 양생보건을 목적으로 하는 약선을 만들고자 할 때에는 특별히 체질적 특성을 고려한 경우가 아니라면 되도록 사기(四氣)와 오미(五味)를 조화(調和)시켜서 어느 한 쪽으로 치우치지 않도록 하는 것이 바람직하다. 그렇게 하면 약성이 중화되어서 대체로 누구나 먹어도 별탈이 나지 않고 건강에 좋기 때문이다. ≪소문(素問)·장기법시론(藏氣法時論)≫에서는 오장에 유익한 음식물을 쭉 나열한[169] 뒤에 "독약(毒藥)은 사기를 공격하며, 오곡(五穀)은 오장(五臟)을 자양(滋養)하고 오과(五果)는 오장을 도우며, 오축(五畜)은 오장을 보익(補益)하고 오채(五菜)는 오장을 충양(充養)한다. (곡물·과일·육류·채소·수산물의) 기미(氣味)를 골고루 섭취하면 정기(精氣)를 補益할 수 있다. 이 다섯 가지 음식물에는 신(辛)·산(酸)·감(甘)·고(苦)·함(鹹)의 五味가 들어 있어서 각기 이로운 바가 있으니 혹은 발산(發散)시키고 혹은 수렴(收斂)시키며 혹은 완화시키고 혹은 급(急)하게 하며 혹은 견실하게 하고 혹은 부드럽게 한다. 사시의 오장과 질병이 오미의 마땅함을 따른다."[170]라고 하여 오미를 고루 배합하여 섭취하는 것이 건강 유지에 도움을 준다고 하였다. 음식의 五味는 인체에 대하여 각기 다른 효능 작용을 가지고 있으므로 이를 균형있게 고루 섭취하는 것이 영양학적으로 보나 기미론적(氣味論的)으로 보나 조화를 이루어서 건강을 유지하는 데에 도움을 준다. 편식을 하여 五味

---

169) ≪素問·藏氣法時論≫ : "肝色青, 宜食甘, 粳米牛肉棗葵皆甘. 心色赤, 宜食酸, 小豆犬肉李韭皆酸. 肺色白, 宜食苦, 麥羊肉杏薤皆苦. 脾色黃, 宜食鹹, 大豆豕肉栗藿皆鹹. 腎色黑, 宜食辛, 黃黍鷄肉桃葱皆辛. 辛散, 酸收, 甘緩, 苦堅, 鹹耎."

170) ≪素問·藏氣法時論≫ : "毒藥攻邪, 五穀爲養, 五果爲助, 五畜爲益. 五菜爲充, 氣味合而服之, 以補精益氣. 此五者, 有辛酸甘苦鹹, 各有所利, 或散或收, 或緩或急, 或堅或耎, 四時五藏, 病隨五味所宜也."

가 편중되면 영양학적으로 보나 기미론적으로 보나 어느 한편으로 치우치게 되어 장부·기혈·음양의 조화가 깨지게 되므로 질병을 초래하기가 쉽다.

4) 비위조섭(脾胃調攝)과 장부기능의 조정

(1) 비위조섭(脾胃調攝)

한의학에서 脾胃는 後天의 근본이라고 말한다. 오장육부가 모두 비위를 통해서 흡수되는 수곡지기(水穀之氣)에 의해서 영양공급을 받기 때문이다. 모든 음식물은 반드시 脾胃의 소화흡수, 운화(運化)과정을 거쳐야만 비로소 氣血로 전화(轉化)되어 우리 몸을 기르게 된다. 그러므로 氣血의 성쇠(盛衰) 여부는 脾胃의 생리기능과 음식물의 공급 여하에 달려있다. 脾胃의 생리기능이 왕성하면 병세에 따라 적절한 음식물을 배합하여 필요한 영양을 공급할 수 있으나, 만약 脾胃의 생리기능이 제대로 발휘되지 못하면 소화흡수가 잘 안되므로 아무리 좋은 약선이라도 본래의 효능을 충분히 발휘할 수 없다. 따라서 치병을 위한 용약(用藥)·용선(用膳)에서 반드시 먼저 脾胃 기능을 잘 조섭하지 않으면 안 된다. 그러므로 역대 명의들이 한결같이 胃氣를 중시했는데 그 중에서도 손사막의 다음과 같은 말은 지금까지도 질병의 치료와 예방에서 여전히 중요한 지침이 되고 있다.

손사막은 "배가 고플 때 먹고 목이 마를 때 마시되 음식은 조금씩 자주 먹고 폭식하지 말아야 한다. 많이 먹으면 소화하기 힘들므로 약간 모자란 듯이 먹도록 해야 한다. 과식하면 脾臟을 손상시키고 굶주리면 氣를 손상시킨다. 고기는 적게 먹고 채소를 많이 먹어야 한다." 이것은 ≪내경(內經)≫에 "오곡(五穀)으로 몸을 건강하게 하고 과채(果菜)로 보충한다."고 한 말과 서로 부합된다. "조금씩 자주 먹고 폭식하지 말라!"고 한 것은 위장병(胃腸病) 환자를 위한 식사규칙일 뿐 아니라 胃가 건강한 사람을 위한 예방조치이기도 하다. "음식은 담백하게 먹어야 한다."고 제시한 것도 현대의 각종 성인병의 예방·치료에 도움이 되는 말이다. 또, "胃가 불편하면 잠을 편안하게 잘 수 없으므로", "밤에 취하게 마시지 말고 과식하지 말아야 한다."고 하였으며, 또한 음식은 "너무 뜨겁거나 싸늘하게 하지 말고 그 차고 뜨거운 것을 적절하게 해야 한다."고 한 것들이 모두 脾胃病 예방을 위한 사항들이다. 그는 또 治病할 때는 먼저 음식요법(飮食療法)을 고려해야 한다고 하여 임상에서 각기 다른 병세에 따라 飮食療法과 약물료법(藥物療法)을 결합한 食療方을 만들어 활용하였는데 飮食療法은 인체의 胃氣를 기르고 보호하는 작용이 있기 때문이다. 脾胃 기능이 좋아지면 자연히 음식물의 소화흡수가 잘 되어 충분한 영양공급이 이루어질 수 있을 뿐만 아니라 약물의 작용도 충분히 발휘될 수 있으므로 병세가 그만큼 빨리 회복될 수 있는 것이다.

(2) 장부 생리기능의 조정

비위의 조섭이 이루어지면 장부의 생리기능을 조정해야 한다. 장부의 생리기능 조정은 다음과 같은 두 가지로 이루어진다. 첫째, 어떤 장부의 어떤 생리기능이 항진하거나 쇠퇴하는 것을 조정한다. 둘째, 오장 사이의 관계, 특히 오장 사이의 생리기능이 협조와 평형을 잃은 것을 조정한다. 장부의 생리기능을 조정하는 방법은 실제로 남아도는 것은 사하고 부족한 것은 보하는 것이다. 즉, 기능의 항진을 억제하고 쇠퇴한 기능을 북돋는 것이다.

인체는 하나의 유기체이므로 "장(臟)과 장(臟)", "부(腑)와 부(腑)", "장(臟)과 부(腑)"는 생리기능적 측면에서 서로 협조하며, 그 중 어떤 기능들 간에는 상호제약 관계가 존재한다. 예를 들면 간의 상승작용과 폐의 하강작용, 비의 상승작용과 위의 하강작용 등이다. 그러나 또한 상반되면서도 서로 조화를 이루고, 서로 쓰임이 되기도 한다. 어떤 기능들 간에는 상호 촉진하는 관계가 존재한다. 예컨대 폐의 수도(水道)를 소통·조절하는 기능과 腎이 水氣를 주관하는 기능, 간의 소설기능과 비의 운화기능 등이다. 인체의 모든 생리기능은 상대적인 협조평형 관계를 유지한다. 따라서 장부기능을 조정할 때는 단순히 어떤 장부의 어떤 생리기능이 실조되었는가 하는 것만을 고려해서는 안 되며, 각 장부의 생리기능 간의 상호관계를 조정하는데 주의해야 한다.

5) 삼인제의(三因制宜)

질병을 치료할 때에는 반드시 환자의 체질, 성별, 연령 등과 당시의 계절,

환경, 풍토지리 등의 실제 상황을 고려하여 적당한 치료방법을 모색하고 확정하는 것을 三因制宜라고 하며, 다음의 3가지가 있다.

(1) 인인제의(因人制宜)

같은 병증이라도 그 사람의 성별, 연령, 체질 등에 따라 처방을 적절하게 조절해야 한다는 것이다.

예 어린아이들은 양기가 치성하므로 양음보혈하는 약물을, 노인들은 기혈이 부족하므로 보양(保養)하는 약물을, 남자들은 기의 소모가 많으므로 보기약을, 여성들은 혈의 소모가 많으므로 보혈약을 적절히 가미한다.

(2) 인시제의(因時制宜)

천지자연의 변화와 인체의 변화가 상응하므로 사계절의 기후변화는 인체의 생리·병리에 직접·간접으로 영향을 미치기 때문에 약선을 응용할 때에도 이를 적절히 고려하여 처방을 조절해야 한다는 것이다.

예 바람이 많은 봄에는 풍열(風熱)이나 풍한(風寒)을 소산(疏散)시키는 약물을 가미하고, 고온다습한 여름에는 서열(暑熱)로 인해 진액의 손상이나 서습(暑濕)의 침범을 받기 쉬우므로 청열조습(清熱燥濕)·청량거서(清涼祛暑)하는 약물을 가미하고, 건조한 가을에는 진액을 손상하기 쉬우므로 양음생진윤조(養陰生津潤燥)시키는 약물을 가미하고, 한랭한 겨울에는 풍한의 침범을 받기 쉬우므로 거한온양(祛寒溫陽)·온리축한(溫裏逐寒)하는 약물을 적절히 가미한다.

(3) 인지제의(因地制宜)

지리적인 특징이나 환경 조건이 인체와 질병에 미치는 영향을 고려하여 치법과 처방을 적절히 조절해야 한다는 것이다.

예 건조한 지역에 거주하는 사람들에게는 양혈윤조(養血潤燥)시키는 약물을 비습(卑濕)한 지역에 거주하는 사람들에게는 삼습이수(滲濕利水)하거나 건비조습(健脾燥濕)하는 약물을 적절히 가미한다.

6) 금기준수(禁忌遵守)

약선은 약물과 일반 식재료를 적절히 배합하여 조리하는 것이므로 약선의 효능을 최대한 발휘시키도록 하려면 또한 약선 원료간의 배합금기는 물론이고 환병(患病)기간, 복약기간, 임신기간・산후 등의 음식금기사항을 잘 지켜야 한다. 식품영양학적 관점에서 영양소의 흡수율저하나 파괴를 초래할 수 있는 식품간의 상호관계도 여기에 포함된다고 볼 수 있다. 그 중에서도 한의학 이론을 기본이론으로 하고 있는 藥膳이니 만큼 현재 그 사람이 처해져 있는 병리적 상태에 근거한 증후(證候)에 관한 금기가 가장 중요한 위치를 차지한다고 할 수 있다.

예를 들면 부편돈구육(附片燉狗肉)같은 보양(補陽) 약선의 경우 신양부족(腎陽不足)으로 몸이나 손발이 차고 허리가 아프면서 잘 붓는 경우에는 적합하다고 할 수 있으나 불면에 오심번열(五心煩熱), 목적(目赤), 도한(盜汗) 등 허열(虛熱) 증상을 동반하는 음허(陰虛)한 사람의 경우에는 매우 부적합하기 때문이다.

음식 금기는 어떤 약물을 복용할 때에 어떠어떠한 음식을 금기할 것인가에 관한 것이다. 이를 "복약식기(服藥食忌)"라고도 하며, 간칭(簡稱)하여 "食忌"라고도 하고, 속칭 "기구(忌口)"라고도 한다.

음식금기의 최초 기록은 ≪五十二病方≫에서 "맥치(脈痔)"・"옹(癰)"의 치료에는 "돼지고기・생선을 먹지 말라."라고 한 것이다. 한・장중경(漢・張仲景)의 ≪金匱要略・禽獸魚蟲禁忌幷治第二十四≫에 "음식의 맛은 병에 적합한 것이 있고 몸에 해로운 것이 있으니, 만약 맞으면 인체에 유익하고 해가 되면 질병을 일으키는데 이것으로 위급하게 되면 모두 치료하기 어려워진다."고 하였고, "肝病에는 辛味를 금하고 心病에는 鹹味를 금하며, 脾病에는 酸味를 금하고 肺病에는 苦味를 금하며, 腎病에는 甘味를 금한다."[171]고 하였다." 또 ≪傷寒論≫의 桂枝湯方 뒤에서도 분명히 말하기를 : "生冷(생것과 차가운 것)・粘滑(점성이 있고 미끄러운 것)・肉麵(고기와 밀가루)・五辛(다섯 가지의 매운맛이 나

171) ≪金匱要略・禽獸魚蟲禁忌幷治第二十四≫ : "所食之味, 有與病相宜, 有與身爲害, 若得宜則益體, 害則成疾, 以此致危例皆難療." "肝病禁辛, 心病禁鹹, 脾病禁酸, 肺病禁苦, 腎病禁甘."

는 채소)·酒酪(술과 초)·臭惡(악취가 나는 것) 등의 음식을 금한다."[172]고 하였다. 葛洪(갈홍)의 ≪肘後備急方·卷七≫에서는 또 "감초는 배추를 꺼리고, 목단피는 호채(胡菜)를 꺼리며, 상산은 파를 꺼리고, 황련과 도라지는 돼지고기를 꺼리고, 복령은 식초를 꺼리고 천문동은 잉어를 꺼린다."[173]고 말하였다. 당·손사막(唐·孫思邈)은 ≪備急千金要方·卷一服餌第八≫에서 집중적으로 20여가지의 飮食禁忌를 예시하였다. 그 중에 "무릇 服藥 時에는 생(生)·랭(冷)·초(酢)·활(滑)·저(猪)·견(犬)·어(魚)·유(油)·면(麵)·산(蒜) 및 과실(果實) 등을 끊어야 한다(凡服藥皆斷生·冷·酢·滑·猪·犬·魚·油·麵·蒜及果實)."[174]고 했는데 이것은 지금까지도 여전히 임상에서 적용하고 있다. 宋代의 ≪嘉祐補注本草·序例≫의 "복약식기예(服藥食忌例)" 一節에서는 服藥食忌 16가지를 예시했고, 明代의 ≪本草綱目·卷二·服藥食忌≫에서는 이를 기초로 더 보충해서 31가지가 되었다. 이 후 明·淸 및 근대 의약서적들은 모두 여기에 근거하여 기술하거나 혹은 증감하였다. 그 중에 "위령선(威靈仙)·土茯苓은 茶를 꺼린다." 등은 요즘 사람들에게도 여전히 인용되고 있다.

藥材에 있어서의 임신(妊娠) 기간의 용약금기(用藥禁忌)도 藥膳에서의 금기사항으로 지켜야 함이 마땅하다.

배오(配伍) 禁忌에 있어서는 비록 한 가지 藥膳에 사용되는 약재가 대개는 2~3가지에 그치는 경우가 많지만 이들이 藥膳 구성안에서 주재료나 부재료로 중요한 작용을 수행하므로 그들 간의 상호관계에 대해 주의를 기울여야 한다. 配伍 관계 중에서 상오(相惡)·상반(相反) 관계에 있는 재료들은 함께 사용하는 것을 금하고, 이외 십팔반(十八反)·십구외(十九畏)에 속하는 금기사항들 또한 지켜야 한다.

---

172) ≪傷寒論≫ 桂枝湯方 : "禁生冷·粘滑·肉麵·五辛·酒酪·臭惡等物."
173) ≪肘後備急方·卷七≫ : "甘草忌菘菜·牧丹忌胡菜, 常山忌葱, 黃連·桔梗忌猪肉, 茯笭忌大醋, 天門冬忌鯉魚."
174) ≪備急千金要方·卷一·服餌第八≫ : "凡服藥皆斷生·冷·酢·滑·猪·犬·魚·油·麵·蒜及果實."

(1) 약물 상호간의 배오 금기

잘 알려진 십팔반(十八反), 십구외(十九畏) 등이 널리 알려진 약물 상호간의 배오 금기라고 할 수 있다.

十八反에 대한 장종정(張從正)의 ≪유문사친(儒門事親) · 卷四十≫로 대표되는 가결(歌訣)은 다음과 같다. "本草明言十八反, 半蔞貝蘞及攻烏, 藻戟遂芫俱戰草, 確蔘辛芍叛藜蘆."

번역 "본초경(本草經)에 十八反을 분명히 말하기를 :
반하 · 과루 · 패모 · 백렴 · 백급은 오두(烏頭)를 공격하고,
해조 · 대극 · 감수 · 원화(芫花)는 모두 감초와 싸우며,
모든 蔘과 세신 · 작약은 여로(藜蘆)와 상반한다 하였다네!"[175]

十九畏는, 유황(硫黃)은 박초(朴硝)를, 수은(水銀)은 비상(砒霜)을, 랑독(狼毒)은 밀타승(密陀僧)을, 파두(巴豆)는 견우(牽牛)를, 정향(丁香)은 울금(鬱金)을, 아초(牙硝)는 경삼릉(京三棱)을, 초오(草烏) · 천오(川烏)는 서각(犀角)을, 人蔘은 오령지(五靈脂)를, 관계(官桂)는 적석지(赤石脂)를 각각 상외(相畏)한다는 것이다[176].

(2) 약물과 식물(食物) 간의 배오 금기

약물과 음식이 그 근원을 같이 하기 때문에 사기오미(四氣五味)의 치우침은 거의 비슷하다고 볼 수 있다. 다만 약물이 음식물에 비해서 그 치우친 정도와

---

175) 十八反에 대한 이 歌訣은 문장이 간단하고 기억하기 쉽게 되어 있어서 오늘날까지 매우 널리 유전되고 있다. 이 歌訣에 포함된 약물은 모두 ≪본초경집주≫와 相同한데 합계하면 19가지의 약물이 된다. 오늘날 ≪中華人民共和國藥典≫에도 十八反의 내용을 기록하고 있는데 구체적인 약물은 일반적으로 다음의 약물이 포함되어야 하는 것으로 본다. 甘草는 감수(甘遂) · 경대극(京大戟) · 홍대극(紅大戟) · 원화(芫花) · 해조(海藻)와 相反하고, 오두(烏頭) · 부자(附子) · 초오(草烏)는 반하(半夏) · 川貝母 · 절패모(浙貝母) · 과루(瓜蔞) · 과루피(瓜蔞皮) · 瓜蔞子 · 천화분(天花粉) · 白及 · 백렴(白蘞)과 상반하고, 질려(蒺藜)는 人蔘 · 남사삼(南沙蔘) · 丹蔘 · 玄蔘 · 苦蔘 · 赤芍 · 白芍 · 細辛과 상반한다. 1985년판 ≪藥典≫에서는 또한 당삼(黨蔘)과 北沙蔘도 역시 질려(蒺藜)와 同用하면 안된다고 되어 있다.

176) ≪약선학본초≫, 김규열 편저, 성보사, 2009. 80-81쪽 참조.

독성이 더 크다는 것이 다를 뿐이다. 따라서, 약물과 음식물의 함유 성분이 서로 다르기 때문에 가공과정 중에 어떤 성분이 상호 작용할 경우 인체에 오히려 해가 되거나 어떤 성분의 소화흡수에 방해가 됨으로써 건강에 장애가 되거나 약물의 치료효과를 떨어뜨릴 수 있다.

옛 문헌 기록에 의하면 돼지고기는 오매·길경·황련과 상반하고 창출과 동식(同食)하면 동풍(動風)하며, 메밀과 동식하면 모발이 빠지고 풍병을 앓으며, 비둘기고기나 붕어·황태(黃太) 등과 同食하면 氣를 체(滯)하게 한다. 또, 돼지피는 지황과 하수오를 기(忌)하고 황두(黃豆)와 同食하면 氣가 滯하며, 돼지간은 메밀·콩국과 同食하면 고질(痼疾)이 발생하고 어육(魚肉)과 同食하면 옹저를 발생하며, 양고기는 반하(半夏)·창포(菖蒲)·구리·주사(朱砂)와 식초를 忌하고, 개고기는 상륙과 상반(相反)하며 행인을 忌하고, 붕어는 후박과 상반하고 맥문동·개채(芥菜)·돼지 간을 忌하며, 잉어는 朱砂와 개고기를 忌하고 귀육(龜肉)은 술과 비름을 忌하며, 선어(鱔魚)는 개고기와 개의 피를 忌하고 참새고기는 백출·오얏·돼지간을 忌하며, 오리알은 오얏·오디를 忌하고 자라고기는 토끼고기·오리고기·비름·달걀을 忌한다[177].

전재우의 ≪한방음식요법≫에 소개되어있는 "섞어서는 안 될 약재와 음식재료"[178]는 다음과 같다.

표 5-1.

재료명	약재와의 금기	식재와의 금기
개고기	행인, 상륙	오리, 잉어, 마늘
꿩고기		메밀, 사슴고기, 돼지간, 붕어, 호두, 참나무버섯
닭고기		겨자, 개고기, 자라고기, 토끼고기
돼기고기	황련, 오매, 길경	콩, 메밀, 사슴고기, 메추리고기, 붕어, 자라고기
돼지피	지황, 하수오	콩
사슴고기		꿩고기, 새우, 생나물

177) ≪中國藥膳辨證治療學≫, 中國藥膳研究會(周文泉 外 3人) 主編, 인민위생출판사, 2002. 44쪽.
178) ≪한방음식요법≫, 전재우 저, 여강출판사, 1997. 48-51쪽 참조.

재료명	약재와의 금기	식재와의 금기
소고기		개고기, 밤
토끼고기		사슴고기, 닭고기
양고기	반하, 석창포, 주사	팥, 콩장, 메밀, 식초
검정콩	피마자, 후박, 인삼	더덕
녹두	비자	잉어
밀	나복자	산초
더덕	방기	검정콩
무	숙지황, 하수오	
대추		생선, 파
생강	황금	
차(茶)	위령선, 토복령	
게		감, 꿀, 대추
두렁허리	백출	돼지간, 추리
잉어	천문동, 주사	닭고기, 돼지간, 개고기
새우		개고기, 닭고기
붕어	후박, 맥문동, 주사	갓[개채(芥菜)], 돼지간, 사슴고기
자라고기		돼지고기, 토끼고기, 오리고기, 달걀, 닭고기, 복숭아, 겨자, 술, 비름
꿀		대추, 파
감초	해조	
단삼	오수유	검정콩, 식초, 신음식
당귀	석창포, 해조	
반하		엿, 양고기, 양피
보골지	감초	유채
복령		식초
도인		자라고기
산수유	길경, 방풍, 세신	
세신	황기, 산수유	

재료명	약재와의 금기	식재와의 금기
석창포		엿, 양고기, 양피
오미자	둥글레(옥죽)	
오수유	단삼, 진피(秦疲)	
인삼	나복자	무, 검정콩
숙지황	패모, 유근피, 무이, 나복자, 웅담	무, 파, 마늘
창출		고수, 참새고기, 청어, 복숭아, 추리, 마늘
하수오		모든 피, 무, 파, 마늘
황기	백선피, 세신, 별갑	
후박	택사	검정콩, 붕어

(3) 식물(食物) 상호간의 배오 금기

≪음선정요(飮膳正要)≫ 중에 말하기를 "대개 음식은 뒤섞여서는 안 되니, 뒤섞이면 혹 금기를 범하는 경우가 있게 되므로 아는 이는 이를 잘 분별해서 피해야 한다(蓋食不欲雜, 雜則或有所犯, 知者分而避之)."고 하였다. 이는 음식물 사이에도 금기가 있음을 말한 것이다.

문헌 기록에 의하면 말고기는 창출 또는 생강과 同食하면 안되고, 양간(羊肝)은 산초와 동식하면 안되니 심장을 손상하기 때문이며, 토끼고기는 생강과 同食하면 안되고, 소고기는 밤과 同食하면 안되고, 양두(羊肚)는 소두(小豆), 매실과 同食하면 안되고, 양고기는 물고기회나 락(酪)과 同食하면 안되고, 사슴고기는 포어(鮑魚), 새우와 同食하면 안되고, 소간은 메기[점어(鮎魚)]와 同食하면 風을 생하니 안되고, 소의 장(腸)은 개고기와 同食하면 안되고, 메추라기고기는 돼지고기와 同食하면 얼굴에 검은 점이 생기니 안되고 버섯과 同食하면 치질이 생하니 안되며, 꿩고기는 메밀국수와 同食하면 벌레가 생기니 안되고 붕어나 돼지간과 同食해도 안되며 메기와 同食하면 전질병(癲疾病)이 생기니 안되고, 참새고기는 오얏과 同食하면 안되고, 오리고기는 거북고기와 同食하면 안되고, 잉어는 개고기와 同食하면 안되고, 황어(黃魚)는 메밀국수와

同食하면 안되고, 배는 게와 同食하면 안되고, 오얏이나 마름은 꿀과 同食하면 안되고, 상치는 酪과 同食하면 안되고, 비름은 거북고기와 同食하면 안되고, 겨자는 토끼고기와 同食하면 안 된다[179].

(4) 환병(患病) 기간의 음식의기

환병기간의 飮食宜忌는 앓고 있는 질병의 한열허실(寒熱虛實)·음양성쇠(陰陽盛衰)의 성질에 근거해서 食物의 四氣·五味·승강부심(升降浮沈)·귀경(歸經) 등의 특수성과 결합해서 확정해야 한다. ≪내경≫에서는 각종 질병의 음식금기에 대해서 천술(闡述)하고 있는데 음식금기와 오미의 과편(過偏) 외에 "熱病이 조금 나아졌을 때 고기를 먹으면 재발하고 과식하면 설사한다. 이것이 그 금기이다."[180]라고 하였다. 漢代의 ≪五十二病方≫과 ≪무위의간(武威醫簡)≫에도 모두 복약기간 중의 飮食宜忌가 이록되어있다. 당대의 ≪비급천금요방(備急千金要方)≫에서는 "무릇 모든 惡瘡이 나은 뒤에는 모두 100일 동안 음식을 조심해야 한다. 그렇지 않으면 곧 瘡이 재발한다."[181]고 말했으며, 소갈병에는 짠 음식이나 밀가루 음식 등을 삼가 하라는 기록이 있다. 이상을 보면 한의학에서 환자의 음식금기에 대해 계통적인 이론인식과 실천 경험이 누적되어왔음을 알 수 있다. 이하 患病 기간의 飮食宜忌에 대해서 몇 가지 방면으로 개괄하고자 한다.

① 기생랭(忌生冷) : 冷飮·冷食, 대량의 날 채소나 생과일 등은 비위가 虛寒하거나 설사 환자에게 忌한다.

② 기점활(忌黏滑) : 찹살·보리·밀 등으로 만들어진 면류 식품은 비허납태(脾虛納呆) 또는 外感 초기 者에게 忌한다.

③ 기유니(忌油膩) : 살코기·훈유(薰油)·유제품, 기름에 튀긴 음식 등은 脾虛나 痰濕환자에게 忌한다.

179) ≪中國藥膳辨證治療學≫, 中國藥膳研究會(周文泉 外 3人) 主編, 인민위생출판사, 2002. 44쪽.
180) ≪素問·熱論≫ : "熱病少愈, 食肉則復, 多食則遺(復瀉), 此其禁也."
181) ≪備急千金要方≫ : "凡諸惡瘡瘥後, 皆百日愼口, 不爾, 卽瘡發也."

④ 기성전(忌腥羶) : 바다 물고기, 비늘 없는 생선, 새우・게・패각류(홍합・전복 등)・양고기・개고기・사슴고기 등은 풍열증(風熱證)・담열증(痰熱證)・반진창양(斑疹瘡瘍) 환자에게 忌한다.

⑤ 기신랄(忌辛辣) : 파・생강・마늘・고추・화초(花椒)・부추・술 등은 내열증 환자에게 忌한다.

⑥ 기발물(忌發物) : 發物이란 알러지 반응을 일으키거나 독소를 발생시켜 火 또는 邪를 조장하거나 동풍생담(動風生痰)하여 구질(舊疾)은 재발하고 新病은 악화되게 하는 食物을 가리킨다. 민간 습속이나 ≪수식거음식보≫ 등의 일부 문헌자료를 귀납 정리하면 상견되는 발물로서 돼지머리고기, 닭고기, 계란, 노새고기, 노루고기, 소고기, 양고기, 개고기, 거위고기, 거위알, 오리알, 꿩고기 등의 肉類와 잉어, 연어(鰱魚), 준치, 갈치, 조기, 오징어, 병어(鯧魚), 준치(鰣魚), 송어[준어(鱒魚)], 농어(鱸魚), 심어(鱘魚), 장어(章魚), 백어(白魚), 비목어(比目魚), 조어(鰷魚), 전어(鱄魚), 황선어(黃鱔魚), 조갯살(蚌肉), 가막조개[현육(蜆肉), 바지락], 새우, 게 등의 수산류와 참죽나무순, 운대(蕓薹), 고수, 냉이, 시금치, 콩나물, 상치, 가지, 교백(茭白), 부추, 죽순, 호박, 자고(慈姑), 표고버섯, 주름버섯[마고(蘑菰)] 등의 소채류(蔬菜類), 살구씨, 오얏씨, 복숭아씨, 은행, 망과씨, 은행, 망과, 양매(楊梅), 앵도, 여지(荔枝), 참외 등 과과류(瓜果類)와 파, 생강, 산초, 마늘 등의 맵고 작극성이 강한 조미 음식이 있으며, 또 채유(菜油), 술지게미, 白酒, 완두, 황대두, 두부, 두부유, 누에번데기 등이 있고, 때로는 비린내[훈성(葷醒)]・누린내[전조(羶臊)]가 나는 유의 식품은 일률적으로 발물로 본다. 發物은 효천(哮喘)・동풍(動風)・피부병 환자에게 – 특히 창양종독(瘡瘍腫毒)이나 만성습진 피부염의 類와 같은 피부병 질환자이거나 과민성 질환자에게 忌한다. 단, 임상 상에서 구체적인 병정(病情)의 구체적인 분석에 근거해야 하는데 예컨대 일부 발진성 질병에서는 초기에 콩나물이나 고수 등의 發物을 적당히 먹어줌으로써 투진(透疹)시킬 수 있다.

일반적으로 말해서 한의학의 변증시선(辨證施膳)의 관점에서 볼 때 寒證에는 온열(溫熱)한 음식을 먹고 한량하거나 생랭한 음식은 忌하며, 熱證에는 한량하거나 평성의 음식을 먹고 온조(溫燥)하여 傷陰하는 음식은 忌하며, 허증 환자는 비위의 운화기능이 감퇴된 경우가 많으므로 마땅히 기름지거나 기름에 튀겼거나 質이 거칠고 딱딱한 음식을 忌하며, 외감표증환자(外感表證患者)는 기름진 음식은 먹지 않는 것이 좋다. 양허자(陽虛者)는 온보(溫補)하고 寒凉한 것을 忌하니 生冷한 과과(瓜果)나 冷性 또는 성질이 寒凉에 치우치는 음식은 忌한다. 음허자(陰虛者)는 청담(淸淡)한 것으로 자보(滋補)해야 하며 마늘·파·고추·생강의 류와 같은 맵거나 자극성이 강한 음식은 삼가야 한다. 간양상항(肝陽上亢)에는 신열조양(辛熱助陽)하는 음식은 먹지 않는 것이 좋고, 창양(瘡瘍) 및 피부병 환자는 물고기·새우·게 등의 비린내 나거나 자극성 있는 식품은 금기하는 것이 좋다.

(5) 복약기간의 음식의기(飮食宜忌)

복약기간 중의 음식의기는 한의학의 장기간에 걸친 임상실천 과정 중에서 총결해 낸 경험 중의 하나이다. ≪상한론(傷寒論)≫과 ≪금궤요략(金匱要略)≫ 중에 복약기간 중에는 生冷한 것, 점니(黏膩)한 것과 肉·면(麵)·五辛·酒·酪 등을 금기하라고 지적했다. 이밖에 고대문헌 중에 甘草·黃連·桔梗·烏梅는 猪肉을 忌하고, 박하는 자라고기[별육(鱉肉)]을 忌하며, 복령은 식초를 忌하고 자라고기[鼈魚]는 비름나물[현채(莧菜)]을 忌하며, 꿀은 파를 忌하고 천문동은 잉어를 忌하며, 은행은 마늘과 복숭아·오얏을 忌하고 인삼은 무를 忌하고 토복령은 茶를 忌하며, 여로를 먹을 때는 생선을 먹지 말고, 巴豆를 먹을 때는 죽순과 멧돼지고기를 먹지 말며, 황련·길경(桔梗)을 먹거든 돼지고기를 먹지 말고 반하·창포를 먹거든 엿과 양고기를 먹지 말며, 細辛을 먹거든 生菜를 먹지 말고 감초를 먹거든 배추와 해조(海藻)를 먹지 말며, 목단피를 먹거든 고수를 먹지 말고 상륙을 먹거든 개고기를 먹지 말며, 常山을 먹거든 生葱·生菜 등을 먹지 말라는 것 등이 기록되어있다. 그러나 임상상 음식의기에 대해서 절대화할 수는 없으며, 구체적인 문제를 구체적으로 분석하여 대처해야 한다. 예컨대 수종이 엄중하지 않은 환자에게 염분을 절대로 금기하라고 할 수는 없는 것이다. 수종병에 장기간 염분을 금기하여 저나트륨症이 와서 몸이 권태롭게 되면 正氣가 虛損되어 病情이 호전되기가 어렵다.

(6) 임신・산욕기(産褥期)와 산후의 음식의기(飮食宜忌)

임신기나 산후에는 모체(母體)가 특수한 생리단계에 처해있으므로 약선의 조양(調養)이 매우 중요한 의의가 있다. 임신기에 모체는 음허양항(陰虛陽亢)의 상태를 나타내는 경우가 많으므로 맵거나 비린 음식을 피하여 陰血을 모상하여 태아에 나쁜 영향을 주지 않도록 해야 하며 마당히 甘平하거나 甘凉한 보익하는 음식을 먹어야 한다. 임신으로 입덧이 있는 사람은 느끼하거나 기름진 음식을 피하고 건비(健脾)・和胃・理氣하는 類의 음식을 먹어야 한다. 임신 후기에는 마땅히 메밀・수수・고구마・토란 같은 가스가 차거나 삽장(澁腸)시키는 음식을 적게 먹어야 한다.

산후에는 부기가 내리지 않거나 음혈휴허(陰血虧虛) 또는 어혈이 안에 정체된 증상을 띠는 경우가 많고 영아에게 젖을 먹여야 하므로 산후의 음식은 마땅히 음양기혈을 평보(平補)하되 특히 익기양혈(益氣養血)을 위주해야 하며 甘平 또는 甘溫한 음식과 난류・육류의 음식을 자주 먹이고 辛燥하여 傷陰하는 음식이나 寒性의 生冷한 음식과 發物은 忌해야 한다. ≪음선정요(飮膳正要)≫에 "乳母는 한량하여 발병하는 음식물을 忌해야 한다."고 했고, ≪보영가비(保嬰家秘)≫에는 "어린아이의 어미는 마땅히 음식을 절제하고 칠정을 조심하며 원기를 조절하고 太和의 기운을 길러야 한다. 어미를 강하게 보익하면 자식도 강해지고 어미가 병이 들면 자식도 병이 들므로 어린아이를 保全하려는 이는 반드시 먼저 어미를 보전해야 하며 일체의 술・麵・기름진 음식・뜨거운 음식・瓜果・생랭한 찬 음식은 모두 금기해야 한다."고 하였다. 이상을 보면 고대에 임신기의 음식에 대해 매우 중시했음을 알 수 있다.

다음으로 임신금기약[182]에 대해서 알아보자.

---

182) 역대 의약서적에 실려 있는 임신금기약의 수는 매우 많은데 서로 차이 또한 크므로 정확하게 구체적인 약물의 이름을 확정하기가 쉽지 않다. 어떤 통계에 의하면 38종의 의약서적에 수재된 임신금기약의 수가 중복된 것을 빼고 모두 264종이었으며, 그 중 38종이 반수 이상의 의약서적 중에 나오는 것이었다(高曉山, 姙娠禁忌藥議, 浙江中醫雜誌 1980;11・12:564). ≪중화인민공화국약전≫ 1977년판에는 임신금기약을 75종 나열하고 있으며,

임신금기약은 독성의 大小와 작용의 강약에 따른 구별이 있는데, 母體와 태아에 대한 영향의 정도에 차이가 있기 때문이다. 현재 임상에서는 습관적으로 금용약(禁用藥)과 신용약(愼用藥)의 두 가지로 구분하고 있다.

① 임신 중 금용약(禁用藥)

모두 맹독성 약이 아니면 藥性이 준맹(峻猛)한 약들이다.

예 수은(水銀)・비상(砒霜)・웅황(雄黃)・경분(輕粉)・반모(斑蝥)・섬소(蟾酥)・마전자(馬錢子)・담반(膽礬)・조협(皂莢)・여로(藜蘆)・과체(瓜蒂)・건칠(乾漆)・오공(蜈蚣)・사향(麝香)・감수(甘遂)・대극(大戟)・원화(芫花)・巴豆・파두상(巴豆霜)・천금자상(千金子霜)・상륙(商陸)・천오(川烏)・초오(草烏)・맹충(虻虫)・수질(水蛭)・망초(芒硝)・번사엽(番瀉葉)・노회(蘆薈)・삼릉(三棱)・아출(莪朮) 등

② 임신 중 신용약(愼用藥)

통경거어(通經祛瘀)・행기파체(行氣破滯) 및 신열활리(辛熱滑利)한 약물을 포괄한다.

예 도인(桃仁), 홍화(紅花), 대황(大黃), 지실(枳實), 지각(枳殼), 부자(附子), 건강(乾姜), 육계(肉桂), 반하(半夏), 남성(南星), 동규자(冬葵子), 익모초(益母草), 목단(牧丹), 목통(木通), 유향(乳香), 몰약(沒藥), 오령지(五灵脂), 왕불유행(王不留行) 등이 있다. 이외 의이인(薏苡仁), 우슬(牛膝), 후박(厚朴), 상산(常山), 망초(芒硝), 생강(生薑), 소산(小蒜) 등도 주의해야 한다.

7) 이장보장(以臟補臟)

以臟補臟이란 동물의 장기(臟器)를 이용해서 인체의 상응되는 장부기관(臟腑器官)을 보양하거나 상응되는 臟腑器官의 疾病을 치료하는 것을 말하며, "이

1985년판에서는 55종을 나열하고 있다. 1985년판 ≪중약학≫ 공통 교재 중에는 74종을 수재하고 있다.

장치장(以臟治臟)"·"이형보형(以形補形)"또는 "장기요법(臟器療法)"이라 칭하기도 한다. 한의학에서는 동물의 장기를 혈육유정지품(血肉有情之品)이라고 하여 그 보장(補臟)하는 작용이 모두 草木으로 된 약재보다 낫다고 여겨 약선 중에 광범하게 응용하고 있다. 以臟補臟의 이론은 선인들이 장기간의 보건의료실천 과정 중에 허다한 동물들의 臟器가 해부 형태상 사람의 장기와 서로 비슷할 뿐 아니라 기능상으로도 서로 가깝다는 현상에 근거해서 반복된 임상 관찰을 통해 경험한 내용을 총결해 낸 것이다. 예컨대 漢代의 명의 張仲景은 ≪상한잡병론(傷寒雜病論)≫ 중에 수달의 간과 양의 쓸개를 이용해서 급성 열병을 치료하였고, 저각탕(猪脚湯)으로는 하리(下痢)를 치료했으며, 백통탕(白通湯)에 저담즙(猪膽汁)을 가미해서는 下痢로 脈이 미약(微弱)한 重病을 급구(急救)했다. 또, 당대(唐代)의 명의 손사막은 독신탕(獨腎湯)으로 산후의 허리(虛羸)를 치료했고, 주단계(朱丹溪)는 저척수(猪脊髓)를 이용한 대보음환(大補陰丸)을 창방(創方)해서 허손병(虛損病)을 치료했는데 모두 以臟補臟의 이론을 구체적으로 운용한 것들이다. 또, 돼지 염통으로 心血을 보양(補養)하여 안신정지(安神定志)한다든지 돼지 간으로 보간명목(補肝明目)한다든지 돼지 콩팥으로 보신익신(補腎益腎)한다든지 양신(羊腎)으로 요척통(腰脊痛)을 치료한다든지 닭의 肝으로 야맹증을 치료한다든지 녹근(鹿筋)으로 강근장골(强筋壯骨)한다든지 녹편(鹿鞭)으로 보신장양(補腎壯陽)한다든지 하는 것들이 다 以臟補臟의 예들이다.

근래의 연구에 의해 동물의 장기가 생화학적 특성이나 성분구조상으로 허다한 부분이 인체와 서로 비슷하다는 것이 입증되어 以臟補臟 이론에 과학적인 근거를 제공해주고 있다. 아울러 더 나아가 각종 동물의 장기 중에서 뽑아낸 각종의 유효성분을 기초로 해서 만들어진 생물 제품만 해도 이미 수백 종을 넘어서고 있어서[183] 전통적인 臟器療法이 더욱 발전하고 있다.

그런데 주의할 점은 각종 동물 장기의 인체에 대한 작용이 각각 어느 한 쪽

183) 일부 의약제품 중에 위궤양을 치료하는 위점액소(Gastric Mucin)의 원료는 돼지의 위점막에서 취한 것이고, 肝病을 치료하는 肝浸膏의 원료는 동물의 肝臟에서 취한 것이며, 소화불량을 치료하는 펩티드분해효소의 원료는 동물의 위액에서 취한 것이다.

으로 치우쳐 있어서 어떤 것은 補氣·補血에 치우쳐 있기도 하고 어떤 것은 補陰·補陽에 치우쳐 있기도 하므로 이를 잘 구분해서 써야 한다.

또, 특별히 주의할 점은 일부 동물의 선체(腺體)와 임파조직 – 예컨대 돼지의 부신[신상선(腎上腺), 속칭 소요자(小腰子)]이나 갑상선[속칭 율자육(栗子肉)] 등은 인체에 뚜렷한 손상을 주므로 음식물로 사용해서는 안 된다. 만약 마땅하지 않은 것을 식용하면 극히 중독되기 쉬워서 엄중한 경우에는 생명이 위급해질 수도 있으므로 특히 신중해야 한다.

03 약선처방과 치법(治法)

치법은 질병을 치료하는 구체적인 방법으로, 處方 用藥의 기준 지침이다. 方劑는 治法을 구현하며, 治法은 處方을 이끌게 되어 兩者는 서로 분리할 수 없게 된다. 그러므로 임상에서는 먼저 法을 세우고 方을 논하여야 하며, 法이 정해진 후에 선약(選藥)과 方을 논해야 된다. 이와 반대로 法을 세우지 않고 먼저 方을 논하면 반드시 藥은 있되 方은 없게 되고 치료효과도 좋지 않게 된다.

치법에는 한법(汗法)·토법(吐法)·하법(下法)·화법(和法)·온법(溫法)·청법(淸法)·보법(補法)·소법(消法) 등의 八法이 있다. 그러나 약선에서는 그 성격상 下法은 진액부족으로 인한 장조변비(腸燥便秘)에 사용하는 윤하법(潤下法)만 사용하고, "吐·和"의 두 법은 거의 사용할 일이 없으며, 대신 이기(理氣)·이혈(理血)·거습(祛濕)의 三法을 추가로 활용한다.

1) 한법(汗法)_해표법(解表法)

해표발한(解表發汗)시켜 체표부위에 침범한 육음(六淫)의 外邪를 몰아내는 치법으로 주로 外感 초기의 表證에 사용하는데, 신온해표법(辛溫解表法)과 신량해표법(辛凉解表法)으로 나눌 수 있다. 외감풍한(外感風寒)으로 인해 오한

발열(惡寒發熱), 두통항강통(頭痛項强痛), 지체동통(肢體疼痛), 비류청체(鼻流淸涕), 해수(咳嗽), 무한혹유한(無汗或有汗) 등의 증이 있을 때는 강당음(薑糖飮)[184]과 같은 辛溫解表시키는 약선을 사용하고 외감풍열(外感風熱)로 인해 風寒을 약간 싫어하면서 두통(頭痛)·현훈(眩暈), 유한(有汗), 구갈(口渴)·인통(咽痛) 등이 있고 痰이 노랗고 걸죽하며 기침이 나는 등의 증이 있거나 온병(溫病) 초기에는 상국박죽음(桑菊薄竹飮)[185] 같은 辛凉解表시키는 약선을 사용한다.

2) 하법(下法)_사하법(瀉下法)

장위(腸胃)에 적체(積滯)된 대변을 통리(通利)시켜[186] 胃腸과 체내의 조분(燥糞)·실열(實熱)을 씻어 내거나[탕척(蕩滌)], 냉적(冷積)·어열(瘀熱)·담결(痰結)·수음(水飮) 등을 제거하는 치법으로, 공하(攻下)·윤하(潤下)·축수(逐水)의 3가지 방법이 있다. 약선에서는 음액(陰液)이 휴손(虧損)되거나 진액이 메말라서 오는 장조편비(腸燥便秘)에 쓰는 윤하법(潤下法)을 주로 사용한다. 예컨대 봉밀향유탕(蜂蜜香油湯), 오인환(五仁丸), 소자마인죽(蘇子麻仁粥), 위국공홍안주(衛國公紅顔酒)[187] 등을 들 수 있다.

3) 온법(溫法)_온리거한법(溫裏祛寒法)

온중거한(溫中祛寒)·회양구역(回陽救逆)·온경산한(溫經散寒) 등의 작용을 하는 약물을 사용하여 속에 있는 寒邪를 제거하는 치법으로 비위허한(脾胃虛寒)·음성양쇠(陰盛陽衰)·망양욕탈(亡陽欲脫)·경맥한응(經脈寒凝) 등의 이

---

184) 薑糖飮 : 생강과 紅糖을 달인 물을 뜨거울 때 음용하여 땀을 낸다.

185) 桑菊薄竹飮 : 桑葉, 菊花, 竹葉, 白茅根, 薄荷, 설탕을 끓는 물에 3~5분 정도 우려내서 따뜻할 때 마신다.

186) 변비의 病因에 따라 熱結, 寒結, 燥結, 水結의 구분이 있으며 각각 寒下, 溫下, 潤下, 逐水 등의 下法을 사용하는데 환자의 체질과 虛實의 차이에 따라 약선 처방도 다르다.

187) 衛國公紅顔酒 : ① 原料 : 蓮子肉, 松子仁, 胡桃肉, 白果肉, 龍眼肉 各 等分. ② 製法 : 燒酒에 담가 두었다가 필요에 따라 1, 2잔씩 마신다. ③ 功效 : 滋陰壯陽, 種子. 主治 陽萎不育症.

한증(裏寒證)에 적용한다. 대표적인 처방으로 理中丸(理中湯), 四逆湯 등을 들 수 있다. 예컨대 胃가 계속 아프고 따뜻한 것을 좋아하며 손으로 주물러 주는 것을 좋아하고 쉬 피로를 느끼며 少食하고 대변이 묽거나 설사를 하는 등의 脾胃虛寒證이 있을 때는 溫中祛寒健脾하는 약선인 羊肉湯[188]이나 牛肉湯[189]을 먹을 수 있다.

4) 청법(淸法)_청열법(淸熱法)

청열(淸熱)·사화(瀉火)·량혈(凉血)·해독(解毒) 등의 작용을 하는 약물을 사용하여 속에 있는 열사(熱邪)를 제거하는 치법으로 장부적열(臟腑積熱)·열독(熱毒)·서열(暑熱)이나 熱邪가 氣分 또는 血分에 있는 등의 이열증(裏熱證)과 허열증에 적용한다. 대표적인 처방으로는 백호탕(白虎湯)·청영탕(淸營湯)·청서익기탕(淸暑益氣湯) 등을 들 수 있으며, 약선 처방으로는 高熱로 갈증이 있을 때 마시면 좋은 시원한 五汁飮(적당량의 배즙, 올방개즙, 연근즙, 띠뿌리즙, 맥동즙을 섞어 마신다), 은화로(銀花露) 등을 들 수 있다.

5) 보법(補法)_보익법(補益法)

補益藥 또는 자양강장(滋養强壯)시키는 약물이나 음식으로 장부음양(臟腑陰陽)이나 精·氣·血·津液 등을 보익하여 인체의 제반 虛證 또는 虛弱 상태를 개선시키고 체질을 증강시키는 치법으로 일체의 虛證에 적용한다.

(1) 보음약선(補陰藥膳)

음액(陰液)을 자보(滋補)하는 효능을 가진 藥膳을 말한다. 구조인건(口燥咽乾), 허번불면(虛煩不眠), 변조뇨적(便燥尿赤), 골증도한(骨蒸盜汗), 오심번열

188) 羊肉湯 : 용기에 깨끗이 손질한 양고기와 무를 넣고 생강, 파, 청주를 조미료로 첨가하여 적당량의 물을 부은 뒤 탕으로 끓여 먹는다.

189) 牛肉湯 : 잘게 썬 소고기에 사인, 진피, 생강, 후추, 파 등을 조미료로 넣고 끓이는데 먼저 센 불로 끓이다가 곧 약한 불로 바꾸어 끓여 소고기가 완숙되면 먹는다.

(五心煩熱) 등 음액(陰液)의 부족으로 일어나는 일련의 증상군인 음허증(陰虛證)에 쓰인다. 지황첨계(地黃甛鷄), 청증인삼원어(淸蒸人蔘元魚) 등이 있다.

(2) 보양약선(補陽藥膳)

양기(陽氣)를 온보(溫補)하는 효능을 가진 藥膳으로 온양(溫陽)약선 이라고도 한다. 외한파냉(畏寒怕冷), 요슬산연(腰膝酸軟), 소변청장(小便淸長) 혹은 빈삭(頻數), 양위(陽痿) 조설(早泄) 등 여러 원인에 의한 양허(陽虛)로 일어나는 일련의 증상군에 쓰인다. 강부소구육(薑附燒狗肉), 쌍편장양탕(雙鞭壯陽湯) 등이 있다.

(3) 보기약선(補氣藥膳)

기기(氣機) 활동의 쇠약으로 일어나는 기허증(氣虛證)에 쓰이는 藥膳을 말한다. 권태핍력(倦怠乏力), 소기라언(少氣懶言), 동즉기천(動則氣喘), 면색광백(面色晄白), 식욕부진(食慾不振), 대변희당(大便稀溏), 허열자한(虛熱自汗) 등 기허(氣虛)로 인한 일련의 증상군에 쓰인다. 삼계탕(蔘鷄湯), 황기후두탕(黃芪猴頭湯), 인삼죽(人蔘粥) 등이 있다.

(4) 보혈약선(補血藥膳)

기혈(氣血)의 생화(生化) 부족이나 혈액의 상실과다, 혹은 소모 과다 등으로 인한 혈허증(血虛證)에 쓰이는 藥膳을 말한다. 두훈안화(頭暈眼花), 신피심계(神疲心悸), 실면다몽(失眠多夢), 지체마목(肢體痲木), 면색소화(面色少華), 순설담백(脣舌淡白) 등의 증상에 활용된다. 홍기전칠계(紅杞田七鷄), 당귀생강양육탕(當歸生薑羊肉湯) 등이 있다.

(5) 기혈쌍보약선(氣血雙補藥膳)

기혈양허증(氣血兩虛證) 즉 기허(氣虛)와 혈허(血虛)가 함께 나타나는 경우에 쓰이는 藥膳으로 귀기증계(歸芪蒸鷄), 십전대보탕(十全大補湯) 등이 있다.

6) 소법(消法)_소식법(消食法)

消法은 소식도체(消食導滯)하거나 소견산결(消堅散結)하는 치법으로 氣·血·痰·火·濕·食 등이 울결되어 있는 것을 점차 소산(消散)되도록 하는 치법으로 이기(理氣)·이혈(理血)·거담(祛痰)·구충(驅蟲)·거습(祛濕)·소도(消導)·산결(散結) 등의 여러 치법을 포함한다. 약선에서는 주로 食滯를 소제(消除)하는 작용의 消食導滯法을 사용하며, 食滯나 비위기능에 문제가 생겨서 오는 애부탄산(嗳腐吞酸)·창만오식(脹滿惡食) 등의 증에 적용한다. 소화가 잘 안되거나 음식을 먹고 체했을 때는 보통 무, 산사육(炒)(山査肉), 맥아(麥芽), 곡아(穀芽), 신곡(神曲), 사인(砂仁), 귤껍질, 계내금(鷄內金), 보리 등의 음식물을 섭취하고, 脾胃가 허약하여 잘 체하는 사람은 소화를 돕는 음식물에 인삼, 만삼, 백출(白朮), 마(山藥) 등의 益氣하고 健脾하는 약물을 가미하여 탕으로 만들어서 복용한다. 消食導滯法에 상용되는 약선으로 三消飮[190]과 산사진피차(山楂陳皮茶)를 들 수 있다.

7) 이기법(理氣法)

행기(行氣)시키거나 강기(降氣)시키는 방법으로 기기(氣機)를 조창(調暢)하게 하여 氣機가 조체(阻滯)되었거나 역란(逆亂)된 증을 해소해주는 치법을 말한다. 氣機의 실상(失常)에는 기울(氣鬱), 기체(氣滯), 기역(氣逆), 기함(氣陷), 기란(氣亂), 기허(氣虛) 등이 있는데, 氣虛와 氣陷은 보기(補氣)하는 방법으로 조절되므로 理氣法은 주로 氣鬱, 氣滯와 氣逆, 氣亂 등에 쓰인다. 이기법은 다시 기순환을 원활하게 해주는 行氣法과 氣가 上逆하는 것을 내려주는 降氣法으로 나뉜다.

이기(理氣)의 약선을 사용할 때는 먼저 허실(虛實)을 분명하게 가려서 虛한 것을 더욱 虛하게 만들고 實한 것을 더욱 實하게 만들지 않도록 주의해야 한다. 만약 기체실증(氣滯實證)의 환자에게 補氣약선을 사용하면 氣滯증상이 더욱 심해지고, 氣虛證의 환자에게 行氣 약선을 사용하면 氣가 더욱 손상된다.

---

190) 三消飮 : **麥芽, 穀芽**, 焦山楂, 설탕을 함께 달여서 건더기를 제거한 즙액을 마신다.

(1) 행기(行氣) 약선

氣機를 소통시키고 氣血의 운행을 촉진시켜 울체(鬱滯)된 것을 풀어 제거하는 작용을 하는 약선을 말한다. 肝氣鬱滯·脾胃氣滯 등으로 인한 흉협비만(胸脇痞滿), 협복창통(脇腹脹痛) 또는 자통(刺痛), 애기불서(噯氣不舒) 등의 증상에 쓰이며 육두구죽(肉荳蔻粥), 해백탕(薤白湯) 등이 있다.

肝氣鬱滯하면 옆구리가 결리고 아프거나 월경이 고르지 못하거나 생리통이 있는 등의 증상이 나타나는데 이러한 때 行氣 약선인 장미꽃차나 합환화차(合歡花茶), 감송차(甘松茶), 쟈스민차 등을 마시면 좋다. 또, 脾胃氣滯로 배가 더부룩하고 트림이 나거나 입에 쓴 물이 올라오고 구역질이 나며 식사량이 적고 대변이 불규칙한 등의 증상이 나타나면 이기건비(理氣健脾)시키는 생강귤피차를 마시면 좋다.

(2) 강기(降氣) 약선

氣를 내려가게 하여 천식이나 구역질을 멈추게 하는 작용이 있어서 氣逆證에 적합하다. 氣逆證은 주로 胃氣上逆와 肺氣上逆로 나타난다. 예컨대 胃氣가 上逆하여 구토하거나 구역질 또는 딸국질이나 트림 등의 증상이 나타날 때는 생강귤피차를 마시면 좋으며, 肺氣가 上逆하여 해수·천식과 가래가 끓는 등의 증상이 나타나면 삼자양친탕(三子養親湯)[191]을 쓰면 좋다.

8) 이혈법(理血法)_활혈거어법(活血祛瘀法)

活血祛瘀 작용으로 혈액의 운행을 촉진하여 활발하게 해주거나 지혈하는 작용으로 출혈을 그치게 하여 대량의 失血을 방지 해주는 치법을 말한다. 혈액은 후천(後天) 수곡(水穀)에 의해 화생(化生)된다. 심장(心臟)에서 주관하고 간(肝)에 저장되고 비(脾)에 의해 통섭되며 폐(肺)가 선발(宣發)시키는 것으로 오장육부(五臟六腑) 생리활동의 에너지원이 된다. 혈액의 운행 실조는 울체(鬱滯)로 어(瘀)를 형성하는 형태로 나타나거나 혈맥(血脈) 밖으로 일출(溢

---

191) 三子養親湯 : 蘿蔔子, 白芥子, 蘇子

出)되어 출혈이나 어종(瘀腫)을 형성하는 형태로 나타난다. 혈허(血虛)는 보혈(補血)의 방법으로 조절되므로 이혈(理血)은 활혈화어(活血化瘀)와 지혈(止血)의 치법(治法)이 주(主)가 된다.

(1) 활혈화어(活血化瘀) 약선

체내에 정체되어 있는 어혈(瘀血)을 제거하는 작용으로 혈액의 운행을 통창시키고 어체(瘀滯)를 풀어내는 약선을 말한다. 경폐(經閉), 통경(痛經), 오로불행(惡露不行), 적취(積聚), 타박상으로 인한 어종(瘀腫), 어조경맥(瘀阻經脈)으로 인한 팔다리 통증 등과 기허혈어(氣虛血瘀)로 인한 반신불수(半身不遂), 어혈내정(瘀血內停)으로 인한 흉협동통(胸脇疼痛) 등에 주로 쓰인다. 홍화당귀주(紅花當歸酒), 삼칠증계(三七蒸鷄) 등이 있다.

(2) 지혈(止血) 약선

체내 혹은 체외의 각종 출혈을 멎게 하여 혈액이 더 이상 손실되는 것을 방지하는데 쓰이는 약선을 말한다. 출혈은 상황에 따라 위로 넘쳐나면 육혈(衄血), 해혈(咳血), 구혈(嘔血)이 되고, 아래로 넘쳐나면 변혈(便血), 붕루(崩漏), 요혈(尿血)이 되는데 어떠한 상황이라도 빠른 시간 안에 지혈(止血)하는 것이 가장 혈액의 손실을 줄일 수 있다. 상용(常用)되는 약선에는 혈여우편음(血餘藕片飮), 괴엽차(槐葉茶), 백모근음(白茅根飮) 등이 있다.

9) 거습법(祛濕法)_제습법(除濕法)

이수삼습(利水滲濕), 조습화탁(燥濕化濁), 청열제습(淸熱除濕), 거풍조습(祛風燥濕), 방향화습(芳香化濕) 등의 방법으로 수습(水濕)을 제거하는 治法으로 습지에 오랫동안 거처하거나 비를 많이 맞거나 안개 속을 오래 걷거나 하는 등으로 인해 외습(外濕)의 침범을 받았거나 장기간 술을 많이 마시거나 生冷한 음식을 과식했거나 脾의 운화기능이 실조(失調)되어 內濕이 생긴 경우에 적용한다. 대표적인 약선으로 율무차나 복령귤피차 등을 들 수 있다.

利水滲濕, 燥濕化濁, 清熱除濕, 祛風燥濕, 芳香化濕 등의 방법으로 水濕을 제거하는 治法으로 습사(濕邪)와 수음(水飮)을 없애고 임탁(淋濁)을 제거하는 것을 목적으로 한다. 濕과 水는 이름은 다르나 모두 같은 부류의 사기(邪氣)로 濕이 적체된 것이 水이다. 대개 퍼져있는 것은 濕이라 하고 쌓여 정체되어 있으면 水라 한다. 비를 많이 맞거나 안개 속을 오래 걷거나 하는 등으로 인해 밖으로부터 침습 당해 생긴 것을 外濕이라 하고, 장기간 술을 많이 마시거나 生冷한 음식을 과량으로 먹었거나 脾의 운화기능이 失調되어 몸 안에서 생긴 것을 내습(內濕)이라고 하며, 경맥(經脈)과 사지(四肢) 등을 돌아다니며 풍(風)과 한(寒)이 동반된 것을 풍습(風濕) 또는 한습(寒濕)이라 하고, 흉복부(胸腹部)에 정체되어 있는 것을 수음(水飮)·담탁(痰濁)이라 한다. 水濕이 체내에 정체되면 대개 수종(水腫), 복창(腹脹), 소변불리(小便不利), 해수(咳嗽), 흉비(胸痞) 복만(腹滿), 구오(嘔惡), 설사(泄瀉), 황달(黃疸) 등의 병증이 나타나게 된다.

(1) 조습화탁(燥濕化濁) 약선

중초(中焦)에 습(濕)이 정체되어 흉완비만(胸脘痞滿), 식욕부진, 구오(嘔惡), 설사(泄瀉) 등의 증상이 나타나는데 쓰이는 약선을 말하며 진피계괴(陳皮鷄塊) 등이 있다.

(2) 이수삼습(利水滲濕) 약선

수습(水濕)이 복부(腹部)나 협부(脇部)에 정체되어 얼굴과 몸이 붓고 소변이 잘 나오지 않는 등의 증상이 나타나는데 쓰이는 약선을 말하여 의이인죽(薏苡仁粥), 적소두이어탕(赤小豆鯉魚湯) 등이 있다.

(3) 이수통림(利水通淋) 약선

소변이 막혀 잘 나오지 않거나 찔끔찔끔 나오면서 아픈 증상 등이 나타나는데 쓰이는 약선을 말하며 활석죽(滑石粥), 감저백우즙(甘藷白藕汁) 등이 있다.

(4) 이습퇴황(利濕退黃) 약선

습(濕)이 울체되어 열(熱)을 동반하게 되면서 습열(濕熱)로 인한 황달이 나타날 때 사용되는 약선으로 인진죽(茵蔯粥), 전기황계단죽(田基黃鷄蛋粥) 등이 있다.

10) 토법(吐法, 涌吐法)과 화법(和法)

이밖에 吐法과 和法이 있으나 약선에서는 거의 사용되지 않는다. 吐法[용토법(涌吐法)]은 인후・흉격(胸膈)・위완(胃脘) 등에 정체된 담연(痰涎)・숙식(宿食)・독물(毒物) 등을 涌吐시켜 체외로 배출시키는 치법으로 중풍으로 담연이 옹성(壅盛)한 경우, 후비(喉痺)로 담연이 옹성한 경우, 숙식 독물이 胃脘에 정체된 경우 등에 사용된다. 대표적인 처방으로 과체산(瓜蒂散)이 있다.

和法은 邪氣가 少陽의 半表半裏에 있거나 肝脾 기능이 실조되어 不和하거나 하는 등의 증이 있을 대 이를 조화(調和) 또는 화해(和諧)시켜 해소하는 치법으로 소시호탕, 반하사심탕, 소요산 등을 대표적인 처방으로 들 수 있다.

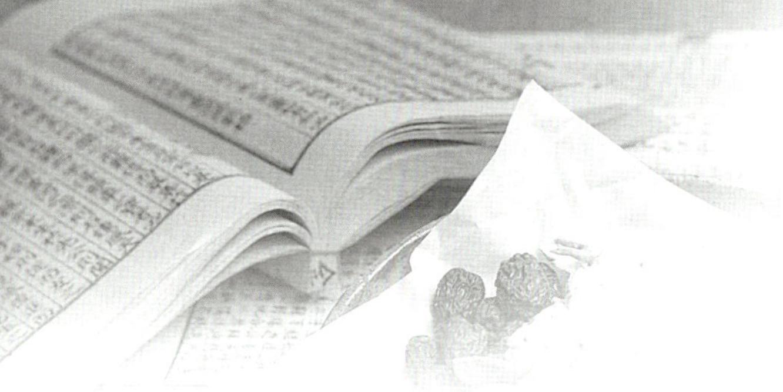

Chapter

06 약선조리의 이해

약선(藥膳) 조리는 일반 음식조리의 기본기능을 가지고 약선의 특수한 목적에 근거해서 음선(飮膳)을 가공, 조리하는 과정이다. 약선의 조리·가공기술은 상응하는 숙련된 가공기술을 필요로 할 뿐만 아니라 약선의 조리·가공상의 특징을 구비해야 한다. 본 장에서는 약선조리가공의 특징과 가공방법 관련 내용을 살펴본다.

01 약선조리가공의 특징

약선(藥膳)은 일반음식이 가지고 있는 영양기능이나 관능적인 기능 이외에도 건강 증진과 질병의 예방, 치료, 보건, 장수 등의 목적으로 쓰이는 경우가 많다. 또한 그 이론 근거가 한의학이므로 재료의 선택과 배오(配伍), 조리 방면 등에서 한의학적 지식을 바탕으로 한 藥膳만의 특수한 상황을 고려해야 한다.

1) 재료의 선택과 배합의 특징

약선(藥膳)을 능숙하게 구사하기 위해서는 무엇보다도 먼저 약선 재료의 본초학적 성능(性能), 즉 사기(四氣)·오미(五味), 귀경(歸經), 승강부침(升降浮沈), 보사(補瀉) 등의 작용을 숙지해야만 재료의 배오와 처방 구성을 자유롭게 할 수 있다.

한량한 성질을 가진 재료는 자음(滋陰)·청열·사화(瀉火)·涼血·해독 등의 작용을 하고, 온열한 성질의 재료는 온경(溫經)·조양(助陽)·활혈(活血)·통락(通絡)·산한(散寒) 등의 작용을 한다. 또한 五味는 각각 산미(酸味)는 수렴·고삽·생진 작용을 하고; 苦味는 청열·사화·조습·강하 작용을 하며; 甘味는 능보(能補)·능화(能和)·능완(能緩)하고; 辛味는 행기·발산·지통 작용을 하며; 함미(鹹味)는 연견산결(軟堅散結)·자윤잠강(滋潤潛降) 작용을 한다는 것을 알고 있어야 한다. 그외 담미(淡味)는 삼습이뇨(淡滲利尿) 작용을 하고, 방향성이 강한 향신료의 경우 개위성비(開胃醒脾)·행기(行氣)·화습(化濕)·화탁(化濁)·벽예(辟穢)·상신(爽神)·개규(開竅)·주찬(走竄) 등의 작용을 한다. 재료선정과 전체적인 음식 맛의 방향성, 조미료의 사용 등이 단순히 맛있게 음식을 하는데 그치지 않고 전체적으로 어떤 목적을 가지고 조화롭게 선택, 사용되어야 한다는데 약선조리의 특징이 있다.

외한(畏寒), 요슬냉통(腰膝冷痛), 산연(酸軟), 양위(陽痿), 조설(早泄) 등 양허(陽虛) 증상을 가진 사람에게는 종종 양고기, 염소고기, 사슴고기 등과 같은 온신장양(溫腎壯陽) 효능의 육류와 음양곽(淫羊藿), 쇄양(鎖陽), 토사자(菟絲子) 동일 효능의 약재들이 사용된다. 이들 재료들은 오래 끓여야 충분히 약성이 우러나오는 경우가 많아 탕의 형태로 많이 이용되고 누린내제거와 육류의 소화를 돕기 위해 향신료도 많이 이용된다. 이렇게 전체적인 약선의 효능에 따라 재료의 선정과 조리방법 등이 정해지기 때문에 재료에 대한 한의학적 이해는 약선을 조리하는 중요한 전제조건이 된다. 이러한 이해를 바탕으로 식재와 식재, 약재와 식재, 약재와 약재 사이에서 최대한 상호촉진, 협동작용을 이끌어내고, 억제작용을 피할 수 있다.

또한 만들어진 약선이 아무리 영양이 풍부하다 해도 모든 사람이 장복할 수 있는 음식은 아니기 때문에 사용할 사람의 기혈의 허약과 음양의 조화상태, 장부기능의 상태 등을 파악하여 약선을 선택할 수 있게 지도해야 하고, 노약자들이나 소아의 경우 비위(脾胃)의 운화기능을 고려해 조리방식을 결정한다거나 계절에 따라 음양의 편중이 달라지는 등을 고려해 조리방식을 결정하는 등이 약선조리의 특징이라고 볼 수 있다.

2) 약선 재료의 전처리와 조리형식의 특징

藥膳은 식재료보다 약성이 강한 약재를 포함하고 있는 경우가 많기 때문에 원료의 준비과정에 있어서의 조리 외에, 사용하는 약재의 유효성분의 손실을 가능한 줄여서 약효가 더욱 잘 발휘될 수 있도록 전처리와 조리형식에도 주의를 기울여야 한다. 약선재료의 전처리는 포제(炮製)라는 전처리 과정을 거치게 된다. 이는 간단하고 단순한 세척과 절단에서부터 다양한 부재료를 활용해 약성이 잘 용출될 수 있도록 볶거나 굽거나 담가두는 방식 혹은 독성을 제거하기 위해 복잡한 과정을 거치는 등등 다양한 방식으로 이루어진다.

전통적인 藥膳의 조리방법으로는 주로 오래 푹 고아내거나, 끓이거나, 찌거나 하는 등의 방법을 많이 사용하는데 이는 가열과정 중 약재의 유효성분을 최대한도로 용출시켜 치료효과를 증강시키기 위함이다. 藥膳의 형태가 십전대보탕(十全大補湯)이나 녹편장양탕(鹿鞭壯陽湯), 팔보계탕(八寶鷄湯) 등과 같이 탕(湯)을 위주로 한 형태가 많은 이유이다. 그와는 달리 휘발성이 강한 약재는 오래 끓이면 약효가 손실되기 때문에 신산해표(辛散解表) 혹은 방향화습 효능의 약선은 잠깐 끓여내거나 우려내거나 혹은 증류, 침출 등의 방법을 활용하여 조리하는 것이 많아 감기에 활용되는 약선은 대개가 차, 음료의 형태가 많다.

3) 약재 조리방식의 특징

음식은 감각기관에서 느껴지는 감각이 매우 중요하다. 만약 약선에서 약재(藥材)가 주체가 되어 조리된다면 사용자의 입장에서는 약을 먹고 있는 것이지 음식을 먹고 있는 것이 아니라는 느낌을 주게 된다. 이는 반드시 식욕에 영향을 미치게 되므로 음식으로서의 목적을 달성하기 어렵다. 때문에 약선의 조리·가공에 있어서는 상황에 따라 약물이 음식 속에 감춰지도록 해야 한다. 대다수의 단미(單味) 약재나 인삼, 황기, 구기자, 천마, 동충하초, 삼칠 등과 같은 일부 고가의 귀한 약재(藥材) 또는 본래의 맛이나 향 또는 형질(形質)이 뛰어난 약물은 굳이 숨길 필요가 없으므로 음식과 함께 조리한 후에도 약선을 이용하는 사람의 눈앞에 보이도록 하는 경우가 많다. 반면 전갈이나 수질(水蛭) 같은 충류 약재에서와 같이 일부 혐오감을 준다거나 향이나 맛이 강하다거나 혹은 들어가는 약재의 가지 수가 많은 약선의 경우 약재들로 인해 식욕에 영향을 줄 수 있으므로 이럴 때에는 약물만 따로 제조해서 유효부분을 식재와 함께 조리하는 방법을 사용하게 된다. 예컨대 신선한 약재의 즙(汁)이나 약재를 전탕한 후 얻은 약액(藥液)을 식재료와 혼합하거나 약재와 식재를 함께 조리한 후 약재는 빼고 식재만 공급하거나 약재를 분말형태로 만들어 식재와 함께 조리하는 등의 방법을 사용하게 된다. 이와 같이 약물을 음식 속에 감추어지게 함으로써 약선을 먹는 사람들이 약재의 불량한 형질기미(形質氣味)가 주는 영향을 최소화함으로써 약선의 목적을 원활하게 달성할 수 있다.

4) 약선 조미(調味)의 특징

음식의 양념(調味)는 좋은 맛을 내 음식을 먹는 사람의 미식(美食)에 대한 욕구를 충족시키기 위함이다. 그러나 맛을 내는 많은 조미품(調味品)들 중에는 강한 맛을 지니면서 한의학에서 독자적인 성미(性味)와 효능을 가지고 있는 것들이 많기 때문에 藥膳의 조리 중에서 이러한 조미품들을 사용할 경우에는 그 원칙과 방법에 주의를 기울여야 한다.

일반적으로 각종 藥膳 원료들은 조리를 거친 뒤에도 원료 자체의 고유한 맛을 가지게 되므로 강한 조미품들을 사용해 그 본연의 맛을 변화시키는 것은 바람직하지 않다. 왜냐하면 그 본연의 맛이 바로 藥膳의 효능을 구성하는 일부분이기 때문이다. 때문에 약선의 조리에 있어서는 최대한 그 본래의 맛을 유지하는 것이 중요하다. 물론 소금과 간장, 된장, 설탕, 식초 등 등 맛을 내는 기본적인 조미품들도 약성이 있지만, 주재료에 크게 영향을 미칠 정도의 양이 아닌 경우는 약선의 치료목적과 부합하도록 적절히 선택사용하면 된다. 하지만, 고추, 생강, 마늘, 후추(胡椒), 회향(茴香), 팔각향(八角香), 천초(川椒), 계피(桂皮) 등은 조미품 자체가 강한 향미(香味)를 가지고 있고 대개 신감온열(辛甘溫熱)한 성질의 부류에 속하기 때문에 藥膳에 사용할 때에는 약선을 먹을 사람의 건강상태에 근거해 선택, 사용해야 한다. 일부 비린내나 누린내가 심한 거북(龜), 자라(鱉), 생선, 양육(羊肉), 동물의 내장 등의 재료를 사용할 때에는 이러한 맛을 없애는데 일부 조미품이 사용되고, 온양류(溫陽類), 활혈양안류(活血養顔類) 약선에 신향(辛香)한 향신료가 사용되기도 하지만, 만일 음허조열(陰虛燥熱)한 체질의 사람에게 양혈자음(養血滋陰)하기 위해 약선을 사용한다면 이러한 辛香한 조미품은 상음(傷陰), 조열(助熱)할 수 있으므로 사용을 줄여야 한다.

이러한 향신료의 경우 대개 행기활혈(行氣活血), 신향발산(辛香發散)의 효능을 가지고 있기 때문에 藥膳의 배오(配伍)에 있어서도 약효를 나타내는 중요한 조성부분으로 인식하여 사용해야 한다. 예컨대 풍한(風寒) 감기에 사용하는 藥膳에서 생강(生薑)은 교미제(矯味劑)인 동시에 약물로서 사용되는 것이며, 활혈류(活血類) 약선에서의 신향(辛香)한 향신료는 약선의 행기활혈(行氣活血) 효능을 증강시켜 준다. 자음류(滋陰類) 약선에 辛香한 향신료를 첨가하는 것은 자양하되 느끼하지 않게 하고, 보(補)하면서도 정체되지 않게 하는 작용을 하며, 비위를 조보(調補)하는 약선에 辛香한 재료를 첨가하는 것은 방향성비(芳香醒脾)라는 본연의 효능을 발휘하게 한다. 때문에 藥膳의 조리과정 중 양념과 향신료의 사용여부나 용량 등의 결정은 단순히 먹을 사람의 입맛에 맞추기 위해서가 아니라 변증시선(辨證施膳)의 원칙에 따라 융통성 있게 조절되어야 한다.

5) 음식의 관능적인 면에서의 고려

약선(藥膳)이 보통음식과 다른 것은 그것이 보건과 질병의 예방 · 치료, 노화억제 등의 목적을 가지고 있다는 것이다. 때문에 가장 먼저 주의해야 할 것은 이러한 효능을 도출시키는 것이지만, 藥膳 또한 음식이기 때문에 보통 음식이 추구하는 색(色) · 향(香) · 미(味) · 형(形) 방면 즉 식품의 관능적인 면에도 주의를 기울여야 한다. 보아서, 향을 맡고, 맛을 보고 먹고 싶은 음식이어야 약선을 이용하고자 하는 이의 식욕을 불러일으켜 목적에 필요한 양만큼 혹은 기간만큼 음식을 먹을 수 있어야 하기 때문이다. 만약 藥膳이 "약미(藥味)"만을 재현시키고 음식의 기본적인 기능을 소홀히 한다면 식욕에 영향을 주어 약선의 효능을 제대로 발휘할 수 없을 뿐만 아니라 음식으로서의 역할도 수행할 수 없게 된다. 아무리 좋은 약재가 들어갔다고 해도 아무리 좋은 식재료를 사용했다고 해도 음식으로서 식욕을 당길 수 있도록 하지 못하는 경우는 약선으로서의 역할을 해내기 어렵다. 때문에 약재와 식재료와의 맛의 어울림, 조리방식, 부재료의 선정, 담음새, 서빙온도 등등은 약선의 최종 마지막 단계인 '먹는 행위'를 결정짓는다. 약선음식이 외면받는 가장 큰 이유중의 하나가 맛이 없어서라는 것은 약선을 조리하는 모든 사람이 생각해봐야 하는 문제이다. 때문에 약선의 조리에서는 음식의 맛과 색(色)·향(香)·형(形)에도 주의를 기울여야만이 약선(藥膳)의 기본적인 요구조건을 달성할 수 있게 된다.

그 외, 약선을 만들기 위해서는 일반 음식을 조리·가공하는 데 필요한 기본 원칙, 예컨대 위생법규에 부합되고 조리과정이 위생적일 것, 좋은 원료를 잘 선택할 것, 조리·가공 및 調味 기술 등이 기본적으로 요구된다.

02 약선재료의 전처리(炮製)에 대한 이해

1) 포제(炮製)의 개념 및 작용

(1) 포제의 개념

포제(炮製)는 약재 또는 약선 원재료를 요리 또는 가공하기 전에 특수한 처리 과정을 거치는 것으로 수치(修治)라고도 한다. 炮製는 각 약물의 不同한 약성과 의료 요구에 따라 진행하는 약물에 대한 여러 가지의 가공 방법을 총칭하는 말이라고 할 수 있으며, 이는 약재를 응용하기 전 또는 여러 가지의 제형(劑型)을 만들기 전에 행해지는 가공과정이라고 할 수 있다.

약재는 대부분 생약이기 때문에 첫째 독성(毒性) 또는 열성(烈性)이 있어서 직접 복용할 수 없는 경우, 둘째 변질되기 쉬워서 오래 보존하기 어려운 경우, 셋째 약용(藥用)이 아닌 부분이나 나쁜 氣味를 제거해야만 入藥할 수 있는 경우, 넷째 특정(特定)한 방법으로 처리해야만 임상치료의 요구에 부합되는 경우 등이 있다. 따라서 한약을 응용하기 전이나 제제(製劑) 전에 반드시 부동한 약성과 치료목적에 따라 적합한 정리 가공이나 전문적인 기술처리를 거쳐야만 약효를 충분히 발휘할 수 있으며, 用藥의 안전을 보증하고 의료의 요구에 부합할 수 있다.

(2) 포제(炮製)의 목적과 기본 작용

약선을 만들기 위해서는 식용(食用)에 적합하고 질병의 예방과 치료의 목적에 부합하며 조리·제조상의 필요에 따라 원료인 약재(藥材)와 식재(食材)에 대해 가공, 처리해야 한다.

약재의 포제의 목적은 대체로 약물의 性能을 증진시키고, 치료효과를 강화하며 독성과 부작용을 감소시켜서 사용과 저장에 편리하게 하는 것이라 할 수 있다. 이를 좀 더 구체적으로 살펴보면 다음과 같다.

☑ 잡질(雜質)과 이물질을 제거하여 약선(藥膳)음식의 위생상태를 보장한다.

대개 원재료의 경우 흙이나 먼지, 근막(筋膜)이나 잡털이나 비늘같이 식용할 수 없는 물질이나 부위를 깨끗이 제거해 청결을 유지하기 위해서이다.

☑ 교미교취(矯味矯臭)

나쁜 맛이나 나쁜 냄새 등을 교정하여 약선의 관능적인 부분을 강화한다. 양고기의 누린내나 자하거(紫河車)의 비릿한 피냄새, 구신(狗腎)의 비린내, 죽순(竹筍)의 쌉싸름하고 떫은 맛 등은 포제를 거치면서 제거되어 약선의 맛을 보장하게 한다.

☑ 효능부위를 가려 쓰거나 원료의 효능을 증강시켜 약선의 예방치료 효과를 제고시킨다.

많은 약선 재료들이 부위에 따라 조금씩 그 효능이 다르다. 연(蓮)의 경우 연자육(蓮子肉)은 보비지사(補脾止瀉), 연심(蓮蕊)은 청심(淸心), 연근(蓮根)은 지혈(止血)에 능하다. 때문에 원재료의 전체 중 필요에 따른 부위를 선택하여 약선의 효능을 극대화 시키는 것도 포제의 목적이 된다.

☑ 약물의 효능을 증대시켜 약선(藥膳)의 예방, 치료효과를 제고(提高)시킨다.

복령(茯苓)을 유제(乳制)하면 자보(滋補)기능이 증강되고, 향부자(香附子)

를 초제(酢製)하면 쉽게 입간(入肝)하여 산사(散邪)하게 되는 것 등이 이에 속한다. 감초나 황기를 밀자(蜜炙)하면 비위를 보익하는 작용이 증가하고, 대황을 증제(蒸製)하면 사하작용이 완화되며, 적하수오를 蒸製하면 간신을 자보(滋補)하는 작용이 강화되고 통변 작용은 없어진다.

☑ 원료의 독성이나 부작용을 경감시켜 약선의 안전성을 확보한다.

반하(半夏)와 같이 유독(有毒)한 약재를 생용(生用)하면 구토와 인후종통(咽喉腫痛) 등의 독성반응을 일으키지만 포제(炮製)를 거칠 경우 이러한 독성반응을 제거할 수 있다. 부자(附子)의 경우도 생용할 경우 독성이 강해 반드시 포제해서 사용해야 독성 작용이 완화된다. 대황을 주증(酒蒸)하면 찬 성질과 사하(瀉下) 작용이 완화된다. 원지(遠志)를 밀자(蜜炙)하면 자극성이 완화된다.

☑ 병증의 요구에 맞게 원료의 성질과 효능을 변화시켜 선택적 효능을 발휘할 수 있게 한다.

생지황(生地黃)은 한(寒)하여 청열량혈(清熱涼血), 양음생진(養陰生津)작용을 하지만 포제를 거친 숙지황의 경우 성미(性味)가 온(溫)하게 되어 보혈자음(補血滋陰)에 능하게 된다. 낙화생(落花生, 땅콩) 또한 생것일 경우 평(平)하지만 볶은 후에는 온성(溫性)으로 변하게 된다. 백작약을 주초(酒炒)하면 찬 성질이 감약되고, 천남성을 우담즙(牛膽汁)에 포제하면 辛溫한 性味가 苦涼한 성미로 변화한다. 건강을 포제하면 열성이 더 강화되며, 감초를 밀자(蜜炙)하면 약성이 평성에서 온성으로 변화한다.

☑ 약물 작용의 목표가 되는 장부경맥으로 인경귀경(引經歸經)하게 한다.

염초(鹽炒)하면 약력을 신장으로 이끌어가고 초초(醋炒)하면 간장으로 이끌어간다. 또한 승강부침(升降浮沈)에도 영향을 미쳐 주제(酒製)하면 약력이 위로 올라가게 되며, 동변제(童便製)하게 되면 약력이 하강하게 된다.

✓ 원료의 성분을 보존하여 제품화에 유리하게 한다.

포제를 하면 약재의 알칼로이드류 성분, 글리코사이드류 성분, 정유류 성분, 탄닌 성분, 유기산류 성분, 무기 성분 등이 함유된 약재에 각각 일정한 영향을 미친다.

✓ 원료의 형질을 개선시켜 상품가치를 증강시킨다.

✓ 원료의 조리와 조제에 간편하게 한다.

✓ 원료의 저장과 복용에 편리하게 한다.

2) 포제방법

(1) 정선(淨選)_수제(修製)

정선 또는 수제는 가장 간단한 포제방법으로, 여러 가지 약물에 대한 포제하기 전의 준비단계라고 할 수 있다. 주로 잡질을 제거하여 약물의 순정도(純淨度)를 확보하고 大·小로 구분하여 가공포제하기 쉽게 하는 과정인데 일부 약재는 수제 후에 바로 처방 용약이나 성약제제(成藥製劑)에 응용할 수가 있다.

① 니토(泥土)·잡질이나 불순물을 제거하는 방법

표 6-1.

분류	의미	방법	예
도선(挑選)	골라내기	약용부분을 정선하는 것. 비약용부분이나 잡질 등을 제거하고 약용부분을 규격별로 구분한다.	
풍선(風選)		풍차를 돌리거나 키질을 해서 흙·모래 등의 잡질과 벌레 먹거나 곰팡이 핀 것 등을 가려낸다.	곡물류
사선(篩選)	체질	약물의 크기에 따라 적절한 규격의 체를 사용하여 잡질을 제거하고 약물을 규격에 따라 구분한다.	

분류	의미	방법	예
연정(碾淨)	맷돌질	원료 표면의 비식용 부분을 맷돌로 갈아서 제거한다.	자질려(刺蒺藜)나 창이자의 가시 제거
도말(搗末)	찧고 빻기	절구에 넣고 빻아서 약재를 잘게 부순다. 유효성분이 쉽게 용출될 수 있도록 하는 것이나 너무 오랫동안 방치하면 오히려 유효성분이 휘발되거나 변질될 수가 있으므로 주의해야 한다.	산치(山梔)·사인(砂仁)·두구(豆蔻) 등
연(硏)	갈기	약재를 유발 속에 넣고 가늘게 분말한다.	주사(朱砂)·진주(珍珠) 등
쇄정(刷淨)	솔질하기	브러시나 솔을 이용하여 약물의 표면에 붙어있는 잡질을 제거한다.	
괄정(刮淨)	긁어내기	칼로 원료 표면의 불필요한 부분이나 껍질 등을 벗겨낸다.	두충, 육계, 후박 등의 조피(粗皮)와 어류의 비늘이나 수육류의 근막과 부육(腐肉)
전절(剪切)	도려내기	위나 칼로 노두(蘆頭)와 같은 비약용 부위를 제거한다.	현삼(玄蔘)
좌정(銼淨)	줄질하기	각질이라 분쇄하기 어려운 약재를 줄로 갈아서 분말로 만든다.	영양각, 서각
절제(切製)	썰거나 자르기	약도나 절편기계를 이용하여 약재를 적당한 길이나 두께로 썰거나 자른다. 이렇게 썰거나 자른 약재를 통상 음편(飮片)이라고 부른다. 搓(비빌 차, 끊을 차)·撕(찢을 서)·折(꺾을 절)·撞(칠 당)·剁(자를 타)·劈(쪼갤 벽)·鋸(톱 거)·鎊(깎을 방) 등 용어사용	
화료(火燎)	태우기	센 불 위에서 원료 표면의 잔털이나 털을 신속하게 태워 제거한다. 단, 원료의 내질(內質)이 손상되게 해서는 안 된다.	녹용이나 구척의 표면에 있는 잔털
비작(沸焯)	데치기	단제(潬製) 항목 참고	

② 약용(藥用) 또는 식용하지 않는 부위를 제거하는 방법

- 去 蘆頭(노두), 去 蘆苗(노묘) : 뇌두나 싹 부분을 제거함.
- 去 殘根(잔근) : 잔류된 뿌리를 제거함.

- 去 木心(목심) : 목심 부위를 제거함.
- 去 枝梗(지경) : 가지나 줄기를 제거함.
- 去 粗皮(조피) : 껍질의 코르크층을 제거함.

  예 두충, 육계
- 去 柄蒂(병체) : 과일류의 꼭지 부분을 제거함.
- 去 皮殼(피각) : 껍질 또는 발톱을 제거함. 과일류나 동물류 원료의 견고한 껍질이나, 발톱 등을 제거한다.

  예 밤, 은행, 호도, 복숭아씨 등의 단단한 겉껍질이나 돼지발톱, 조개껍질 등을 제거한다.
- 去 核瓤(핵양) : 박이나 호박 등의 씨가 박혀있는 부분인 속을 제거함.
- 去 毛刺(모자), 去 葉(엽), 去心 : 털이나 잎사귀, 心部를 제거함.
- 去 頭尾足翅(두미족시) : 지네, 전갈 등과 같은 충류 약재의 머리와 고리, 발, 날개 등을 제거함.
- 去 皮骨殘肉毛絲(피골잔육모사) : 껍질, 뼈, 잔류된 살, 털 등을 제거함.
- 去 角塞皮膜(각색피막) : 영양각 등의 뿔속과 웅담이나 사향 등의 껍질을 제거함.
- 去 雜質黴品(잡질미품) : 잡질이나 곰팡이 등을 제거함.

(2) 절제음편(切製飮片)

절제음편(切製飮片)이란 정선(淨選)과 연화(軟化)를 거친 재료 혹은 세정(洗淨)한 신선한 재료 등을 성질에 따라 요리의 형태에 따라 사용하기에 편리하도록 자르는 것을 말한다.

약재의 경우는 약도나 절편기계를 이용하여 적당한 길이나 두께로 썰거나 자르는데 이렇게 썰거나 자른 약재를 통상 음편(飮片)이라고 부른다. 차(搓, 끊어내다)·서(撕, 찢다)·절(折, 꺾다)·당(撞, 치다)·타(剁, 자르다)·벽(劈, 쪼개다)·거(鋸, 톱질하다)·방(鎊, 깎다) 등의 용어가 사용된다. 약재를 절제(切製)하여 飮片을 만들면 첫째 약효성분의 煎出이 용이하고, 포제하기에 간편하며, 조제하기에 편리한 장점이 있다.

일반적으로 절제음편을 만드는 방법은 첫째 약재에 적당히 물을 뿌려 약재를 절단하기 좋게 부드럽게 만든다[연화(軟化)]. 둘째, 부드럽게 적셔진 약재를 적당한 크기로 절단한 다음 건조시킨다. 절제음편을 건조의 방법에는 크게 자연건조와 인공건조가 있다. 자연건조는 비오거나 하면 건조하기가 매우 곤란해지는데 인공건조는 날씨의 영향을 거의 안 받고 단시간 내에 많은 양을 건조시킬 수 있는 장점이 있다.

약재를 절단하기 좋게 부드럽게 만드는 방법은 찬물에 담가서 불리는 방법, 물로 씻어서 적시거나 물을 뿌려서 적시거나 물에 잠깐 담가서 적시는 등의 방법 및 약재를 뜨거운 물에 잠깐 담갔다 내거나 증기로 쪄서 연화시키는 방법이 있다.

약재는 종류에 따라 절편의 형식과 후박장단(厚薄長短)이 다른데 일반적으로 가로로 절단하는 횡절(橫切), 비스듬하게 절단하는 사절(斜切), 세로로 절단하는 식절(直切) 및 네모지게 절단하는 방괴(方塊) 등의 유형이 있다.

약재의 절편은 약재의 건조와 제제할 때의 분쇄에 편리할 뿐 아니라 처방 응용할 때의 무게 달기나 달일 때에 유효성분의 용출에 유리하다.

식재료의 경우나 건조하지 않은 생약재를 약선에 사용하는 경우에는 편(片 : 나박썰기), 괴(塊 : 큼직한 덩어리로 통썰기), 정(丁 : 깍뚝썰기, 팔모썰기), 절(節 : 길이썰기), 사(絲 : 채썰기) 등의 용어가 사용된다.

(3) 보조재료(輔料)

보조재료란 포제과정 중 약물에 첨가하여 사용하는 물질을 말한다. 보료(輔料)라고도 하는데, 대개 약선의 조절이나 효능을 증강시키기 위한 목적으로 사용되고, 일부는 가열의 매개체로 사용되는 것도 있다. 크게 고체와 액체로 나눌 수 있는데 다음 표와 같다.

표 6-2.

분류	설명	적용약재
고체보료		
미(米)	• 쌀(맵쌀, 찹쌀) : 감평(甘平), 보중익기(補中益氣), 건비화위(健脾和胃) • 약재의 효능증가, 자극성과 독성 감소	인삼, 당삼, 반묘 등
맥부(麥麩)	• 맥부(麥麩, 보릿겨) : 감담(甘淡), 화중익비(和中益脾) • 약물의 조성(燥性) 완화, 불쾌취 제거	백출, 창출, 지각, 지실, 백강잠 등
토(土)	• 복룡간(伏龍肝), 황토, 적석지(赤石脂) 등 사용 • 복룡간(伏龍肝) : 신온(辛溫), 화위(和胃), 지혈(止血), 삽장지사(澁腸止瀉) • 약물의 자극성 감소, 치료효과 증가	백출, 당귀, 산약 등
합분(蛤粉)	• 조개류의 패각(貝殼)을 분쇄한 회백색 분말. 산화칼슘 함유 • 합분(蛤粉) : 함한(鹹寒), 청열, 이습, 화담연견 • 약물의 비린내 제거, 치료효과 증가	아교
활석분(滑石粉)	• 활석을 수비하거나 세말해서 얻은 분말 • 활석(滑石) : 감한(甘寒), 이뇨, 청열해서(淸熱解暑) • 중간 전열체로 사용. 초(炒)하는 약물이 골고루 열을 받도록 해줌	어표(魚鰾), 자위피(刺猬皮) 등
하사(河砂)	• 하천의 모래. 씻어 잡질을 제거하고 사용 • 중간 전열체. 골고루 열을 전달하고, 단단한 약재를 푸석푸석하게 해줌. 독성감소	구판, 별갑, 마전자, 구척 등
붕사(硼砂)	• 명붕광석을 제련해서 얻은 불규칙 결정체 • 붕사(硼砂) : 산한(酸寒). 해독, 거담살충, 수렴조습 • 약물의 부란(腐爛)을 방지하고 독성을 감소시킴.	반하, 천남성
두부(豆腐)	• 두부 : 감량(甘凉), 익기화중, 생진유조, 청열해독 • 약물의 독성을 감소시키고 이물을 제거함	진주(珍珠)
액체보료		
술(酒)	• 미곡류를 발효시켜 만든 술. 주침(酒浸)에는 증류한 맑은 술(白酒)을 많이 쓰고, 주자(酒炙)에는 증류하지 않은 청주(黃酒)를 많이 씀. • 주(酒) : 감신(甘辛), 대열(大熱). 통혈맥, 산한(散寒) • 다양한 종류의 유효성분 용출을 용이하게 하여 치료효과 증가	황금, 대황, 숙지황, 백작약, 우슬 등

식초(醋)	• 미곡류 발효시켜 만든 식초 • 초(醋) : 고온(苦溫), 산어(散瘀)지혈(止血), 이기지통(理氣止痛), 교미교취(矯味矯臭) • 유리알카로이드 등 유효성분 용출 용이하게 하여 치료효과 증가. 독성감소, 비린내 제거	현호색, 시호, 향부자 등
소금물(鹽水)	• 식염(食鹽) : 함한(鹹寒), 강근골, 연견산결, 청열, 해독, 방부, 교미교취, 약효증가	두충, 파극천, 소회향, 차전자, 전갈 등
봉밀(蜂蜜)	• 봉밀(蜂蜜) : 감평(甘平), 보중윤조, 완급지통, 조화약성(調和藥性), 교미교취, 약효증가 • 주로 가열한 연밀(煉蜜) 사용	감초, 마황, 자완, 비파엽, 관동화, 백부근 등
약즙	• 독성이 포함된 약재를 포제할 때 사용. 약즙을 이용하는 것을 법제(法製), 복제(複製)라고도 함. • 상용약즙 : 감초흑두제, 백반생강제, 흑두황주제, 화초등심담죽엽제, 두부감초오수유제, 해온해독창제 등	반하, 천남성, 백부자 등
생강즙	• 생강 : 신온(辛溫), 발표산한(發表散寒), 지구(止嘔), 해독 • 약물의 한성(寒性) 억제, 독성감소, 치료효과 강화	죽여, 초과, 반하, 황련, 후박 등
감초즙	• 감초를 전탕하여 얻은 약액 • 감초 : 감평(甘平), 화중완급, 조화제약, 보비(補脾) • 약성 완화, 독성감소	원지, 반하, 오수유 등
흑두즙	• 검은콩을 전탕하여 얻은 흑색의 혼탁한 액 • 흑두(黑豆) : 감평(甘平), 이수(利水), 자보간신, 양혈거풍 • 약효증가, 독성, 부작용 감소	하수오
미감수(米泔水)	• 쌀뜨물 • 미감수(米泔水) : 감한(甘寒), 청열량혈(淸熱凉血), 이소변 • 유지흡착작용이 있어 유질(油質)이 많은 약재에 사용 • 약재의 신조(辛燥)한 약성 감소, 보비화중(補脾和中)효능 강화	
담즙(膽汁)	• 소, 돼지, 양의 신선한 담즙(膽汁) 사용 • 담즙(膽汁) : 고대한(苦大寒), 청간명목, 이담통장, 해독소종 • 약물의 독성감소, 조성(燥性) 감소, 약효 증가	
기타	• 식용유, 양지유, 별혈(자라피), 우유 등이 있음.	

(4) 수제(水製)

水製는 깨끗한 물로써 약재를 처리하는 방법이다. 청수로 약재 중의 잡질·이물질과 흙이나 모래, 잡질(雜質), 불량한 냄새 등의 약용(藥用)하지 않는 부분을 제거하는 것을 말한다. 수제하면 식물류 약은 유연해져서 절편하기가 쉽고, 광물류 약물은 質이 순정(純靜)·세니(細膩)해져서 응용하기가 쉬우며, 일부 유독약물에 대해서는 그 독성을 감저(減低)시켜서 내복하기에 편하다. 단, 일부 약물의 유효성분은 물에 잘 용출되기 때문에 수제(水製)할 때 약재의 성질과 채취할 때 적당한 방법에 근거해 응용함으로써 약물의 유효성분이 손실됨으로써 치료효과가 저하되는 일이 없도록 해야 한다.

水製방법은 여러 가지인데 흔히 상용하는 것은 세도(洗淘)·수표(水漂)·침포(浸泡)·임윤(淋潤)·수비(水飛) 등이다. 이를 상술하면 다음과 같다.

① 세도(洗淘) 또는 세정(洗淨)_물에 씻어내기

물로 약물 표면상의 니토(泥土)·잡질(雜質)을 세척하는 방법이다. 깨끗한 물로 흙이나 불순물을 제거하되 물에 너무 오래 담가서 약효 성분이 유실되지 않도록 주의해야 한다.

② 수표(水漂) 또는 표정(漂淨)_물에 우려서 빨아내기

약재의 염분·독성이나 나쁜 맛 등을 감약시키기 위해 수중에 비교적 장시간 담가놓고 자주 물을 갈아주거나 흘러가는 물에 담가놓아 빨아내는 방법으로 빨아내는 시간과 물갈이하는 횟수 등은 원료의 성질과 계절기후의 차이에 따라 결정한다. 보통 겨울에는 1일 1회 물을 바꿔 주고 여름에는 2-3회 바꿔 주는데 담그는 시간은 3-10일 정도로 한다.

예 곤포(昆布)·해조(海藻)·염종용(鹽蓯蓉)·자하거(紫何車) 등

③ 침포(浸泡)_물에 담가서 불리기

약재를 물속에 단시간 동안 담가놓는 것을 "浸"이라 하고 장시간 동안 담가

놓아 약재에 물이 완전히 흡수되게 하는 것을 "泡"라고 한다. 전자는 약재를 부드럽게 하여 切製하기 편하게 하기 위함이다. 후자는 첫째 약재의 단단한 조직을 부드럽게 만들어 切製 및 가공에 편하게 하기 위함(예 삼릉, 천화분)이고, 둘째 장시간의 침포(浸泡)와 물갈이(換水)를 통해 잡질을 제거하고 약물의 독성을 감소시켜 치료의 수요에 적합하게(예 반하, 남성) 하고, 셋째는 동물류 약재에 대해 장시간의 침포를 통해 皮·甲·골격상(骨骼上)에 부착된 불순물질을 제거하기 쉽게 하여(예 구판, 별갑) 임상응용과 진일보한 가공에 편하게 하기 위함이다. 물 대신 포제 목적에 따라 젖, 쌀뜨물, 약즙 등을 사용할 수도 있다.

④ 임윤(淋潤)_물에 적시기

소량의 淸水를 약재에 뿌리고 젖은 가마니나 마대 등으로 덮어서 약재를 유연하게 하는 방법이다. 이는 약재를 절제가공(切製加工)하기 편하게 하기 위함인데 침포(浸泡) 후에 약효를 잃기 쉬운 약재에 적용한다.

예 박하(薄荷)·패란(佩蘭)·향유(香薷) 등의 방향성 약재

⑤ 수비(水飛)_물속에서 곱게 갈아 띄워 정제하기

물에 녹지 않는 약재를 물속에서 갈아 고운 가루가 물에 뜨는 성질을 이용해 물중의 현탁(懸濁)한 부분을 분리, 침전시켜 미세한 분말을 취하는 방법이다. 이 방법은 주로 물에 쉽게 용해되지 않는 광석이나 패각류(貝殼類) 약물에 대해서 연마(硏磨)할 때에 비산(飛散)하는 것을 방지하여 모손을 줄이고, 물에 녹는 잡질을 제거하여 약물의 순도를 높임과 동시에 약물의 자극성이나 독성을 감소시키고 내복시에 흡수하기 쉽게 하기 위하여 쓰는 방법이다.

예 주사(朱砂)·활석(滑石)·노감석(爐甘石) 등

⑥ 침윤(浸潤)_약즙 등에 적시기

물, 젖, 쌀뜨물, 약즙, 탄산나트륨액 등을 사용하여 원료를 가공 처리하는 방

법으로 어떤 원료는 처리가 부당하면 유효성분이 물에 용출되기 쉬우므로 원료의 특성에 따라 상응하는 처리를 하여야 한다. 세(洗, 씻기), 포(泡, 불리기), 윤(潤, 적시기) 등이 있다.

포법(泡法)을 쓰면 좋지 않은 재료들을 부드럽게 하는데 쓰는 방법이다. 연와(燕窩), 패모(貝母), 동충하초(冬蟲夏草), 은이(銀耳), 버섯(蘑菇) 등을 맑은 물을 이용해 침윤(浸潤)하는 것을 수윤(水潤)이라하고, 복령(茯苓)이나 인삼(人蔘) 등을 우유나 양유(羊乳) 등에 浸潤하는 것을 내즙윤(奶汁潤), 창출(蒼朮)이나 천마(天麻) 등의 조성(燥性)을 제거하기 위해 쌀뜨물에 浸潤하는 것을 미감수윤(米泔水潤), 산사즙을 이용한 육포처럼 어떤 약성(藥性)을 갖게 하기 위해 약즙(藥汁)을 이용해 浸潤하는 것을 약즙윤(藥汁潤)이라 한다.

(5) 화제(火製)

약물을 직접 또는 간접으로 火를 사용하여 가공 처리하는 방법으로 가장 광범하게 사용하며, 원료 그대로 또는 다른 보료(輔料)를 첨가하여 포제하는데 초(炒)·자(炙)·단(煅)·외(煨)·탕(燙) 등의 방법을 모두 포괄한다.

① 초제(炒製)_볶기

원료(약재)를 용기(후라이팬) 안에 넣고 저어가면서 적당히 볶아내는 포제법으로 청초법(淸炒法)과 보료초법(輔料炒法) 및 탕제법(燙製法)이 있다.

㈎ 청초법(淸炒法)_재료만 볶기

용기에 輔料를 넣지 않고 약재만 넣고서 볶는 포제법으로, 淸炒를 하면, 도쇄(搗碎)하기에 편리하고 약효성분의 전출을 용이하게 하며, 음편의 품질 보존에 편하다.

표 6-3.

분류	방법	예
초황(炒黃)	• 원료를 용기(프라이팬)에 넣고 계속 저어가면서 약한 불로 원료의 표면이 노릇노릇할 때까지 볶는 것 • 원료가 잘 부서져서 분쇄나 약효성분의 용출이 쉽게 하고 맛을 좋게 한다.	초맥아(炒麥芽) 초조인(炒棗仁)
초초(炒焦)	• 약재의 성질은 간직하면서 표면이 거무스름할[초황색(焦黃色), 초갈색(焦褐色)] 때까지 볶는 것	초산사(炒山楂)
초향(炒香)	• 참깨, 콩, 땅콩 등을 볶을 때처럼 원료가 폭렬음(爆裂音)을 내면서 고소한 향내가 날 때까지 볶는 것	
초탄(炒炭)	• 원료를 용기에 넣고 잘 저어가면서 약한 불이나 중불로 가열하여 표면은 초흑색(焦黑色)이 되고 내면은 초갈색(焦褐色)이 될 때까지 볶는 것 • 수렴지혈 작용을 증강시키거나 새로 생기게 한다. 그러나 너무 타서 약효가 상실되지 않도록 수의해야 한다[초탄존성(炒炭存性)].	형개탄(荊芥炭) 종려탄(棕櫚炭)
포(炮)	• 약물을 고열의 화력으로 急炒하여 누렇게 볶아 부풀게[초황팽창(焦黃膨脹)] 하는 것인데 실제상 炒와 기본적으로 같으며, 오직 요구하는 火力이 맹렬하고 조작이 빠르다.	포강탄(炮薑炭)

㈏ 보료초법(輔料炒法)_부재료를 이용해 볶기

용기에 輔料를 넣고 가열하다가 필요한 약재를 함께 넣고 炒한 다음에 보료를 제거하는 방법이다.

▍표 6-4.

분류	방법	예
부초법 (麩炒法)	• 밀기울에 넣어 볶기 • 먼저 프라이팬에 밀기울을 넣고 볶다가(밀기울은 원료의 10~15% 정도 사용함) 연기가 조금씩 날 때쯤 해서 약재를 넣고 표면이 노르스름하거나 황갈색이 될 때까지 볶은 다음 밀기울을 제거한다. • 건비익위(健脾益胃)시키고 약재중의 유지(油脂)를 감소시키며, 약성을 완화하고 교미교취(矯味矯臭)한다.	부초 백강잠 부초백출 (麩炒白朮) 부초지각 (麩炒枳殼) 등
미초법 (米炒法)	• 쌀에 넣어 볶기 • 멥쌀이나 찹쌀을 용기 속에 얇게 깐 다음(쌀은 원료의 20% 정도 사용) 가열하여 연기가 나기 시작할 무렵에 약재를 함께 넣고 뒤집어가면서 노르스름할 때까지 볶는다. 거무스름하게 탄 쌀을 제거한다. • 건비화위(健脾和胃), 보중익기(補中益氣)의 효능을 증가시키며, 약물의 조성(燥性)과 독성(毒性)을 감소시킨다.	당삼(黨蔘)· 반모(斑蝥) 등
토초법 (土炒法)	• 황토에 넣어 볶기 • 먼저 잘게 부순 조심토(竈心土, 조심토(灶心土))를 용기에 넣고(조심토는 원료의 25~30% 정도 사용함) 가열하여 잘 저어질 때에 약재를 추가로 넣고 표면이 土色을 띨 때까지 볶는 것으로, 볶은 뒤에 竈心土는 체로 제거한다[사거(篩去)]. 竈心土는 미신성온(味辛性溫)해서, 온중지구(溫中止嘔)·지혈(止血)작용이 있는데 藥料와 함께 炒하면 보비(補脾)·화위(和胃)·지구(止嘔)·지사(止瀉) 등의 효능을 증강시킬 수 있다.	
염초법 (鹽炒法)	• 소금에 넣어 볶기 • 용기에 소금을 넣고(소금은 원료의 20~30% 정도 사용함) 가열하다가 약재를 추가하여 표면이 잘 부서질 때까지 볶은 다음 소금을 제거한다.	

이 밖에 액체 보료인 주(酒)·초(醋)·염수(鹽水) 등을 사용해서 포제하는 것을 보통 습관적으로 酒炒·醋炒·鹽水炒 등과 같이 말하지만 이는 보료자제법(輔料炙製法)에 해당되는 것이기 때문에 炙製法에서 다룬다.

㈐ 탕제법(燙製法)

이는 炒法과 기본적으로 같은데, 모래·해합분[海蛤粉 또는 활석분(滑石粉)] 등을 용기 내에 넣고 맹화(猛火)(약 200~300℃)로 가열한 뒤 약재를 함께 넣고 뒤집어 가면서 炒한다. 이때 燙은 약재표면의 색깔이 변할 때까지 하되 내부까지 타지는 않을 정도로 한다. 이 방법은 약재가 열을 고루 받아 잘 부숴지게 해서 유효성분의 煎出을 쉽게 하려는 목적으로 쓰인다. 용약의 목적과 약물의 성질에 근거해 사탕(砂燙)·합분탕(蛤粉燙) 등이 있다.

표 6-5.

분류	방법	예
사탕(砂燙)	• 달군 모래에 넣고 볶기 • 과립(顆粒)이 고르고 깨끗한 모래를 선택해 초제(炒製) 용기에 넣고 비교적 맹렬한 화력(猛火力)으로 일정한 온도(100℃ 이상)에 이르게 가열한 다음에 藥料를 넣고 쇠주걱으로 모래를 펴서 잠시 동안 뚜껑을 덮었다가 즉시 신속하게 뒤집으면서 炒하여 약물로 하여금 고르게 열을 받도록 하여 표면이 점점 부풀고 내부조직이 푸석푸석해지면서 황색으로 변화될 때까지 燙炒한 후 꺼내어 모래를 체로 쳐서 제거한다.	천산갑(穿山甲) 계내금(鷄內金)
합분탕(蛤粉燙)	• 달군 조개가루에 넣고 볶기 • 蛤粉을 이용해서 藥料와 같이 炒하는 방법이다. 조작방법은 砂燙과 같다. 蛤粉은 비교적 가늘고 부드럽기 때문에 열을 받는 것이나 혹은 열을 전달하는 것이 모두 모래에 비해 완만해서 蛤粉으로 약재를 燙炒할 경우 시간이 걸린다. 그러므로 흔히 동물성 교질류(膠質類)약물에 많이 사용하며 일반적으로 약물의 색이 황색이 되거나 혹은 기포(起泡)가 될 정도로 하는 것이다.	아교주(阿膠珠) 등
활석분탕(滑石粉燙)	• 방법은 합분탕법(蛤粉燙法)과 같다.	

화제류(火製類)에는 이상의 방법들 외에도 배(焙)・홍(烘)・소(燒)・료(燎)・락(烙) 등의 방법이 있다. 그 목적은 약물의 잡질・수분을 제거해서 製劑와 복용을 편하게 하는데 있다.

예 배맹충(焙虻蟲)・홍자하거(烘紫河車)・소호도(燒胡桃)・요락녹용(燎烙鹿茸) 등

② 자제(炙製)

벌꿀, 술, 소금물, 약즙, 식초 같은 액체보료를 약재에 삼투(滲透, 滲入)시키거나 혼합하여 용기 속에 넣고 약재를 뒤집어가면서 가열하여 굽거나 볶는 포제법이다. 자법(炙法)과 보료를 넣고 볶는 보료초법(輔料炒法)은 기본적으로 비슷하나, 보료초법의 경우 온도가 높고 가공시간이 짧고, 자법은 초법에 비해 온도가 낮고 가공시간이 길다. 보조재료의 종류에 따라 주자(酒炙), 초자(醋炙), 염자(鹽炙), 강자(薑炙), 밀자(蜜炙), 유자(油炙) 등으로 분류한다.

㈎ 주자(酒炙)

술(酒)을 보료(輔料)로 하여 약재와 함께 버무려서 굽는[반초(拌炒)] 방법이다. 일반적으로 黃酒를 많이 쓰나 白酒를 쓰는 경우도 있다. 酒의 性味는 辛・甘, 大熱하고 약력을 이끌어 上行하게 하고 아울러 활혈통락(活血通絡)하는 작용이 있으므로 약재를 酒炙하면 酒의 辛熱한 성질을 빌리어 그 寒性을 완화시킴과 동시에 活血通絡하는 功能을 강화시켜주고 교미교취(矯味矯臭)한다. 동시에 술은 좋은 유기용매제의 하나로서, 일반 알카로이드, 정유 등의 물질을 모두 쉽게 용해시키기 때문에 酒炙하면 유효성분이 쉽게 용출되어 치료효과를 높일 수 있다. 酒炙하면 아울러 矯味・矯臭하고 비린내와 썩은 내를 제거하는 작용이 있다. 상용하는 酒炙 약물은 황금・대황・백작 등이다.

주자(酒炙)방법

약재를 黃酒로 버무려서 술이 완전히 흡수되었을 때 용기에 넣고 약한 불로 加熱하면서 부단히 교반(攪拌)하여 노릇노릇할 때까지 볶는다. 색이 진해지면 꺼내어 서늘하게 식힌 후 건조한다. 이때 약재가 내부까지 너무 타지 않도록 주의하며 酒量은 약재에 따라 다르지만 일반적으로 약재의 10~20% 정도로 한다.

(나) 초자(醋炙)

醋(식초)를 보료(輔料)로 사용해서 약재와 함께 반초(拌炒)하는 방법이다. 일반적으로 米醋를 많이 쓴다. 식초의 性味가 酸·苦, 미온(微溫)하고 肝經에 들어가 이기활혈(理氣活血), 수렴지통(收斂止痛)하므로 약물을 醋炙하면 입혈수렴(入血收斂)하고 유간지통(柔肝止痛)하는 작용을 강화시켜준다. 아울러 矯臭·矯味하여 일부 약물의 성미(腥味)를 제거시켜준다.

예 醋炙 오령지(五靈脂) 등

醋는 초산(醋酸)을 함유한 유기용제여서 약물 중에 함유된 유리 알카로이드와 결합하여 가용성 염(鹽)이 되어 유효성분을 쉽게 전출(煎出)시켜서 신속한 치료효과를 발휘하게 한다. 醋炙는 평간리기(平肝理氣)하는 약물에 다용한다.

예 청피(靑皮)·향부(香附)·시호(柴胡)·현호색(玄胡索) 등

초자(醋炙)방법

방법은 酒炙와 동일하다. 이러한 방법은 식물류 약물에 다용한다. 다른 방법은 먼저 약재를 용기에 넣고 약한 불로 가열하면서 불단히 교반(攪拌)한다. 약재가 균일하게 모두 열을 받은 후에 식초를 약재에 일정량 뿌려주고 약재에 전부 흡수되면 다시 약재의 향이 나고 약색이 노릇노릇하거나 약간 갈색이 될 때까지 볶아준다. 약재가 약간 촉촉할 때 꺼내 그늘에서 식혀 건조한다. 이러한 방법은 동물성, 갑각류(甲殼類) 약재에 상용한다. 식초 양은 약 무게의 20%를 초과하지 않는다.

(다) 염자(鹽炙)

鹽水를 보료로 사용하여 약재와 함께 拌炒하는 방법. 鹽의 性味가 함(鹹)·寒하고 청열량혈(淸熱凉血)하며 하행입신(下行入腎)하여 연견(軟堅)하는 작용이 있고 교미(矯味)·방부(防腐)하는 功能이 있으므로 보신(補腎)·고정(固精)하거나 산기(疝氣)를 치료하거나 腎火를 사(瀉)하는[자음강화(滋陰降火)] 약물에 多用한다.

예 보골지(補骨脂)·소회향(小茴香)·지모(知母)·황백(黃柏)·택사(澤瀉) 등

염자(鹽炙)방법

먼저 5배 가량의 끓는 물에 소금(약 무게의 약 3% 정도)을 용해시킨 후 움직이지 않게 방치한 후 상층의 맑은 액을 취하여 식염수 용액을 만든다. 이 식염수액으로 약재와 함께 반초(拌炒) 하는데 그 鹽炙방법은 醋炙와 相同하다. 일부 점액질이 비교적 많이 함유된 약물(예 차전자)은 먼저 누렇게 볶아주거나 톡톡 튀어오를 때 소금물을 뿌려가며 볶는다. 점성이 많으므로 들러붙어 덩어리가 되지 않도록 유의해야 하며 또 너무 타지 않도록 한다.

(라) 강자(薑炙)

생강즙을 보료로 사용하여 약재와 함께 넣고 拌炒하는 방법. 生薑은 性味가 辛·溫하고 溫胃, 화위지구(和胃止嘔), 활담개규(豁痰開竅)하는 효능이 있으므로 약재를 薑汁炙하면 약물의 건위(健胃)·진구(鎭嘔)·거담(祛痰)하는 功能을 강화시켜 줌과 동시에 약물의 寒凉한 성질과 일부 약물의 毒性 및 용토(湧吐)하는 등의 부작용을 제거시켜준다. 주로 반하, 남성 등의 약재를 포제할 때 많이 사용한다.

강자(薑炙)방법

먼저 신선한 생강을 짓찧어 즙을 내고 그 즙과 약물을 섞어 생강즙이 약재에 전부 흡수될 때까지 적셔준다. 적셔진 약재를 약한 불로 炒한 후 그늘에서 말린다. 생강용량은 신선한 생강의 경우 약재 무게의 10~25% 정도를 즙으로 만들어 사용하거나 건강 3~5%로 만든 煎湯을 사용한다.

예 薑炙 황련(黃連)・후박(厚朴)・죽여(竹茹) 등

(마) 밀자(蜜炙)

벌꿀을 輔料로 약재에 삼입(滲入)시켜서 炙하는 방법으로 윤폐지해(潤肺止咳), 보비익기(補脾益氣)의 작용을 강화하고 교미교취(矯味矯臭)한다.

봉밀(蜂蜜)은 性味가 甘平하여 감완익원(甘緩益元)하고 윤폐지수(潤肺止嗽), 해독(解毒), 교미(矯味)하는 작용이 있어서 약물과 同製하면 약물의 치우친 성질을 완화(緩和)할 수 있고, 아울러 약물과 협동작용을 일으켜 치료효과를 증강시킬 수 있으며, 또 일부 약물 성분의 함량을 개변(改變)시켜서 치료 작용을 더욱 잘 발휘하게 한다. 그러므로 蜜炙는 대부분 潤肺止咳・보익자양(補益滋養)하는 약물과 일부 성질이 비교적 치우친 약물에 상용한다.

예 蜜炙 자원(紫菀)・蜜炙 황기(黃芪) 등

- 연밀(煉蜜) : 생꿀을 용기 중에 넣고 완만한 불로 서서히 끓여서 위로 뜨는 잡질을 제거한 것으로 밀자하거나 藥用에 쓴다.

밀자(蜜炙)방법

① 밀반후초법(蜜拌後炒法), ② 초후가밀법(炒後加蜜法), ③ 선하밀후가약법(先下蜜後加藥法)의 세 가지가 있다. 일반적으로 사용되는 꿀의 양은 약물 무게의 20% 정도가 된다.

약재의 질에 따라 다소간 증감시키는데 質이 가볍고 푸석푸석한 화류(花類)·초류(草類) 약물은 蜜量이 일반용량보다 좀 더 많게 하고 質이 비교적 단단한 근(根)·경(莖)·종자류(種子類) 약물의 蜜量은 좀 적게 넣는다. 炙할 때에 불이 너무 세서 타지 않도록 해야 하며, 너무 약하게 해서 끈적거리지 않도록 유의한다. 약재의 크기를 균일하게 하면 炒하기에 편리하다.

㈓ 유자(油炙)

기름을 보료로 사용하여 약재를 튀기거나 拌炒하는 방법이다. 일반적으로 참기름이나 양기름을 많이 사용한다. 油炙하면 견경(堅硬)한 약물이 잘 부수어지고 일부 약물의 유독성분이 제거된다. 독성약재에 많이 사용한다.

음양곽은 양기름으로 油炙하면 온신장양(溫腎壯陽)하는 효능이 강화된다.

예 油炙 虎骨(호골)·유작(油炸) 마전자(馬錢子) 등

유자(油炙)방법

먼저 기름을 넣고 끓기 시작하면 약재를 투입하고 계속 저어가면서 미황색이 될 때까지 튀긴다. 기름이 넘쳐 화재가 나지 않도록 각별히 유의해야 한다. 일반적으로 油量은 용기의 반 정도가 적당하다.

③ 외제(煨製)

약재를 습지(濕紙)나 밀가루 반죽으로 싸서 약한 불에 쬐어 말리거나 불속에 넣어 구워 말리는 방법으로 煨製의 목적은 약물 중의 치료에 불리한 유지(油脂)나 자극성 휘발물질을 제거하고 毒性을 완화시키기 위한 것이다.

예 외육두구(煨肉豆蔻)·외감수(煨甘遂) 등

Ⅰ표 6-6.

분류	방법
면리외(麵裏煨)	밀가루로 반죽한 덩어리에 약재를 싸서 용기에 넣어 뜨거운 모래 흙으로 탕외(燙煨)하거나 직접 불이 붙은 잿불(火炭) 속에 넣어 면색(麵色)이 황흑색이 될 때까지 煨해서 꺼내어 냉각된 후에 면피(麵皮)를 제거하고 사용한다.
지장외(紙漿煨)	초지(草紙)로 약재를 3겹 이상 싸서 물속에 넣어 수분을 침투시킨 후 용기의 뜨거운 모래속이나 잿불 속에 묻어서 종이가 초흑색(焦黑色)이 될 때까지 탕외(燙煨)한 다음 꺼내서 냉각되면 초지(焦紙)를 제거하고 사용한다.
격지외(隔紙煨)	약물의 절편을 草紙(혹은 습기와 기름기를 흡수할 수 있는 종이)위에 평평하게 깔고 한층은 종이로 한층은 약재로 층층이 쌓아올린 뒤에 화로불 옆에 놓아 쬐어 말림으로써 약물 속에 있는 휘발성분과 油脂 등을 종이에 스며들게 하여 약물의 자극성과 부작용을 감소시키는 방법이다.
홍외(烘煨)	약물의 절편을 철사망 위에 올려놓고 화로 위에 놓거나, 혹은 건조실에 넣어 烘煨함으로써 약물 중의 휘발성분을 제거한다.

(6) 수화공제(水火共製)

水火共製는 水와 火를 함께 사용하는 종합적인 포제방법이다. 대표적인 것으로 증(蒸)·자(煮)·천(燀)·쉬(淬)의 4가지 방법이 있다.

① 증제법(蒸製法)

찌기. 약재를 시루나 찜통에 넣고 물을 가열하여 물의 열기와 증기를 이용하여 약재를 포제하는 방법으로 蒸製時에 보료(輔料)를 더할 수도 있는데, 그 목적은 약성을 변화시켜 치료효과를 제고시키고 가공 절편(切片)과 보존을 편리하게 하려는 데에 있다.

② 자제법(煮製法)

끓이기. 약재를 용기안의 淸水 또는 藥液 속에 넣고 加熱 자비(煮沸)하는 방법. 煮의 목적은 주로 약물 중의 독성·자극성 또는 기타 부작용을 제거하고 치료효과를 증강시키거나 가공 저장을 편리하게 하려는 데에 있다.

③ 천제법(燀製法) 또는 작제법(焯製法)

데치기. 약물을 끓는 물속에 단시간(5~10분 정도) 동안 처리하여 의료상 불필요한 부분을 제거하려할 때에 주로 사용하는 포제 방법으로 종피(種皮)를 제거하기 위해 원료를 살짝 삶아서 껍질이 잘 벗겨지도록 한다든지 닭이나 오리 등의 핏물을 제거한다든지 곰발바닥이나 우편(牛鞭) 등의 비린내를 제거하기 위해 총엽(葱葉), 생강, 料酒 등을 함께 넣고 살짝 끓여내는 것 등이 있다.

예 행인(杏仁)·도인(桃仁)을 去皮할 때 사용

④ 쉬제법(淬製法)

담금질하기. 이는 주로 광물성 약재를 불에 벌겋게 달구어 재빨리 냉수나 미초(米醋)에 담가 식혔다가 다시 불에 달구어 냉수나 米醋에 담금질하기를 여러 번 반복하여 약성을 완화시키고 약재를 분쇄하기 좋게 만드는 포제방법이다. 이 방법은 화단(火煅)만으로 어려운 약재, 예컨대 자석(磁石)·대자석(代赭石)·자연동(自然銅) 등을 파삭거리게 해서 유효성분이 쉽게 용출될 수 있도록 하기 위함이다.

- 초쉬법(醋淬法) : 식초 물에 담금질하는 것
- 주쉬법(酒淬法) : 술에 담금질하는 것

(7) 기타 포제법(炮製法)

이밖에 비교적 복잡한 과정을 거치는 특수한 포제방법들이 있다.

① 법제(法製)

약즙제(藥汁製) 또는 복제법(復製法)이라고도 하는데, 규정된 조작 순서에 따라 반복적으로 포제하는 일종의 특수한 가공방법을 말한다. 법제 방법은 개개의 약물별로 틀린데 일반적인 포제방법과 비교해 볼 때 비교적 시간도 길고 보료도 많이 들어가며 수속과정이 번잡하고 요구하는 게 엄격하다는 특징이 있다. 그 목적은 주로 어떤 약물의 특성을 변화시켜 그 독성 또는 자극성이나 부작용을 감소시키려는 것이다.

예 제초오(製草烏)・제남성(製南星)・제반하(製半夏) 등

- 초오(草烏)의 법제법 : 먼저 生草烏를 찬물에 침포(浸泡)해서 여러 날을 담궈 씻어서 독성을 우려낸 다음에 甘草・黑豆를 끓인 물(甘草量 5%, 黑豆量 10%)에 草烏를 넣고 끓인다. 초오의 독성이 甘草・黑豆와 끓이는 열에 의해 파괴 되었을 때 草烏를 건져내 썰어서 건조한 후 약재로 쓴다.
- 천남성(天南星)의 법제법 : 먼저 천남성을 물에 담가두었다가 갈아주는 식으로 매일 2~3차례씩 며질 농안 녹을 헹구어 낸다. 백말(白沫, 흰 거품)이 일어나면 천남성 100근에 백반(白礬) 2근을 넣어서 담근 지 1일 후 물을 갈아 헹구어 내는데 절개해서 맛을 보아 입에 아리한 맛이 약간 있을 때까지 한 다음 꺼내어, 이를 별도로 生薑・白礬을 넣고 끓인 물(生薑量 25%, 白礬量 15%)에 넣고 다시 천남성의 속에 白心이 없어질 때까지 끓인 뒤에 꺼내서 薑片은 제거하고 천남성만 썰어서 건조한 후 약재로 쓴다.

② 발효법(醱酵法)

이는 일정한 온도조건하에서 곰팡이균을 이용하여 약재를 발효시키는 방법으로 그 목적은 발효처리를 통해 원래의 성질을 변화시켜 새로운 치료효과를 가지는 별도의 약품을 만들어 질병치료의 수요에 부합시키려는 것이다.

예 신곡(神麯)・담두시(淡豆豉) 등

③ 돈제법(燉製法)

약재를 중탕하여 장시간 고는 방법. 생지황을 숙지황으로 만들 때 활용가능한 방법이고, 머루나 오디 등을 술과 함께 중탕해 고를 내어 잼처럼 만들어

복용할 수 있다. 주돈제(酒燉製), 초돈제(醋燉製) 등이 있다.

④ 기타

약재를 용기에 넣고 불로 구워 즙액이 생기게 하여 이를 채취하는 방법인 건류법(乾餾法)(예 죽력), 일부의 광물성 약재 특히 가용성 무기염을 함유하는 약재를 용해시켜서 여과하여 불순물을 제거한 뒤에 다시 결정으로 만들어 약물의 순도를 높이고 약성을 완화시켜 독성을 줄여주는 방법인 제정법(提淨法)(예 망초), 오공(蜈蚣) 같은 곤충류 또는 기타의 약재를 전기건조기 등으로 충분히 건조시켜 분쇄하거나 저장하기에 편리하도록 원료를 약한 불로 간접 또는 직접 가열하여 충분히 건조시키는 방법인 홍배법(烘焙法), 기름에 튀겨내는 방법인 유작법(油炸法), 약물을 반죽하여 떡처럼 만드는 방법인 제병법(製餠法), 약재와 보료를 잘 버무려 製하는 방법인 반제법(拌製法)[192], 곡아(穀芽)·맥아(麥芽)·대두황권(大豆黃卷) 등에서와 같이 穀·麥·豆類를 침습(浸濕)시키거나 물을 뿌려서 싹이 나게 하는 방법 인 발아법(發芽法)과 제상법(制霜法) 등이 있다.

03 약선제형의 이해

1) 한약 유형에 따른 제형(製劑)

제제(製劑)는 치료의 수요 또는 어떤 약물의 부동한 특성에 근거해서 만든 劑型을 말한다. 한약은 반드시 일정한 제형으로 만들어야만 치료효과를 높일

192) ① 고체보료 반제법 : 수비(水飛)한 주사(朱砂) 가루에 복령이나 등심, 맥문동 등을 버무려 묻혀서 건조해 쓰는 방법이다.
② 액체보료 반제법 : 대부분 동물피(자라피, 돼지피 등)와 약재를 버무려 건조해서 쓰는 방법이다. 예 별혈반시호(鱉血拌柴胡), 저심혈반단삼(猪心血拌丹蔘) 등

수 있으며 복용・저장・운수(運輸)・휴대 등에 편리하다. 전통적인 한약의 제형은 湯・丸・散・膏・丹・酒 등이 일반적이었으나, 근래에는 과학기술의 발달에 따라 새로운 유형의 製劑가 속속 등장하고 있다. 예컨대 충제(沖劑, 엑기스제)・농축환(濃縮丸, 분말+농축액)・편제(片劑, 농축액을 편편하게 만든 것)・주사제 등이 이것이다.

이러한 한약의 제제 유형은 약선에서도 그대로 적용된다. 특히 노인들이나 허약자들의 보신(補身)이나 만성고질병 환자의 치료를 위해서 장기간 약선을 복용하도록 해야 할 경우 매우 유용하며, 제품을 만들어 상품화하는 데 있어서도 꼭 필요한 방법이다.

(1) 탕제(湯劑)

湯劑는 전제(煎劑)라고도 부르는데 일종의 액체 제제(製劑)로서 약물에 물을 加하여 달인 뒤에 찌꺼기를 제거하고 液만 취해서 만든다. 이것은 가장 상용하는 제형(劑型)으로 흡수하기 좋고 치료효과가 비교적 빠르며 만들어 갖추어 놓기가 간단한 장점이 있으나 맛이 쓰고 量이 많아서 복용휴대하기에 불편한 단점이 있다.

湯劑를 달일 때 그릇은 질그릇이나 유리그릇 또는 세라믹이나 스텐 등으로 된 그릇을 사용해야 한다. 철기(鐵器)・동기(銅器)는 쓰지 않는 게 좋다. 왜냐면 유질(鞣質)・유기산 등의 성분을 함유한 약재의 변화반응이 일어나서 품질과 치료효과에 영향을 주기 때문이다.

湯劑는 달이기 전에 미리 약물을 30분 정도 물에 담가 불려서 유효성분의 전출(煎出)이 용이하게 하는 것이 좋다. 통상 약은 두 차례로 나누어 달여서 취한 액을 합해서 두 번으로 나누어 복용한다. 1차로 달일 때는 20-40분 정도 달이고 2차로 달일 때는 1차로 달인 물을 기울여 따른 다음에 다시 물을 붓고 30분 정도 달인 다음 액을 취하고 약물 건더기는 버린다. 약물의 양은 약재의 양과 달이는 시간과 화력의 세기 등을 고려하여 정하는데 약을 달여 액을 취했을 때 1회분의 용량이 120ml 정도 나올 정도로 붓는다.

해표약(解表藥)의 경우에는 달이는 시간을 끓기 시작해서 10-20분 정도 짧게 해야 하므로 달일 물을 좀 적게 부어야 하고 보약의 경우에는 달이는 시간을 10-20분 정도 더 오래 달여야 하므로 달일 물을 좀 더 부어야 한다.

- 선전(先煎) : 광석(鑛石)·패각류(貝殼類) 약물(예 생석고(生石膏)·생모려(生牡蠣) 등)은 그 質이 단단해서 마땅히 먼저 끓여야 한다. 20-30分 後 다시 기타 약물과 함께 끓이는데 충분히 끓여야 유효성분이 용출된다. 일부 독성약물(예 생남성(生南星)·생초오(生草烏) 등)도 先煎하거나 오래 끓여야 그 독성이 감소된다.
- 후하(後下) : 방향성 약물(예 박하(薄荷)·사인(砂仁) 등)은 휘발성분에 약효를 많이 함유하고 있어서 마땅히 後下해야 한다. 즉, 약물이 끓기 시작한 뒤 적당한 시간이 경과한 후 後下할 약재를 넣고 함께 10-30分 정도 더 끓여준다. 너무 오래 끓이면 유효성분이 휘발되어 그만큼 약효도 감소되므로 주의해야 한다. 또한 대황(大黃)이나 번사엽(番瀉葉) 등도 너무 오래 끓이면 사하(瀉下) 작용이 오히려 감소하므로 주의해야 한다.
- 포전(包煎) : 달인 후에 약액이 혼탁하여 소화관에서 흡수가 감소되거나 인후 등에 좋지 않은 자극을 주기 때문에 방지하기 위해 가제에 싸서 약탕기에 넣고 달이는 방법이다. 車前子처럼 점성이 강한 약물은 직접 물에 넣고 달여 내면 용기 바닥에 눌러 붙어서 타기 쉽기 때문에 包煎해야 하고, 선복화(旋覆花)처럼 일부 솜털이 있는 약물은 직접 물에 넣고 끓이면 藥汁 중에 毛가 쉽게 제거되지 않아서 服藥할 때 털이 인후를 자극할 수 있으므로 마땅히 包煎한다.
- 별전(別煎) : 귀중한 약물(예 인삼(人蔘)·서각편(犀角片) 등)은 그 유효성분을 십분 보전하는 동시에 같이 달일 때 다른 약에 흡수되는 것을 방지할 목적으로 먼저 따로 달여 낸다. 달여 낸 약즙은 따로 놔두고 남은 건더기를 다른 약물들과 함께 넣고 달여 내서 먼저 따로 달여 낸 약즙과 나중에 함께 달여 낸 약즙을 합해서 복용한다. 그래야 약효가 충분히 발휘되고 낭비가 없다.
- 충복(冲服) : 귀중하고 용량이 비교적 적거나 탕에 넣을 수 없는 약물(예 호박(琥珀)·주사(朱砂)·三七 등)은 곱게 갈아서 湯劑나 따뜻한 물에 넣어 冲服한다.

이외에 교류(膠類)·무기염류(無機鹽類) 약물(예 아교(阿膠)·망초·이당(飴糖) 등)은 직접 약액에 풀어서 복용하거나 물에 녹여서 내복해야 한다. 물로 달이면 쉽게 풀처럼 걸쭉해져서 거르기가 어려워지고 약물에 영향을 미치게 된다.

(2) 환제(丸劑)

丸劑는 약재료를 분말로 만들어 꿀이나 풀 같은 점착제를 넣고 반죽하여 만든 각종의 알약이다. 주로 밀환(蜜丸)과 호환(糊丸), 水丸의 세 가지가 상용된다. 丸劑의 특점은 복용과 휴대가 간편한 대신 흡수 효과가 느려서 약효가 오래 지속되며, 복용양이 적어서 통상 만성질병에 응용된다. 또한 약재 원료가 적게 들어가 오래 복용할 수 있다.

- 밀환(蜜丸) : 蜜丸은 꿀로 약재를 반죽해서 환으로 만든 것으로, 환을 만들 때 꿀의 용량은 당류나 유지가 풍성한 약물의 경우는 적게 넣고 질이 푸석하고 섬유질이 많은 약물은 꿀 용량을 조금 많이 넣어야 한다.
- 호환(糊丸) : 밀가루 풀로 약재를 반죽한 것으로 가장 흔한 방식이다.
- 수환(水丸) : "수범환(水泛丸)"이라고도 한다. 약재 자체가 점성이 많아서 그 자체로서 환을 만들거나 藥料를 곱게 갈아서 冷水나 黃酒·초(醋)·약물 생즙(鮮汁) 혹은 煎出液을 넣어 인공적으로 혹은 기계로 소구형 과립(小球形 顆粒)을 만드는 방법이다.
- 농축환(濃縮丸) : 처방중의 용량이 비교적 크거나 섬유질이 많아서 가늘게 갈기 어려운 약물은 별도로 달여 藥汁(藥液)을 만든 다음 농축해서, 걸쭉하게 만든 뒤에 제환하는데 쓰는 방법이다. 약액을 낸 약재 이외의 구성약물은 분말을 곱게 내서 준비한 농축액에 흡수시켜 고루 섞은 다음 환(丸)을 만든다. 또는 먼저 약물을 가늘게 갈아서 나머지 거친 약재를 달여서 만든 약액을 붓고 농축해서 걸쭉하게 만들어 丸을 만들기도 한다. 농축환제(濃縮丸劑)는 성분 함량이 비교적 높아서 복용량이 적은 장점이 있다. 단, 저장 보관에 습기가 침범하지 않도록 주의해야 한다.

(3) 산제(散劑)

散劑는 약물을 갈아서 미세한 분말로 만든 것으로 저장·휴대하기에 편하고 내복 또는 外用하기에도 편리한 특징이 있다. 내복하면 丸劑에 비해 흡수하기에 쉽다. 일부 가열이 금지되어 있거나 물에 용해되지 않는 약물들은 모두 散劑를 만들어 내복한다.

유지(油脂)를 많이 함유하거나(예 고행인(苦杏仁)·산조인(酸棗仁) 등), 질이 부드럽고 점성이 많거나(예 숙지황(熟地黃)·구기(枸杞) 등), 처방중 소량의 약물(예 牛黃·片 등)은 별도로 처리한다.

이밖에, 웅황(雄黃)·유황(硫黃)·화초(火硝) 등의 약물은 연소(燃燒) 또는 폭발의 위험이 있으므로 함께 갈아서 가루내지 않는다.

(4) 고제(膏劑)

膏劑는 상온에서 고체·반고체 또는 반유동체(半流動體)의 제품을 말하는데 의료응용과 製法의 부동함에 따라 다시 內服膏와 外用膏의 兩類로 나뉜다.

① 내복고(內服膏)

통상 고자(膏滋)라 부른다. 처방 규정에 따라 약물에 물을 붓고 달이되 별도의 규정이 없는 한 일반적으로 2~3차례 달이는데 끓기 시작할 때부터 2~3시간 동안 달인 액이 담박해질 정도까지 달인다. 매 차례 달일 때마다 여과한 것을 합쳐서 약한 불로 농축(濃縮), 증발시켜 반유동(半流動)의 조고상(稠膏狀, 걸죽한) 청고(淸膏)를 만든 다음 – 종이 위에 떨어드렸을 때 물 자국을 남기지 않고 흘러갈 정도로 농축하는데 지나치게 걸죽하면 타서 변질되기 쉽고 너무 묽으면 보존하기가 쉽지 않다 – 원료 약물에 일정한 비례로 벌꿀이나 흑설탕을 넣고 고르게 저으면서 다시 아주 약한 불로 가열하여 膏를 낸다. 통상 加入하는 꿀과 홍당의 용량은 대략 원료 약물과 동량으로 한다. 이렇게 해서 만든 고(膏)를 옹기(瓮罐)나 주둥이가 넓은 유리병에 밀봉해 놓고서 필요할 때마다 내어 쓴다. 內服 膏劑의 특점은 장기간 복용할 수 있으며 비교적 저장하기가 쉬워서 만성병에 적용하는 경우가 많다.

② 외부고(外敷膏)

체표 부위에 부착시키는 膏로 膏藥과 藥膏의 두 가지로 나뉜다.

㈎ 고약(膏藥)

약재를 잘게 썰거나 분쇄해서 참기름 같은 식물성 기름 속에 3-5일 정도 담갔다가 가열하여 약재료가 탈 때쯤 해서 약 건더기를 제거하고 계속 저으면서 센 불로 가열해서 연무(煙霧)가 백색에서 청색으로 변하고 藥油 방울을 물에 떨어뜨려도 구슬지어 흩어지지 않으면(약 250-300℃), 火力을 줄이고 다시 黃丹이나 연분(鉛粉)을 加入하여 쉬지 않고 휘젓기를 黃丹이 전부 융합(融合)하여 膏가 될 때까지 한다. 불을 제거하고 물을 뿌리며 저은 뒤에 다시 膏를 찬 물 속에 부어 침포(浸泡)시켜서 자극성 물질을 녹여서 제거하고 나서 火毒을 제거한 뒤에 보관해두고 사용한다.

㈏ 약고(藥膏)

이는 식물유(植物油)·봉납(蜂蠟) 또는 바셀린 등을 基質로 하여 만든 外敷膏劑이다. 그 제법은 일반적으로 먼저 식물유를 가열하고 다시 밀랍을 加入하여 녹기를 기다린 다음 뜨거울 때 처방규정에 따라 미리 잘 갈아 놓은 藥粉을 가입하고 고르게 저어 냉각시켜 만든다. 곱게 간 약가루와 적당한 基質을 직접 혼합하여 만든 것을 보통 "연고(軟膏)"라 칭한다.

(5) 단제(丹劑)

丹劑는 일부 내복하는 丸散劑와 정제(錠劑, 전통적으로 흔히 "丹"이라고 칭함)처럼 일반적인 혼합방법을 사용하여 만드는 것을 지칭하기도 하고, 그 외에, 승화법(升華法)이나 침강법(沈降法)을 사용하여 만드는 금속화합물로서 결정상(結晶狀)을 띠는 外用 丹劑를 지칭하기도 한다. 예컨대, 홍승단(紅升丹) 같은 외용단이 있는데 중금속이 주재료인 경우가 많아 지금은 쓰지 않는다.

(6) 주제(酒劑)

酒劑는 술을 용매(溶媒)로 하여 약물의 유효성분을 뽑아내서 (농축해) 만든 製劑인데 통상 "藥酒"라고 칭한다. 製法은 冷浸과 熱浸의 두 가지가 있다. 藥酒는 血脈을 선통(宣通)해서 풍습비통(風濕痺痛) 等症에 많이 사용하는 방법이다. 藥酒는 장기보존할 수 있고 아울러 복용하기 쉬워서 만성고질병으로 완만하게 오래 치료해야 할 질환에 많이 활용하는 제형이다. 단, 음주를 습관적으로 못하는 환자나 酒類를 꺼리는 질병에는 적합하지 않다.

- 냉침법(冷浸法) : 약물을 잘게 자르거나 좀 거칠게 갈아서 白酒나 黃酒를 넣고 밀봉침포(密封浸泡)한다. 매일 1차례씩 섞어주기를 하면서 담근지 일주일에서 한 달 정도 지난 뒤 위부분의 맑은 액을 걸러 복용 한다.
- 열침법(熱浸法) : 가늘게 자르거나 좀 거칠게 갈아서 定量의 酒 중에 담근 뒤에 隔水로 또는 증기로 가열하여 끓인 다음 함께 꺼내 병이나 항아리 속에 넣고 밀봉하여 담근 지 15-20일 뒤에 윗부분의 맑은 액을 걸러 복용한다.

(7) 충제(冲劑, EX 散劑)

과립제이다. 약물의 유효성분을 추출하여 농축액을 만들고 거기에 포도당·유당(乳糖) 등의 부형제(賦型劑)를 넣어서 만든 세과립상(細顆粒狀) 제품을 말한다. 冲劑는 藥質이 순정(純淨)하고 물에 타서 내복하므로 복용이 간편한 장점이 있다.

(8) 당장제(糖漿劑)

이는 달여낸 약액을 농축시킨 후 가당하여 만드는 물약이다. 맑은 물(淸水)에 자당(蔗糖)을 녹이면서 팔팔 끓인 후(煮沸)하여 뜨거울 때 사포탈지면(紗布脫脂棉)으로 여과시켜 당액(單糖漿, 糖 60-66%)을 만든다. 이것을 약재농축액과 1:1로 배합하여 만든다. 糖漿劑는 맛이 달고 복용이 편하여 아동들이나 오랜 치료를 요하는 만성병에 다용한다.

(9) 편제(片劑)

片劑는 알약이다. 식물약료(植物藥料)를 갈아서 細粉하여 적당한 양의 밀풀이나 쌀풀을 넣고 잘 반죽해서 덩어리를 만든 다음 이것을 납작하게 잘라서 陰乾 또는 홍건(烘乾)하여 만든다. 다른 방법은 일부의 藥料를 달여낸 약액을 농축시킨 다음 거기에 별도로 만들어 둔 일부 藥料의 분말(細粉)을 혼합하여 만든 덩어리를 片劑로 만든다.

2) 식품유형에 따른 제형

약선 관련 문헌에서 나타나는 제형들은 초기에는 주로 탕제가 많았으나 조리방법과 식재료의 다양화로 인해 그 제형분류가 매우 세분화되었다. 특히, 약선이 의학 중의 한 분과로 자리 잡고 관련 전문서적이 나오기 시작하면서 형태가 매우 다양해지게 된다.

당대(唐代)의 ≪식의심감≫에는 죽(粥), 갱(羹), 채효(菜肴), 주(酒), 침주(浸酒), 차방(茶方), 탕(湯), 유방(乳方), 색병(索餠), 환(丸), 회(膾), 즙(汁), 산(散) 등 총 15종의 약선 제형이 수록되어 있다.

송대(宋代)에 가서는 이러한 제형이 더욱 다채로워져 ≪태평성혜방≫과 ≪성제총록≫에는 반방(飯方), 면방(麵方), 필라방(畢羅方), 혼돈방(餛飩方), 밀음방(蜜飮方), 소전방(酥煎方), 제호방(醍醐方) 등이 추가되었고 이러한 약선들은 각각의 의료작용에 따라 다시 28종으로 분류하였다. 송대의 또 다른 전문서적인 ≪양로봉친서≫에서는 약선의 조리·가공 특징에 따라 크게 연식류(軟食類) 5종[죽(粥), 갱(羹), 학(臛, 고깃국), 혼돈(餛飩, 만두), 박탁(餺飥, 수제비)], 경식류(硬食類) 1종[(색병(索餠)], 음료류(飮料類) 6종[탕(湯), 음(飮), 주(酒), 유(乳), 차(茶), 장(漿)], 채효류(菜肴類) 5종[엄(淹), 회(膾), 욱(燠), 자(炙), 전(煎)]으로 나누었다.

명대(明代)의 ≪준생팔전≫에서는 차천류(茶泉類), 탕품류(湯品類), 숙수류(熟水類), 과실분면류(果實粉麵類), 포선류(脯鮮類), 가소류(家蔬類), 온조류(醞造類), 첨식류(甛食類), 죽미류(粥糜類), 법제약품류(法製藥品類) 등 총 10종으로 분류하였고, 후대에 와서는 그 제형이나 종류가 더욱 다양해졌다.

이러한 제형의 분류를 정리해 살펴보면 크게 마시는 음료류와 곡류를 이용한 주식류, 주식에 곁들이는 반찬이나 혹은 단품으로 먹을 수 있는 찬품류, 육류나 어패류를 재료로 국물과 건더기를 함께 먹는 국류(湯) 및 떡이나 빵, 정과 등과 같은 후식류로 나눌 수 있다. 본 장에서는 기본적으로 우리나라 음식 분류를 기준으로 하되 조리방법이 유사한 중국의 음식의 제형을 함께 살펴보고 유사한 것은 묶어서 단순화 하였다.

(1) 음료류

① 생즙류(汁)

수분이 많은 과일이나 근경류 및 엽채류를 절구에 짓찧거나 분쇄, 압착한 것을 말한다.

생과일주스나 채소를 착즙한 녹즙 등이 여기에 속한다. 생즙을 먹는 양과 시간, 횟수는 건강상태와 병 증상에 따라 적당히 조절하고, 양은 한 번에 먹을 양만큼만 만들어 먹는다. 즉석에서 먹지 않고 보관할 경우 영양성분이 파괴되고 변성이 되어 효과를 보지 못하는 경우가 많아 권장하지 않는다. 일반적으로 다른 것을 섞지 않고 그대로 먹거나 요구르트, 우유, 술 또는 물과 적당히 섞어 마시거나 꿀, 설탕, 조청 등을 먹기 좋게 적당히 타서 마시기도 한다. 야생초로 즙을 낸 경우에는 약성이 강하므로 단독으로 오랜 기간 장복하는 것은 권하지 않고 소량을 복용하되 증상이 호전되면 복용을 멈추도록 한다. 필요한 경우 전문가와의 상담을 거쳐 양과 시간을 결정하도록 한다.

예 오디, 포도, 블루베리, 구기자, 배, 매실, 무, 당근, 토마토, 레몬, 양배추, 케일, 감자 등

② 차음류(茶飮, 약차)

약차란 약재를 우리기 쉽게 가공해두고 먹을 때마다 뜨거운 물에 타거나 우려서 차처럼 마시는 것을 말하며, 흔히 한방차 또는 한약차라고 부른다.

예로부터 우리 선조들은 재질이 무르고 향기가 있는 식물의 열매, 꽃, 껍질, 뿌리를 그대로 혹은 말려 두었다가 끓는 물에 담가 우려서 약차로 많이 써왔다. 이것이 점차 발전하여 가루로 만들어두고 끓는 물에 타서 마시거나 끓여 마시게 되었다. 또는 즙액을 짜서 엿처럼 졸인 데다 설탕을 섞어 과립을 만들어서 말려두고 뜨거운 물에 풀어 마시기도 한다.

우리나라에는 어디에나 약차 원료가 많으며 만드는 방법이 간단하므로 누구나 손쉽게 만들어 먹을 수 있다. 특히 가루나 과립은 장기간 보관해도 잘 변질되지 않고 가지고 다니면서 늘 일상적으로 이용할 수 있는 장점이 있다.

만드는 방법은 다음과 같다.

- 티백차(袋泡茶) : 약재를 단독으로 쓰거나, 약재와 다엽(茶葉)을 혼합하거나 혹은 약재와 식재를 혼합하여 추말하거나 잘게 분쇄해서 다기에 담아 뜨거운 물에 우려마시는 차를 말힌다, 최근에는 티백이 이용되면서 휴대, 보관이 쉽고, 제조과정이 단순해 가장 많이 애용되는 제형이 되고 있다. 시중에 다양한 형태로 나와 있고, 조합을 달리해 얼마든지 메뉴개발이 가능한 장점이 있다.
- 과립차(速溶飮) : 재료를 생즙을 내거나 달여서 농축한 후 적당한 부형제를 넣고 과립 형태로 건조해 물에 타 마시는 것을 말한다. 한약제제의 충제(沖劑)와 같다.
- 농축차(膏) : 재료를 달여 낸 후 오랫동안 농축하여 아교나 꿀 등의 부형제를 넣고 걸죽한 형태로 만들어 더운 물에 타 마시는 것을 말한다. 물에 타지 않고 그냥 먹기도 하나 음료의 형태로 많이 이용되므로 음료류에 분류하였다. 한약제형의 내복고(內服膏)와 같고, 잼처럼 과일을 오랫동안 끓여 농축시키는 경우도 여기에 속한다고 볼 수 있다. 옥용고(玉容膏)는 사과를 졸여 만든 것으로 얼굴을 곱게 하는데 쓰이고, 배를 고아 만든 추리고(秋梨膏)는 기침에 사용되는데 이러한 것 등이 여기에 속한다.
- 분말차(糊) : 재료를 볶거나 쪄서 한 번 호화시킨 후 건조해 곱게 분쇄한 후 물에 타 마시는 것을 말한다. 마차, 율무차 등과 미숫가루 등이 여기에 속한다. 음료로 분류하긴 하였으나 주식대용으로도 가능하다.

③ 탕액류(湯液)

재료에 물을 붓고 달여 마시는 음료를 말한다. 가장 오래되고 일반적인 제형으로 체내 흡수가 빠르고 효과도 빠르다. 쌍화탕 등이 여기에 속한다. 만드는 방법은 일반적으로 물을 붓고 끓이지만 때로는 술 또는 식초에 끓이기도 한다. 약을 끓일 때에는 우선 약재성분이 잘 우러나도록 얇게 또는 잘게 썰어야 하며 약재와 식재료의 양, 물의 양, 끓이는 시간 등을 적당하게 정하여야 한다. 약재와 음식재료의 종류에 따라서 물의 양과 끓이는 시간이 다를 수 있지만 보통 물의 양은 음식재료가 잠기고 3~5cm 정도 올라오게 붓는다. 마른 약재나 식재료는 미지근한 물에 30분~2시간 정도 담가 불려서 쓴다. 물에 너무 오래 불리면 약성분이 다 우러나므로 불리기 전에 약재를 깨끗이 씻어서 불리고, 불리고 난 뒤에는 그 물을 그대로 조리용으로 다시 사용하는 것이 약효성분의 유실을 방지할 수 있다. 달이는 방법은 한약제형의 탕제(湯劑)를 참고한다.

④ 화채류

차게 해서 마시는 우리나라 전통음료류가 여기에 속한다. 크게 냉수에 꿀이나 엿기름을 넣어 단맛이 나게 한 것, 약재 달인 물을 식혀 단맛이 나는 재료를 넣은 것, 오미자를 우린 물이나 과일즙을 기본으로 만드는 것 등이 있다. 대표적인 것이 식혜, 오미자화채, 수정과, 배숙 등이 있는데 모두 약선음료로 가치가 매우 높은 것들이다. 식혜는 쌀밥을 엿기름물에 당화시켜 단맛을 낸 것으로 소화를 도울 수 있고, 우슬식혜처럼 식혜 만들 때 들어가는 물을 약액으로 사용하는 방법으로도 약선메뉴 개발이 가능하다. 수정과는 생강과 계피를 다린 물에 곶감을 넣어 먹는 것으로 겨울철 감기예방이나 비위허한(脾胃虛寒), 비신양허(脾腎陽虛) 등에 쓸 수 있다. 배숙과 오미자화채는 모두 기침에 좋은 약선음료로 활용할 수 있다.

(2) 주식류

① 죽류(粥)

곡물에 충분한 물을 붓고 오랫동안 끓여 묽게 만든 유동식 음식을 말한다. 가난한 살림에서는 구황식으로 여럿이 나눌 수 있는 음식이기도 했지만, 소화가 용이하고 다양한 부재료를 활용할 수 있어 약선에서 가장 많이 활용되는 대표적인 제형의 하나이기도 하다. 특히 소화흡수력이 약한 어린아이나 노인, 신체허약자 및 병후, 산후에 사용하면 좋고 수분손실이 많은 질환의 식사대용식으로도 좋다. 때문에 옛 선인들은 약죽을 익수방병(益壽防病)하는 중요한 음식으로 생각하였다. 남송(南宋)의 육유(陸游)는 "세상 사람들이 모두 장생법을 배우려고 하는데…… 단지 죽만 먹어도 신선이 될 수 있다."고 하였다.

만드는 방법은 약재와 곡류의 종류에 따라 다르나 약재를 활용할 경우는 대개 달여 낸 약액을 넣고 죽을 쑨다. 소화흡수기능이 떨어지는 사람을 대상으로 하기 때문에 재료들은 대개 잘게 다져서 사용한다. 먹는 양은 하루 식사량에 따라 적당히 정하거나 소량씩 자주 먹는 것으로 하는 것이 좋다.

② 밥류_반(飯)

쌀에 물을 붓고 끓여 죽보다는 되게 만든 음식을 말한다. 죽과 마찬가지로 약재 달인 물을 이용하거나 기타 다양한 재료를 첨가해 활용할 수 있다. 쌀(粳米)을 비롯한 곡류는 중화(中和)의 기를 가지고 있어 성질이 크게 치우치지 않으면서 비위를 건강하게 하는 효능이 있다. 특히 쌀의 경우 감평(甘平)하면서 건비익기(健脾益氣) 효능이 있고, 어떤 약재를 넣든지 약재의 맛이 크게 드러나지 않아 약선을 오래도록 효과적으로 이용하기에 매우 훌륭한 제형이 밥이다. 죽의 경우는 동일하게 쌀을 이용하지만 물량이 상대적으로 많아 약미가 강한 약재의 경우는 그 맛이 드러나 호불호가 나뉘는 경우가 많으나 밥의 경우는 그러한 폐단이 적다.

③ 면(麵), 만두류

면은 밀가루를 비롯한 곡류의 분말에 물을 붓고 반죽하여 길고 가는 형태로 가공한 후 물에 삶아 끓여 먹거나 비벼 먹는 음식을 말한다. 대표적인 것으로 건비고신(健脾固腎) 효능의 산약면(山藥麵) 등이 있다. 약재를 함께 제분하여 섞거나 반죽에 쓰는 물, 육수, 고명으로 쓰이는 재료를 이용하는 등으로 활용할 수 있다. 만두는 밀가루 등을 반죽해 만든 껍질 안에 콩류, 채소류, 육류 등의 속재료를 넣고 싸서 찌거나 굽거나 삶아 먹는 것을 말한다. 약재분말을 이용해 반죽을 하거나 속재료를 다양하게 활용할 수 있다. 보기안신(補氣安神), 화혈제번(和血除煩) 효능의 인삼파교(人蔘菠餃), 양비익신(養脾益腎) 효능의 백두구혼돈(白荳蔻餛飩) 등이 있다.

(3) 국, 탕류

육류나 해산물, 채소류 등에 물을 붓고 끓여 만든 음식으로 국물을 먹는 것이 목적이다. 식사 중에 수분을 많이 섭취할 수 있는 조리형태이기도 하다. 탕이라고도 명칭이 있는 것은 한약제제 중 탕제(湯劑)와 그 방법이 유사하기 때문으로 보인다. 여러 재료들에 물을 충분히 붓고 오랜 시간을 끓여 재료의 영양성분이 충분히 우러나올 수 있게 해서 국물을 주로 먹기 때문이다. 이런 이유로 밥, 죽과 더불어 약선메뉴로의 활용이 매우 용이한 조리형태이기도 하다. 문헌기록에는 국을 갱(羹)과 학(臛)으로 나누기도 하는데 羹은 채소가 주재료이거나 혹은 채소과 육류가 주재료인 경우를 말하고, 臛은 육류가 주재료인 국을 말한다. 약선메뉴 명칭에는 羹이 많이 쓰이고 있다. 보익기혈(補益氣血) 효능의 귀삼선어갱(歸蔘鱔魚羹), 산후(産後) 유즙(乳汁)이 적을 때 쓰는 저제통유갱(猪蹄通乳羹), 허로체약(虛勞體弱)에 쓰는 산약내육갱(山藥奶肉羹) 등이 있다. 곰국의 경우 소고기를 주로 쓰기는 하지만, 수조육류를 통째로 넣어 푹 고아내는 경우가 많은데 臛과 유사한 형태로 남아있는 것이 아닌가 추측해 본다.

- 맑은장국 : 양지머리와 사태를 덩어리째 넣고 끓여 만든 육수에 수조육류, 어패류, 채소류 등의 건더기를 넣어 소금과 청장으로 간을 맞춘 국이다.
- 토장국 : 쌀뜨물에 된장을 풀어 간을 맞추어 끓인 국이며, 고추장이나 고춧가루를 넣어 매운맛을 낸다.
- 곰국 : 쇠고기이나 내장, 뼈를 오랫동안 푹 고아서 진한 국물이 우러나도록 끓이고, 먹을 때 간을 맞추는 국이다.
- 냉국 : 냉수에 수조육류나 채소를 건더기로 하여 새콤한 맛이 나도록 시원하게 만든 여름철 국이다.

(4) 찬품류

찬품은 반찬을 이야기한다. 우리나라 음식은 밥을 중심으로 하는 주식과 반찬으로 먹는 부식으로 나뉘어 있다. 주식은 주재료가 감평(甘平)한 성미의 곡류로 이루어지기 때문에 다양한 약재를 활용해 약재 자체의 효능을 실어줄 수 있는 약선으로 훌륭한 제형이 된다. 부식의 경우는 다양한 식재료로 다양한 형태로 조리되기 때문에 식재료 자체의 효능에 집중해야하고 그 효능을 잘 드러낼 수 있는 조리형태에 대한 고민이 필요하다.

① 찜류 _ 증(蒸)

육류, 어패류 등 주로 동물성 식품을 주재료로 하고, 채소 및 버섯 등을 부재료로 하여 갖은 양념을 하여 오랫동안 가열하는 조리방법이다. 찜은 크게 재료를 국물에서 익히는 법과 증기로 익히는 방법 두 가지가 있다. 육류의 경우 갈비찜, 사태찜, 닭찜처럼 큼지막하게 토막내서 뭉근하게 오래 끓여 조리하는데, 결합조직이 많아 질긴 재료를 연하게 조리하는데 좋다. 조기찜, 대하찜, 대하찜과 같은 어패류를 이용한 찜은 조직이 연해 증기로 간접적으로 익히는 방법이 많이 이용된다. 중국의 경우는 우리나라의 갈비찜과 같은 찜종류는 돈(炖), 오(熬) 등이라고 하는 경우가 많고, 증기를 이용한 조리방법만을 찜이라고 한다. 주재료의 수분손실을 최대한 줄일 수 있는 조리방법으로 형태를 보존할 수 있기 때문에 재료형태가 중요한 약선의 경우 선호하는 조리형태이기도 하다. 크게 분증(粉蒸), 포증(包蒸), 청증(淸蒸), 구증(扣蒸) 등으로 나뉜다. 분증은 쌀가루 등을 묻혀서 찌고, 포증은 연잎이나 대나무잎, 바나나잎 등으로 재료를 싸서 찌는 방법이고, 구증은 사전조리가 된 음식을 그릇째 넣어서 찜기에 넣어 찌는 방법이고, 청증은 우리나라의 생선찜처럼 재료를 직접 찜통에서 찌는 방법이다.

② 무침류 _ 반(拌)

채소류, 버섯류, 육류 등의 재료를 간장, 소금, 고추장, 초고추장 양념에 참기름, 들기름, 통깨 등을 넣고 무치는 조리로 한국음식에서 가장 기본적이고 대중적인 찬류이다. 육류를 쓰기도 하지만 대부분은 나물이라 불리는 생채, 숙채에 쓰이는 조리방법이다. 나물의 재료는 흔히 접할 수 있는 채소 뿐 아니라 각종 산채와 야생식물, 수생식물, 약재로 사용되는 다양한 목본, 초본식물들의 잎까지 다양하기 때문에 재료의 효능을 잘 드러낼 수 있고, 채소의 서늘한 약성(藥性)을 필요로 하는 여러 성인병과 염증성질환에 사용할 수 있는 약선메뉴로 좋은 형태이기도 하다. 중국의 경우는 냉채(冷菜)라고 부르는 전체요리에 많이 쓰이는 방법으로 재료를 대부분 익혀서 먹는 문화를 가지고 있는 중국의 경우 우리나라에서처럼 그 비중이 크지 않다.

③ 볶음류 _ 초(炒)

육류, 어패류, 채소류, 해조류, 버섯류 등의 다양한 재료를 기름에 볶는 것으로 물기 없이 단시간에 조리한다. 빠른 시간에 고온에서 볶을 경우 재료의 향과 맛, 식감이 잘 살아있고, 기름이 들어가기 때문에 어떻게 해도 맛이 나는 조리형태이기도 하다. 우리나라의 경우는 볶음음식이 많이 발달하지 않았으나 중국의 경우는 대다수의 많은 음식들이 볶음의 형태로 조리되기 때문에 '초채(炒菜)'라는 용어가 '요리' 혹은 '요리하다', '음식을 만들다'의 의미로도 통용된다. 모든 재료들이 볶음의 형태로 조리될 수 있어 중국에서는 가장 대중적이면서도 간단한 약선조리 방법이기도 하다. 사전 조리과정이 있느냐 없느냐에 따라 생초(生炒), 숙초(熟炒)로 나누고, 마지막에 전분을 넣어 점도가 있게 볶느냐 아니면 전분없이 바삭하게 볶느냐에 따라 활초(滑炒), 건초(乾炒)로 나눈다. 우리나라의 전복초나 홍합초의 경우 초(炒)에서 온 것으로 보이지만 조리방법은 볶음보다 조림에 가깝다.

④ 전유어, 지짐(煎)

전은 전유화, 전유어, 저냐, 전, 지짐개라고도 한다. 제수(祭需)로 쓸 때에는 간남(肝南)이라고도 한다고 하였다. 육류, 어패류, 채소류 등을 소량의 기름에 지지는 조리법으로 재료를 얇게 썰어 소금, 후추간을 한 다음 밀가루, 달걀물을 입혀 번철에 지진다. 지짐은 빈대떡이나 파전처럼 재료들을 밀가루 푼 것에 섞어서 기름에 지진다. 기름에 조리하는 방식이라 어떤 재료도 감칠맛 나게 맛있게 할 수 있어 기호도가 좀 떨어지는 재료를 이용한 약선메뉴를 개발할 때 좋은 조리형태이기도 하다. 중국음식에도 지지는(煎) 조리방법이 있지만 재료에 달걀물을 입혀 지지는 우리나라의 조리방법과는 차이가 있고, 찬품류에 이용되기 보다는 병과류나 만두류 등을 낮은 온도의 기름에 지지는 경우가 더 대중적으로 많이 알려져 있다.

⑤ 적(炙), 구이류

수조육류, 어패류, 채소류에 소금 간을 하거나 간장, 고추장으로 양념하여 불에 구운 음식으로 직접 불이 닿게 굽는 직접구이와 번철을 이용한 간접구이가 있다. 우리나라는 상고시대부터 맥적(貊炙)이라는 고기구이가 기록되었던 것처럼 굽는 조리가 많다. 육류나 육류의 내장, 생선 등이 대표적인데 대개는 양념에 재웠다가 굽는 경우가 많고 이 외에도 김구이나 더덕구이처럼 해조류나 채소도 구워먹는다. 적(炙)은 육류와 채소, 버섯 등을 양념하여 꼬치에 꿰어 구운 것으로 산적 등이 있다. 중국의 약선에서는 잘 보이지 않는 조리형태이다. 재료 자체의 효능으로 사용하기에 적합하고, 재워두는 양념에 적절한 약재나 향신료 등을 이용해 메뉴개발을 할 수도 있다.

⑥ 조림

조리개라도고 하며, 육류, 어패류, 채소류 등으로 만든다. 소고기장조림, 생선조림, 두부조림 등이 있다. 간장을 기본으로 다양한 양념과 육수를 넣고 만든 조림장을 이용하기 때문에 조림장을 다양한 목적의 약선메뉴로 개발하였다가 주재료에 적합하게 선택해 응용할 수 있다. 중국의 조리방법으로는 노(鹵)와 유사하지만 돈(炖), 소(燒) 등 오래 끓이는 여러 조리방법과도 겹치는 부분이 있어 단정적으로 대입하기는 어렵다.

⑦ 절임류 _ 엄(腌)

어패류, 채소 및 과실류 등의 식품재료를 주원료로 하여 소금, 식초, 당류, 장류 등에 절인 후 장기간 저장할 수 있는 음식으로, 그대로 또는 다른 부재료를 넣고 양념하여 무쳐 먹을 수 있다. 장아찌가 여기에 속하고 중국의 여러 절임채들이 여기에 속한다. 절임채소의 경우 재료 자체의 효능도 중요하지만 어느 장류에 절이느냐에 따라 그 약성이 영향을 받을 수 있으므로 재료와 잘 맞거나 목적에 맞는 장류를 선택하는 것이 중요하다. 김치와 젓갈도 큰 범주 안에서 보면 절임류에 들어간다고 볼 수 있는데 김치는 저(菹)라고 하여 채소 절임으로 별도로 문헌에 기록되고 있다. 우리나라 김치는 배추와 무를 기본으로 주로 만들어지지만 채소나, 과일, 꽃 등 어떤 재료로도 모두 김치를 담을 수 있어 다양한 재료를 이용한 약선김치로의 메뉴개발이 가능하다. 젓갈은 해(醢)라고 별도록 기록하고 있는 음식종류로 주로 해산물을 많이 사용하지만 고대 중국의 약선관련 문헌을 보면 각 육류마다 모두 젓갈을 담았다고 기록하고 있어 그 재료 범위가 매우 넓다. 그러나 현재는 육류젓갈은 대부분 사용되고 있지 않고 해산물 젓갈이 대중적으로 많이 식용되고 있다. 다만, 염분농도가 높아 식이요법 식단에서는 크게 활용되고 있지 못하다.

이외 찌개류, 전골류, 회, 튀김류, 편육 등 다양한 음식종류가 있고, 중국의 약선도 언급하지 못한 다양한 제형이 매우 많이 있으나 대략적으로 메뉴개발에 참고가 될 수 있는 정도의 내용만을 수록하였다.

(5) 후식류

① 떡

곡식을 가루로 만들어 찌거나, 여러 가지 방법으로 익혀 낸 것으로 만드는 방법에 따라 시루에 찌는 증병(甑餠), 쪄서 치는 도병(擣餠), 가루를 반죽하여 기름에 지지는 전병(煎餠), 빚는 떡 등으로 나눌 수 있다. 떡가루의 종류에 따라서는 메떡, 찰떡, 수수떡, 좁쌀떡 등으로 나뉘고 쌀가루에 다양한 부재료로서 과실류, 견과류, 두류, 약재 등을 배합하여 만들 수 있어 다양한 약선메뉴로의 개발이 가능하다. 우리나라 전통의 색채가 강하고 색, 향, 맛, 모양 등으로 다양화, 고급화 할 수 있어 최근 많이 활용되는 약선유형이기도 하다.

중국의 경우 고점(糕点)이라고 하는데 우리나라처럼 후식으로 이용되기도 하지만 면, 만두류를 포함해 디엔신(點心)이라는 형태로 식사처럼 전문화되어 있다. 형태에 따라 병(餠), 고(糕), 권(卷) 등으로 나뉘고, 제작하는 방식에 따라 증식(蒸食), 자식(煮食), 낙식(烙食), 작식(炸食), 고식(烤食), 양식(凉食) 등으로 나눌 수 있다.

② 한과

쌀이나 밀 등의 곡물가루에 꿀, 엿, 설탕 등을 넣고 반죽하여 기름에 튀기거나 과일, 열매, 식물의 뿌리 등을 꿀로 조리거나 버무려서 굳혀서 만든 과자이다. 강정, 유밀과, 다식, 정과, 숙실과, 과편, 강정, 엿 등이 있다. 강정은 찹쌀가루를 반죽하여 익힌 것을 말려두었다가 기름에 튀겨 집청하여 고물을 묻힌 것으로 빙사과, 연사과, 산자 등으로 불리고 검은깨나 참깨 등을 고물로 쓴다. 유밀과는 밀가루에 꿀, 참기름, 술 등을 넣어 반죽하여 튀겨낸 것으로 약과가 대표적이다. 다식은 곡식가루, 꽃가루, 한약재가루 등을 꿀로 반죽하여 다식판에 박아낸 것으로 거승다식, 오미자다식, 승검초다식 등은 이미 약선으로 활용 가능한 한과이기도 하고, 한약제제 중 환제(丸劑)의 유형인 것은 다식으로 변형하여 활용할 수도 있다. 정과는 유자, 모과 등과 같은 과일, 도라지, 연근, 인삼 등과 같은 한약재 등을 꿀이나 조청, 설탕 등을 넣고 달게 조려낸 것으로 약선으로 활용가치가 높은 조리형태이다. 중국에서는 밀전(蜜餞) 이라고 하여 산사, 복숭아, 매실, 진피 등을 이용해 만든 것들이 있다. 숙실과는 과일을 익혔다는 뜻으로 밤초, 대추초, 율란, 조란, 생강란 등 주로 밤, 대추 등이 많이 쓰였다. 과편은 앵두, 모과, 살구 등의 과육을 꿀과 녹두녹말을 넣고 조려서 묵처럼 굳힌 것이다. 단맛이 약하고 신맛이 강한 약재열매 등을 이용한 약선을 만드는데 유용하다.

04 약선기본조리방법

약선은 모든 종류의 음식의 형태로 활용이 가능하기 때문에 조리방법도 매우 다양하다. 조리방법은 조리학이라고 하는 또 하나의 학문 분야이므로 본서에서 자세히 다루기에는 한계가 있다. 이에 본 장에서는 주로 약선을 만들 때 기본으로 필요로 하는 약재를 달이는 방법과 각 식품분류별 조리방법에 대해 간략하게만 살펴보고자 한다.

1) 약재 달이기 _ 전탕(煎湯)

한약재의 전탕방법은 처방 자체만큼이나 중요한 요소로서 약재의 효능이 충분히 발휘될 수 있는 전제조건이 된다. 약선음식의 대부분을 차지하고 있는 음차류와 죽, 밥 등은 대부분 약재를 우려내거나 혹은 달인 물을 사용하는 경우가 많고, 국이나 기타 찬품류의 경우에도 약재가 가지고 있는 강한 향미와 좋지 않은 식감 등으로 인해 음식에 직접 첨가하기보다는 달여 낸 약물을 사용하는 것이 바람직한 경우가 많으므로 약재의 전탕방법은 실질적인 약선조리의 기본이라고 할 수 있다. 따라서 약재를 달이는 방법에 대해 달이는 용기, 전처리, 물의 양, 시간 등에 대한 기본적인 방법을 숙지하는 것이 좋다.

(1) 달이는 용기

옛날에는 은기(銀器)를 최고로 하였으나 기본적으로 옹기, 도기, 유리 등의 용기를 사용하는 것이 좋다. 철, 동, 주석 등은 권장하지 않았는데, 특히 철기(鐵器)의 경우 침전이 발생하여 용해도가 떨어지고, 화학반응 등에 의한 성분 변화가 효능에 부정적인 영향을 줄 수도 있으므로 사용하지 않는 것이 좋다. 최근 농촌의 아궁이를 복원하면서 무쇠솥을 걸어두고 약재를 달이거나 가공하는 경우가 종종 있는데 인삼, 숙지황 등 철기를 금하는 약재는 물론 천연색소 성분을 많이 가지고 있는 복분자, 블루베리 등등의 과실류의 경우 무쇠솥으로 전탕할 경우 산화반응으로 변색되어 항산화 성분이 파괴되기도 한다.

(2) 물 _용수(用水)

고대의 의가들은 장류수(長流水, 먼 곳에서부터 흘러오는 강물), 천수(泉水, 샘물), 감란수(甘爛水, 폭포수 등과 같이 휘저어 거품이 있는 물), 미감수(米泔水, 쌀뜨물), 주수(酒水, 술) 등을 사용하였다. 물 마다 함유하고 있는 성분들이 다양하고 품은 기운이 다양하기 때문에 물의 선정은 매우 중요한 것으로 인식되었다. 현대사회에서도 차(茶)나 커피 전문가들은 그 맛을 결정하는데 물이 매우 중요한 역할을 한다고 하고 있고, 약도 마찬가지이다. 일반적으로는 수돗물이나 우물물, 증류수 등이 사용되는데, 약선조리는 다른 과정에도 품이 많이 들어가므로 약재 탕전에는 정수된 청결한 물을 쓰면 된다.

(3) 물의 양

약재와 음식재료의 종류에 따라서 물의 양과 끓이는 시간이 다를 수 있지만 보통 물의 양은 음식재료가 잠기고 3~5cm 정도 올라오게 붓는다. 약재 30g에 대하여 물 1대접(200~300cc)을 사용하는 것이 보통이나 약재의 경우 대부분 건재를 쓰기 때문에 어느 부위를 쓰느냐에 따라 물의 양이 많이 달라지므로 부피에 따라 물의 양을 달리하는 것이 합리적일 수 있다. 나무껍질이나 가지처럼 섬유질이 많은 부위 혹은 작은 종자류 등과 같은 경우 물을 많이 필요로 하지는 않으나 전분이 많은 열매나 뿌리 등은 많은 양의 물을 필요로 하므로 주의해야 한다.

(4) 전처리 _포제(炮製)

포제에서 살펴본 것과 같이 약을 끓일 때에는 우선 약재성분이 잘 우러나도록 얇게 또는 잘게 썰어야 하며 마른 약재나 식재료는 찬물에 30분~2시간 정도 담가 불려서 쓴다. 여름에는 30분 정도만 불리되 겨울에는 2시간 정도 불려도 무방하다. 물에 너무 오래 불리면 약성분이 다 우러나므로 불리기 전에 약재를 깨끗이 씻어서 불리고, 불리고 난 뒤에는 그 물을 그대로 조리용으로 다시 사용해야 약효성분의 유실을 방지할 수 있다

(5) 불의 세기 _화후(火候)

화력의 강도와 가열시간의 장단(長短)은 약선 음식의 질과 효능에 직접적으로 영향을 미치는 요인으로 약선조리의 관건이라고 할 수 있는 핵심부분이다. <여씨춘추(呂氏春秋)>에서는 일찍이 "五味三材가 아홉 번 끓어 아홉 번 변하는 데는 불(火)이 기준이 된다. 화력을 때로는 세게 하고 때로는 약하게 해야 비린내와 누린내를 제거하는 데 효과를 볼 수 있으니 그 이치를 잃지 않도록 해야 한다"[193]라고 했다. 이는 이미 이천여 년 전에도 원료의 성질을 변하게 하는데 불이 중요한 결정요인이라는 것을 인지하였다는 것을 보여준다. 불의 세기는 불꽃의 고저(高低)와 불빛의 명암(明暗), 복사열의 강약(强弱) 등을 고려해 대개 센 불[무화(武火)], 중간 불[문화(文火)], 약한 불[미화(微火)]로 나눈다. 센 불은 급화(急火), 왕화(旺火), 대화(大火), 맹화(猛火)라고도 한다. 불꽃이 높고 안정적이며 황백색을 띠고, 불빛이 밝으며 열기가 매우 센 불을 말한다. 중간 불은 만화(慢火), 소화(小火), 온화(溫火)라고도 한다. 불꽃이 낮고 요동치며 붉은색을 띤다. 불빛은 비교적 어두운 편이나 열기는 비교적 강하다. 약한 불은 약화(弱火), 오화(焐火)라고도 한다. 불꽃이 매우 작아 일었

193) 五味三材, 九沸九變, 火之爲紀, 時疾時徐, 滅腥祛臊除羶, 必以其勝, 無失其理.

다 죽었다 하고 청록색을 띤다. 불빛은 비교적 어두우며 열기도 세지 않다. 약재를 달일 때는 대개 센 불로 달이다 끓어오르면 불을 줄여 중간 불과 약한 불로 달이게 된다.

(6) 끓이는 시간

일반적으로 기미(氣味)가 무겁고 진한 보약류는 약한 불에서 달이되 끓기 시작하여 1~2시간 동안 오래 달이고, 일반 약은 좀 센 불에서 끓이기 시작하여 30분~1시간 달인다. 기미가 방향(芳香)하여 쉽게 휘발되는 박하나 국화 같은 잎 종류와 꽃 종류 및 발한(發汗)시키는 약은 끓기 시작하여 15~30분 정도 짧게 끓인다. 패각류나 광물성 약재는 다른 약들보다 먼저 달이다 다른 약재를 넣고, 화엽류와 사인, 백두구 같이 방향성이 있는 약재들은 약재들을 달이다가 마지막에 넣고 잠깐만 달이기도 한다.

2) 곡류의 조리

(1) 죽

약이라는 측면과 음식이라는 측면을 모두 가지고 있는 약죽은 질병에 대한 예방치료 효과를 충분히 살리면서도 누구나 먹기 좋게 만들어야 한다. 약죽 만드는 법은 사용하는 약재와 식품의 성질 및 특성에 따라 다음 4가지로 나눌 수 있다.

- 한약재와 쌀을 함께 끓인다. 원래 상태대로 식용이 가능한 한약재를 사용하는 약죽은 대부분 이 방법으로 만든다. 예를 들면, 대추, 용안육(龍眼肉), 상심(桑葚, 오디), 산약(山藥), 의이인(薏苡仁), 백자인(柏子仁) 등을 이용한 경우이다.
- 한약재를 가루 상태로 만들어 쌀과 함께 끓인다. 비교적 크기가 크거나 단단한 약재의 경우 끓였을 때 잘 불지 않으므로 분말 형태로 만들어 이용하는 것이 좋다. '천화분죽(天花粉粥, 천화분(하늘타리 뿌리)으로 만든 죽)',

'오수유죽(吳茱萸粥)', '초면죽(椒麵粥, 산초와 밀가루죽)' 등의 예가 있다.

- 한약재를 달인 물에 쌀을 끓인다. 가장 널리 쓰이는 방법으로 목질(木質)이나 패각류 등과 같이 섬유가 많거나 질감이 딱딱하여 소화에 어려움이 있는 약재인 경우 원래 상태로 먹기에 어려우므로 약물로 만든 다음에 이를 죽에 이용한다. '보허정기죽(補虛正氣粥, 원기가 나게 하는 죽)', '발한시죽(發汗豉粥, 발한을 촉진하는 담두시죽)', '삼령죽(蔘笭粥, 인삼과 복령죽)', '토사자죽(兎絲子粥, 새삼씨죽)' 등은 이 방법으로 만든다.
- 재료를 끓인 국물로 쌀을 끓인다. 집오리, 돼지족발, 잉어 등을 재료로 사용할 때 흔히 쓰이는 방법이다. 육류 중에서 살코기 외에 뼈가 있거나 결합조직이 많아 질긴 부위는 유효성분을 추출하는 데 오랜 시간이 걸리기 때문에 미리 재료를 푹 고아 낸 다음 이 국물로 죽을 끓여야 한다. 닭죽이나 타락죽 등이 있다.

(2) 밥

약선밥은 죽과 마찬가지로 사용하는 식재료와 약재료의 성질과 특징에 따라 약재와 쌀을 함께 넣고 짓는 방법과 약재 달인 물을 넣고 밥을 짓는 방법으로 나눌 수 있다. 수분량을 충분히 하여 푹 퍼지도록 끓이는 죽과 달리 밥은 쌀의 종류와 함께 사용하는 약재 등의 성질에 따라 전처리와 물의 양이 달라야 하므로 주의해야 한다. 잘 된 밥은 쌀알이 잘 퍼져 속심이 없고, 쌀의 외부에 물기가 없으면서도 밥알이 부슬부슬 흩어지지 않아야 한다. 쌀이 퍼지면서도 밥알 모양 하나하나가 또렷하고, 윤기가 흐르며 차진 밥을 짓기 위해서는 쌀 씻기부터 뜸들이기까지 기본을 지켜야한다.

① 물의 양

물의 양은 쌀의 종류와 사용하는 약재의 종류에 따라 달라진다. 현미는 일반미에 비하여 물의 양이 많아야 하고, 건조 상태에 따라서도 묵은 쌀로 밥을 지을 때 햅쌀보다 물을 더 넣어야 한다. 잡곡이나 종실류, 과일류, 근채류 등 수분함량이 쌀보다 많은 재료들과 함께 밥을 지을 경우 물의 양은 쌀의 0.7~1배 정도로 다소 적게 잡는다. 죽과 마찬가지로 섬유질이 많거나 단단하여 소화가 어려운 약재나 식감이 좋지 않은 약재를 사용할 경우에는 약재를 달여 그 약물을 밥물로 잡아 사용한다. 가열하는 동안 증발되는 물의 양은 쌀의 양과 상관이 없으므로 쌀의 양이 적을 때는 상대적으로 많은 양의 물이 필요하다.

② 가열방법

처음에는 센 불로 가열하여 물이 끓기 시작하면 용기 안의 쌀 온도가 균일하게 되도록 10분간 끓이고, 물을 많이 흡수하여 팽윤되도록 하기 위해 계속 끓도록 중간 불로 조절하여 5~10분간 끓인다. 외부의 수분이 쌀 속으로 스며들어가 쌀알의 중심부까지 호화되도록 약한 불로 줄여 10~15분간 뜸들이기를 한다.

현미밥 짓기

현미는 왕겨만 벗겨 내고 도정한 쌀이기 때문에 백미보다 좀 더 불리고 뜸도 좀 더 들여야만 밥맛을 제대로 볼 수 있다.

① 밥물 잡기 : 물은 쌀의 1.2~1.3배로 약간 많이 붓고 1시간쯤 불린다.
② 백미와 섞어짓기 : 현미는 끈기가 적은 편이어서 현미로만 밥을 지으면 처음에는 입맛에 맞지 않고 소화도 잘 되지 않는다. 처음에는 현미와 쌀의 비율을 3:7 정도로 섞다가 점차 현미의 양을 늘려 나간다.
③ 압력솥으로 짓기 : 현미는 백미보다 뻣뻣하기 때문에 압력솥으로 밥을 지어야 쌀알이 부드럽게 익는다.
④ 뜸들이기 : 냄비로 할 때는 백미보다 10~15분 정도 더 뜸을 들인다.

잡곡밥 짓기

쌀, 보리, 콩, 팥, 수수, 조 등 여러 가지 곡식을 섞어서 짓는 것이 잡곡밥이다. 곡식마다 익는 속도가 다르기 때문에 단단한 것은 미리 삶거나 충분히 불려 놓는다. 수수, 조, 찹쌀 등은 수분을 많이 포함하고 있기 때문에 밥물은 쌀의 0.8~1배 정도로 다소 적게 잡는다. 시루에 찌는 게 가장 좋지만, 힘들다면 냄비나 돌솥을 이용한다. 곡식이 물러지는 압력솥은 되도록 쓰지 않는다. 오곡밥에는 반드시 소금으로 간을 해야 제 맛이 난다.

① 팥은 전날 저녁에 미리 물에 담가 불리고 쌀, 수수, 조 등은 30분 정도만 불린다.
② 불려놓은 팥은 미리 삶아서 끓인 후 첫물은 따라 버린다. 다시 물을 넉넉히 부어 뭉근한 불로 팥알이 터지지 않을 만큼만 삶는다. 팥은 거르고 물은 받아 놓는다.
③ 냄비에 조를 제외한 곡류를 앉히고 받아놓은 팥물을 부은 다음 곡식 4컵에 1큰술의 비율로 소금을 넣어 간을 맞춘다.
④ 센불로 끓이다가 조를 마저 넣고 뜸을 들인 후 아래위로 잘 저어서 김을 뺀다.

(3) 만두피

찌는 만두의 만두피는 익반죽을 해야 한다. 찌는 만두는 밀가루 반죽이 증기에 의해 호화되기에는 수분함량이 너무 적기 때문에 미리 뜨거운 물로 일부 호화를 시키고 반죽 내의 수분보유량을 높임으로써 부드러운 만두피를 만들 수 있다. 삶는 만두(물만두)의 만두피는 끓는 물에서 충분히 수분이 공급되어 호화되므로 찬물로 반죽한다.

(4) 떡

떡을 만들기 위해서는 쌀가루의 입자를 부드럽게 하는 것이 중요한데 이를 위해서는 쌀을 8~12시간 정도 충분히 수침하여 분쇄해야만 한다. 약재를 사용할 경우에도 마찬가지로 충분히 불린 후 분쇄하도록 한다. 그리고 쌀 전분이 부드럽게 호화되기 위해서는 수분함량이 약 50%가 필요한데 보통 쌀가루의 수분함량이 약 30%이므로 별도로 쌀가루에 수분을 첨가하여 떡을 만들어야 한다. 만약 수분을 넣어주지 않으면 마른 채 익으므로 재가열해도 익지 않는 딱딱한 떡이 되어 먹을 수 없게 된다. 이때의 수분은 죽이나 밥과 마찬가지로 약재 달인 물을 사용할 수도 있다. 경단이나 송편과 같은 떡을 만들 때 떡반죽은 익반죽을 해야 한다. 왜냐하면 쌀단백질은 물로 반죽했을 때 밀단백질처럼 끈기가 생기지 않기 때문에 끈기 있는 반죽을 만들기 위해서는 끓는 물로 익반죽하여 쌀전분의 호화를 일으켜 끈기가 생기도록 해야 한다. 또한 경단반죽을 할 때 반죽 횟수가 많을수록 공기혼입으로 탄성이 부드러워지고, 입에서의 씹는 질감이 좋아지고, 백색도가 증가하게 된다. 이는 반죽을 하는 동안 경단 속으로 미세한 공기입자가 흡입되어 반죽이 균일한 망상구조가 되기 때문이다. 그 밖에 떡반죽할 때에 설탕을 첨가하면 설탕의 친수성으로 인하여 장시간의 노화를 지연시켜 잘 굳지 않고 쫀득한 질감의 떡을 만들 수 있다.

3) 육류의 조리

육류는 식용동물의 근육을 폭넓게 지칭하는 용어로 축육류와 가금류의 고기를 말한다. 단백질을 주된 영양성분으로 구성하고 있는 동물성 식품으로 식용부위는 대부분 근육조직이고 결합조직과 지방조직이 그 사이에 존재한다. 때문에 근육조직과 결합조직, 지방조직의 분포에 따라 부위마다 맛과 조리특성이 달라지므로 조리형태에 따라 적합한 부위를 선택하는 것이 중요하다. 우리나라에서는 구이와 같은 건열식 조리형태가 많지만, 약선으로 응용하는 경우는 대개 오랫동안 끓이는 탕이나 편육, 조림 등의 습열식 조리가 많고, 그 외 육포와 같은 가공육에도 약선을 응용하는 경우가 많다. 탕이나 편육에는 양지머리나 사태가 많이 이용되고, 조림이나 육포의 경우는 지방이 적은 홍두깨살이나 우둔살이 많이 이용되며, 찜에는 결합조직이 많은 갈비, 사태, 양지, 꼬리 등이 이용된다. 국물이 많이 이용되는 경우는 약선의 목적에 따라 약재를 함께 넣고 끓이는데, 대부분의 한약재가 누린내를 제거하는 효과가 있고, 서양요리에서도 많이 활용되는 향신료의 경우 누린내의 제거 뿐 아니라 방향화습, 온중건비 효능을 가지고 있어 육류의 소화를 돕는 역할도 수행할 수 있다.

4) 어패류의 조리

어패류는 생선 및 조개류 등의 동물성 식품을 이르는 용어로, 크게 어류와 갑각류, 연체류 등으로 분류된다. 육류와 함께 우수한 단백질 공급원으로 이용되고 있고, 육류에 비해 소화흡수가 용이하고 불포화지방산 등의 공급원으로 건강한 지방을 공급받을 수 있어 최근 건강식의 재료로 환영받고 있다. 그러나 다른 식품군에 비해 저장성이 낮아 변패가 쉽게 일어나므로 유통과 위생적인 조리과정 및 저장이 매우 중요하다.

어패류의 비린내 제거를 위해 물로 씻는 방법 외에 산이나 된장, 간장 등의 재료를 이용하기도 하고, 술이나 파, 마늘, 생강, 후추, 고추, 파슬리, 고추냉이, 미나리, 깻잎 등을 활용하기도 한다. 특히, 생강은 어독(魚毒)을 해독할 수 있는 효능이 있고, 자주색 깻잎이라고 알고 있는 자소엽(紫蘇葉)의 경우도 생선으로 인한 중독을 해독하는 효능을 가지고 있어 어패류를 이용한 약선에 함께 자주 이용된다.

5) 육수 만들기

육수는 단백질이나 지방함량이 풍부한 동물성 원료를 물에 넣고 끓여 원료 중에 있는 단백질이나 지방 등 영양성분들을 물에 용해시킨 것을 말한다[선탕(鮮湯)]. 중국의 약선 조리에 있어서 육수는 그 용도가 매우 광범위하여 대부분의 약선(藥膳)에 쓰이고 있으므로 육수의 질이 그 음식의 질에 매우 큰 영향을 끼친다. 특히 연와(燕窩, 제비집), 어시(魚翅, 상어지느러미), 해삼(海蔘), 웅장(熊掌) 등과 같은 귀한 재료들은 원재료가 거의 맛을 가지고 있지 않기 때문에 조리할 때 육수에 의해 맛이 결정되는 경우가 많다. 때문에 육수 만드는 과정은 매우 중요한 단계라고 볼 수 있다.

육수를 만들 때는 엄선된 재료의 선택, 화후(火候)의 엄격한 조절과 첨가되는 양념들에 주의를 기울여야 한다. 재료는 반드시 신선한 것으로 비린내나 누린내 및 기타 이상한 맛이 나지 않는 것이어야 하고 닭, 오리, 돼지족 및 닭뼈, 오리뼈, 돼지뼈 등이 많이 사용된다. 재료는 대개 찬물에 넣고 센 불로 끓이다가 끓어오르면 미화(微火)로 오랜 시간 끓이되 육수의 종류에 따라 가열시간을 적당히 조절해야 한다. 육수를 만들 때는 파, 생강 등 적당한 양념들을 넣기도 하는데 이들의 양이 너무 많으면 재료 본래의 맛에 영향을 주기 때문에 주의해야 하고, 소금은 삼투작용으로 원료중의 수분을 배출시키고 단백질을 응고시켜 육수에 충분히 용해되지 못하게 하므로 넣지 않는다. 육수(鮮湯)는 만드는 방법에 따라 각각 특징을 가지고 있다. 육수의 성질과 색택에 따라 차탕(次湯), 내탕(奶湯), 청탕(淸湯)으로 구분한다.

(1) 차탕(次湯)

모탕(毛湯), 기탕(基湯), 일반내탕(一般奶湯)이라고도 불린다. 만드는 법이 가장 간단하고 보통 음식에 가장 많이 쓰이는 육수다. 닭이나 오리, 돼지족, 잡뼈 등을 냉수에 넣고 센 불[무화(武火)]에 끓이다가 거품을 걷어내고 불을 줄여[문화(文火)] 색이 뽀얗게 될 때까지 끓인다. 육수의 질과 맛이 좀 떨어져 주로 일반 음식을 하는데 많이 사용된다.

(2) 내탕(奶湯)

농백탕(濃白湯), 고급내탕(高級奶湯)이라고도 한다. 질이 비교적 좋다. 암탉이나 암오리, 돼지족, 돼지갈비 등의 재료를 냉수에 넣고 센 불에 끓이다 거품을 걷어내고 불을 줄여 팔팔 끓이다 색이 뽀얗게 되면 불을 끈다. 대개 3시간 정도 걸린다. 이때 불이 너무 세면 재료가 눌어붙어 좋지 않은 냄새가 날 수 있으며 수분이 너무 증발해 물을 다시 부으면 재료가 갑자기 수축해 단백질이나 지방의 용해에 영향을 끼치게 된다. 화력이 너무 약하면 육수가 진하지 않고 향도 부족하게 된다. 내탕(奶湯)은 색이 뽀얗고 맛이 담백하다.

(3) 청탕(淸湯)

재료와 방법에 따라 일반청탕(一般淸湯)과 고급청탕(高級淸湯)으로 나눌 수 있다. 일반청탕은 암탉을 주원료로 다른 육수 만드는 방법과 유사하게 만드는데 대개 4~5시간 걸린다. 고급청탕은 고탕(高湯), 정탕(頂湯), 상탕(上湯), 두탕(頭湯) 등으로 불리며 암탉과 소고기를 함께 넣고 만든다. 먼저 일반청탕을 거즈에 걸러 낸다. 뼈를 발라낸 암탉과 소고기를 같이 갈아 솥에 넣고 일반청탕을 소량 넣어 끓이다가 파, 생강 다진 것, 화초(花椒), 일반청탕을 넣고 잘 섞어 센 불에서 가열하되 한 방향으로 계속 저어 바닥이 눌어붙지 않게 한다. 육수가 끓어 고기 같은 것이 모두 위로 떠오르면 이때 국자로 건져내 납작하게 눌러 놓고, 다시 끓어오르면 표면의 거품을 건져내고 다시 고기 같은 것을 솥에 넣어 끓인다. 이렇게 고기 같은 것에서 영양성분이 모두 용출되어 나오면 이것을 고급청탕이라고 하고 이러한 淸湯은 물처럼 맑고 투명하며 맛도 신선하다.

참고문헌

- 中醫藥膳學. 譚興貴 外. 中國中醫藥出版社. 北京. 2003.
- 中醫食療學. 倪世美 外. 中國中醫藥出版社. 北京. 2004.
- 中國飮食營養學. 翁維健 外. 上海科學技術出版社. 上海.1992
- 中華臨床藥膳食療學. 冷方南 外. 人民衛生出版社. 北京. 1993.
- 中醫藥膳辨證治療學. 中國藥膳研究會. 人民衛生出版社. 北京. 2002.
- 한방식이요법. 김호철. 경희대출판국. 서울. 2003.
- 한방음식요법. 전재우. 여강출판사. 서울. 1997.
- 안문생약선기. 안문생. 한국약선교육개발원. 2003.
- 질환별로 본 건강기능식품학. 한국약학대학협의회 위생약학분과회 편저. 신일북스. 2009.
- 식사요법. 모수미 외. 교문사. 서울. 2006.
- 임상영양학. 손숙미 외. 교문사. 서울. 2006.
- 식사요법 이론 및 실습. 승정자 외. 광문각. 서울. 2007.
- 대체의학의 이론과 실제. 강길전 외. 가본의학. 서울. 2008.
- 중국의 음식문화. 이해원. 고려대학교 출판부. 서울. 2010.
- 中醫藥膳學. 潭興貴 外. 中國中醫藥出版社. 北京. 2003.
- 中國飮食營養學. 翁維健 外. 上海科學技術出版社. 上海. 1992
- 中華臨床藥膳食療學. 冷方南 外. 人民衛生出版社. 北京. 1993.
- 중국의학은 어떻게 시작되었는가. 야마다 게이지. 사이언스북스. 서울. 2002.
- 中國醫學史. 傅維康. 上海中醫學院出版社. 上海. 1990.
- 중국침뜸의학의 역사. 이재동, 김남일. 집문당. 서울. 1997.
- 한국의학사. 김두종. 탐구당. 서울. 1981.
- 한국의 음식생활문화사. 김상보. 광문각. 서울. 1997.
- 우리나라 최초의 식이요법서 식료찬요. 김종덕. 예스민. 서울. 2006.
- 中醫基礎理論. 印會河 主編. 上海科學技術出版社. 上海. 1984.
- 中醫學導論. 何裕民 主編. 上海中醫學院出版社. 上海. 1987.
- 中醫病因病機學. 吳敦序 主編. 上海中醫學院出版社. 上海. 1987.
- 中醫藏象學. 王琦 主編. 人民衛生出版社. 北京. 1997.
- 장상학. 박찬국. 성보사. 서울. 1992.
- 한의학과 음양오행. 김규열, 배병철. 성보사. 서울. 2009.
- 동의생리병리학. 김규열, 배병철. 성보사. 서울. 2009.
- 본초학. 전국한의과대학 공동교재편찬위원회. 영림사. 서울. 2004.
- 신씨본초학. 신길구. 수문사. 서울. 1987.
- 中華本草(精選本). 國家中醫藥管理局 ≪中華本草≫ 編委會編. 上海科學技術出版社. 上海. 1997.
- 임상본초학. 신민교 편저. 도서출판 영림사. 1997.

- 中華臨床中藥學. 雷載權, 張廷模 主編. 人民衛生出版社. 北京. 1998.
- 임상한방본초학. 서부일, 최호영 공편저. 영림사. 2004.
- 방제학. 한의대방제학교수 공편저. 영림사. 서울. 1999.
- 中醫配方學. 黃泰康 總編. 謝文光 主編. 中國醫藥科技出版社. 2000.
- 금역 황제내경 소문. 배병철 역. 성보사.
- 中藥學. 安正華 主編. 人民衛生出版社. 北京. 1991.
- 약선식료학개론. 김규열 외. 의성당. 서울. 2009.
- 식료본초학. 김규열 외. 의성당. 서울. 2012.
- 약선학본초. 김규열. 성보사. 서울. 2009.
- 약선조리 이론 및 실제. 조정순 외. 교문사. 서울. 2011.
- 한국의 전통음식. 황혜성 외. 교문사. 서울. 2010.
- 조리과학. 조영, 김영아. 한국방송통신대학교출판부. 2007.
- 식품저장 및 가공. 안장우 외. 한국방송통신대학교출판부.
- 식품가공저장학. 신해헌 외. 지구문화사. 2009.
- 敎學 大漢韓辭典. 대한한사전편찬실 편. 교학사. 1998.
- 範寧 外. 古今藥膳名稱考. 北京中醫藥大學學報. 39(3). 199-203. 2016.
- 趙建民. “药膳”名称浅释[J]. 药膳食疗. (01). 2002,
- 김호. 조선의 식치전통과 왕실의 식치음식. 조선시대사학보. 2008.
- 염정섭. 산가요록 농서부문의 편찬과정과 서술방식. 지역과역사. 28. 69-108. 2011.
- 김영진. 농상집요와 산가요록. 농업사연구. 2(1). 한국농업사학회. 2003.
- 한복려. 산가요록의 분석고찰을 통해서 본 편찬연대와 저자. 농업사연구. 2(1). 한국농업사학회. 13-29. 2003.
- 김영목, 윤종빈, 전병훈. 전순의의 생애와 저술활동에 관한 연구. 동의생리병리학회. 21(1). 14-32. 2017.
- 송지청, 김성윤, 채송아, 엄동명. 식료찬요에 나타난 소갈의 식치에 대한 소고. 대한한의학원전학회지. 25(3). 39-49. 2012.
- 이정화. 제중신편의 양로와 약성가에 관한 연구. 한국의사학회지. 22(2). 99-109. 2009.
- 박옥주. 빙허각 이씨의 규합총서에 대한 문헌학적 연구. 한국고전여성문학연구. 2000.
- 차경희. 도문대작을 통해 본 조선중기 지역별 산출 식품과 향토음식. 한국식생활문화학회지. 18(4). 379-395. 2002.
- 정미선, 최경란. 조선후기 식환경 및 식도구의 상호관계에 관한 연구. 기초조형학연구. 11(4). 241-249. 2010.
- 박승정. 김완희. 오미에 대한 문헌적 고찰(산미와 간기능계의 관계를 중심으로). 경희한의대논문집. 21(1). 1998.
- 味에 관한 문헌적 고찰. 김병수, 강정수. 대전대학교 한의학연구소 논문집. 5(2). 1997.
- 사기오미론의 구조적 해석. 조용주, 김진주. 한국한의학연구원논문집. 11(2). 2005.

저자약력

法泉 김 규 열

- 경희대학교 한의과대학 졸업
- 경희대학교 대학원 한의학석사
- 경희대학교 대학원 한의학박사
- 세명대학교 한의과대학 교수 역임
- 천안부부한의원 대표 원장 역임
- 원광디지털대학교 한방건강학과 교수
- 現 원광디지털대학교 총장

恩泉 최 윤 희

- 상해중의약대학교 의학사
- 포천중문의대 대체의학대학원 대체의학석사
- 원광대학교 한의학전문대학원 한의학박사
- 現 원광디지털대학교 한방건강학과 교수

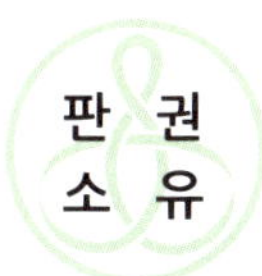

약선학총론

2019. 09. 11. 초 판 발 행
2021. 09. 09. 재 판 발 행

공편저 : 김규열, 최윤희
발행인 : 김 대 경
발행처 : 도서출판 의 성 당

주 소 : 서울시 강서구 공항대로 222 발산W타워 704호
1969.12.19. 제11-45호
전 화 : (02) 2666-7771~2
팩 스 : (02) 2607-6071
이메일 : esdang@hanmail.net
홈페이지 : www.esdang.com (의성당)

ISBN : 978-89-97223-34-3-93510

정 가 : 30,000원

「이 도서의 국립중앙도서관 출판예정도서목록(CIP)은 서지정보유통지원시스템 홈페이지(http://seoji.nl.go.kr)와 국가자료공동목록시스템(http://www.nl.go.kr/kolisnet)에서 이용하실 수 있습니다.(CIP제어번호: CIP2019030153)」
장간지 상단 이미지의 사진 출처 : Getty Images Bank